ਕਮਿਊਨਿਟੀ ਹੈਲਥ ਨਰਸਿੰਗ

(Community Health Nursing)

(As Per the Latest Syllabus of INC)

ਕਮਿਊਨਿਟੀ ਹੈਲਥ ਨਰਸਿੰਗ

(Community Health Nursing)

(As Per the Latest Syllabus of INC)

Kamaljit Kaur (BSc Nursing)
Nursing Tutor
Khalsa College of Nursing
Amritsar, Punjab, India

Rajbir Kaur Aulakh (BSc Nursing)
Nursing Tutor
Khalsa College of Nursing
Amritsar, Punjab, India

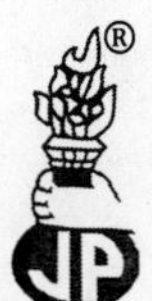

JAYPEE BROTHERS MEDICAL PUBLISHERS (P) LTD

New Delhi • Panama City • London • Dhaka • Kathmandu

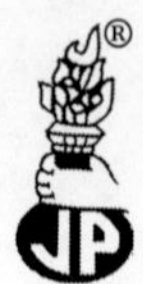

Jaypee Brothers Medical Publishers (P) Ltd.

Headquarter
Jaypee Brothers Medical Publishers (P) Ltd
4838/24, Ansari Road, Daryaganj
New Delhi 110 002, India
Phone: +91-11-43574357
Fax: +91-11-43574314
Email: jaypee@jaypeebrothers.com

Overseas Offices

J.P. Medical Ltd
83, Victoria Street London
SW1H 0HW (UK)
Phone: +44-2031708910
Fax: +02-03-0086180
Email: info@jpmedpub.com

Jaypee-Highlights Medical Publishers Inc.
City of Knowledge, Bld. 237, Clayton
Panama City, Panama
Phone: + 507-301-0496
Fax: +507-301-0499
Email: cservice@jphmedical.com

Jaypee Brothers Medical Publishers (P) Ltd
17/1-B Babar Road, Block-B, Shaymali
Mohammadpur, Dhaka-1207
Bangladesh
Mobile: +08801912003485
Email: jaypeedhaka@gmail.com

Jaypee Brothers Medical Publishers (P) Ltd
Shorakhute, Kathmandu
Nepal
Phone: +00977-9841528578
Email: jaypee.nepal@gmail.com

Website: www.jaypeebrothers.com
Website: www.jaypeedigital.com

Inquiries for bulk sales may be solicited at: jaypee@jaypeebrothers.com

ਕਮਿਊਨਟੀ ਹੈਲਥ ਨਰਸਿੰਗ (Community Health Nursing)

First Edition: 2013, Reprint: 2024

ISBN 978-93-5090-307-0

Printed in India

PREFACE

This book is specially made for ANM (auxiliary nurse and midwifery) nurses keeping in mind the requirements of their course. This book is written according to the syllabus given by INC (Indian Nursing Council) for ANMs. The subject matter is presented into 11 chapters. Each chapter has the key terms preceding the unit. At the end of each chapter review questions are provided.

The book efficiently explains the concept of community health and primary health care. It covers all important policies, programs and agencies related to health care system in easiest possible way. It enables the students to learn about home visiting techniques and practices in community. It provides description of community and its organizations .It too includes health counseling and health informatics used in community. It is useful and compatible for students as it explains the matter in their own local language.

The main purpose was to make sure that this book makes community health interesting for students and also help teachers in their settings. I welcome the suggestions and criticisms.

Kamaljit Kaur
Rajbir Kaur Aulakh

ACKNOWLEDGMENTS

"What we learn with pleasure we never forget"

Firstly and fore mostly we would like to thank God for His blessings, without which we could not even think of stepping ahead. We strongly feel that individually we are one drop, together we are an ocean. This task was quite big but we were able to achieve this task with our team, who have always been there as our backbone and has contributed in every possible way for this success. So, we grab this opportunity to thank our colleagues who have been great inspiration for us and were always there for us. We would also like to add to it by thanking our students and parents for their valuable support.

We were able assisted by a number of other members of Jaypee Brothers Medical Publishers (P) Ltd, New Delhi, India, especially Mr. Bhupesh Arora (General Manager Publishing). We are grateful to them for their co-operation. I would like to thank Mr Brij Bhushan (*Typesetter*). We are fortunate to have had our name associated with this publication.

CONTENTS

INC SYLLABUS

Theory - 120 hours
Demonstration - 50 hours
Total - 170 hours

Learning objectives:

On completion of the course the student will be able to:

1. Describe the concept of community health, primary health care.
2. Understand health policies, plans and programmes of the country.
3. Understand the concept of community.
4. Appreciate the role of the health team.
5. Demonstrate home visit techniques and practices in the community.
6. Describe structure, function, characteristics and administrative set up of a community.
7. Identify leaders, resources persons, community-based organizations, NGOs and local resources.
8. Identify community health needs and problems.
9. Describe concepts and methods of communication for health information.
10. Describe the purposes, principles and methods of health counseling.

Unit	Time (Hrs.)		Expected outcomes	Contents	Teaching-learning activities
	Th.	Demo			
1.	10		• Define health and explain its dimensions. • List determinants of health. • Define primary health care. • List components of primary health care and their application within a community.	**Concept of Health** • Health and its changing concepts. • Dimensions of health. • Determinants of health. • Primary health care, definition, components, significance community, application.	• Lecture discussion. • Posters.
2.	10		• Describe health concepts and practices of community. • Enumerate health related cultural beliefs and practices.	**Community Health Practices** • Health concepts of people and health care providers. • Health behaviours, beliefs and cultural practices of community. • Ethics and behaviour related to community practices. • Method of home visiting.	• Lecture discussion. • Practice session. • Demonstration.
3.	15	5	• Describe National health problems. • Explain specific health programmes at National, state and community levels.	**Health problems and policies** • Overview of health problems of communities in India. • Trends and development in national health programmes and policies. • National health programmes and its implementation at community level. • Role and functions of Accredited Social health Activists (ASHA), Anganwadi worker, Dai etc.	• Lecture discussion. • Participate in national health and family welfare programs. • Field Visits: Village, Sub center, Primary health center, Community health center.

Cont....

Cont....

4.	10	5	• Explain the organization of health services at different levels • Describe the referral system. • Explain the role of national and international health agencies and non-governmental organisations.	**Health Organization** • Organization of SC, PHC, CHC and district hospital. • Organization of health care delivery system at different levels. • Referral system. • Health agencies: International: WHO, UNICEF, UNFPA, UNDPA, World Bank, FAO, DANIDA, European Commission, Red Cross, US aid, UNESCO, Colombo Plan, ILO, CARE etc. • National: Indian red cross, Indian council for child welfare, Family planning association of India etc. • Non-governmental organizations.	• Lecture discussion. • Field visits to various available organizations.
5.	5	2	• Describe health team with special focus on the ANM/FHW.	**Role of Health Team** • Team concept and functions of the health team. • Role and responsibilities of ANM/FHW • Code of ethics for ANM.	• Lecture discussion. • Observation of activities rendered by the health team members.
6.	10	5	• Describe physical structure of village and urban area. • Identify social groups, organizations and leaders. • Explain administrative set up at the village.	**Structure of Community** • Rural community-characteristics, changes in the village community development, major rural problems. • Urban community-characteristics, changes and adjustments to urban environment, major urban problems. • Village: Physical structure. Administrative set up: • Function of panchayat. • 73rd and 74th amendments to constitution and role of panchayat in health. • Structure of an urban community slum. • Social groups organizations, leaders. • Community resources.	• Lecture discussion. • Field visits: Village mapping, slum mapping, resource mapping. • Drawing of panchayat structure and urban wards. • Listing of formal and informal leaders, groups in the community. • Visit to a village and meet panchayat members, visit block office. List their role in health care.
7.	10	5	• Describe the interaction between different groups and communities within the village. • Describe social traditions and customs in the village.	**Dynamics of Community** • Social processes-individual and process of socialisation. • Interaction between different social groups in the village. • Traditions and customs and their influence on health. • Social stratification: Influence of class, casts and race on health and health practices. • Family and marriage: Types. • Changes and legislations on family and marriage in India marriage acts.	• Lecture discussion. • Interaction with different groups in the village. • Prepare a list of different customs and traditions.

Cont....

Cont....

8.	20	6	• Demonstrate methods of community need assessment.	**Community need Assessment** • Scope and methods of community need assessment. • Survey: Planning preparation of tools: Questionnaires, interview schedules, check list etc. • Community survey: Principles and methods: data collection, conducting interviews, focus group discussions (FGD) and case studies. • Participatory learning for action (PLA). • Analysis of data, preparation of report.	• Lecture discussion. • Preparation of questionnarie. • Field visits/community. • Conduct survey.
9.	20	15	• Explain the concept, principles and methods of communication. • Prepare simple and low cost aids of communication. • Conduct health education.	**Communication methods & media** • Principles, methods and process of communication. • Inter personal relationship (IPR): Communication with different groups and health team members. • Types and use of AV aids. • Use of local folk methods and media for disseminating health messages. • BCC (Behavioural change communication), IEC (Information, Education and Communication): Aims, Scope, concept and approaches. • Teaching learning process, concept, characteristics, steps of learning, characteristics of learner. • Principles, methods of teaching. • Planning of health education activities: • Role and responsibilities of ANM's/Health workers in BCC.	• Lecture discussion. • Demonstration of different methods of communication. • Role/Play. • Prepare health messages using different media and methods. • Preparation of IEC material. • Practice using one folk method. • Preparation of health education plan. • Conduct BCC session. • Evaluate and follow up of health education.
10.	5	5	• Explain concept and principles of counseling. • Describe the technique of counseling. • Describe role of counsellor.	**Counseling** • Concept, Principles and techniques of counseling. • Identifying needs and areas for counseling in the community. • Role of counselor. • Role of ANM/Female Health worker as counselor.	• Lecture discussion. • Conduct counseling session and follow up.
11.	5	2	• State health conditions where rehabilitation is required. • List the various resources available in a community.	**Community based rehabilitation** • Health conditions needing rehabilitation. • Community resources available. • Educate individuals, family and community.	• Lecture discussion. • Case discussion.

Suggested Activities for Evaluation

- Health organizational chart.
- Return demonstration of home visit.
- Field visits.
- Preparation of IEC material.
- Demonstration of counseling technique.
- Village mapping.
- Community survey.

CHAPTER 1

ਕੰਨਸੈਪਟ ਆਫ ਹੈਲਥ
(Concept of Health)

ਸ਼ਬਦਾਵਲੀ (Key Terms)

- **Disease:** ਬੀਮਾਰੀ।
- **Concept:** ਵਿਸ਼ਾ ਜਾਂ ਵਿਚਾਰਧਾਰਾ।
- **Primary health care:** ਮੁੱਢਲੀ ਸਿਹਤ ਦੇਖ-ਰੇਖ।
- **Holistic concept:** ਇਹ ਉਹ ਵਿਸ਼ਾ ਹੈ ਜਿਸ ਵਿੱਚ ਸਾਰੀਆਂ ਵਿਚਾਰਧਾਰਾਂ ਨੂੰ ਇਕੱਠਾ ਕੀਤਾ ਜਾਂਦਾ ਹੈ ਜਿਵੇਂ ਸਾਮਾਜਿਕ, ਆਰਥਿਕ, ਰਾਜਨੀਤਿਕ ਤੇ ਵਾਤਾਵਰਨਿਕ ਤੱਤ ਆਦਿ।
- **ਸਿਹਤ ਦੇ ਤੱਤ:** ਤੱਤ ਉੱਹ ਹਨ ਜੇ ਸਾਡੀ ਸਿਹਤ ਤੇ ਪ੍ਰਭਾਵ ਪਾਉਂਦੇ ਹਨ। ਜਿਵੇਂ :
  - ਮੱਨੁਖੀ ਜਾਂ ਭੌਤਿਕ ਗਿਆਨ
  - ਵਾਤਾਵਰਨ
  - ਆਰਥਿਕ ਤੱਤ
  - ਸਿਹਤ ਸੇਵਾਵਾਂ।

1.1 ਸਿਹਤ ਦਾ ਵਿਸ਼ਾ (Concept of Health)

ਸਿਹਤ ਦਾ ਵਿਸ਼ਾ ਬੜਾ ਮਹੱਤਵਪੂਰਨ ਵਿਸ਼ਾ ਹੈ, ਹਰ ਮਨੁੱਖ, ਪਰਿਵਾਰ ਕੰਮਿਉਨਟੀ ਅਤੇ ਦੇਸ਼ ਲਈ। ਚੰਗੀ ਸਿਹਤ ਹਰ ਮਨੁੱਖ ਦਾ ਮੌਲਿਕ ਹਕ ਹੈ। ਸਿਹਤ ਦਾ ਅਰਥ ਹਰ ਕਿਸੇ ਲਈ ਅਲਗ-ਅਲਗ ਹੁੰਦਾ ਹੈ। ਕਈ ਲੋਕ ਕੇਵਲ ਸ਼ਰੀਰ ਦੀ ਚੰਗੀ ਤਰ੍ਹਾਂ ਕੰਮ ਕਰਨ ਦੀ ਸ਼ਕਤੀ ਨੂੰ ਹੀ ਸਿਹਤ ਆਖਦੇ ਹਨ, ਜਿਵੇਂ ਕਿ ਆਮ ਇਨਸਾਨ ਲਈ ਸ਼ਰੀਰ ਅਗਰ ਬੀਮਾਰੀ ਰਹਿਤ ਹੋਵੇ ਉਹ ਆਪਣੇ ਆਪ ਨੂੰ ਤੰਦਰੂਤ ਮੰਨਦੇ ਹਨ। ਪਰ ਇਹ ਸਾਰੇ ਵਿਚਾਰ ਲੋਕਾਂ ਨੇ ਆਪਣੇ-ਆਪ ਬਣਾਏ ਹੋਏ ਹਨ ਇਨ੍ਹਾਂ ਦਾ ਵਿਗਿਆਨ ਦੇ ਨਾਲ ਕੋਈ ਸੰਬੰਧ ਨਹੀਂ ਹੈ।

1.2 ਸਿਹਤ ਦੀ ਪਰਿਭਾਸ਼ਾ

ਵਿਸ਼ਵ ਸਿਹਤ ਸੰਸਥਾ (ਊ) ਅਨੁਸਾਰ ਸਿਹਤ ਦੀ ਪਰਿਭਾਸ਼ਾ ਇਸ ਪ੍ਰਕਾਰ ਹੈ : 'ਹੈਲਥ ਇਸ ਦਾ ਸਟੇਟ ਐਂਡ ਕਮੰਪਲੀਟ ਫੀਸੀਕਲ (Physical), ਮੈਂਟਲ ਸ਼ੋਸਲ ਵੈਲ-ਬੀਂਗ (well-being) ਐਂਡ ਨੱਟ ਮੇਅਰਲੀ ਇਨ ਦਾ ਐਬਸੈਂਸ ਆਫ ਡੀਜ਼ੀਜ (disease) ਇਸ ਦਾ ਮਤਲਬ ਹੈ- ਸਿਹਤ ਸਰੀਰਕ, ਮਾਨਸਿਕ ਅਤੇ ਸਮਾਜਿਕ ਮੁਖਾਵੇਪਨ ਦੀ ਸੰਪੂਰਨ ਅਵਸਥਾ ਹੈ ਨਾ ਕਿ ਕੇਵਲ ਬੀਮਾਰੀਆ ਅਤੇ ਦੁਰਬਲਤਾ ਜਾਂ ਅੰਗਹੀਣਤਾ ਦੀ ਅਣਹੋਂਦ।

ਜਾਂ

ਸਿਹਤ ਸਰੀਰਕ, ਮਾਨਸਿਕ ਤੰਦਰੁਸਤੀ ਦੀ ਸਥਿਤੀ ਹੈ ਕੇਵਲ ਰੋਗਾਂ, ਅਪੰਗਤਾ ਦਾ ਨਾਂ ਹੋਣਾ ਹੀ ਸਿਹਤ ਨਹੀਂ ਕਹਾਉਂਦਾ।

1.3 **ਸਿਹਤ ਦਾ ਆਕਾਰ** (Dimensions of Health)

ਸਿਹਤ ਦੇ ਆਕਾਰ ਤੋ ਭਾਵ ਹੈ ਕਿ ਵਿਅਕਤੀ ਸਰੀਰਕ, ਮਾਨਸਿਕ, ਸਮਾਜਿਕ ਅਤੇ ਆਰਥਿਕ ਤੌਰ ਤੇ ਇਕ ਖੁਸ਼ਹਾਲ ਜੀਵਨ ਬਤੀਤ ਕਰੇਂ। ਇਸ ਦੇ ਆਕਾਰ ਨੂੰ ਇਸ ਤਰ੍ਹਾਂ ਦਸਿਆ ਗਿਆ ਹੈ।

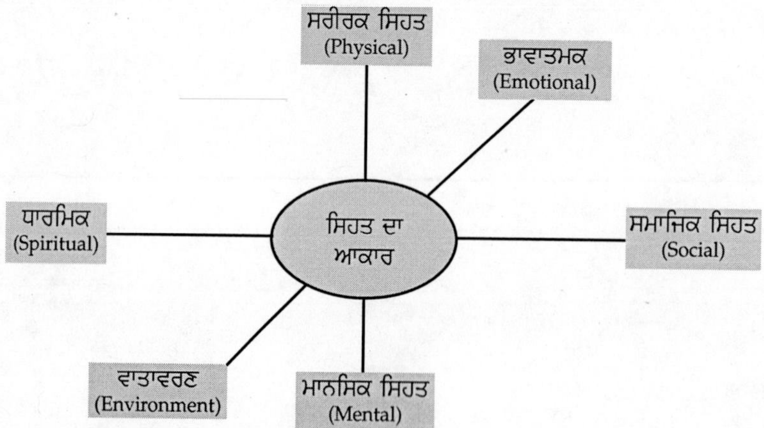

ਸਰੀਰਕ ਸਿਹਤ ਦੀਆ ਨਿਸ਼ਾਨੀਆਂ : ਇਸ ਪ੍ਰਕਾਰ ਹਨ :

ਚਿਹਰੇ ਤੇ ਰੌਣਕ

- ਸਾਫ ਚਮੜੀ
- ਅੱਖਾਂ ਵਿੱਚ ਨੂਰ
- ਗੁੰਦਵਾ ਸਰੀਰ
- ਚਮਕੀਲੇ ਬਾਲ
- ਮੋਟਾਪਾ ਨਾ ਹੋਵੇ
- ਸਮੇਂ ਸਿਰ ਜੰਗਲ ਪਾਣੀ
- ਬੱਚਿਆ ਵਿੱਚ ਉਮਰ ਅਨੁਸਾਰ ਵਾਧਾ
- ਬਾਲਗਾਂ ਦਾ ਭਾਰ ਇਕ ਸਾਰ
- ਕੋਈ ਚਿੰਤਾ ਫਿਕਰ ਨਾ ਹੋਵੇ
- ਸਰੀਰ ਦੇ ਸਾਰੇ ਅੰਗ ਸੰਪੂਰਨ ਅਤੇ ਠੀਕ ਕੰਮ ਕਰਨ
- ਗੂਹੜੀ ਨੀਂਦ ਆਉਦੀ ਹੋਵੇ।

ਮਾਨਸਿਕ ਸਿਹਤ ਦੀਆਂ ਨਿਸਾਨੀਆ

- ਸਵੈ-ਭਰੋਸਾ ਰੱਖੋ

- ਵਿਅਕਤੀ ਆਪਣੇ ਆਪ ਨੂੰ ਸੁਰੱਖਿਅਤ ਅਤੇ ਸੋਖਾ ਮਹਿਸੂਸ ਕਰੇ।
- ਆਪਣੀਆਂ ਯੋਗਤਾਵਾਂ ਤੋਂ ਜਾਣੂ ਹੋਵੇ, ਵੱਧ ਘੱਟ ਮਹਿਸੂਸ ਨਾ ਕਰੇ।
- ਆਪਣੀਆਂ ਤਰੁਦੀਆਂ ਪ੍ਰਵਾਨ ਕਰੇ।
- ਅੰਦਰੂਨੀ ਖਿੱਚਤਾਣ ਤੋ ਮੁਕਤ ਹੋਵੇ।
- ਜੀਵਨ ਦੀਆਂ ਲੋੜਾਂ ਨੂੰ ਸੌਖੀ ਤਰ੍ਹਾਂ ਪੂਰਾ ਕਰੇ।
- ਵਕਤ ਅਨੁਸਾਰ ਆਪਣੇ ਆਪ ਨੂੰ ਢਾਲੇ ਅਤੇ ਹਾਲਾਤ ਦੇ ਅਨੁਕੂਲ ਬਣਾਵੇ।
- ਦਿਲ ਨਾਲੋਂ ਦਿਮਾਗ ਤੋਂ ਕੰਮ ਲਵੋ।
- ਦਇਆਵਾਨ ਤੇ ਪਰਉਪਕਾਰੀ ਹੋਵੇ।
- ਗੁੱਸਾ, ਡਰ, ਪਿਆਰ ਆਦਿ ਭਾਵਨਾਵਾਂ ਨੂੰ ਕਾਬੂ ਵਿੱਚ ਰੱਖੋ
- ਆਪਣੀ ਗੱਲ ਸਮਝਾ ਸਕੇ ਤੇ ਦੂਜਿਆ ਦੀ ਗੱਲ ਸਮਝ ਸੱਕੇ।

ਸਮਾਜਿਕ ਸਿਹਤ ਦੀਆ ਨਿਸ਼ਾਨੀਆਂ

- ਵਿਅਕਤੀ ਦੂਜਿਆਂ ਨੂੰ ਪ੍ਰਵਾਨ ਕਰੇ ਅਤੇ ਪ੍ਰਵਾਨ ਹੋਵੇ।
- ਮਿੱਤਰ ਬਣਾਉਣ ਦੀ ਯੋਗਤਾ ਸਦੀਵੀ ਤੇ ਸੰਤੁਸ਼ਟਤਾ ਭਰਪੂਰ ਹੋਣੀ ਚਾਹੀਦੀ ਹੈ।
- ਸਮਾਜਿਕ ਇਕੱਠ ਵਿੱਚ ਆਪਣੇ-ਆਪਨੂੰ ਸੌਖਾ ਮਹਿਸੂਸ ਕਰੇ।
- ਲੋਕ ਉਸ ਨਾਲ ਮਿਲਣਾ ਜੁਲਣਾ ਪਸੰਦ ਕਰਨ।
- ਲੋਕਾਂ ਦੀਆਂ ਸਮੱਸਿਆਵਾਂ ਨੂੰ ਸਮਝ ਸਕੇ ਅਤੇ ਹੱਲ ਕਰੇ ਜਾਂ ਕੋਸ਼ਿਸ ਕਰੇ।
- ਲੋਕਾਂ ਦੀ ਪੀੜਾਂ ਨੂੰ ਆਪਣੀ ਪੀੜਾ ਸਮਝ ਕੇ ਸਾਂਝੀਵਾਲ ਕਾਇਮ ਕਰਦਿਆਂ ਦੁੱਖ-ਸੁੱਖ ਦਾ ਭਾਈਵਾਲ ਬਣੋ।

ਧਾਰਮਿਕ ਸਿਹਤ ਦੀਆਂ ਨਿਸ਼ਾਨੀਆਂ

- ਧਾਰਮਿਕ ਸਿਹਤ ਸਰੀਰਕ ਸਿਹਤ ਦਾ ਇੱਕ ਮਹਤੱਵਪੂਰਨ ਆਕਾਰ ਹੈ।
- ਇਸ ਵਿੱਚ ਪਿਆਰ, ਸਿਧਾਂਤ, ਦਾਨੀ, ਵਰਗੇ ਚੰਗੇ ਲੱਛਨ ਪਾਏ ਜਾਂਦੇ ਹਨ।
- ਧਾਰਮਿਕ ਸਿਹਤ ਨੂੰ ਬਣਾਉਣ ਲਈ ਲੋਕੀਂ ਮੈਡੀਟੇਸ਼ਨ, ਅਰਦਾਸ ਅਤੇ ਧਾਰਮਿਕ ਇਕੱਠ ਵਿੱਚ ਸ਼ਾਮਿਲ ਹੁੰਦੇ ਹਨ।
- ਇਸ ਵਿੱਚ ਲੋਕ ਦੂਜਿਆਂ ਦੀ ਮੁਸ਼ਕਿਲ ਨੂੰ ਸਮਝਦੇ ਹਨ ਅਤੇ ਹਲ ਕਰਨ ਦਾ ਜਤਨ ਵੀ ਕਰਦੇ ਹਨ।
- ਲੋਕਾਂ ਨੂੰ ਰੱਬ ਤੇ ਪੂਰਾ ਵਿਸ਼ਵਾਸ ਹੁੰਦਾ ਹੈ।

ਵਾਤਾਵਰਨ

- ਵਿਅਕਤੀ ਦੀ ਸਿਹਤ ਦੇ ਉੱਤੇ ਵਾਤਾਵਰਨ ਵੀ ਆਪਣਾ ਪ੍ਰਭਾਵ ਪਾਉਦਾ ਹੈ, ਇਸ ਲਈ ਇਸ ਦੀ ਸਮਝ ਹੋਣਾ ਵੀ ਜਰੂਰੀ ਹੈ।

  ਵਾਤਾਵਰਨ : ਦਾ ਬਾਹਰ ਮੁਖੀ ਭਾਗ ਅਤੇ ਅੰਤਰ ਮੁੱਖੀ ਭਾਗ ਦੋਵੇ ਹੀ ਸਿਹਤ ਦੇ ਪ੍ਰਭਾਵ ਪਾਉਦੇ ਹਨ।

ਭਾਵਾਤਮਕ ਸਿਹਤ ਦੀਆਂ ਨੀਸ਼ਾਨੀਆਂ

ਭਾਵਾਤਮਕ ਸਿਹਤ ਦਾ ਸਾਡੀ ਮੈਂਟਲ ਹੈਲਥ ਨਾਲ ਸਿੱਧਾ ਸੰਬੰਧ ਹੈ। ਅਗਰ ਕੋਈ ਵੀ ਇਨਸਾਨ ਭਾਵਾਤਮਕ ਸਿਹਤਮੰਦ ਹੈ ਤੇ ਉਹ ਆਪਣੀ ਜਿੰਦਗੀ ਵਿੱਚ ਹਮੇਸ਼ਾ ਵਧੀਆ ਸੋਚ (Positive thinking), ਕਿੱਸੇ ਵੀ ਮੁਸ਼ਿਕਲ ਘੜੀ ਨੂੰ ਆਰਾਮ ਨਾਲ ਸੁਲਝਾ ਲਵੇਗਾ। ਭਾਵਾਤਮਕ ਸਿਹਤਮੰਦ ਮਨੁੱਖ ਹਰ ਕੰਮ ਤੇ ਖੇਡ ਵਿੱਚ ਆਪਣਾ ਪੂਰਾ ਯੋਗਦਾਨ ਦਿੰਦਾ ਹੈ।

1.4 **ਸਿਹਤ ਦੇ ਤੱਤ** (Determinants of Health)

ਸਿਹਤ ਦੇ ਤੱਤਾ ਨੂੰ ਇਸ ਤਰ੍ਹਾਂ ਸਮਝਾਇਆ ਗਿਆ ਹੈ :

- Human biology (ਮਨੁੱਖੀ ਜਾ ਭੌਤਿਕ ਗਿਆਨ)
- External environment (ਵਾਤਾਵਰਨ)
- Socio-economic factors (ਆਰਥਿਕ ਤੱਤ)
- Availability of health servicws (ਸਿਹਤ ਸੇਵਾਵਾਂ)
- Way of Living (ਰਹਿਣ-ਸਹਿਣ ਦਾ ਢੰਗ)।

1. **Human biology:** Health status ਉੱਪਰ human biology ਦਾ ਬਹੁੱਤ ਪ੍ਰਭਾਵ ਹੈ। ਮਨੁੱਖੀ ਦੇਹ (Human body) ਵਿੱਚ organs different ਜਗਹ ਉੱਪਰ present ਹੁੰਦੇ ਹਨ ਅਤੇ ਉਨ੍ਹਾਂ ਦਾ function ਵੀ ਅਲੱਗ ਹੁੰਦਾ ਹੈ। ਕਿਸੇ genetic ਤੇ ਕੁੱਝ problems ਦੇ ਨਾਲ ਇਸ ਦੇ ਢਾਂਚੇ ਵਿੱਚ ਬਦਲਾਵ ਆ ਸਕਦੇ ਹਨ ਹੋਰ ਇੱਕ ਇਨਸਾਨ ਦੀਆਂ ਸਰੀਰਕ ਤੇ ਦਿਮਾਗੀ ਵਿਸ਼ੇਸਤਾਈਆਂ ਉਸ ਦੇ ਮਾਂ-ਬਾਪ ਦੇ ਜੀਨਸ (Genes) ਦੁਆਰਾ ਪ੍ਰਗਟ ਹੁੰਦੀਆ ਹਨ। ਜਿਹੜੀਆਂ (pregnancy) ਦੇ ਸਮੇਂ ਤੋ ਚਲੀਆਂ ਆਉਂਦੀਆਂ ਹਨ।

   ਇਹ ਵਿਸ਼ੇਸਤਾਈਆਂ ਪੀੜੀ ਦਰ ਪੀੜੀ ਚਲਦੀਆਂ ਹਨ ਜਿਵੇਂ ਲੰਬਾਈ, ਚਮੜੀ ਦਾ ਰੰਗ ਤੇ ਖ਼ੂਨ ਦਾ ਗਰੁੱਪ ਆਦਿ ਇਹ ਸਾਰੀਆਂ ਵਿਸ਼ੇਸਤਾਵਾਂ ਜੀਨਸ (Genes) ਰਾਹੀਂ ਪੀੜੀ ਦਰ ਪੀੜੀ ਜਾਂਦੀਆਂ ਹਨ। ਇਸ ਤਰ੍ਹਾਂ ਕੁੱਝ ਬੀਮਾਰੀਆਂ ਜਿਵੇਂ ਕੀ ਸ਼ੂਗਰ, ਤਾਲੂ ਦਾ ਜੁੜਿਆ ਹੋਣਾ, ਮਿਰਗੀ ਦਾ ਦੌਰਾ, ਬੱਲਡ ਪ੍ਰੇਸ਼ਰ ਦਾ ਵੱਧਣਾ ਜਾ ਘੱਟਣਾ, ਦਿਲ ਦੀ ਬਿਮਾਰੀ, ਬੱਚੇ ਦਾ ਬੁੱਲ ਕੱਟਿਆ ਹੋਣਾ। ਇਸ ਤਰ੍ਹਾਂ ਦੀਆ ਬੀਮਾਰੀਆਂ ਖਾਨਦਾਨੀ ਹੁੰਦੀਆ ਹਨ। ਇਹ ਸਾਡੀ ਆਉਣ ਵਾਲੀ ਪੀੜੀ ਤੇ ਅਸਰ ਪਾਉਂਦੀਆਂ ਹਨ। ਇਸ ਤਰ੍ਹਾਂ ਦੀ ਬੀਮਾਰੀਆਂ ਦੀ ਰੋਕਥਾਮ ਲਈ ਇਨ੍ਹਾਂ ਵਿੱਚ ਸੁਧਾਰ ਲਿਆਉਣ ਲਈ ਮੈਡੀਕਲ ਸਾਇੰਸ ਕਈ ਤਰ੍ਹਾਂ ਦੀਆਂ ਖੋਜਾਂ ਕਰ ਰਹੀ ਹੈ। ਤਾਕਿ ਇਨਾਂ ਨੂੰ ਪਹਿਲਾ ਹੀ ਲਭ ਕੇ ਇਲਾਜ ਕੀਤਾ ਜਾਵੇ। ਤਾਕਿ ਅਗਲੀ ਪੀੜੀ ਤੇ ਅਸਰ ਨਾ ਹੋਵੇ। ਅੱਜ ਕਲ ਗਰਭ ਦੇ ਸ਼ੁਰੂ ਹੁੰਦਿਆ ਹੀ ਅਲਟਰਾਸਾਉਂਡ ਕਰਾ ਲਿਆ ਜਾਂਦਾ ਹੈ ਜੇਕਰ ਬੱਚੇ ਦੇ ਵਿੱਚ ਕੋਈ ਨੁਕਸ ਹੋਵੇ ਤਾਂ pregnancy ਨੂੰ ਸਿਰੇ ਚੜਨ ਤੋ ਰੋਕਿਆ ਜਾ ਸਕਦਾ ਹੈ। ਤੇ pregnance ਨੂੰ abort ਕਰਾਇਆ ਜਾ ਸਕਦਾ ਹੈ ਤਾਕਿ ਆਉਣ ਵਾਲਾ ਬੱਚਾ defective ਨਾਂ ਹੋਵੇ।

2. **Environment ਵਾਤਾਵਰਨ :** ਸਾਡੇ ਵਾਤਾਵਰਨ ਵਿੱਚ ਜੀਵ ਤੇ ਨਿਰਜੀਵ ਚੀਜਾਂ ਵੀ ਹੁੰਦੀਆ ਹਨ। ਜਿਹੜੀਆਂ ਕਿ ਇਨਸਾਨ ਦੀ ਸਿਹਤ ਤੇ ਚੰਗਾ ਤੇ ਬੁਰਾ ਅਸਰ ਵੀ ਪਾਉਂਦੀਆ ਹਨ। ਵਾਤਾਵਰਨ ਵਿੱਚ ਪਾਣੀ, ਹਵਾ ਤੇ ਜਮੀਨ ਆਉਂਦੇ ਹਨ। ਇਸ ਤੋ ਇਲਾਵਾਂ ਸਮਾਜਿਕ ਤੇ ਆਰਥਿਕ ਹਾਲਾਤ ਵੀ ਆਉਂਦੇ ਹਨ ਜਿਨ੍ਹਾਂ ਵਿੱਚ ਇਨਸਾਨ ਰਹਿੰਦਾ ਹੈ। ਵਾਤਾਵਰਨ ਤੇ ਆਦਮੀ ਦਾ ਆਪਸ ਵਿੱਚ ਗੂੜਾ ਸੰਬੰਧ ਹੈ। ਹਿੰਦੂਸਤਾਨ ਵਿੱਚ ਬਹੁਤ ਸਾਰੀਆਂ ਬੀਮਾਰੀਆਂ ਵਾਤਾਵਰਨ ਦੇ ਸਾਫ ਨਾ ਹੋਣ ਕਰਕੇ ਹੁੰਦੀਆ ਹਨ ਜਿਵੇਂ ਕਿ ਮਿਆਦੀ ਬੁਖਾਰ, ਟੱਟੀਆਂ ਦਾ ਲੱਗਣਾ, ਮਰੋੜ, ਟੀ.ਬੀ. ਅਤੇ ਹੋਰ ਬੀਮਾਰੀਆਂ ਆਦਿ ਆਉਂਦੀਆ ਹਨ। ਇਸ ਲਈ ਵਾਤਾਵਰਨ ਵਿੱਚ ਸੁਧਾਰ ਲਿਆਉਣਾ ਲੋਕਾਂ ਦੀ ਸਿਹਤ ਲਈ ਬਹੁਤ ਜਰੂਰੀ ਹੈ ਵਾਤਾਵਰਨ ਦੇ ਤਿੰਨ ਹਿੱਸੇ ਹੁੰਦੇ ਹਨ :

   (a) **Physical Environment:** ਇਹ ਵਾਤਾਵਰਨ ਆਦਮੀ ਦਾ ਬਾਹਰਲਾ ਵਾਤਾਵਰਨ ਹੁੰਦਾ ਹੈ ਜਿਸ ਵਿੱਚ ਬੇਜਾਨ ਚੀਜਾਂ ਆਉਂਦੀਆਂ ਹਨ ਜਿਵੇਂ ਪਾਣੀ, ਹਵਾ, ਘਰ, ਜਲਵਾਯੂ, ਜਮੀਨ ਅਤੇ ਖੁਰਾਕ ਆਦਿ ਆਉਂਦੇ ਹਨ। ਸਾਰੀਆਂ ਚੀਜਾਂ ਮੱਨੁਖ ਨੂੰ ਸਿਹਤ ਠੀਕ ਰੱਖਣ ਲਈ ਸਹਾਇਕ ਹੁੰਦੀਆ ਹਨ। ਵਿਕਸਿਤ ਦੇਸ਼ਾਂ ਨੂੰ ਵਾਤਾਵਰਨ ਵਿੱਚ ਸੁਧਾਰ ਲਿਆ ਕੇ ਆਪਣੇ ਸਿਹਤ ਪੱਧਰ ਦੀ ਤਿਆਦ ਨੂੰ ਉੱਚਾ ਚੁੱਕ ਲਿਆ ਹੈ। ਅਤੇ ਵਿਕਾਸਸ਼ੀਲ

ਦੇਸ਼ਾ ਨੇ ਜਿਵੇਂ ਭਾਰਤ ਨੇ ਇਹ ਟੀਚਾ ਅਜੇ ਪ੍ਰਾਪਤ ਕਰਨਾ ਹੈ। ਥੋੜੇ ਸਮੇਂ ਤੋਂ ਹੋਰ ਮੁਸ਼ਕਿਲਾ ਵੀ ਵੱਧ ਗਈਆ ਹਨ ਜਿਵੇਂ ਪਾਣੀ ਦਾ ਗੰਦਾ ਹੋਣਾ, ਬਹੁਤ ਸ਼ੋਰ ਦਾ ਹੋਣਾ, ਪ੍ਰਦੂਸ਼ਨ ਦਾ ਵੱਧਣਾ। ਜੇ ਇਸੇ ਤਰ੍ਹਾਂ ਹੁੰਦਾ ਰਿਹਾ ਤਾਂ ਆਦਮੀ ਦੀ ਸਿਹਤ ਵਿੱਚ ਹੋਰ ਵੀ ਜਿਆਦਾ ਗਿਰਾਵਟ ਆ ਜਾਵੇਗੀ। ਇਸ ਲਈ ਵਾਤਾਵਰਨ ਦੇ ਵਿੱਚ ਸੁਧਾਰ ਲਿਆਉਣ ਲਈ ਬਹੁਤ ਸਾਰੀਆਂ ਕੋਸ਼ਿਸਾਂ ਦੀ ਲੋੜ ਹੈ।

(b) **Biological Environment:** ਇਸ ਦੇ ਵਿੱਚ ਮੱਨੁਖ ਦਾ ਬਾਹਰਲਾ ਵਾਤਾਵਰਨ ਆਉਂਦਾ ਹੈ। ਜਿਸ ਵਿੱਚ ਸਾਰੀਆਂ ਜੀਵਨ ਚੀਜਾਂ ਆਉਂਦੀਆ ਹਨ। ਜਿਵੇਂ ਪੌਦੇ, ਜਾਨਵਰ, ਕੀੜੇ-ਮਕੌੜੇ, ਬੈਕਟੀਰੀਆ, ਵਾਇਰਸ ਜਿਨ੍ਹਾਂ ਦਾ ਮੱਨੁਖ ਦੇ ਨਾਲ ਗੂੜਾ ਸੰਬੰਧ ਹੈ। ਇਹ ਮਨੁੱਖ ਦੀ ਸਿਹਤ ਉੱਤੇ ਅਸਰ ਪਾਉਂਦੇ ਹਨ।

(c) **Social Environment:** ਇਸ ਵਿੱਚ ਰੀਤੀ-ਰਿਵਾਜ, ਆਦਤਾਂ, ਆਮਦਨ ਕਿਤਾ, ਧਰਮ, ਪੈਸਾ, ਰਹਿਣ-ਸਹਿਣ ਦਾ ਪੱਧਰ ਆਦਮੀਆਂ ਦੀਆਂ ਆਦਤਾਂ ਜਾਂ ਵਿਵਹਾਰ ਅਤੇ ਸਿਹਤ ਸੇਵਾਵਾਂ ਦੀਆ ਸਹੂਲਤਾਂ ਸਮਾਜਿਕ ਅਤੇ ਰਾਜਨੀਤੀ ਆਉਂਦੀ ਹੈ। ਜਿਹੜੀ ਆਦਮੀ ਦੀ ਸਿਹਤ ਤੇ ਅਸਰ ਪਾਉਂਦੀ ਹੈ। ਜੇਕਰ ਆਦਮੀ ਸਮਾਜਿਕ ਵਾਤਾਵਰਨ ਦੇ ਅਨੁਕੂਲ ਆਪਣੇ ਆਪ ਨੂੰ ਨਾ ਢਾਲੇ ਤਾਂ ਹੀ ਬੀਮਾਰੀ ਦਾ ਕਾਰਨ ਬਣਦਾ ਹੈ। ਸਮਾਜ ਦੇ ਵਿੱਚ ਰਹਿੰਦਾ ਹੋਇਆ ਸੱਨੁਖ ਕਈ ਤਰ੍ਹਾਂ ਦੀਆਂ ਲਾਹਨਤਾਂ ਦਾ ਸ਼ਿਕਾਰ ਹੁੰਦਾ ਹੈ ਜਿਵੇਂ ਕਿ ਨਸ਼ੀਲੀਆਂ ਦਵਾਈਆ ਦਾ ਸੇਵਨ ਕਰਨਾ, ਸ਼ਰਾਬ ਪੀਣਾ, ਮਾੜੇ ਕੰਮ ਕਰਨਾ, ਆਤਮ ਹੱਤਿਆ ਕਰਨਾ, ਤਾਲਾਕ, ਦਿਮਾਗੀ ਬਿਮਾਰੀਆਂ, ਬੱਲਡ ਪ੍ਰੇਸ਼ਰ ਦਾ ਵੱਧਣਾ ਆਦਿ ਭਾਵੇਂ ਇਨਸਾਨ ਨੂੰ ਸਾਮਾਜਿਕ ਤੇ ਜੀਵ-ਵਿਗਿਆਨ ਦੇ ਵਾਤਾਵਰਨ ਤੇ ਕਾਬੂ ਪਾਇਆ ਹੈ। ਪਰ ਸਾਮਾਜਿਕ ਵਾਤਾਵਰਨ ਨੇ ਇਨ੍ਹੀ ਕਾਮਯਾਬੀ ਹਾਸਲ ਨਹੀ ਕੀਤੀ ਕਿਉਂਕਿ ਸਾਮਾਜਿਕ ਵਾਤਾਵਰਨ ਵਿੱਚ ਇਕੋ ਕਮਿਉਨਿਟੀ ਤੇ ਦੂਜੀ ਕਮਿਉਨਿਟੀ ਵਿੱਚ ਫਰਕ ਹੁੰਦਾ ਹੈ। ਵਿਅਕਤੀਗਤ ਤੌਰ ਤੇ ਅਸੀ ਸਾਰੇ ਲੋਕਾਂ ਦੀ ਚੰਗੀ ਸਿਹਤ ਮੰਗਦੇ ਹਾਂ ਤਾਂ ਸਾਨੂੰ ਸਾਮਾਜਿਕ, ਭੌਤਿਕ ਅਤੇ ਸਰੀਰਿਕ ਵਾਤਾਂਵਰਨ ਨੂੰ ਸਿਹਤਮੰਦ ਬਣਾਉਣਾ ਪਵੇਗਾ। ਜੇਕਰ ਪੀਣ ਦੇ ਲਈ ਸਾਫ ਪਾਣੀ ਨਹੀਂ ਮਿਲੇਗਾ ਤਾਂ ਕਈ ਤਰ੍ਹਾਂ ਦੀਆਂ ਦੂਸ਼ਿਤ ਪਾਣੀ ਪੀਣ ਨਾਲ ਬੀਮਾਰੀਆਂ ਹੋ ਸਕਦੀਆ ਹਨ ਜਿਵੇਂ ਮੁਨਿਆਦੀ ਬੁਖਾਰ, ਉਲਟੀਆਂ, ਪੋਲਿਓ ਤੇ ਜੁਕਾਮ ਆਦਿ। ਇੱਕ ਇਨਸਾਨ ਦੀ ਸਿਹਤ ਪੂਰੇ ਵਾਤਾਵਰਨ ਨਾਲ ਸੰਬੰਧਿਤ ਹੈ ਜੋ ਕਿ ਸਾਡੀ ਸਿਹਤ ਦੇ ਉੱਤੇ ਅਸਰ ਪਾਉਂਦੇ ਹਨ।

3. **Socio-economic or Economic Status:** ਅਸੀ ਸਾਰੇ ਹੀ ਇਹ ਜਾਣਦੇ ਹਾਂ ਕਿ ਅਮੀਰ ਦੇਸ਼ ਗਰੀਬ ਦੇਸ਼ਾ ਦੀ ਬਜਾਏ ਚੰਗੀ ਸਿਹਤ ਬਤੀਤ ਕਰਦੇ ਹਨ। ਕਿਉਂਕਿ ਇਹ ਸਾਰਾ ਆਰਥਿਕ ਪੱਧਰ ਤੇ ਨਿਰਭਰ ਕਰਦਾ ਹੈ। ਗਰੀਬੀ ਬੀਮਾਰੀ ਨੂੰ ਬੁਲਾਵਾ ਦਿੰਦੀ ਹੈ। ਅਤੇ ਬੀਮਾਰੀ ਗਰੀਬਾਂ ਨੂੰ ਵਧਾਉਦੀ ਹੈ ਜਿਸ ਕਰਕੇ ਅਜਿਹਾ ਕੰਮ ਚਲਦਾ ਹੀ ਰਹਿੰਦਾ ਹੈ। ਆਰਥਿਕ ਪੱਧਰ ਦੇ ਦੁਆਰਾ ਲੋਕਾਂ ਦਾ ਰਹਿਣ-ਸਹਿਣ ਦਾ ਪੱਧਰ ਉੱਚਾ ਚੁੱਕ ਸਕਦੇ ਹਾਂ। ਉਹ ਦੇਸ਼ ਜਿਨ੍ਹਾਂ ਕੋਲ ਘੱਟ ਆਮਦਨ ਹੈ ਉਨ੍ਹਾਂ ਵਿੱਚ ਬੀਮਾਰੀ ਜਿਆਦਾ ਪਾਈ ਜਾਂਦੀ ਹੈ। ਕਿਉਂਕਿ ਉਨ੍ਹਾਂ ਨੂੰ ਚੰਗੀ ਖੁਰਾਕ, ਚੰਗੀਆ ਸਿਹਤ ਸੇਵਾਵਾਂ ਨਹੀਂ ਮਿਲਦੀਆ।

4. **Health Services (ਸਿਹਤ ਸੇਵਾਵਾਂ) :** ਬਹੁਤ ਸਾਰੇ ਵਿਕਾਸਸ਼ੀਲ ਦੇਸ਼ਾ ਵਿੱਚ ਸਿਹਤ ਦੀ ਕਾਮਯਾਬੀ ਦੀ ਕਾਮਯਾਬੀ ਅਤੇ ਜੀਵਨ-ਪੱਧਰ ਸਿਹਤ ਸੇਵਾਵਾਂ ਤੇ ਨਿਰਭਰ ਕਰਦੀ ਹੈ। ਸਿਹਤ ਸਹੂਲਤਾਂ ਪੂਰੀ ਤਰ੍ਹਾਂ ਨਾ ਮਿਲਣ ਕਾਰਣ ਬੀਮਾਰੀ ਵੱਧ ਜਾਂਦੀ ਹੈ। ਇਹ ਵੇਖਿਆ ਗਿਆ ਹੈ ਕਿ ਪੂਰੇ ਸੰਸਾਰ ਦੇ ਅੱਦੇ ਅਜਿਹੇ ਹਨ ਜਿਨ੍ਹਾਂ ਨੂੰ ਮੁੱਢਲੀਆ ਸਿਹਤ ਸੇਵਾਵਾਂ ਠੀਕ ਢੰਗ ਨਾਲ ਨਹੀਂ ਮਿਲਦੀਆਂ। ਅਤੇ ਬੀਮਾਰੀਆਂ ਨੂੰ ਹੋਣ ਤੇ ਰੋਕਣ ਲਈ ਸਿਹਤ ਸੇਵਾਵਾਂ ਠੀਕ ਢੰਗ ਨਾਲ ਨਾਂ ਦਿੱਤੀਆ ਜਾਣ ਤਾਂ ਲੋਕਾਂ ਵਿੱਚ ਬੀਮਾਰੀਆਂ ਨੂੰ ਹੋਣ ਤੋਂ ਨਹੀਂ ਰੋਕਿਆ ਜਾ ਸਕਦਾ। ਇਸ ਕਰਕੇ ਜਗ੍ਹਾ-ਜਗ੍ਹਾ ਲੋਕਲ ਜਾਂ ਪੈਡੂੰ ਪੱਧਰ ਤੇ ਸਿਹਤ ਸੇਵਾਵਾਂ ਮੁੱਹਈਆ ਹੋਈਆਂ ਚਾਹੀਦੀਆਂ ਹਨ ਤਾਂ ਜੋ ਲੋਕਾਂ ਨੂੰ ਬੀਮਾਰੀ ਤੋ ਬਚਾਇਆ ਜਾ ਸਕੇ।

5. **Way of Living :** ਹਰ ਇਨਸਾਨ ਦੀ ਸਿਹਤ ਅਲੱਗ-ਅਲੱਗ ਹੁੰਦੀ ਹੈ। ਸਿਹਤ ਕਦੇ ਵੀ ਇੱਕ ਇਨਸਾਨ ਤੋਂ ਦੂਸਰੇ ਇਨਸਾਨ ਨੂੰ ਨਹੀਂ ਦਿੱਤੀ ਜਾ ਸਕਦੀ। ਇਹ ਬਹੁਤ ਹੱਦ ਤੱਕ ਆਦਮੀ ਦੇ ਰਹਿਣ-ਸਹਿਣ ਦੇ ਤਰੀਕਿਆਂ ਤੇ ਸਰੀਰਕ ਸਫਾਈ ਖਾਣ-ਪੀਣ ਦੇ ਪੱਧਰ ਤੇ ਅਤੇ ਪੜਾਈ ਤੇ ਪੱਧਰ ਉੱਪਰ ਨਿਰਭਰ ਕਰਦੀ ਹੈ। ਅਤੇ ਲੋਕਾਂ ਨੂੰ ਆਪਣੀ ਸਿਹਤ ਨੂੰ ਤੰਦੂਰਸਤ ਬਣਾਉਣ ਲਈ ਸਫਾਈ ਦੇ ਤਰੀਕਿਆਂ ਨੂੰ, ਖਾਣ-ਪੀਣ ਦੀਆਂ ਆਦਤਾਂ ਨੂੰ, ਅਪਨਾਉਣਾ ਚਾਹੀਦਾ ਹੈ। ਅਤੇ ਸਮੇਂ ਸਿਰ ਆਪਣੇ ਬੱਚਿਆਂ ਨੂੰ ਟੀਕਾਕਰਨ ਕਰਾਉਣਾ ਚਾਹੀਦਾ ਹੈ। ਟਾਈਮ ਤੇ ਡਾਕਟਰ ਨੂੰ ਦਿਖਾਉਣਾ ਚਾਹੀਦਾ ਹੈ। ਬੀਮਾਰੀਆਂ ਜਿਵੇਂ ਕੈਂਸਰ ਅਤੇ ਦਿਲ ਦੀਆ ਬੀਮਾਰੀਆਂ ਨੂੰ ਕਈ ਹੱਦ ਤੱਕ ਘਟਾਇਆ ਜਾ ਸਕਦਾ ਹੈ ਜੇ ਆਪਾ ਅਪਣੇ ਰਹਿਣ-ਸਹਿਣ ਦੇ ਪੱਧਰ ਨੂੰ ਉੱਚਾ ਚੁੱਕ ਲਈਏ।

1.5 **ਸਿਹਤ ਦੇ ਬਦਲੇ ਹੋਏ ਵਿਚਾਰ** (Changing Concept of Health)

ਲੋਕਾਂ ਦਾ ਵਿਚਾਰ ਸਿਹਤ ਲਈ ਵੱਖਰਾ-ਵੱਖਰਾ ਹੈ ਇਸੇ ਤਰ੍ਹਾਂ ਸਿਹਤ ਮਹਿਕਮੇ ਵਿੱਚ ਕੰਮ ਕਰਕੇ ਲੋਕਾਂ ਦਾ ਵੀ ਸਿਹਤ ਪ੍ਰਤੀ ਵਿਚਾਰ ਵੱਖਰਾ-ਵੱਖਰਾ ਹੈ। ਕਈ ਸੱਦੀਆ ਤੋਂ ਸਿਹਤ ਪ੍ਰਤੀ ਵਿਚਾਰਧਾਰਾ ਵਿਅਕਤੀਗਤ ਤੋਂ ਲੈ ਕੇ ਸੰਸਾਰ ਵਿੱਚ ਵਿਆਪਕ ਟੀਚਾ ਬਣਿਆ ਹੋਇਆ ਹੈ। ਸੰਸਾਰ ਵਿੱਚ ਬਦਲਦੀਆਂ ਹੋਈਆ ਵਿਚਾਰਧਾਰਾ ਹੇਠ ਲਿਖਿਆਂ ਹਨ :

1. **Biomedical Concept:** ਪੁਰਾਣੇ ਜਮਾਨੇ ਵਿੱਚ ਇਹ ਕਿਹਾ ਜਾਂਦਾ ਸੀ ਕਿ ਬਿਮਾਰੀ ਤੋਂ ਰਹਿਤ ਜਾਂ ਬੀਮਾਰੀ ਤੋ ਬਿਨਾਂ ਇਨਸਾਨ ਨੂੰ ਸਿਹਤਮੰਦ ਕਿਹਾ ਜਾਂਦਾ ਹੈ ਪਰ ਇਸ ਕੰਨਸੈਪਟ ਦੇ ਅਨੁਸਾਰ ਬੀਮਾਰੀ ਦਾ ਕਾਰਨ ਜੀਵਾਣੂਆਂ ਨੂੰ ਮੰਨਿਆ ਜਾਂਦਾ ਹੈ। 20 ਵੀ ਸਦੀ ਤੱਕ ਇਹ ਵਿਚਾਰਧਾਰਾ ਮੰਨੀ ਗਈ। ਪਰ ਮੈਡੀਕਲ ਸਿੱਤੇ ਨੇ ਇਨਸਾਨੀ ਜਿੰਦਗੀ ਨੂੰ ਇੱਕ ਮਸ਼ੀਨਰੀ ਤਰ੍ਹਾਂ ਮੰਨਿਆ ਜਿਵੇਂ ਮਸ਼ੀਨ ਦੀ ਟੁੱਟ ਭਜੋ ਹੋ ਜਾਂਦੀ ਹੈ ਤੇ ਉਸ ਨੂੰ ਮੁਰੰਮਤ ਕੀ ਲੋੜ ਹੁੰਦੀ ਹੈ ਉਸੇ ਤਰ੍ਹਾਂ ਜਦ ਇਨਸਾਨ ਨੂੰ ਬੀਮਾਰੀਆਂ ਆਕੇ ਘੇਰ ਲੈਂਦੀਆਂ ਹਨ ਤੇ ਇਨਸਾਨ ਦਾ ਮਸ਼ੀਨ ਰੂਪੀ ਸਰੀਰ ਖਰਾਬ ਹੋ ਜਾਂਦਾ ਹੈ ਅਤੇ ਡਾਕਟਰ ਦਾ ਕੰਮ ਹੈ ਕਿ ਮਸ਼ੀਨ ਰੂਪੀ ਸ਼ਰੀਰ ਦੀ ਮੁਰੰਮਤ ਕਰਨਾ। Biomedical ਵਿਚਾਰਧਾਰਾ ਬੀਮਾਰੀ ਨੂੰ ਠੀਕ ਕਰਨ ਲਈ ਲਾਹੇਵੰਦ ਹੈ। ਪਰ ਵੱਡੀਆ ਸਰੀਰਕ ਮੁਸ਼ਕਲਾ ਜਿਵੇਂ ਕੂਪੋਸਨ (Malnutrition) ਨਸ਼ਾ-ਖੋਰੀ (Drug addiction), Accident, Mental Illness ਅਤੇ ਪ੍ਰਦੂਸ਼ਨ, ਆਬਾਦੀ ਦਾ ਵਧੱਣਾ, ਇਸ ਬਾਰੇ ਕੁੱਝ ਨਹੀਂ ਦਸਿਆ ਗਿਆ। ਇਸ ਲਈ ਇਸ ਵਿਸ਼ੇ ਨੂੰ ਅਧੂਰਾ ਮੰਨਿਆ ਗਿਆ।

2. **Ecological Concept:** ਇਹ ਉੱਹ ਸਾਇੰਸ ਹੈ ਜਿਹੜੀ ਆਲੇ-ਦੁਆਲੇ ਤੇ ਨਿਰਭਰ ਕਰਦੀ ਹੈ। ਇਸ ਮੁਤਾਬਿਕ ਸਿਹਤਮੰਦ ਉਸਨੂੰ ਕਿਹਾ ਜਾਂਦਾ ਹੈ ਜਦੋਂ ਕਿ ਆਦਮੀ ਅਤੇ ਵਾਤਾਵਰਨ ਵਿੱਚ ਸਮਾਨਤਾ ਬਣੀ ਰਹੇ ਤਾਂ ਇਨਸਾਨ ਸਿਹਤਮੰਦ ਰਹਿੰਦਾ ਹੈ। ਜਦੋਂ ਇਨਸਾਨ ਤੇ ਵਾਤਾਵਰਨ ਵਿੱਚ ਅਸਮਾਨਤਾ ਹੋ ਜਾਵੇ ਤਾਂ ਉਹ ਇਨਸਾਨ ਬੀਮਾਰ ਹੋ ਜਾਂਦਾ ਹੈ। ਇਨਸਾਨੀਅਤ ecology ਵਿਗਿਆਨ ਸਾਨੂੰ ਸਿਰਫ ਬਿਮਾਰੀ ਬਾਰੇ ਹੀ ਜਾਣਕਾਰੀ ਨਹੀਂ ਦਿੰਦੀ ਬਲਕਿ ਭੋਜਨ ਨੂੰ ਪ੍ਰਾਪਤ ਕਰਨ ਬਾਰੇ ਅਤੇ ਵੱਧ ਰਹੀ ਆਬਾਦੀ ਨੂੰ ਰੋਕਣ ਵਾਸਤੇ ਵੀ ਜਾਣਕਾਰੀ ਦਿੰਦੀ ਹੈ। Ecology science ਸਾਨੂੰ ਅੱਗੇ ਤੋਂ ਤੱਤਾ ਦੀਆਂ ਵਿਚਾਰਧਾਰਾ ਬਾਰੇ ਦਸਦੀ ਹੈ। ਇੱਕ ਉਹ ਇਨਸਾਨ ਜੈ ਵਾਤਾਵਰਨ ਦੇ ਅਨੁਕੁਲ ਨਹੀਂ, ਉਹ ਸਿਹਤਮੰਦ ਜਿੰਦਗੀ ਨਹੀਂ ਬਿਤਾ ਸਕਦਾ। ਇਸ ਲਈ ਜੇ ਇਨਸਾਨ ਆਪਣੇ-ਆਪ ਨੂੰ ਵਾਤਾਵਰਨ ਦੇ ਅਨੁਸਾਰ ਢਾਲ ਲਵੇਂ ਤਾਂ ਉਹ ਲੰਬੀ ਤੇ ਵਧੀਆ ਸਿਹਤਮੰਦ ਜਿੰਦਗੀ ਬਤੀਤ ਕਰ ਸਕਦਾ ਹੈ।

3. **Psycho-social Concept:** ਮਾਨਸਿਕ-ਸਾਮਾਜਿਕ ਵਿਚਾਰਧਾਰਾ ਇਸ ਵਿਚਾਰਧਾਰਾ ਦੇ ਅਨੁਸਾਰ ਇਨਸਾਨ ਨੂੰ ਦਿਮਾਗੀ ਤੌਰ ਤੇ ਅਤੇ ਸਾਮਾਜਿਕ ਤੌਰ ਤੇ ਠੀਕ-ਠਾਕ ਹੋਣ ਚਾਹੀਦਾ ਹੈ। ਇਹ ਵਿਚਾਰਧਾਰਾ ਦੋਨਾ ਮਾਨਸਿਕ ਤੇ ਸਾਮਾਜਿਕ ਵਿਚਾਰਧਾਰਾ ਚੀਜਾਂ ਦਾ ਮਿਸਰਨ ਹੈ।

4. **Holistic Concept:** ਇਸ ਵਿਚਾਰਧਾਰਾ ਵਿੱਚ ਸਾਰੀਆਂ ਵਿਚਾਰਧਾਰਾਵਾਂ ਨੂੰ ਇਕੱਠੀਆ ਕੀਤਾ ਗਿਆ ਹੈ ਜਿਵੇਂ ਸਾਮਾਜਿਕ, ਆਰਥਿਕ, ਰਾਜਨੀਤਿਕ ਤੇ ਵਾਤਾਵਰਨਿਕ ਤੱਤ ਆਦਿ ਸਾਡੀ ਸਿਹਤ ਨੂੰ ਪ੍ਰਭਾਵਿਤ ਕਰਦੇ ਹਨ। ਇਸ ਨੂੰ ਬਹੁਮੰਤਵੀ ਤੱਤ ਵੀ ਮੰਨਿਆ ਗਿਆ। ਇਸ ਵਿੱਚ ਸਾਰੇ ਇਨਸਾਨਾਂ ਦੀ ਭਲਾਈ ਤੇ ਵਿਚਾਰ ਕੀਤਾ ਗਿਆ ਹੈ।

ਇਸ ਵਿਚਾਰਧਾਰਾ ਦੇ ਅਨੁਸਾਰ ਸਿਹਤ ਨੂੰ "Sound mind in a sound body and sound family and sound environment ਇਨ੍ਹਾਂ ਸਾਰੀਆਂ ਦਾ ਮਿਸ਼ਰਣ ਮੰਨਿਆ ਗਿਆ ਹੈ। ਇਸ ਲਈ ਲੋਕਾਂ ਦੀਆਂ ਵਿਚਾਰਧਾਰਵਾਂ ਦੇ ਨਾਲ ਸਿਹਤ ਵਰਕਰ ਦੀਆਂ ਵੀ ਵਿਚਾਰਧਾਰਾਵਾਂ ਅਤੇ ਬਦਲਦੀਆਂ ਵਿਚਾਰਧਾਰਾ ਵੀ ਸ਼ਾਮਿਲ ਹਨ। ਸਿਹਤ ਨੂੰ ਬਚਾਉਣਾ ਅਤੇ ਸਿਹਤ ਪੱਧਰ ਨੂੰ ਉੱਚਾ ਚੁੱਕਣ ਲਈ ਯਤਨ ਕੀਤੇ ਗਏ ਹਨ।

1.6 ਮੁੱਢਲੀ ਸਿਹਤ ਦੇਖ-ਰੇਖ (Primary Health Care)

1978 ਵਿੱਚ ਆਲਮਾ ਆਟਾ ਵਿਖੇ ਇੰਟਰਨੇਸ਼ਨਲ ਕਾਨਫਰੰਸ ਵਿੱਚ ਸਿਹਤ ਸੰਭਾਲ ਸੰਬੰਧੀ ਮਹੱਤਵਪੂਰਨ ਤਬਦੀਲੀ ਲਿਆਉਣ ਦੇ ਫੈਸਲੇ ਲਏ ਗਏ।

ਵਿਕਾਸਸ਼ੀਲ ਅਤੇ ਵਿਕਸਿਤ ਹੋ ਰਹੇ ਦੇਸ਼ਾ ਵਿੱਚ ਸਿਹਤ ਪੱਧਰ ਦੀ ਨਾਬਰਾਬਰਤਾ ਨੂੰ ਖਤਮ ਕਰਕੇ ਪੋਲੀਟਿਕਲ, ਸਮਾਜਿਕ ਅਤੇ ਆਰਥਿਕ ਪੱਧਰ ਨੂੰ ਖਤਮ ਕਰਕੇ 2000 ਸਦੀ ਦੇ ਅੰਤ ਤਕ ਸਭ ਲਈ ਸਿਹਤ ਦਾ ਟੀਚਾ ਪੂਰਾ ਕਰਨ ਦਾ ਨਿਰਣਾ ਲਿਆ ਗਿਆ।

ਇਸ ਦੀ ਪੂਰਤੀ ਲਈ ਮੁਢੱਲੀ ਸਿਹਤ ਦੇਖ-ਰੇਖ ਦੀ ਪ੍ਰਣਾਲੀ ਅਪਣਾਈ ਗਈ ਇਹ ਸੇਵਾਵਾਂ ਪਿੰਡ ਪੱਧਰ ਤੋਂ ਯਾਨੀ ਗ੍ਰਾਮ ਰੂਟ, ਪੱਧਰ ਤੋਂ ਸ਼ੁਰੂ ਕਰਕੇ ਹਰ 5000 ਦੀ ਆਬਾਦੀ ਪਿੱਛੇ ਇਕ ਸਬ ਸੈਂਟਰ ਖੋਲ੍ਹ ਕੇ ਸੇਵਾਵਾਂ ਸ਼ੁਰੂ ਕੀਤੀਆਂ ਗਈਆਂ।

ਪਰਿਭਾਸ਼ਾ : ਮੁਢੱਲੀ ਸਿਹਤ ਕੇਂਦਰ ਤੋਂ ਦਿੱਤੀ ਜਾਣ ਵਾਲੀ ਸਿਹਤ ਸੰਭਾਲ ਜੋ ਕਿ ਇੱਕ ਨਿਸ਼ਚਿਤ ਭੂਗੋਲਿਕ ਖੇਤਰ ਦੇ ਲੋਕਾਂ ਨੂੰ ਬੀਮਾਰੀਆਂ ਅਤੇ ਦੁਰਘਟਨਾਵਾਂ ਦੇ ਸਮੇਂ ਹੈਲਥ ਵਰਕਰ ਦੁਆਰਾ ਦਿਤੀ ਜਾਂਦੀ ਹੈ ਉਸਨੂੰ ਮੁੱਢਲੀ ਸਿਹਤ ਦੇਖ-ਰੇਖ ਕਹਿੰਦੇ ਹਨ।

ਮੁੱਢਲੀ ਸਿਹਤ ਸੰਭਾਲ ਦੇ ਤੱਤ (Components of PHC)

1. **ਆਲੇ ਦੁਆਲੇ ਦੀ ਸਫਾਈ :** ਇਸ ਵਿੱਚ ਆਲੇ ਦੁਆਲੇ ਕੀ ਸਫਾਈ, ਕੂੜੇ-ਕਰਕਟ ਦੇ ਢੇਰਾਂ ਦਾ ਯੋਗ ਨਿਪਟਾਰਾ, ਘਰਾਂ ਅਤੇ ਗਲੀਆਂ, ਗੰਦੇ ਪਾਣੀ ਅਤੇ ਮਲ-ਮੂਤਰ ਦਾ ਨਿਪਟਾਰਾ ਸ਼ਾਮਿਲ ਹੈ।
2. **ਛੂਤ ਦੇ ਰੋਗਾਂ ਤੇ ਕਾਬੂ :** ਇਲਾਕੇ ਵਿੱਚ ਆਮ ਹੋਣ ਵਾਲੇ ਛੂਤ ਰੋਗਾਂ ਦੀ ਪਹਿਚਾਣ ਕਰਕੇ ਉਨ੍ਹਾਂ ਤੇ ਕਾਬੂ ਕਰਨਾ।
3. **ਸਰੀਰਕ ਸਫਾਈ :** ਇਸ ਵਿੱਚ ਆਪਣੇ ਸਰੀਰ ਨੂੰ ਰੋਜ ਸਾਫ-ਸੁੱਥਰਾ ਰੱਖਣਾ ਅਤੇ ਸਿਹਤ ਸਿੱਖਿਆ ਲੋਕਾਂ ਨੂੰ ਪ੍ਰਦਾਨ ਕਰਨੀ।
4. **ਖੁਰਾਕ ਬਾਰੇ ਸਿੱਖਿਆ :** ਲੋਕਾਂ ਨੂੰ ਸਹੀ ਖੁਰਾਕ ਬਾਰੇ ਜਾਣੂ ਕਰਾਉਣਾ ਅਤੇ ਵਧੀਆ ਖੁਰਾਕ ਬਾਰੇ ਸਿੱਖਿਆ ਦੇਣਾ।
5. **ਜੱਚਾ-ਬੱਚਾ ਸੇਵਾਵਾਂ :** ਇਲਾਕੇ ਦੀਆ ਸਾਰਿਆਂ ਗਰਭਵਤੀ ਔਰਤਾਂ ਨੂੰ ਮੁੱਢਲੇ ਸਿਹਤ ਕੇਂਦਰ ਜਾਂ ਸਬ ਸੇਂਟਰ ਤੇ ਰਜਿਸਟਰ ਕੀਤਾ ਜਾਂਦਾ ਹੈ। ਉੱਥੇ ਉਹਨਾਂ ਨੂੰ ਵਧੀਆ ਤਰ੍ਹਾਂ ਇਲਾਜ ਦਿੱਤਾ ਜਾਂਦਾ ਹੈ ਅਤੇ ਬੱਚਿਆ ਦਾ ਇਲਾਜ ਵੀ ਵਧੀਆ ਤਰ੍ਹਾਂ ਕੀਤਾ ਜਾਂਦਾ ਹੈ।
6. **ਰੋਗਾਂ ਦੀ ਪੜਾਣ :** ਰੋਗਾਂ ਦੀ ਪਛਾਣ ਕਰਨਾ ਅਤੇ ਉੱਸ ਦੇ ਆਧਾਰਿਤ ਦਵਾਈਆ ਉਪਲਬੱਧ ਕਰਾਉਣਾ।
7. **ਸਿਹਤ ਸਿੱਖਿਆ :** ਸਮੂਚੀਆ ਸਿਹਤ ਸੇਵਾਵਾਂ ਪ੍ਰਤੀ ਲੋਕਾਂ ਨੂੰ ਸਿਹਤ ਸਿੱਖਿਆ ਦਿੱਤੀ ਜਾਂਦੀ ਹੈ ਤਾਂ ਜੋ ਉਹ ਆਪਣੀ ਮਦਦ ਆਪ ਕਰਦੇ ਹੋਏ ਆਪਣੀ ਸਿਹਤ ਨੂੰ ਨਰੋਆ ਰੱਖ ਸਕਣ।
8. **ਪਰਿਵਾਰ ਭਲਾਈ :** ਇਸ ਵਿੱਚ ਆਮ ਲੋਕਾਂ ਨੂੰ ਸਹੀ ਵਕਤ ਉੱਤੇ ਸਹੀ ਦਵਾਈ ਨੂੰ ਉਪਲਬੱਧ ਕਰਾ ਕੇ ਆਪਾਂ ਉਨ੍ਹਾ ਦੀ ਭਲਾਈ ਕਰ ਸਕਦੇ ਹਾਂ।

1.7 **ਮੁੱਢਲੀ ਸਿਹਤ ਸੰਭਾਲ ਦੇ ਤੱਤ ਜਾਂ ਸਿਧਾਂਤ** (Principles of Primary Health Care)

ਮੁੱਢਲੀ ਸਿਹਤ ਸੰਭਾਲ ਦੇ ਪੰਜ ਸਿਧਾਂਤ ਇਸ ਤਰ੍ਹਾਂ ਹਨ :

1. ਨਿਆਂ ਪੂਰਨ ਵੰਡ
2. ਸਮੁਦਾਇ ਦੀ ਭਾਗੀਦਾਰੀ
3. ਮੁੱਖ ਤਕਨੀਕ
4. ਰੋਕਥਾਮ
5. ਬਹੁ-ਖੇਤਰੀ ਤਾਲਮੇਲ।

1. **ਨਿਆਂ ਪੂਰਨ ਵੰਡ :** ਇਸ ਸਿਧਾਂਤ ਦੇ ਅਨੁਸਾਰ ਸਿਹਤ ਸੁਵਿਧਾਵਾਂ ਅਤੇ ਸਾਧਨਾ ਦਾ ਬਿਨਾਂ ਕਿਸੇ ਰੰਗ, ਜਾਤ, ਲਿੰਗ, ਖੇਤਰ ਆਦਿ ਭੇਦਭਾਵ ਕੀ ਸਮਾਨ ਵੰਡ ਹੋਣੀ ਚਾਹੀਦੀ ਹੈ। ਮੁੱਢਲੀ ਸਿਹਤ ਸੰਭਾਲ ਦਾ ਮੁੱਖ ਉਦੇਸ ਸਿਹਤ ਸੁਵਿਧਾ ਪ੍ਰਣਾਲੀ ਨੂੰ ਪੈਡੂ ਖੇਤਰਾਂ ਤੇ ਗਰੀਬ ਲੋਕਾਂ ਤੱਕ ਨਿਆਂਪੂਰਨ ਤਰੀਕੇ ਨਾਲ ਪਹੁੰਚਾਉਣਾ ਹੈ।
2. **ਸਮੁਦਾਇ ਦੀ ਭਾਗੀਦਾਰੀ :** ਮੁੱਢਲੀ ਸਿਹਤ ਸੰਭਾਲ ਵਿੱਚ ਵਿਅਕਤੀ, ਪਰਿਵਾਰ ਅਤੇ ਮੈਂਬਰਾਂ ਦੀ ਭਾਗੀਦਾਰੀ ਜਰੂਰੀ ਹੈ। ਭਾਰਤ ਵਿੱਚ ਪੈਂਡੂ ਸਿਹਤ ਮਾਰਗ ਦਰਸ਼ਨ, ਆਸ਼ਾ ਵਰਕਰ, ਦਾਈਆਂ ਅਤੇ ਵਿਗਿਆਨਿਕ ਸਹਾਇਕ ਮਹਿਲਾ ਅਤੇ ਪੁਰਸ਼ ਹੈਲਥ ਵਰਕਰ ਆਦਿ ਦੇ ਮਾਧਿਅਮ ਨਾਲ PHC ਉੱਤੇ ਦਿੱਤੀ ਜਾਂਦੀ ਹੈ।
3. **ਮੁੱਖ ਤਕਨੀਕ :** ਮੁੱਢਲੀ ਸਿਹਤ ਸੰਭਾਲ ਵਿੱਚ ਸਥਾਨਕ ਜਰੂਰਤਾਂ ਦੇ ਅਨੁਰੂਪ ਸਮਾਜਿਕ ਤੌਰ ਤੇ ਸਵੀਕਾਰ ਆਰਥਿਕ ਸਾਧਨਾਂ ਦੀ ਸੀਮਾ ਵਿੱਚ ਅਤੇ ਵਿਗਿਆਨਕ ਰੂਪ ਨਾਲ ਮੁੱਖ ਤਕਨੀਕ ਦਾ ਉਪਯੋਗ ਕਰਨਾ ਚਾਹੀਦਾ ਹੈ। ORS ਦਾ ਉਪਯੋਗ ਮੁੱਖ ਤਕਨੀਕ ਦਾ ਚੰਗਾ ਉਦਹਾਰਣ ਹੈ।
4. **ਰੋਕਥਾਮ :** ਮੁੱਢਲੀ ਸਿਹਤ ਸੰਭਾਲ ਦਾ ਮੁੱਖ ਫੋਕਸ ਉਪਚਾਰ ਦੀ ਤੁਲਨਾ ਰੋਗ ਨਿਵਾਰਣ ਹੈ। ਜਿਸਦਾ ਮੁੱਢਲੇ ਸਿਹਤ ਸੰਭਾਲ ਦੇ ਸਾਰੇ ਤੱਤਾ ਵਿੱਚ ਸਮਾਨ ਯੋਗਦਾਨ ਹੈ। ਸਿਹਤ ਸਿੱਖਿਆ ਤੇ ਵੀ ਮੁੱਢਲੀ ਸਿਹਤ ਸੰਭਾਲ ਤੇ ਵਿਸ਼ੇਸ ਮਹੱਤਵ ਦਿੱਤਾ ਗਿਆ ਹੈ।
5. **ਬਹੁ-ਖੇਤਰੀ ਤਾਲਮੇਲ :** ਮੁੱਢਲੀ ਸਿਹਤ ਤੇ ਸੁਵਿਧਾ ਦੇ ਸਾਰੇ ਤੱਤਾ ਦੀ ਪੂਰਤੀ ਇੱਕ ਮਾਹਰ ਚਿਕਿਤਸਾ ਖੇਤਰ ਦੇ ਨਾਲ ਕੇਂਦਰ ਤੇ ਸੰਭਵ ਨਹੀਂ ਹੈ ਬਲਕਿ ਚਿਕਿਤਸਾ ਖੇਤਰ ਦੇ ਨਾਲ ਰਹਿਣ-ਸਹਿਣ, ਪੋਸ਼ਣ, ਸਰਵਜਨਕ ਨਿਰਮਾਣ, ਸੰਚਾਰ ਸਿੱਖਿਆ ਆਦਿ ਖੇਤਰਾਂ ਤੇ ਵੀ ਤਾਲਮੇਲ ਹੋਣੀ ਚਾਹੀਦੀ ਹੈ। ਇਨ੍ਹਾਂ ਸਿਹਤ ਸੇਵਾਵਾਂ ਨੂੰ ਵਿਅਕਤੀ ਦੇ ਘਰ ਤੱਕ ਪਹੁੰਚਾਉਣ ਦੀ ਤੁਲਨਾ ਵਿਅਕਤੀਆਂ ਦੇ ਦੁਆਰਾ ਦੇਖਭਾਲ ਲਈ ਸੋਚਣਾ ਹੈ ਜਿਸ ਦਾ ਮੁੱਖ ਉਦੇਸ਼ ਸਿਹਤ ਸੁਵਿਧਾਵਾਂ ਦੇ ਉਚਿਤ ਵਿਚਰਨ ਲਈ ਸੋਚਣਾ ਹੈ। ਜਿਸ ਦਾ ਮੁੱਖ ਉਦੇਸ਼ ਸਿਹਤ ਸੁਵਿਧਾਵਾਂ ਦੇ ਉਚਿਤ ਵਿਚਰਨ ਦੇ ਦੁਆਰਾ ਹਰ ਇੱਕ ਵਿਅਕਤੀ ਦੇ ਲਈ ਸਿਹਤ ਦਾ ਸਵੀਕਾਰ ਸਤਰ ਪ੍ਰਾਪਤ ਕਰਨਾ ਹੈ।

1.8 **ਫਾਇਦਾ ਮੁੱਢਲੀ ਸੇਹਤ ਦੇਖ-ਰੇਖ** (Significance of PHC)

ਮੁੱਢਲੀ ਸਿਹਤ ਸੰਭਾਲ ਦਾ ਸਭ ਤੋਂ ਵੱਡਾ ਫਾਇਦਾ ਇਹ ਹੈ ਕਿ ਇਨਸਾਨ ਜਿਸ ਵਾਤਾਵਰਨ ਵਿੱਚ ਰਹਿੰਦਾ ਹੈ, ਉਹ ਉਸ ਉੱਪਰ ਹੀ ਪੂਰੀ ਤਰਹ ਨਿਰਭਰ ਹੁੰਦਾ ਹੈ। ਵਧੀਆ ਸਿਹਤ ਕੇਵਲ ਸਿਹਤ ਸੇਵਾਵਾਂ ਨਾਲ ਨਹੀਂ ਪ੍ਰਾਪਤ ਹੁੰਦੀ ਬਲਕਿ ਚੰਗੀ ਅਤੇ ਵਧੀਆ ਸਿਹਤ ਇਨਸਾਨ ਨੂੰ ਉਸ ਦੇ ਜੈਵਿਕ ਸਾਮਾਜਿਕ ਤੇ ਵਾਤਾਵਰਨ ਤੋ ਮਿਲਦੀ ਹੈ।

1.9 **ਮੁੱਢਲੀ ਸਿਹਤ ਸੰਭਾਲ ਵਲੋਂ ਕਮਿਊਨਟੀ ਵਿੱਚ ਕੰਮ** (Primary Health Care by Community Application)

ਹਰ ਬਲਾਕ ਵਿੱਚ ਸਿਹਤ ਸੇਵਾਵਾਂ ਦੇਣ ਵਾਸਤੇ ਇੱਕ ਪ੍ਰਾਇਮਰੀ ਸਿਹਤ ਕੇਂਦਰ ਖੋਲਿਆ ਗਿਆ ਹੈ। ਜੇ ਲੋਕਾਂ ਨੂੰ ਨਿਰੋਆ ਰੱਖਣ। ਰੋਗਾਂ ਤੋਂ ਬਚਾਓ, ਇਲਾਜ ਅਤੇ ਮੁੜ-ਵਸੇਬਾ ਪਰਸਥਿਤੀਆਂ ਲਈ ਨਿਮਨ ਕੰਮ ਕਰਦੇ ਹਨ।

ਕਮਿਊਨਟੀ ਵਿੱਚ ਮੁੱਢਲੀ ਸਿਹਤ ਦੇਖਭਾਲ ਨਰਸਾਂ ਤੇ ਸਿਹਤ ਕਰਮਚਾਰੀਆਂ ਦੁਆਰਾ ਦਿੱਤੀ ਜਾਂਦੀ ਹੈ।

REVIEW QUESTIONS

Short answer questions:

Q1. ਹੈਲਥ ਦੀ ਪਰਿਭਾਸ਼ਾ ਦੱਸੋ।

Hint: ਵਿਸ਼ਾ 1.2 ਵੇਖੋ।

Q2. ਹੈਲਥ ਦੇ ਤੱਤ ਕਿਹੜੇ ਹਨ?

Hint: ਵਿਸ਼ਾ 1.4 ਵੇਖੋ।

Q3. ਮੁੱਢਲੀ ਸੇਹਤ ਦੇਖ-ਰੇਖ ਕਿਸ ਨੂੰ ਕਹਿੰਦੇ ਹਨ?

Hint: ਵਿਸ਼ਾ 1.6 ਵੇਖੋ।

Q4. ਮੁੱਢਲੀ ਸਿਹਤ ਦੇਖ-ਰੇਖ ਦੇ ਮਹੱਥਵ ਬਾਰੇ ਲਿਖੋ।

Hint: ਵਿਸ਼ਾ 1.8 ਵੇਖੋ।

Q5. Biomedical concept ਤੋਂ ਕੀ ਭਾਵ ਹੈ?

Hint: ਵਿਸ਼ਾ 1.5 ਵੇਖੋ।

Long answer type questions:

Q1. ਸਿਹਤ ਦੇ ਆਕਾਰ ਬਾਰੇ ਵਿਸਥਾਰ ਨਾਲ ਲਿਖੋ।

Hint: ਵਿਸ਼ਾ 1.3 ਵੇਖੋ।

Q2. ਸਿਹਤ ਦੇ ਬਦਲਦੇ ਵਿਸ਼ੇ ਨੂੰ ਚੰਗਾ ਤਰ੍ਹਾਂ ਲਿਖੋ।

Hint: ਵਿਸ਼ਾ 1.5 ਵੇਖੋ।

Q3. ਮੁੱਢਲੀ ਸਿਹਤ ਦੇਖ-ਰੇਖ ਦੇ ਸਿਧਾਂਤ ਦੱਸੋ।

Hint: ਵਿਸ਼ਾ 1.7 ਵੇਖੋ।

Q4. ਮੁੱਢਲੀ ਸਿਹਤ ਵਲੋਂ ਕਮਿਉਨਿਟੀ ਵਿੱਚ ਹੋਣ ਵਾਲੇ ਕੰਮ ਬਾਰੇ ਲਿਖੋ।

Hint: ਵਿਸ਼ਾ 1.9 ਵੇਖੋ।

Q5. ਹੈਲਥ ਦੇ ਤੱਤਾ ਨੂੰ ਵਿਸਥਾਰ ਨਾਲ ਪੇਸ਼ ਕਰੋ।

Hint: ਵਿਸ਼ਾ 1.4 ਵੇਖੋ।

Multiple choice questions:

Q1. ਸਿਹਤ ਦੇ ਆਕਾਰ ਵਿੱਚ ਕਿਹੜਾ ਆਕਾਰ ਪ੍ਰਭਾਵ ਪਾਉਦਾ ਹੈ?

(a) ਪੈਸਾ (b) ਸ਼ਰਾਬ

(c) ਸਰੀਰਕ ਸਿਹਤ (d) ਨੀਂਦ

Q2. ਆਲਮਾ-ਆਟਾ ਵਿੱਖੇ ਇੰਟਰਨੇਸ਼ਨਲ ਕਾਨਫਰੰਸ ਵਿੱਚ ਸਿਹਤ ਸਭਾ ਸੰਬੰਧੀ ਮਹੱਤਵਪੂਰਨ ਤਬਦੀਲੀ ਲਿਆਉਣ ਦੇ ਫੈਸਲੇ ਕਦੋਂ ਕੀਤੇ ਗਏ।

(a) 1968 (b) 1978

(c) 1618 (d) 1975

Q3. ਮੁੱਢਲੀ ਸਿਹਤ ਸੰਭਾਲ ਦਾ ਕਿਹੜਾ ਤੱਤ ਨਹੀਂ ਹੈ।

(a) ਰੋਕਥਾਮ (b) ਨਿਆਂ ਪੂਰਨ ਵੰਡ

(c) ਬਹੁ-ਖੇਤਰੀ ਤਕਨੀਕ (d) ਆਵਾ-ਜਾਈ ਪ੍ਰਬੰਧਨ

Q4. ਸਰੀਰਕ ਸਿਹਤ ਦੀਆਂ ਕਿਹੜੀਆ ਨੀਸ਼ਾਨੀਆ ਹਨ?

(a) ਸਾਫ-ਚਮੜੀ (b) (a) ਅਤੇ (b)

(c) ਮੋਟਾਪੇ ਨਾ ਹੋਵੇ (d) Only (a)

Q5. Ecological concept ਵਿੱਚ ਮਨੁੱਖ ਦਾ ਤਾਲਮੇਲ ਕਿਸ ਨਾਲ ਕਿੱਤਾ ਗਿਆ ਹੈ।

(a) ਪਸ਼ੂਆ (b) ਵਾਤਾਵਰਨ

(c) ਭੇਡਿਆ (d) ਖੋਤੇ

ANSWERS (Multiple Choice Questions)

1. (c) 2. (b) 3. (d) 4. (b) 5. (b)

CHAPTER 2

ਕਮਿਊਨਟੀ ਹੈਲਥ ਪ੍ਰੈਕਟਿਸ (Community Health Practices)

ਸ਼ਬਦਾਵਲੀ (Key Terms)

- **ਜੀਵਨ ਰੱਖਿਅਕ ਘੋਲ** (ORS) : ਜੀਵਨ ਰੱਖਿਅਕ ਘੋਲ ਉਹ ਘੋਲ ਹੈ ਜੋ ਦਸਤ ਦੇ ਰੋਗੀਆਂ ਵਿੱਚ ਪਾਣੀ ਅਤੇ ਮਿਨਰਲ ਦੀ ਕਮੀ ਨੂੰ ਪੂਰਾ ਕਰਨ ਲਈ ਦਿੱਤਾ ਜਾਂਦਾ ਹੈ।
- **ਫੈਮਿਲੀ ਫੋਲਡਰ** (Family folder) : ਫੈਮਿਲੀ ਫੋਲਡਰ ਉਹ ਫੋਲਡਰ ਜਾਂ ਰਿਕਾਰਡ ਹੁੰਦਾ ਹੈ ਜਿਸ ਵਿੱਚ ਪਰਿਵਾਰ ਬਾਰੇ ਪੂਰੀ ਜਾਣਕਾਰੀ ਲਿੱਖੀ ਜਾਂਦੀ ਹੈ।
- **ਹੋਮ ਵਿਜ਼ਟਿੰਗ** (Home visiting) : ਕਮਿਊਨਟੀ ਦੇ ਲੋਕਾਂ ਦੇ ਘਰਾਂ ਵਿੱਚ ਜਾ ਕੇ ਸਿਹਤ ਸਹੂਲਤਾਂ ਦੇਣ ਦੀ ਪ੍ਰੀਕਿਰਿਆ ਨੂੰ ਹੋਮ ਵਿਜ਼ਟਿੰਗ ਕਹਿੰਦੇ ਹਨ।
- **ਨਿਊਟਰੀਸ਼ਨਲ ਸਟੇਟਸ** (Nutritional status) **(ਖੁਰਾਕ ਪੱਧਰ)** : ਸਰੀਰ ਵਿੱਚ ਪੋਸ਼ਕ ਤੱਤਾਂ ਦੀ ਮਾਤਰਾ ਅਤੇ ਸਰੀਰ ਦੀ ਸਮਰੱਥਾ ਤਾਕਿ ਉਹ ਉਹਨਾਂ ਪੋਸ਼ਕ ਤੱਤਾਂ ਦੇ ਪੱਧਰ ਦੇ ਮੁਤਾਬਿਕ ਆਪਣੀਆਂ ਆਮ ਪਾਚਣ ਪ੍ਰਣਾਲੀ ਸੰਬੰਧੀ ਕਿਰਿਆਵਾਂ ਕਰ ਸਕਣ। ਇਸਨੂੰ ਨਿਊਟਰੀਸ਼ਨਲ ਸਟੇਟਸ ਕਿਹਾ ਜਾਂਦਾ ਹੈ।
- **ਡੈਮੋਸਟਰੇਸ਼ਨ** (Demonstration) : ਇਹ ਸਿਖਾਉਣ ਦੀ ਵਿਧੀ ਹੈ ਜਿਸ ਵਿੱਚ ਕੋਈ ਵੀ ਕਿਰਿਆ ਜਿਵੇਂ ਜੀਵਨ ਰੱਖਿਅਕ ਘੋਲ ਬਣਾਉਣ, ਉਸਨੂੰ ਕਰਕੇ ਸਮਝਾਇਆ ਜਾਂਦਾ ਹੈ।

2.1 Health Concept of People and Health Care Providers

ਲੋਕ ਸਿਹਤ ਇੱਕ ਵਿਗਿਆਨ ਹੈ ਜਿਸ ਵਿੱਚ ਬੀਮਾਰੀ ਨੂੰ ਦੂਰ ਕਰਣ ਅਤੇ ਆਮ ਜਨਤਾ ਦੀ ਸਿਹਤ ਨੂੰ ਸੁਧਾਰਣਾ ਆਦਿ ਸ਼ਾਮਿਲ ਹੈ। ਸਿਹਤ ਭਾਂਵੇ ਇਕ ਵਿਅਕਤੀ ਦੇ ਆਪਣੇ ਯਤਨਾਂ ਨਾਲ ਬਣਾਈ ਜਾਂਦੀ ਹੈ। ਪਰ ਇਹ ਕਮਿਊਨਟੀ ਦੇ ਵਿੱਚ ਰਹਿੰਦੇ ਲੋਕਾਂ ਦੇ ਸਹਿਯੋਗ ਉੱਤੇ ਵੀ ਅਧਾਰਿਤ ਹੁੰਦੀ ਹੈ। ਪੁਰਾਤਨ ਲੋਕ ਸਿਹਤ ਵਿੱਚ ਉਹ ਸਿਹਤ ਸੇਵਾਵਾਂ ਦੇਣਾ ਸ਼ਾਮਿਲ ਹੁੰਦਾ ਸੀ ਜੋ ਕਿ ਸਰਕਾਰ ਦੁਆਰਾ ਪ੍ਰਭਾਵਿਤ ਲੋਕਾਂ ਨੂੰ ਦਿੱਤੀ ਜਾਂਦੀਆਂ ਹਨ। ਪਰ ਇਸ ਵਿੱਚ ਲੋਕ ਅਤੇ ਲੋਕਾਂ ਦੀ ਸਿਹਤ ਦੇ ਪ੍ਰਾਈਵੇਟ (Private) ਯਤਨ ਸ਼ਾਮਿਲ ਨਹੀਂ ਹੁੰਦੇ ਹਨ।

ਸਨ 1983 ਵਿੱਚ ਸੰਸਦ ਵਿੱਚ ਇਹ ਅਵਧਾਰਣਾ ਪਾਰਤ ਕੀਤੀ ਗਈ ਕਿ ਸਿਹਤ ਸਾਰਿਆਂ ਲਈ ਸਨ 2000 A.D. ਹੋਵੇ ਇੰਟਰਨੈਸ਼ਨਲ ਕਾਨਫਰੈਂਸ ਵਿੱਚ ਮੁੱਢਲੀ ਸਿਹਤ ਦੇਖਭਾਲ ਉੱਤੇ ਅਲਮਾ ਆਟਾ ਕਜਾਕੀਸਤਾਨ ਦੁਆਰਾ 1978 ਵਿੱਚ ਐਲਾਨ/ਘੋਸ਼ਣਾ ਕੀਤੀ ਗਈ ਅਤੇ ਇਸ ਦੇ ਵਿੱਚ ਨੈਸ਼ਨਲ ਹੈਲਥ ਪਾਲਿਸੀ ਬਣਾਈ ਗਈ ਜਿਸ ਵਿੱਚ ਮੁੱਢਲੇ ਸਿਹਤ ਕੇਂਦਰਾ ਨੂੰ ਸਮੁਦਾਇਕ ਕੇਂਦਰਾਂ ਵਿੱਚ ਸੁਧਾਰ ਕੀਤਾ ਗਿਆ।

ਸਮੁਦਾਏ ਵਿੱਚ ਸਾਰੇ ਵਿਅਕਤੀਆਂ ਦੁਆਰਾ ਸਿਹਤ ਦੇਖਭਾਲ ਦੇ ਸਾਰੇ ਪੱਧਰਾਂ ਵਿੱਚ ਪੂਰਾ ਸਹਿਯੋਗ ਰਹਿੰਦਾ ਹੈ। ਇਹ ਲੋਕ ਸਿਹਤ ਟੀਮ ਦੇ ਮੈਂਬਰਾਂ ਦੇ ਨਾਲ ਮਿਲਦੇ ਕੰਮ ਕਰਦੇ ਹਨ। ਸਮੁਦਾਏ ਦੇ ਲੋਕ ਯੋਜਨਾ ਬਣਾਉਣ ਵਿੱਚ ਯੋਜਨਾ ਲਾਗੂ ਕਰਨ ਵਿੱਚ ਅਤੇ ਮੁਲਾਕਾਤ ਕਰਨ ਵਿੱਚ ਸਿਹਤ ਕਰਮੀਆਂ ਦਾ ਪੂਰਾ ਸਹਿਯੋਗ ਦਿੰਦੇ ਹਨ।

ਮੁੱਢਲੀ ਸਿਹਤ ਦੇਖਭਾਲ ਸਮੁਦਾਏ ਉਤੇ ਅਧਾਰਿਤ ਪ੍ਰੋਗਰਾਮ ਹੈ। ਜਿਸ ਵਿੱਚ ਸਮੁਦਾਏ ਦੁਆਰਾ ਹੇਠ ਲਿਖੇ ਸਹਿਯੋਗ ਕਿੱਤੇ ਜਾਂਦੇ ਹਨ।

- ਸਮੁਦਾਏ ਦੇ ਲੋਕ ਸਿਹਤ ਟੀਮ ਦੁਆਰਾ ਦਿੱਤੀ ਗਈ ਸੁਵਿਧਾਵਾਂ/ਸਰਵਿਸਾਂ ਨੂੰ ਦਿਲੋਂ ਸਵੀਕਾਰ ਕਰਦੇ ਹਨ।
- ਇਹ ਲੋਕ ਸਿਹਤ ਸਮਸਿਆਵਾਂ ਨੂੰ ਸਿਹਤ ਟੀਮ ਨਾਲ ਮਿਲ ਕੇ ਸਮਸਿਆ ਦਾ ਨਿਵਾਰਣ ਕਰਦੇ ਹਨ।
- ਇਹ ਲੋਕ ਟੀਕਾਕਰਣ ਸੰਬੰਧੀ ਸਾਰੇ ਰਿਕਾਰਡ ਰੱਖਦੇ ਹਨ।
- ਇਹ ਲੋਕ ਸਿਹਤ ਸੇਵਾਵਾਂ ਉਨਾਂ ਦੀ ਜ਼ਰੂਰਤਾਂ ਦੇ ਅਨੁਸਾਰ ਦਿੰਦੇ ਹਨ।
- ਸਮੁਦਾਏ ਦੇ ਲੋਕ ਸਿਹਤ ਸੁਚਨਾਵਾਂ ਇਕੱਠੇ ਕਰਦੇ ਹਨ, ਸੁਚਨਾਵਾਂ ਪ੍ਰਾਪਤ ਕਰਦੇ ਹਨ ਅਤੇ ਦਵਾਈਆਂ ਦੀ ਵੰਡ, ਪਰਿਵਾਰ ਨਿਯੋਜਨ ਦੇ ਤਰੀਕੇ ਅਤੇ (ORS) ਜੀਵਨ ਰਖਿਅਕ ਘੋਲ ਦੇ ਪੈਕੇਟ ਆਦਿ ਦੀ ਪੂਰੀ ਜ਼ਿੰਮੇਵਾਰੀ ਲੈਂਦੇ ਹਨ।

ਇਸ ਲਈ ਸਮੁਦਾਏ ਦੇ ਵਿਅਕਤੀਆਂ ਦੁਆਰਾ ਮੁੱਢਲੀ ਸਿਹਤ ਦੇਖਭਾਲ ਵਿੱਚ ਸਹਿਯੋਗ ਰਹਿੰਦਾ ਹੈ ਅਤੇ ਸਿਹਤ ਟੀਮ ਨੂੰ ਵੀ ਸਹਿਯੋਗ ਰਹਿੰਦਾ ਹੈ ਅਤੇ ਸਿਹਤ ਟੀਮ ਨੂੰ ਸਿਹਤ ਸੇਵਾਵਾਂ ਦੇਣ ਵਿੱਚ ਅਸਾਨੀ ਰਹਿੰਦੀ ਹੈ। ਸਿਹਤ ਸੰਬੰਧੀ ਜਾਣਕਾਰੀ ਸਮੁਦਾਏ ਵਿੱਚ ਜਲਦੀ ਹੀ ਪ੍ਰਾਪਤ ਹੋ ਜਾਂਦੀ ਹੈ ਅਤੇ ਸਮੁਦਾਏ ਦੀ ਸਮਸਿਆ ਵੀ ਜਲਦੀ ਹੀ ਸਿਹਤ ਟੀਮ ਨੂੰ ਪ੍ਰਾਪਤ ਹੋ ਜਾਂਦੀ ਹੈ ਜਿਸ ਨਾਲ ਸਮਸਿਆ ਦਾ ਨਿਵਾਰਣ ਹੋ ਜਾਂਦਾ ਹੈ।

2.2 Health Behaviour, belief and Culture Practices of Community

ਸਿਹਤ ਨਾਲ ਜੁੜੇ cultural belief (ਵਿਸ਼ਵਾਸ) ਅਤੇ practices :

1. ਬਾਲ ਵਿਆਹ
2. ਖਾਣ ਪੀਣ ਸੰਬੰਧੀ ਵਿਸ਼ਵਾਸ
3. ਖੁੱਲੇ ਵਿੱਚ ਪਖਾਨਾ (Toilet) ਜਾਣਾ।
4. ਧਾਰਮਿਕ ਉਤਸਵਾਂ ਅਤੇ ਤਿਉਹਾਰਾਂ ਉੱਤੇ ਨਦੀਆਂ ਦੇ ਗੰਦੇ ਅਤੇ ਕੀਟਾਣੂ ਭਰੇ ਪਾਣੀ ਵਿੱਚ ਨਹਾਉਣਾ।
5. ਬੀਮਾਰੀਆਂ ਦਾ ਡਾਕਟਰੀ ਇਲਾਜ ਨਾ ਕਰਾਉਣਾ, ਬਲਕਿ ਜਾਦੂ-ਟੂਣੇ ਕਰਨ ਸੰਬੰਧੀ ਵਿਸ਼ਵਾਸ।
6. ਦਾਈਆਂ ਤੋਂ ਜਣੇਪਾ ਕਰਵਾਉਣਾ। ਜੇ ਬੱਚੇ ਦਾ ਨਾੜੂ ਪੱਕ ਜਾਵੇ ਤਾਂ ਉਸ ਉੱਤੇ ਗੋਹਾ ਜਾਂ ਰਾਖ ਲਗਾਉਣ ਸੰਬੰਧੀ ਵਿਸ਼ਵਾਸ।
7. ਦਸਤ ਲੱਗਣ ਤੇ ਖੁਰਾਕ ਨਾ ਦੇਣ ਸੰਬੰਧੀ ਵਿਸ਼ਵਾਸ।
8. ਮਾਨਸਿਕ ਤੌਰ ਤੇ ਬੀਮਾਰ ਵਿਅਕਤੀ ਵਿੱਚ ਕਿਸੇ ਉਪਰੀ ਛਾਇਆ ਸੰਬੰਧੀ ਵਿਸ਼ਵਾਸ।
9. ਪਰਦੇ ਦੀ ਪ੍ਰਥਾ।
10. ਸਿਹਤ ਸੰਬੰਧੀ ਚੰਗੇ ਵਿਸ਼ਵਾਸ ਜਿਵੇਂ ਤੁਲਸੀ ਨੂੰ ਚਾਹ ਵਿੱਚ ਪਾ ਕੇ ਖਾਂਸੀ ਅਤੇ ਜੁਕਾਮ ਵੇਲੇ ਦੇਣਾ, ਚਿਕਨ ਪਾਕਸ ਹੋਣ ਤੇ ਨਿੰਮ ਦੇ ਪੱਤਿਆਂ ਨਾਲ ਨਹਾਉਣਾ, ਮੁਰਦੇ ਨੂੰ ਜਲਾਉਣਾ ਜਾ ਦਬਾਉਣਾ।

ਲੋਕਾਂ ਦੀ ਸਿਹਤ ਨਾਲ ਜਿਵੇਂ Cultural belief, behaviour **ਅਤੇ** Practices **ਦਾ ਅਸਰ**

ਸਿਹਤ ਨਾਲ ਜੁੜੇ ਕਈ ਵਿਸ਼ਵਾਸ ਸਿਹਤ ਤੇ ਚੰਗਾ ਅਤੇ ਕਈ ਵਿਸ਼ਵਾਸ ਸਿਹਤ ਤੇ ਬੁਰਾ ਪ੍ਰਭਾਵ ਪਾਉਂਦੇ ਹਨ ਜਿਵੇਂ :

1. ਕਿਸੇ ਸਮਾਜ ਵਿੱਚ ਮੁਰਦੇ ਨੂੰ ਜਲਾਉਣਾ ਜਾਂ ਦਬਾਉਣਾ ਸਿਹਤ ਸੰਬੰਧੀ ਇਕ ਚੰਗਾ ਵਿਸ਼ਵਾਸ ਹੈ, ਕਿਉਂਕਿ ਇਸ ਨਾਲ ਪ੍ਰਦੂਸ਼ਣ ਨਹੀਂ ਫੈਲਦਾ।
2. ਸੱਟ ਲਗਣ ਤੇ ਦੁੱਧ ਵਿੱਚ ਹਲਦੀ ਪਾ ਕੇ ਪੀਣ ਨਾਲ, ਜ਼ੁਕਾਮ ਜਾਂ ਖਾਂਸੀ ਹੋਣ ਤੇ ਤੁਲਸੀ ਦੇਣਾ ਅਤੇ ਚਿਕਨ ਪਾਕਸ ਸਮੇਂ ਨਿੰਮ ਪੱਤੀਆਂ ਨਾਲ ਨਹਾਉਣਾ ਇਕ ਚੰਗਾ ਵਿਸ਼ਵਾਸ ਹੈ, ਕਿਉਂਕਿ ਇਹ ਸਭ ਮਿਸ਼ਰਨ Antibiotic ਹਨ।
3. ਨਦੀਆਂ ਦੇ ਪਾਣੀ ਨੂੰ ਪਵਿਤਰ ਸਮਝ ਕੇ ਪੀਣਾ ਜਾਂ ਨਹਾਉਣਾ ਆਦਿ ਸਿਹਤ ਸੰਬੰਧੀ ਗਲਤ ਵਿਸ਼ਵਾਸ ਹੈ, ਕਿਉਂਕਿ ਨਦੀਆਂ ਦਾ ਪਾਣੀ ਗੰਦਾ ਹੁੰਦਾ ਹੈ ਅਤੇ ਇਸ ਵਿੱਚ ਨਹਾਉਣ ਨਾਲ ਜਾਂ ਇਸਨੂੰ ਪੀਣ ਨਾਲ ਕਈ ਛੂਤ ਦੇ ਰੋਗ ਲੱਗ ਸਕਦੇ ਹਨ।
4. ਨਦੀਆਂ ਵਿੱਚ ਮੁਰਦੇ ਦੀ ਲਾਸ਼ ਜਾਂ ਅਸਥੀਆਂ ਵਹਾਉਣਾ ਇੱਕ ਗਲਤ ਵਿਸ਼ਵਾਸ ਹੈ, ਕਿਉਂਕਿ ਇਸ ਨਾਲ ਜਲ ਪ੍ਰਦੂਸ਼ਣ ਫੈਲਦਾ ਹੈ।
5. ਪਰਦੇ ਦੀ ਪ੍ਰਥਾ ਸੰਬੰਧੀ ਇੱਕ ਗਲਤ ਵਿਸ਼ਵਾਸ ਹੈ, ਇਸ ਨਾਲ ਕਈ ਛੂਤ ਦੇ ਰੋਗ ਫੈਲਦੇ ਹਨ।
6. ਛੋਟੀ ਉਮਰ ਵਿੱਚ ਵਿਆਹ ਕਰਨਾ ਵੀ ਇੱਕ ਗਲਤ ਵਿਸ਼ਵਾਸ ਹੈ, ਇਸ ਨਾਲ ਨਾ ਤਾਂ ਸਰੀਰ ਦਾ ਪੂਰਨ ਵਿਕਾਸ ਹੋ ਸਕਦਾ ਹੈ ਅਤੇ ਇਸ ਨਾਲ ਕਈ sexually transmitted diseases ਵੀ ਹੋ ਜਾਂਦੀਆਂ ਹਨ।
7. ਖੁਲੇ ਵਿੱਚ ਪਖਾਨਾ (Toilet) ਜਾਣਾ ਵੀ ਇੱਕ ਗਲਤ ਵਿਸ਼ਵਾਸ ਹੈ, ਇਸ ਨਾਲ ਕਈ ਬੀਮਾਰੀਆਂ ਲੱਗਦੀਆਂ ਹਨ। ਇਸ ਲਈ ਸੈਨੇਟਰੀ ਲੈਟਰੀਨਾਂ ਦੀ ਵਰਤੋਂ ਕਰਨ ਦੀ ਸਲਾਹ ਦਿੱਤੀ ਜਾਂਦੀ ਹੈ।
8. ਬੀਮਾਰੀਆਂ ਦੇ ਡਾਕਟਰੀ ਇਲਾਜ ਨਾ ਕਰਾਉਣਾ, ਬਲਕਿ ਜਾਦੂ-ਟੂਣੇ ਕਰਨੇ ਇੱਕ ਗਲਤ ਵਿਸ਼ਵਾਸ ਹੈ ਕਿਉਂਕਿ ਇਸ ਨਾਲ ਬੀਮਾਰੀ ਵਧਦੀ ਹੈ ਤੇ ਕਈ ਵਾਰ ਮੌਤ ਵੀ ਹੋ ਜਾਂਦੀ ਹੈ।
9. ਅਣਸਿਖੀਆਂ ਦਾਈਆਂ ਤੋਂ ਜਣੇਪਾ ਕਰਵਾਉਣ ਨਾਲ ਮਾਂ ਅਤੇ ਬੱਚੇ ਨੂੰ ਲਾਗ ਹੋ ਸਕਦੀ ਹੈ ਅਤੇ ਮੌਤ ਵੀ ਹੋ ਸਕਦੀ ਹੈ।
10. ਬੱਚੇ ਦੇ ਨਾੜੂ ਤੇ ਗੋਹਾਂ ਜਾਂ ਰਾਖ ਲਗਾਉਣ ਨਾਲ ਬੱਚੇ ਨੂੰ ਟੈਟਨਸ ਹੋ ਜਾਂਦੀ ਹੈ।

2.3 **ਸਮੁਦਾਏ ਵਿੱਚ ਨੈਤਿਕ ਵਿਵਹਾਰ** (Ethics and Behaviour Related to Community Practice)

ਸਿਹਤ ਕਰਮੀ ਨੂੰ ਸਿਹਤ ਸੇਵਾਵਾਂ ਦੇਣ ਲਈ ਸਮੁਦਾਏ ਵਿੱਚ ਰਹਿਣਾ ਜ਼ਰੂਰੀ ਹੈ। ਇਸ ਲਈ ਸਿਹਤ ਕਰਮੀ ਦਾ ਵਿਵਹਾਰ ਇਹੋ ਜਿਹਾ ਹੋਵੇ ਜਿਸ ਨਾਲ ਸਮੁਦਾਏ ਦੇ ਲੋਕ ਉਨਾਂ ਤੋਂ ਚੰਗਾ ਚਰਿਤਰ ਸਿੱਖ ਸਕਣ।

ਨੈਤਿਕ ਸਿਧਾਂਤ direct ਹੁੰਦੇ ਹਨ ਅਤੇ ਇਹ ਇੱਕ ਵਿਅਕਤੀ, ਇੱਕ ਸਮੂਹ ਲਈ nursing ਕੰਮਾਂ ਦਾ ਮਾਰਗ ਦਰਸ਼ਨ ਦਰਦੇ ਹਨ। ਨਰਸਾਂ ਦੀ ਨੈਤਿਕ ਵਿਵਹਾਰ ਸੰਬੰਧੀ, ਨਿਯਮਾਵਲੀ "ਇੰਟਰਨੈਸ਼ਨਲ ਕੌਂਸਲ ਆਫ ਨਰਸੇਸ" ਦੁਆਰਾ ਪ੍ਰਕਾਸ਼ਿਤ ਕੀਤੀ ਗਈ ਹੈ ਜੋ ਕਿ ਹੇਠ ਲਿਖੇ ਹੈਂ।

1. ਹਮੇਸ਼ਾ ਸੇਵਾਭਾਵ ਵਾਲੇ ਹੋਣਾ ਚਾਹੀਦਾ ਹੈ।
2. ਹਮੇਸ਼ਾ ਸਮੇ ਦਾ ਸਦਉਪਯੋਗ ਕਰਨਾ ਚਾਹੀਦਾ ਹੈ।
3. ਸਮੁਦਾਏ ਦੇ ਲੋਕਾਂ ਦਾ ਆਦਰ ਕਰਨਾ ਚਾਹੀਦਾ ਹੈ ਅਤੇ ਹਰ ਇਨਸਾਨ ਦੀ ਬਿਨਾਂ ਕਿਸੇ ਜਾਤ-ਭੇਦਭਾਵ ਦੇ ਸੇਵਾ ਕਰਨੀ ਚਾਹੀਦੀ ਹੈ।
4. ਆਪਣੇ ਸਿਹਤ ਟੀਮ ਦੇ ਲੋਕਾਂ ਦਾ ਪੂਰਾ ਸਹਿਯੋਗ ਕਰਨਾ ਚਾਹੀਦਾ ਹੈ।

5. ਕਦੇ ਵੀ ਕਿਸੇ ਇੱਕ ਵਿਅਕਤੀ ਦੀ ਵਿਅਕਤੀਗਤ ਜਾਣਕਾਰੀ ਦੁਜੇ ਵਿਅਕਤੀ ਨੂੰ ਨਹੀਂ ਦੇਣੀ ਚਾਹੀਦੀ।
6. ਦੂਜਿਆਂ ਦੀਆਂ ਗਲਾਂ ਸੁਣ ਕੇ ਹੀ ਉਸ ਅਨੁਸਾਰ ਗੱਲ ਕਰਨੀ ਚਾਹੀਦੀ ਹੈ।
7. ਆਪਣੇ ਕੰਮ ਪ੍ਰਤੀ ਸੁਚੇਤ ਹੋਣਾ ਚਾਹੀਦਾ ਹੈ।
8. ਸਿਹਤਕਰਮੀ ਨੂੰ ਹਮੇਸ਼ਾ ਸਫਾਈ ਅਤੇ ਸਾਦਗੀ ਨਾਲ ਕੰਮ ਉੱਤੇ ਆਉਣਾ ਚਾਹੀਦਾ ਹੈ।
9. ਉੱਚ ਪੱਧਰ ਦੇ ਅਧਿਕਾਰੀਆਂ ਦੇ ਅਦੇਸ ਦਾ ਪਾਲਣ ਕਰਨਾ ਚਾਹੀਦਾ ਹੈ।
10. ਚੰਗੇ ਰਸਾਲੇ, ਕਿਤਾਬਾਂ ਅਤੇ ਅਖਬਾਰਾਂ ਪੜਨੀਆਂ ਚਾਹੀਦੀਆਂ ਹਨ ਅਤੇ ਇਨਾਂ ਤੋਂ ਪ੍ਰਾਪਤ ਜਾਣਕਾਰੀ ਲੋਕਾਂ ਨੂੰ ਦਸਣੀ ਚਾਹੀਦੀ ਹੈ।
11. ਹਮੇਸ਼ਾ ਖੁਸ਼ ਅਤੇ ਨਰਮ ਸੁਭਾਅ ਦੇ ਹੋਣਾ ਚਾਹੀਦਾ ਹੈ।
12. ਹਮੇਸ਼ਾ ਦੂਜਿਆ ਦਾ ਮਾਰਗ ਦਰਸ਼ਨ ਕਰਨਾ ਚਾਹੀਦਾ ਹੈ।
13. ਆਪਣੀ ਵਿਅਕਤੀਗਤ ਆਦਤਾਂ ਅਤੇ ਸੁਭਾਅ ਦੁਆਰਾ ਦੂਜਿਆਂ ਅੱਗੇ ਮਿਸਾਲ ਪੇਸ਼ ਕਰਨੀ ਚਾਹੀਦੀ ਹੈ।

2.4.1 Home Visit ਦੇ ਸਿਧਾਂਤ Principle of Home Visiting

1. Home visit ਲੋਕਾਂ ਦੀ ਜ਼ਰੂਰਤ ਅਨੁਸਾਰ ਹੋਣੀ ਚਾਹੀਦੀ ਹੈ।
2. ਘਰੋ-ਘਰੀਂ ਦਸਤਕ ਉਦੇਸ਼ ਪੂਰਣ ਹੋਣੀ ਚਾਹੀਦੀ ਹੈ।
3. ਪਰਿਵਾਰ ਦੀ ਸਿਹਤ ਸਮਸਿਆਂ ਨੂੰ ਪਹਿਚਾਨਣਾ।
4. ਪਹਿਵਾਰ ਦੀ ਪੂਰੀ ਜਾਣਕਾਰੀ ਇਕਠੀ ਕਰਨੀ ਜਿਵੇਂ ਕਿ ਪਰਿਵਾਰ ਦੇ ਮੈਂਬਰਾਂ ਦੀ ਸੰਖਿਆ, ਵਪਾਰ, ਆਮਦਨੀ, ਧਰਮ, ਕਮਾਈ ਦੇ ਸਾਧਨ, ਰੀਤੀ ਰਵਾਜ਼ ਆਦਿ।
5. ਸਿਹਤ ਸਿੱਖਿਆ ਪ੍ਰਦਾਨ ਕਰਨੀ।
6. ਸੁੱਰਖਿਅਤ ਤਕਨੀਕ ਗਿਆਨਾ ਉਪਯੋਗ ਕਰਕੇ ਨਰਸਿੰਗ ਤਰੀਕੇ ਕਰਨਾ।

2.4.2 Home Visit ਦੇ ਤਰੀਕੇ

1. Home visiting ਕਰਦੇ ਸਮੇਂ ਹਮੇਸ਼ਾ Home visiting bag ਨਾਲ ਲੈ ਕੇ ਜਾਉ।
2. ਪਹਿਲੀ ਫੇਰੀ ਦੇ ਦੌਰਾਨ ਆਪਣੇ ਆਪ ਬਾਰੇ ਜਾਣਕਾਰੀ ਦਿਉ ਅਤੇ ਲੋਕਾਂ ਨਾਲ ਨਿਮਰਤਾ ਪੂਰਵਕ ਸਾਂਝ ਪੈਦਾ ਕਰੋ।
3. Individual technique ਦੁਆਰਾ ਗੱਲਬਾਤ ਕਰੋ ਅਤੇ ਸਰੋਤੇ ਨੂੰ encourage ਕਰੋ ਕਿ ਉਹ ਆਪਣੀ ਅਤੇ ਆਪਣੇ ਪਰਿਵਾਰ ਦੀ ਸਮੱਸਿਆ ਬਾਰੇ ਦੱਸੇ।
4. ਜੇ ਘਰ ਵਿੱਚ ਉਹ problem ਨਹੀਂ ਹੈ ਜਿਸਦੇ ਬਾਰੇ ਤੁਸੀ home visit ਕਰਨੀ ਹੈ ਤਾਂ ਕੋਈ ਹੋਰ problem ਹੋਵ, ਤਾਂ ਉਸ ਬਾਰੇ ਘਰ ਦੇ ਮੈਂਬਰਾਂ ਨੂੰ ਜਾਣਕਾਰੀ ਦਿਉ।
5. ਘਰਾਂ ਦੀਆਂ ਸਮਾਜਿਕ ਰੀਤੀ ਰਿਵਾਜਾਂ, ਵਿਸ਼ਵਾਸਾਂ ਨੂੰ ਧਿਆਨ ਵਿੱਚ ਰੱਖ ਕੇ ਗੱਲਬਾਤ ਕਰੋ।
6. ਸਿਹਤ ਸਿੱਖਿਆ ਲਈ ਯੋਗ ਭਾਸ਼ਾ ਦੀ ਵਰਤੋਂ ਕਰੋ ਅਤੇ ਲੋੜ ਅਨੁਸਾਰ demonstration ਕਰਕੇ ਦਿਖਾਓ।
7. Visit ਦੇ ਦੌਰਾਨ ਸਾਰਾ ਕੁੱਝ diary ਤੇ ਨੋਟ ਕਰੋ।
8. ਜ਼ਰੂਰੀ ਤੱਥਾਂ ਨੂੰ ਦੁਹਰਾਓ।
9. ਅਗਲੀ visit ਨਿਸ਼ਚਿਤ ਕਰੋ।
10. Home visiting ਕਰਨ ਤੋਂ ਬਾਅਦ family folders ਨੂੰ record ਕਰੋ ਅਤੇ ਉਹ ਸਾਰੀਆਂ ਗੱਲਾਂ ਨੋਟ ਕਰੋ ਜੋ ਤੁਸੀ ਆਪਣੇ supervisor ਨਾਲ ਕੀਤੀਆਂ ਹਨ।

2.4.3 ਘਰੋਂ-ਘਰੀਂ ਦਸਤਕ ਦੇਣ ਦੇ ਮਕਸਦ

Community ਵਿੱਚ ਘਰ ਜਾ ਕੇ ਸਿਹਤ ਸੇਵਾਵਾਂ ਦੇਣਾ ਬਹੁਤ ਜ਼ਰੂਰੀ ਹੈ ਅਤੇ ਇਹ ਇੱਕ ਅਹਿਮ ਹਿੱਸਾ ਹੈ। ਅਪਾਹਿਜ ਅਤੇ ਬੀਮਾਰ ਅਤੇ ਬੱਚੇ ਲੋਕ ਜੋ ਕਿ ਮੁੱਢਲੇ ਸਿਹਤ ਕੇਂਦਰ ਨਹੀਂ ਆ ਸਕਦੇ ਉਹਨਾਂ ਲਈ ਘਰੋਂ-ਘਰੀਂ ਦਸਤਕ ਦੇਣਾ ਜ਼ਰੂਰੀ ਹੈ ਕਿ ਹੈਲਥ ਵਰਕਰ ਹੁਸ਼ਿਆਰ ਸਿਹਤ ਸਿੱਖਿਅਕ, ਚੰਗਾ ਇਲਾਜ ਅਤੇ ਅਨੁਮਾਨ ਲਗਾਉਣ ਵਾਲਾ ਹੋਵੇ। ਘਰੋਂ-ਘਰੀਂ ਦਸਤਕ ਦੇਣ ਦੇ ਮਕਸਦ :

1. ਇਹ ਪ੍ਰੋਗਰਾਮ ਲੋੜ ਦੇ ਸਮੇਂ ਤੇ ਜਿਵੇਂ ਬੀਮਾਰੀ, ਪ੍ਰਸੂਤ, ਸਰਜਰੀ ਆਦਿ ਸਮੇਂ ਬਣਾਇਆ ਜਾ ਸਕਦਾ ਹੈ।
2. ਇਹ ਪ੍ਰੋਗਰਾਮ ਪਹਿਲਾਂ ਤੋਂ plan programme ਦਾ part ਵੀ ਹੋ ਸਕਦਾ ਹੈ।
3. ਇਹ ਪ੍ਰੋਗਰਾਮ ਛੂਤ ਦੇ ਰੋਗ ਲੱਭਣ, ਕਾਰਨ ਅਤੇ ਉਹਨਾਂ ਦੇ ਇਲਾਜ ਲਈ ਬਣਾਇਆ ਜਾ ਸਕਦਾ ਹੈ।
4. ਇਹ ਪ੍ਰੋਗਰਾਮ ਕਿਸੇ ਪਿੰਡ ਦਾ Nutritional status, immunization status and environment status assess ਕਰਨ ਲਈ ਬਣਾਇਆ ਜਾ ਸਕਦਾ ਹੈ।
5. ਇਹ ਪ੍ਰੋਗਰਾਮ ਕਿਸੇ Health Centre, school, factory ਜਾਂ ਹਾਪਤਾਲ ਵਿੱਚ ਇੱਕ family ਨੂੰ ਆਈ problem ਹਲ ਕਰਨ ਲਈ ਕੀਤਾ ਜਾ ਸਕਦਾ ਹੈ।
6. ਇਹ ਪ੍ਰੋਗਰਾਮ ਘਰ ਦੇ ਮੈਂਬਰ ਦੁਆਰਾ ਮਰੀਜ਼ ਦੀ ਸੰਭਾਲ ਬਾਰੇ ਦਸਣ ਲਈ ਬਣਾਇਆ ਜਾ ਸਕਦਾ ਹੈ।
7. ਦੂਸਰੇ ਵਰਕਰਾਂ ਦਾ ਕੰਮ ਦੇਖਣ ਲਈ ਵੀ ਇਹ ਪ੍ਰੋਗਰਾਮ ਬਣਾਇਆ ਜਾਂਦਾ ਹੈ।
8. Nurse ਤੇ patient ਦੇ relation ਚੰਗੇ ਬਣਾਉਣ ਲਈ ਵੀ ਇਹ ਪ੍ਰੋਗਰਾਮ ਬਣਾਇਆ ਜਾ ਸਕਦਾ ਹੈ।

2.4.4 ਹੋਸ ਵਿਜ਼ਟਿੰਗ ਕਿਟ ਦਾ ਸਮਾਨ

Item	Quantity
Soap, Nail brush, Towel in water proof bag	1
Apparatus for giving enema	1
Rubber urinery catheter	2
Clinical thermometer	1
Rectal thermometer	1
Scissor (ਕੈਂਚੀ)	2
Artery forceps	2
Dressing forceps	1
Kidney dish	1
Bag of sterlized dressing	1
Measuring tape	1
Fetoscope	1
Bag of sterlized swab sticks	1
Spring balance	1
Rubber gloves	1

Contd....

Contd....

Large cotton bag	1
APC tab, gention violet	–
Surgical spirit	1
B.P. ਉਪਕਰਣ	1
ਛੋਟੀ ਟਾਰਚ	1
ORS ਦਾ ਪਾਉਡਰ	–
Iron folic acid tablets	–
Dettol	1
ਗਰਭ ਨਿਰੋਧਕ ਸਾਧਨ (oral pill, condom)	–
ਟੈਸਟ ਟਯੁਬ ਅਤੇ ਹੋਲਡਰ	–
2CC ਸਰਿੰਜ ਅਤੇ ਨੀਡਲ	–

2.4.5 Bag Technique

1. ਘਰੋਂ ਘਰੀਂ ਫੇਰੀ ਦੌਰਾਨ ਇਸ ਬੈਗ ਦਾ ਉਪਯੋਗ ਕੀਤਾ ਜਾਂਦਾ ਹੈ। ਇਸ ਲਈ ਇਸ ਨੂੰ ਸਾਫ ਰੱਖਣਾ ਜ਼ਰੂਰੀ ਹੈ।
2. ਪਹਿਲਾਂ ਅਖਬਾਰ ਜਾਂ ਪਲਾਸਟਿਕ ਦੇ ਪੇਪਰ ਨੂੰ ਸਾਫ ਪਧੱਰੀ ਜਗ੍ਹਾ ਉੱਤੇ ਫੈਲਾ ਕੇ ਉਸ ਉੱਤੇ ਬੈਗ ਨੂੰ ਰੱਖਣਾ ਚਾਹੀਦਾ ਹੈ। ਬੈਗ ਬੱਚੇ ਅਤੇ ਜਾਨਵਰਾਂ ਤੋਂ ਦੂਰ ਰੱਖਣਾ ਚਾਹੀਦਾ ਹੈ।
3. ਬੈਗ ਨੂੰ ਖੋਲਣ ਤੋਂ ਪਹਿਲ ਹੱਥਾ ਨੂੰ ਸਾਬਣ ਪਾਣੀ ਨਾਲ ਧੋਣਾ ਚਾਹੀਦਾ ਹੈ।
4. ਜਿਹੜੀਆਂ ਚੀਜਾ ਜ਼ਰੂਰੀ ਹਨ ਉਨ੍ਹਾਂ ਨੂੰ ਹੀ ਬੈਗ ਤੋਂ ਬਾਹਰ ਕੱਢਣਾ ਚਾਹੀਦਾ ਹੈ।
5. ਨਰਸਿੰਗ ਪਰਕਿਰਿਆ ਕਰੋ।
6. ਨਰਸਿੰਗ ਪ੍ਰਕਿਰਿਆ ਖਤਮ ਕਰਨ ਤੋਂ ਬਾਅਦ ਸਾਰੇ ਸਮਾਨ ਨੂੰ ਧੋ ਕੇ ਉਬਾਲਣਾ ਚਾਹੀਦਾ ਹੈ। ਹੱਥ ਧੋ ਕੇ ਬੈਗ ਅੰਦਰ ਰੱਖੋ।
7. ਉਪਯੋਗ ਕੀਤੇ ਹੋਏ ਅਖਬਾਰ ਨੂੰ ਮੋੜ ਕੇ ਬਾਹਰ ਵਾਲੀ ਜੇਬ ਵਿੱਚ ਰੱਖ ਦਿਉ।

REVIEW QUESTIONS

Short answer questions:

Q1. ਹੋਮ ਵਿਜ਼ਟਿੰਗ ਕੀ ਹੈ? ਇਸਦੇ ਸਿਧਾਂਤ ਕੀ ਹਨ?

Hint: ਹੋਮ ਵਿਜ਼ਟਿੰਗ ਦੀ ਪਰਿਭਾਸ਼ਾ ਅਤੇ ਉਸਦੇ ਸਿਧਾਂਤ ਦੱਸੋ।

Q2. ਲੋਕਾਂ ਦੇ ਸਿਹਤ ਸੰਬੰਧੀ ਵਿਚਾਰਧਾਰਾ ਬਾਰੇ ਲਿਖੋ।

Hint: ਲੋਕਾਂ ਦੇ ਸਿਹਤ ਸੰਬੰਧੀ ਵਿਚਾਰਧਾਰਾ ਬਾਰੇ ਦੱਸੋ।

Q3. ਲੋਕਾਂ ਦੀ ਸਿਹਤ ਤੇ Cultural beliefs ਅਤੇ practices ਦਾ ਕੀ ਅਸਰ ਪੈਂਦਾ ਹੈ?

Hint: ਲੋਕਾਂ ਦੇ Cultural beliefs ਅਤੇ practices ਬਾਰੇ ਦੱਸੋ।

Q4. ਹੋਮ ਵਿਜ਼ਟਿੰਗ ਦੇ ਤਰੀਕੇ ਲਿਖੋ।

Hint: ਹੋਮ ਵਿਜ਼ਟਿੰਗ ਦਾ ਤਰੀਕੇ ਦੱਸੋ।

Q5. ਹੋਮ ਵਿਜ਼ਟਿੰਗ ਦੇ ਟੀਚੇ/ਮੰਤਵ ਲਿਖੋ।

Hint: ਹੋਮ ਵਿਜ਼ਟਿੰਗ ਦੇ ਟੀਚੇ/ਮੰਤਵ ਦੱਸੋ।

Long answer type questions:

Q1. ਲੋਕਾਂ ਦੇ ਸਿਹਤ ਸੰਬੰਧੀ ਵਿਵਹਾਰ, ਵਿਸ਼ਵਾਸ਼ ਅਤੇ ਸਿਹਤ ਪ੍ਰੈਕਟਿਸਿਸ ਅਤੇ ਇਹਨਾਂ ਦਾ ਸਿਹਤ ਉਪਰ ਕੀ ਪ੍ਰਭਾਵ ਪੈਂਦਾ ਹੈ, ਲਿਖੋ।

Hint: ਲੋਕਾਂ ਦੇ ਸਿਹਤ ਸੰਬੰਧੀ ਵਿਵਹਾਰ, ਵਿਸ਼ਵਾਸ਼ ਅਤੇ ਪ੍ਰੈਕਟਿਸਿਸ (Health behaviour, beliefs and practives) ਬਾਰੇ ਲਿਖੋ।

Q2. ਹੋਮ ਵਿਜ਼ਟਿੰਗ, ਇਸਦੇ ਸਿਧਾਂਤ, ਮੰਤਵ ਅਤੇ ਤਰੀਕਿਆਂ ਬਾਰੇ ਜਾਣਕਾਰੀ ਦਿਉ।

Hint: ਹੋਮ ਵਿਜ਼ਟਿੰਗ ਦਾ ਪਰਿਭਾਸ਼ਾ, ਸਿਧਾਂਤ, ਮੰਤਵ ਅਤੇ ਤਰੀਕੇ ਲਿਖੋ।

Q3. ਹੋਮ ਵਿਜ਼ਟਿੰਗ ਕਿਟ ਦੇ ਸਮਾਨ ਲਿਖੋ।

Hint: ਹੋਮ ਵਿਜ਼ਟਿੰਗ ਕਿਟ ਜਾਂ ਕੰਮਿਉਨਿਟੀ ਬੈਗ ਦੇ ਸਮਾਨ ਬਾਰੇ ਲਿਖੋ।

Q4. ਬੈਗ ਟੈਕਨੀਕ ਬਾਰੇ ਵਿਸਥਾਰ ਨਾਲ ਲਿਖੋ।

Hint: ਬੈਗ ਟੈਕਨੀਕ ਬਾਰੇ ਦੱਸੋ।

Q5. ਸਮੁਦਾਏ/ਕਮਿਊਨਟੀ ਦੇ ਨੈਤਿਕ ਵਿਵਹਾਰ ਬਾਰੇ ਲਿਖੋ।

Hint: ਕਮਿਊਨਟੀ ਦੇ ਨੈਤਿਕ ਵਿਵਹਾਰ ਬਾਰੇ ਦੱਸੋ।

Multiple choice questions:

Q1. STD ਤੋਂ ਕੀ ਭਾਵ ਹੈ?

(a) Sexually transmitted disease (b) Stat topical disorder
(c) Simulated transmitted disease (d) Some tropical disorders

Q2. Home visiting ਕੀ ਹੈ?

(a) ਘਰ ਘਰ ਜਾਣਾ (b) ਸਿਹਤ ਕੇਂਦਰ ਸੱਦਣਾ
(c) ਹਸਪਤਾਲ ਜਾਣਾ (d) ਨਰਸਿੰਗ ਸਕੂਲ ਜਾਣਾ

Q3. ਦਸਤ ਲਈ ਬੱਚੇ ਨੂੰ ਕੀ ਦਵੋਗੇ?

(a) ORT (b) ROS
(c) ORS (d) ROH

Q4. Home visiting ਦਾ ਇੱਕ ਤਰੀਕਾ :

(a) Rag technique (b) Purse technique
(c) Bag technique (d) Jute technique

Q5. ਬੱਚੇ ਦੇ ਨਾੜੂ ਹੋਣ ਵਾਲਾ ਆਮ ਲਾਗ :

(a) ਟੀ.ਬੀ. (b) ਟੈਟਨਸ
(c) ਮੀਜ਼ਲਜ਼ (d) ਖਸਰਾ

ANSWERS (Multiple Choice Questions)

1. (a) 2. (a) 3. (c) 4. (c) 5. (b)

CHAPTER 3

ਹੈਲਥ ਪ੍ਰੋਬਲਮਸ ਏਂਡ ਪਾਲਿਸੀਜ
(Health Problems and Policies)

ਸ਼ਬਦਾਵਲੀ (Key Terms)

- **ਏ.ਐਨ.ਐਮ.** (ANM) : Auxillary Nurse Midwife
- **ਐਲ.ਐਚ.ਵੀ.** (LHV) : Lady Healty Visitor
- **ਆਈ.ਐਮ.ਆਰ.** (IMR) : Infant Mortality Rate
- **ਆਯੁਸ਼** (Ayush) : Ayurveda, Yoga, Unani, Sidha and Homeopathy
- IMNCI : Integrated Management of Neonatal and Childhood Illness

3.1 Overview of Health Problems of Communities in India

ਸਿਹਤ ਸਮਸਿਆਵਾਂ : ਇਹ ਉਹ ਸਮੱਸਿਆਵਾਂ ਹਨ ਜੋ ਕਿ ਪ੍ਰਭਾਵਿਤ ਹੀ ਨਹੀਂ ਕਰਦੀਆਂ ਬਲਕਿ ਪੂਰੇ ਦੇਸ਼ ਦੇ ਸਿਹਤ ਪੱਧਰ ਵਿਕਾਸ ਤੇ ਨਾਗਰਿਕਾਂ ਦੇ ਵਿਕਾਸ ਤੇ ਪ੍ਰਭਾਵ ਪਾਉਂਦੀਆਂ ਹਨ। ਸਿਹਤਮੰਦ ਨਾਗਰਿਕ-ਸਿਹਤਮੰਦ ਦੇਸ਼ ਦੀ ਧਾਰਨਾ ਕਿਸੇ ਵੀ ਦੇਸ਼ ਦੇ ਸਿਹਤ ਪ੍ਰਬੰਧ ਦਾ ਮੁੱਖ ਅਧਾਰ ਹੋ ਸਕਦੀ ਹੈ। ਦੇਸ਼ ਦੀ ਭੂਗੋਲਿਕ ਵਾਤਾਵਰਣੀ, ਪਰਿਸਥਿਤੀਆਂ ਤੇ ਸਮਾਜਿਕ ਰਚਨਾ ਦੇ ਆਧਾਰ ਤੇ ਇਹ ਕਾਰਨ ਭਿੰਨ-ਭਿੰਨ ਹੋ ਸਕਦੇ ਹਨ।

ਭਾਰਤ ਜਿਹੇ ਵਿਕਾਸਸ਼ੀਲ ਦੇਸ਼ ਵਿੱਚ ਮਾੜੀ ਸਿਹਤ ਅਤੇ ਕਮਜੋਰ ਸਿਹਤ ਦੇ ਸੰਭਾਵੀ ਕਾਰਨ ਹੇਠ ਲਿਖੇ ਅਨੁਸਾਰ ਹਨ।

1. **ਵਿਅਕਤੀਗਤ ਕਾਰਨ :** ਵਿਅਕਤੀਗਤ ਸਿਹਤ ਦੇ ਨਿਯਮ ਦੀ ਉਲੰਘਣਾ ਕਰਨਾ, ਸਿਹਤ ਦੇ ਪ੍ਰਤੀ ਸੁਚੇਤ ਅਤੇ ਜਾਗਰੂਕਤਾ ਦੀ ਕੰਮੀ ਤੇ ਲਾਪਰਵਾਹੀ ਆਦਿ।
2. **ਵਾਤਾਵਰਣੀ ਕਾਰਨ :**
   - ਵਾਤਾਵਰਣੀ ਪ੍ਰਦੂਸ਼ਣ (ਹਵਾ, ਪਾਣੀ, ਮਿੱਟੀ)।
   - ਸੁਰਖਿਅਤ ਪੀਣ ਵਾਲੇ ਪਾਣੀ ਦੀ ਕਮੀ।
   - ਭੀੜ-ਭਾੜ ਅਤੇ ਸ਼ੋਰ ਸ਼ਰਾਬੇ ਵਾਲਾ ਜੀਵਨ।
   - ਕੂੜੇ-ਕਰਕਟ ਦੇ ਪ੍ਰਬੰਧ ਦਾ ਸਹੀ ਨਿਪਟਾਰਾ ਨਾ ਹੋਣਾ।

3. **ਸਮਾਜਿਕ ਅਤੇ ਆਰਥਿਕ ਕਾਰਨ :**
   - ਅਨਪੜ੍ਹਤਾ, ਗਰੀਬੀ, ਅਗਿਆਨਤਾ
   - ਅੰਧ ਵਿਸ਼ਵਾਸ, ਹਾਨੀਕਾਰਕ ਪ੍ਰਥਾਵਾਂ ਅਤੇ ਪਰੰਪਰਾਵਾਂ
   - ਸਮਾਜਿਕ ਭਿੰਨਤਾਵਾਂ
   - ਅਨਪੂਰਨ ਭੋਜਨ
   - ਨੈਤਿਕ ਅਤੇ ਸਮਾਜਿਕ ਸੁੱਖ ਵਿੱਚ ਯਕੀਨ ਨਾ ਕਰਣਾ
   - ਰਾਜਨੀਤੀਕ ਕਾਰਨ
   - ਅਨੁਪੂਰਨ ਸਿਹਤ ਸੇਵਾਵਾਂ।
4. **ਹੋਰ ਕਾਰਨ :**
   - ਸਵੈ-ਸੇਵੀ ਸੰਗਠਨਾਂ ਦਾ ਘੱਟ ਸਹਿਯੋਗ।
   - ਅੰਤਰ ਰਾਸ਼ਟਰੀ ਸਿਹਤ ਸੰਸਥਾਵਾਂ ਦੀ ਘਾਟ।

3.2 **ਭਾਰਤ ਸਮੁਦਾਇ ਦੀਆਂ ਸਿਹਤ ਸਮਸਿਆਵਾਂ** (Health Problems in Communities)

ਹਰ ਦੇਸ਼ ਦੀਆਂ ਆਪਣੀ ਤਿੰਨ-2 ਸਿਹਤ ਸਮਸਿਆਵਾਂ ਹੁੰਦੀਆਂ ਹਨ। ਤੇ ਇਹ ਸਮਸਿਆਵਾਂ ਲੋਕਾਂ ਦੇ ਜੀਵਨ ਪੱਧਰ ਅਬਾਦੀ ਦੇ ਅਕਾਰ ਭੂਗੋਲਿਕ ਸਥਿਤੀ ਤੇ ਅਧਾਰਿਤ ਹੁੰਦੀਆ ਹਨ।

ਭਾਰਤੀ ਸਮੁਦਾਇ ਦੀਆਂ ਤਿੰਨ-2 ਸਿਹਤ ਸਮਸਿਆਵਾਂ ਹੇਠ ਲਿਖੇ ਅਨੁਸਾਰ ਹਨ :

1. **ਛੂਤ ਰੋਗ ਸਮੱਸਿਆ :** ਕੋਹੜ ਰੋਗ, ਦਸਤ ਰੋਗ, ਮਲੇਰੀਆ ਜਾਂ ਹੋਰ ਬੈਕਟੀਰੀਆ ਜਨਕ ਰੋਗ।
2. **ਜਨਸੰਖਿਆ ਸਮੱਸਿਆ :**
   - ਮਾਤਾ-ਮੌਤ ਦਰ ਜਾਂ ਸ਼ਿਸ਼ੂ ਮੌਤ ਦਰ ਘਟ ਕਰਨਾ।
   - ਜਨਮ ਦਰ ਘਟ ਕਰਨਾ।
3. **ਪੋਸ਼ਣ ਸੰਬੰਧੀ ਸਮੱਸਿਆ :**
   - ਪ੍ਰੋਟੀਨ, ਕੈਲੋਰੀ ਕੁਪੋਸ਼ਣ (PCM)
   - ਸੂਥਮ ਪੋਸ਼ਕ ਘਾਟ ਦੇ ਰੋਗ (Micro nutrient deficiency)
   - ਅਨੀਮੀਆ
   - ਫਲੋਰੋਸੀਸ
4. **ਵਾਤਾਵਰਣ-ਪ੍ਰਦੂਸ਼ਣ ਸਮੱਸਿਆ :**
   - ਪਾਣੀ, ਹਵਾ ਜਾਂ ਧੂਨੀ ਪ੍ਰਦੂਸ਼ਣ
   - ਕੂੜੇ ਕਰਕਟ ਦੇ ਨਿਪਟਾਰੇ ਦੀ ਸਮਸਿਆ।
5. **ਇਲਾਜ ਸੁਵਿਧਾ ਸਮੱਸਿਆ :** ਇਲਾਜ ਪ੍ਰਣਾਲੀਆਂ ਚ ਭੇਦਭਾਵ
6. **ਅਛੂਤ ਸਮਸਿਆਵਾਂ :**
   - ਦਿਲ ਤੇ ਸ਼ਿਰਾਵਾਂ ਦੇ ਰੋਗ
   - ਸਾਹ ਰੋਗ ਅਤੇ ਕੈਂਸਰ

- ਸ਼ੁਗਰ ਰੋਗ, ਛੋਟੀ ਉਮਰ ਵਿੱਚ ਪੈਦਾ ਹੋਣ ਵਾਲੇ ਰੋਗ
- ਮਾਨਸਿਕ ਰੋਗ ਤੇ ਦੁਰਘਟਨਾਵਾਂ।

ਇਹਨਾਂ ਕਾਰਨਾਂ ਨਾਲ ਦਿਲ ਦੇ ਰੋਗ, ਕੈਂਸਰ, ਦੁਰਘਟਨਾਵਾਂ, High B.P. ਆਦਿ ਅਛੂਤ ਰੋਗ ਸਮਸਿਆਵਾਂ ਵਿੱਚ ਵਾਧਾ ਕਰ ਰਹੇ ਹਨ, ਇਨਾਂ ਤੋਂ ਇਲਾਵਾ ਹੋਰ ਰੋਗ ਜਿਵੇਂ ਮੋਤਿਆਬਿੰਦ ਜਿਹੀਆਂ ਗੰਭੀਰ ਸਿਹਤ ਸਮਸਿਆਵਾਂ ਵੀ ਦੇਸ਼ ਵਿੱਚ ਹਨ।

3.3 **ਰਾਸ਼ਟੀ ਸਿਹਤ ਪ੍ਰੋਗਰਾਮ ਅਤੇ ਪਾਲਿਸੀ ਦੀ ਵਿਕਾਸ ਨੀਤੀਆ** (National Health Programme Policy, Development and Trends)

1. **ਬੋਹਰ ਕਮੇਟੀ (ਸਰ ਜੋਸਫ ਬੋਹਰ)** (Bohr committee, 1943) : ਭਾਰਤ ਸਰਕਾਰ ਨੇ 1943 ਵਿੱਚ ਬੋਹਰ ਕਮੇਟੀ ਬਣਾਈ। ਇਸ ਕਮੇਟੀ ਦੁਆਰਾ ਸਰਵੇ ਅਤੇ ਵਿਕਾਸ ਕੀਤੇ ਗਏ। ਇਸ ਕਮੇਟੀ ਦੇ ਕੰਮ ਹੇਠ ਲਿਖੇ ਹਨ :
   - ਪ੍ਰਸ਼ਾਸ਼ਨਿਕ ਪੱਧਰ ਉੱਤੇ ਬੀਮਾਰੀ ਰੋਕਣ ਅਤੇ ਇਲਾਜ ਸੇਵਾਵਾਂ ਦਾ ਏਕੀਕਰਣ।
   - ਸਿਹਤ ਸਿੱਖਿਆ ਅਤੇ ਪ੍ਰਸਾਰ।
   - ਜਿਲਾ ਹਸਪਤਾਲਾਂ ਅਤੇ ਦੁਜੀ ਇਕਾਈਆਂ ਵਿੱਚ 650 ਤੋਂ 2500 ਬਿਸਤਰੇ ਵਾਲੇ ਹਸਪਤਾਲ ਬਣਾਉਣਾ।
   - 10,000 ਤੋਂ 20,000 ਅਬਾਦੀ ਉੱਤੇ 75 ਬੈਡ ਨਾਲਾ ਹਸਪਤਾਲ ਬਣਾਉਣਾ।
2. **ਮੁਡਾਲੀਅਰ ਕਮੇਟੀ :** ਕਮੇਟੀ 1965 ਵਿੱਚ ਚੇਅਰਮੈਨ ਡਾ ਏ.ਐਲ. ਮੁਦਾਲੀਅਰ ਨੇ ਬਣਾਈ ਸੀ, ਇਸ ਕਮੇਟੀ ਦੀਆਂ ਮਹਤਵਪੂਰਨ ਸਿਫਾਰਸ਼ਾਂ ਹੇਠ ਲਿੱਖਿਆਂ ਹਨ :
   - ਪ੍ਰਾਥਮਿਕ ਸਿਹਤ ਕੇਂਦਰ ਦਾ ਦਾਇਰੇ ਵਿੱਚ 40,000 ਅਬਾਦੀ ਹੋਣਾ।
   - ਜਿਲਾ ਹਸਪਤਾਲ ਦਾ ਵਿਕਾਸ।
   - ਨਰਸਿੰਗ ਕਰਮਚਾਰੀਆਂ ਦੀ ਸੰਖਿਆ ਨੂੰ ਵਧਾਉਣਾ।
   - ਸਿਹਤ ਸਿਖਿਆ, ਅਤੇ ਸਿਹਤ ਸੰਗਠਨਾਂ ਨੂੰ ਬਣਾਉਣਾ।
   - ਮਾਂ ਅਤੇ ਸ਼ਿਸ਼ੂ ਸੇਵਾ ਨੂੰ ਚੰਗੀ ਤਰ੍ਹਾਂ ਚਲਾਉਣਾ।
3. **ਚੱਡਾ ਕਮੇਟੀ** 1963 : ਇਹ ਕਮੇਟੀ ਐਮ ਐਸ ਚੱਡਾ ਨੇ ਬਣਾਈ ਸੀ ਅਤੇ ਇਸ ਦੀਆ ਮੁੱਖ ਸਿਫਾਰਸ਼ਾਂ ਹੇਠ ਲਿੱਖਿਆਂ ਹਨ।
   - ਘਰੇਲੂ ਸਿਹਤ ਸੇਵਾਵਾਂ ਨੂੰ ਵਧਾਉਣਾ।
   - 10,000 ਦੀ ਅਬਾਦੀ ਤੇ ਪ੍ਰਾਥਮਿਕ ਸਿਹਤ ਕੇਂਦਰ ਖੋਲਣਾ।
   - 20,000 ਤੋਂ 25,000 ਅਬਾਦੀ ਤੇ ਸਿਹਤ ਨਰੀਖਿਕ ਦੀ ਨਿਯੁਕਤੀ।
   - ਸਿਹਤ ਕੇਂਦਰ ਤੇ ਏ.ਐਨ.ਐਮ., ਮਿਡਵਾਈਫ ਅਤੇ ਸਿਹਤ ਕਰਮੀਆਂ ਦੁਆਰਾ ਸੇਵਾਵਾਂ ਦੇਣਾ।
4. **ਮੁਖਰਜੀ ਕਮੇਟੀ :** ਇਹ ਕਮੇਟੀ 1966 ਵਿੱਚ ਚੇਅਰਮੈਨ ਸ੍ਰੀ ਮੁਖਰਜੀ ਦੁਆਰਾ ਚਲਾਈ ਗਈ। ਇਸ ਦੀਆ ਮੁੱਖ ਸਿਫਾਰਸਾਂ ਹੇਠ ਲਿੱਖਿਆਂ ਹਨ :
   - ਪਰਿਵਾਰ ਨਿਯੋਜਨਾਂ ਲਈ ਸਟਾਫ ਦੀ ਨਿਉਕਤੀ।
   - ਇਕ ਲੇਡੀ ਹੈਲਥ ਵਰਕਰ ਦੁਆਰਾ ਚਾਰ ਏ.ਐਨ.ਐਮ. ਦੇ ਕੰਮਾਂ ਨੂੰ ਵੇਖਣਾ।
   - 10,000 ਅਬਾਦੀ ਤੇ ਸਿਹਤ ਵਰਕਰ ਦੀ ਨਿਉਕਤੀ ਅਤੇ ਮਲੇਰਿਆ ਪ੍ਰਭਾਵਿਤ ਇਲਾਕਿਆ ਦੀ ਦੇਖਭਾਲ।

5. **ਕਰਤਾਰ ਸਿੰਘ ਕਮੇਟੀ :** 1972-73 ਚੇਅਰਮੈਨ-ਸ੍ਰੀ ਕਰਤਾਰ ਸਿੰਘ ਕਮੇਟੀ ਦੀਆਂ ਮੁੱਖ ਸਿਫਾਰਸ਼ਾਂ :
   - ਹਰ ਉਪ ਸਿਹਤ ਕੇਂਦਰ ਤੇ ਔਰਤ ਅਤੇ ਮਰਦ ਕਾਰਜਕਰਤਾ ਦੀ ਨਿਯੁਕਤੀ।
   - ਪੇਡੂ ਇਲਾਕਿਆਂ ਵਿੱਚ ਬਹੁਉਦੇਸ਼ੀ ਕਾਰਜਕਰਤਾਵਾਂ ਦੁਆਰਾ ਪਰਿਵਾਰ ਨਿਯੋਜਨ, ਖੁਰਾਕ ਅਤੇ ਟੀਕਾਕਰਣ ਸੇਵਾਵਾਂ ਦੇਣਾ।
   - ਏ.ਐਨ.ਐਮ. ਦੀ ਥਾਂ ਤਾਂ ਤੇ ਮਹਿਲਾ ਸੇਹਤ ਕਾਰਜਕਰਤਾ ਦੀ ਨਿਯੁਕਤੀ, ਮਲੇਰਿਆ ਕਾਰਜਕਰਤਾ, ਬਹੁਉਦੇਸ਼ੀ ਮਰਦ ਸਿਹਤ ਕਾਰਜਕਰਮ ਰੱਖਣਾ।
   - ਐਲ.ਐਚ.ਵੀ. ਦੀ ਜਗਹ ਔਰਤ ਸਿਹਤ ਨਰੀਖਕ ਦੀ ਨਿਯੁਕਤੀ ਕਰਨਾ।
   - ਪ੍ਰਾਥਮਿਕ ਸਿਹਤ ਕੇਂਦਰ ਦੀ 50 ਹਜਾਰ ਦੀ ਅਬਾਦੀ ਹੋਣ ਤੇ ਹਰ ਪ੍ਰਾਥਮਿਕ ਸਿਹਤ ਕੇਂਦਰ ਨੂੰ 16 ਉਪ ਸਿਹਤ ਕੇਂਦਰਾਂ ਵਿੱਚ ਵੰਡਣਾ ਜੋ 3000 ਤੋਂ 35000 ਅਬਾਦੀ ਵਾਲਾ ਹੋਵੇ।
   - 3-4 ਮਰਦ ਸਿਹਤ ਕਾਰਜਕਰਤਾ ਤੇ ਇਕ ਪੁਰੱਖ ਸਿਹਤ ਨਰੀਖਕ ਅਤੇ 4 ਔਰਤ ਕਾਰਜਕਰਤਾ ਤੇ ਇਕ ਔਰਤ ਸਿਹਤ ਨਰੀਖਕ ਦੀ ਨਿਯੁਕਤੀ ਕਰਨਾ।
6. **ਸ੍ਰੀਵਾਸਤਵ ਕਮੇਟੀ** 1974-75 : ਚੇਅਰਮੈਨ ਸ੍ਰੀ ਵਾਸਤਵ ਕਮੇਟੀ ਦੀਆਂ ਮੁੱਖ ਸਿਫਾਰਸਾਂ :
   - ਸਾਰੇ ਸਿਹਤ ਕਾਰਜਕਰਤਾ ਅਤੇ ਪ੍ਰਾਥਮਿਕ ਸਿਹਤ ਕੇਂਦਰ ਦੇ ਵਿੱਚ ਇਲਾਜ ਅਧਿਕਾਰੀ ਅਤੇ ਬਹੁਉਦੇਸ਼ੀ ਕਾਰਜਕਰਤਾ (MPHW) ਅਤੇ ਸਿਹਤ ਸਹਾਇਕ ਦੀ ਸਥਾਪਨਾ ਕਰਨਾ।
   - ਸਮੁਦਾਇਕ ਪੱਧਰ ਤੇ ਸਮੁਦਾਈ ਦੇ ਲਈ ਸਾਰੀਆਂ ਸੇਹਤ ਸੇਵਾਵਾਂ ਉਪਲੱਬਦ ਕਰਨਾ।
   - ਪ੍ਰਾਥਮਿਕ ਸਿਹਤ ਕੇਂਦਰ ਜਿਲਾ ਹਸਪਤਾਲ ਅਤੇ ਮੈਡੀਕਲ ਕਾਲੇਜ ਹਸਪਤਾਲ ਦੇ ਵਿੱਚ ਹੈਫਰਲ ਸੇਵਾਵਾਂ ਦਾ ਵਿਕਾਸ।

ਪੇਂਡੂ ਸਿਹਤ ਯੋਜਨਾ (Rural Health Scheme, 1977)

1971 ਵਿੱਚ ਸਮੁਦਾਇਕ ਪੱਧਰ ਤੇ ਭਾਰਤ ਸਰਕਾਰ ਦੁਆਰਾ ਪ੍ਰਾਥਮਿਕ ਸਿਹਤ ਦੇਖਭਾਲ ਦੇਣ ਦੀ ਸਿਫਾਰਿਸ਼ ਨੂੰ ਸਵੀਕਾਰ ਕਰ ਲਿਆ ਗਿਆ ਅਤੇ ਇਹ ਯੋਜਨਾ ਸ਼ੁਰੂ ਹੋ ਗਈ।

ਇਸ ਯੋਜਨਾ ਦਾ ਅਧਾਰ ਮੁਢੱਲ ਸਿਹਤ ਕੇਂਦਰ ਵਿੱਚ ਮੈਡੀਕਲ ਕਾਲਜ ਦੀ ਵਿਸ਼ੇਸ਼ ਸੇਵਾਵਾਂ, ਪੇਂਡੂ ਸਮੁਦਾਏ ਨੂੰ ਪ੍ਰਦਾਨ ਕਰਨਾ।

ਸਿਹਤ ਟੀਮ ਦੁਆਰਾ ਰਿਪੋਟ "ਸੇਹਤ ਸਾਰਿਆ ਲਈ 2000" (Health for all by 2000 AD by Health Team)

ਇਸ ਰਿਪੋਰਟ ਦੇ ਅਨੁਸਾਰ ਕੇਂਦਰੀ ਸਿਹਤ ਪਰਿਵਾਰ ਕਲਿਆਣ ਵਿਭਾਗ ਦੀ ਅਦਿਅਖਤਾ ਵਿੱਚ ਇਕ ਸਿਹਤ ਟੀਮ ਬਣਾਈ ਗਈ "2000" ਤੱਕ ਸਿਹਤ ਸਬਦੇ ਲਈ ਇਸ ਵਾਸਤੇ ਟੀਚਾ ਰੱਖਿਆ ਗਿਆ।

ਰਾਸ਼ਟਰੀ ਸਿਹ ਪਾਲਸੀ (National Health Policy 1983)

1983 ਵਿੱਚ ਕੇਂਦਰੀ ਸਿਹਤ ਅਤੇ ਪਰਿਵਾਰ ਕਲਿਆਣ ਵਿਭਾਗ ਦੁਆਰਾ ਰਾਸ਼ਟਰੀ ਸਿਹਤ ਪਾਲਸੀ ਲਾਗੂ ਕੀਤੀ ਗਈ।

ਮੁੱਖ ਪਾਲਸੀ :

- ਬਹੁਉਦੇਸ਼ੀ ਕਾਰਜਕਰਤਾਵਾਂ ਨੂੰ ਅਤੇ ਹੋਰ ਸਟਾਫ ਨੂੰ ਸਿੱਖਿਆ ਦੇਣੀ।
- 1,000 ਪੇਂਡੂ ਅਬਾਦੀ ਉੱਤੇ ਇਕ ਸਿਹਤ ਗਾਈਡ ਦੀ ਬਹਾਲੀ।

- ਇੱਕ ਪ੍ਰਾਥਮਿਕ ਸੇਹਤ ਕੇਂਦਰ ਉੱਤੇ 3000 ਪੇਂਡੂ ਅਬਾਦੀ ਹੋਣੀ ਚਾਹੀਦੀ ਹੈ।
- ਸਮੁਦਾਇਕ ਸੇਹਤ ਕੇਂਦਰ ਇਕ ਲੱਖ ਅਬਾਦੀ ਵਾਲਾ ਹੋਣਾ ਚਾਹੀਦਾ ਹੈ।
- ਇਕ ਸਿਹਤ ਉਪਕੇਂਦਰ ਉੱਤੇ 30,000 ਪੇਂਡੂ ਅਬਾਦੀ ਹੋਣੀ ਚਾਹੀਦੀ ਹੈ।
- ਦਾਈ ਅਤੇ ਟ੍ਰੇਂਡ ਜਨਮ ਅਟੈਨਡੇਂਟ ਨੂੰ ਸਿੱਖਿਆ ਦੇਣੀ।

ਰਾਸ਼ਟਰੀ ਹੈਲਥ ਪਾਲਸੀ 2002

ਕੇਂਦਰੀ ਸਿਹਤ ਵਿਭਾਗ ਅਤੇ ਪਰਿਵਾਰ ਨਿਯੋਜਨ ਦੇ ਰਾਸ਼ਟਰੀ ਸਿਹਤ ਪਾਲਸੀ ਨੂੰ 1983 ਵਿੱਚ ਸੰਸਦ ਵਿੱਚ ਪਾਰਤ ਕੀਤਾ। ਇਸ ਪਾਲਸੀ ਦੇ ਮੁੱਖ ਉਦੇਸ਼ ਹੇਠ ਲਿਖੇ ਹਨ :

ਸੇਹਤ ਸਾਰੀਆਂ ਲਈ 2000 AD ਦੇ ਮੁੱਖ ਉਦੇਸ਼

S. No.	ਵਰਤਮਾਨ		ਉਦੇਸ਼		
			1985	1990	2000
1.	ਸ਼ਿਸੂ ਮੌਤ ਦਰ (IMR)	68(2000)	10.6	87	90 ਤੋਂ ਘੱਟ
2.	ਸਥੂਲ (Crude) ਮੌਤ ਦਰ (CDR)	8.5(2000)	11.6	10.4	9.0
3.	5 ਸਾਲ ਤੱਕ ਦੀ ਮੌਤ ਦਰ	23.7(1997)	25.30	15.230	10
4.	ਮਾਤਰਤਕ ਮੌਤ ਦਰ (MMR)	4.07(1998)	3.4	2.3	2 ਤੋਂ ਘੱਟ
5.	ਜੀਵਨ ਦੀ ਆਸ਼ਾ				
	ਮਰਦ	62.8(2000)	55.1	57.6	64
	ਔਰਤ	63.8(2000)	54.3	57.1	64
6.	ਸਥੂਲ ਜਨਮ ਦਰ (CBR)	25.8(2000)	29.5	27.0	21
7.	ਪ੍ਰਜਣਨ ਦਰ	1.5(1990)	1.34	1.17	1.00
8.	ਵਾਧਾ ਦਰ	1.93(2001)	1.79	1.66	1.20
9.	ਪਰਿਵਾਰ ਸਾਈਜ਼	3.3(1998)	3.8	–	2.3

ਰਾਸ਼ਟਰੀ ਸਿਹਤ ਪਾਲਸੀ ਦੇ ਮੁੱਖ ਉਦੇਸ਼–2000 to 2015

S.No.	ਉਦੇਸ਼	ਅੰਤਰਾਲ
1.	ਪੋਲਿਓ ਦਾ ਉਨਮੂਲਣ	2005
2.	ਕੋਹੜ ਰੋਗ ਖਾਤਮਾ	2005
3.	ਕਾਲਾਜਾਰ ਦਾ ਖਾਤਮਾ	2010
4.	ਫਲੋਰਿਆ ਦਾ ਖਾਤਮਾ	2015
5.	ਐਚ.ਆਈ.ਵੀ/ਏਡਸ ਦੇ ਵਿਕਾਸ ਨੂੰ ਜੀਰੋ ਕਰਨਾ	2007
6.	ਟੀ.ਬੀ. ਪਾਣੀ ਨਾਲ ਫੈਲਣ ਵਾਲੀਆਂ ਮੌਤ ਦਰ ਵਿੱਚ 5% ਕਮੀ	2010
7.	ਅੰਨੇਪਨ ਦੀ ਵਿਆਪਕ ਦਰ ਵਿੱਚ 0.5% ਕਮੀ	2010

Contd....

Contd....

8.	ਸ਼ਿਸੂ ਮੌਤ ਦਰ IMR 30/100, ਮਾਤਾ ਮੌਤ ਦਰ MMR 100/Lakh	2010
9.	ਅਬਾਦੀ ਸੇਵਾਵਾਂ ਦਾ ਉਪਯੋਗ 20% ਤੋਂ ਵਧਾਕੇ 75% ਕਰਨਾ	2005
10.	ਰਾਸ਼ਟਰੀ ਸਿਹਤ ਲੇਖਾ, ਸੰਖਿਆ ਅਤੇ ਏਕੀਕਰਣ ਪ੍ਰਣਾਲੀ ਦੀ ਸਥਾਪਨਾ	2010
11.	ਸਰਕਾਰ ਦਾ ਸਿਹਤ ਖਰਚ ਉੱਤੇ 25% ਤੱਕ ਕੇਂਦਰ ਤੋਂ ਅਨੁਦਾਨ ਕਰਨਾ	2010
12.	ਕੇਂਦਰ ਸਰਕਾਰ ਦਾ ਸਿਹਤ ਖਰਚਾ ਤੇ ਘਰੇਲੂ ਉਤਪਾਦਨ ਤੋਂ 0.9% ਤੋਂ 22% ਕਰਨਾ	2005
13.	ਬਦਜ ਦਾ ਸਿਹਤ ਉੱਤੇ ਖਰਚ 5.5% to 7% ਅਤੇ ਇਸ ਤੋਂ ਵੱਧਾ ਕੇ 8% ਕਰਨਾ	2010

3.4 **ਰਾਸ਼ਟੀ ਸਿਹਤ** (National Rural Health Mission)

ਸਿਹਤ ਦੀ ਆਰਥਿਕ ਅਤੇ social development ਵਿੱਚ ਮਹਤੱਤਾ ਨੂੰ ਪਛਾਣਦੇ ਹੋਏ ਭਾਰਤ ਸਰਕਾਰ ਨੇ ਭਾਰਤ ਦੇ ਨਾਗਰਿਕਾਂ ਦੇ ਜੀਵਨ ਪੱਧਰ ਨੂੰ ਸੁਧਾਰਣ ਲਈ National rural health mission ਸ਼ੁਰੂ ਕੀਤਾ। ਅਤੇ ਸਿਹਤ ਸੇਵਾਵਾਂ ਨੂੰ ਮਜਬੂਤ ਅਤੇ ਜਿਆਦਾ ਤੋਂ ਜਿਆਦਾ ਲੋਕਾਂ ਤੱਕ ਪਹੁੰਚਾਉਣ ਲਈ ਪਿਛਲੇ 50 ਸਾਲਾਂ ਤੋਂ ਸਿਹਤ ਸੇਵਾਵਾਂ ਦਾ ਵਿਸਥਾਰ ਕੀਤਾ ਗਿਆ। ਤਾਂ ਵੀ ਲੋਕਾਂ ਤੱਕ ਇਨਾਂ ਸੇਵਾਵਾਂ ਦਾ ਪੂਰਾ ਫਾਇਦਾ ਨਹੀਂ ਪਹੁੰਚ ਸਕਿਆ। ਸਾਡੇ ਦੇਸ਼ ਵਿੱਚ ਸਿਰਫ 2/3 ਪੇਂਡੂ ਅਬਾਦੀ ਇਲਾਜ। ਚਕੀਤਸਾ ਸੇਵਾਵਾਂ ਦਾ ਫਾਇਦਾ ਨਹੀਂ ਲੈ ਪਾ ਰਹੀ। ਇਸ ਲਈ ਪੇਂਡੂ ਖੇਤਰ ਵਿੱਚ ਵਧੀਆ ਸਿਹਤ ਸੇਵਾਵਾਂ ਉਪਲੱਬਧ ਕਰਾਉਣ ਅਤੇ ਸਿਹਤ ਸੇਵਾਵਾਂ ਦੇ ਬੁਨਿਆਦੀ ਢਾਂਚੇ ਅਤੇ ਫਾਇਦੇ ਭਰਪੂਰ ਬਦਲਾਅ ਲਿਆਉਣ ਲਈ ਭਾਰਤ ਸਰਕਾਰ ਨੇ ਸਾਲ 2005 ਵਿੱਚ 7 ਸਾਲ ਲਈ (2005-2012) ਰਾਸ਼ਟਰੀ ਸਿਹਤ ਮਿਸ਼ਨ ਦੀ ਸਥਾਪਨਾ ਕੀਤੀ।

ਮਿਸ਼ਨ ਦੇ ਮੁੱਖ ਉਦੇਸ਼ (Main Aims of Mission)

1. ਸਿਹਤ ਨੂੰ ਪ੍ਰਭਾਵਿਤ ਕਰਨ ਵਾਲੇ ਤੱਥ ਜਿਵੇਂ— ਸਫਾਈ, ਪਾਣੀ, ਖੁਰਾਕ ਆਦਿ ਵੱਲ ਪੂਰੀ ਧਿਆਨ ਅਤੇ ਤਾਲਮੇਲ ਬਣਾਉਣਾ, ਨਾਲ ਹੀ ਅਥੁਰਵੈਦਿਕ, ਯੁਨਾਨੀ, ਹੋਮੀਓਪੈਥਕ (ਆਯੂਸ਼) ਚਕਿਤਸਾ ਪੱਦਤੀ ਨੂੰ ਵਦਾਵਾ ਦੇਣਾ ਅਤੇ ਉਸ ਨੂੰ ਮੁੱਖ ਧਾਰਾ ਨਾਲ ਜੋੜਨਾ।
2. ਗੈਰ ਸਰਕਾਰੀ ਸੰਸਥਾਵਾਂ ਅਤੇ ਸਵੈ ਸੇਵੀ ਸੰਸਥਾਵਾਂ ਅਤੇ ਸਮੁਦਾਏ ਦੀ ਭਾਗੀਦਾਰੀ ਸਹਿਯੋਗ ਨੂੰ ਸਥਾਪਿਤ ਕਰਨਾ ਅਤੇ ਸਿਹਤ ਸੇਵਾਵਾਂ ਨੂੰ ਜਵਾਬਦੇਹ ਬਣਾਉਣਾ।
3. ਪੇਡੂ ਖੇਤਰ ਵਿੱਚ ਸਿਹਤ ਸੇਵਾਵਾਂ ਨੂੰ ਮਜਬੂਤ ਕਰਨ।
4. ਪੇਡੂੰ ਪਿਛੜੇ ਵਰਗ ਦੇ ਨਾਲ-ਨਾਲ ਹਰ ਇਕ ਵਿਅਕਤੀ ਤਕ ਸੇਹਤ ਸੇਵਾਵਾਂ ਪਹੁੰਚਾਉਣਾ।
5. ਇਹ ਮਿਸ਼ਨ ਪੂਰੇ ਦੇਸ਼ ਵਿੱਚ ਲਾਗੂ ਕੀਤਾ ਗਿਆ, ਪਰ ਇਸ ਦੇ ਮੁੱਖ ਧਿਆਨ ਦੇਣ ਵਾਲੇ ਖੇਤਰ ਉਹ ਹਨ ਜਿਹੜੀ ਔਸਤ ਦਰ ਨਾਲੋਂ ਜਿਆਦਾ ਪਿਛੜੇ ਹਨ।

ਬਜਟ ਯੋਜਨਾ (Budget Planning)

NRHM ਲਈ National ਅਤੇ state ਪੱਧਰ ਤੇ ਬਜਟ Head BE 2006-07 ਵਿੱਚ ਪੈਦਾ ਕੀਤਾ ਗਿਆ ਅਤੇ ਸ਼ੁਰੂਆਤ ਵਿੱਚ ਵਰਟੀਕਲ (Vertical) ਸਿਹਤ ਅਤੇ ਪਰਿਵਾਰ ਭਲਾਈ ਪ੍ਰੋਗਰਾਮ ਨੂੰ ਹੀ NRHM ਦੇ ਅਧੀਨ ਸਬ ਬਜਟ ਮਿਲਿਆ ਸੀ।

2005-06 ਵਿੱਚ NRHM ਦੇ ਬਜਟ ਦੀ range 6700 ਕਰੋੜ ਸੀ। ਅੱਜ ਦੇ ਯੁਗ ਵਿੱਚ ਸਕਲ ਘਰੇਲੂ ਉਤਪਾਦ ਦਾ 0.9% ਬਜਟ ਸਿਹਤ ਉੱਤੇ ਖਰਚ ਕੀਤਾ ਜਾਂਦਾ ਹੈ। ਮਿਸ਼ਨ ਦਾ ਟੀਚਾ ਹੈ ਕਿ ਇਸ ਨੂੰ ਵਧਾ ਕੇ 2-3% ਕੀਤਾ ਜਾਵੇ ਅਤੇ ਨਾਲ ਹੀ ਸਰਕਾਰ ਨੂੰ ਵੀ ਅੰਸ਼ਦਾਨ ਵਿੱਚ ਹਰ ਸਾਲ ਘੱਟ ਤੋਂ ਘੱਟ 10% ਦਾ ਵਾਧਾ ਕਰਨਾ ਹੋਵੇਗਾ।

ਮਿਸ਼ਨ ਦੇ ਮੁੱਖ ਟੀਚੇ (Main Goals of Mission)

- ਲੋਕਾਂ ਤਕ ਪ੍ਰਭਾਵੀ ਸਿਹਤ ਸੇਵਾਵਾਂ ਪਹੁੰਚਾਉਣਾ।
- ਰੋਗ ਬਚਾਅ ਅਤੇ ਖੁਰਾਕ ਵਰਗੇ ਜਨ ਸਿਹਤ ਸੇਵਾਵਾਂ ਸਾਰਿਆਂ ਲੋਕਾਂ ਤੱਕ ਪਹੁੰਚਾਉਣਾ।
- ਸ਼ਿਸ਼ੂ ਮੌਤ ਦਰ ਅਤੇ ਮਾਤਾ ਮੌਤ ਦਰ ਵਿੱਚ ਕਮੀ ਲਿਆਉਣੀ।
- ਚਕਿਤਸਾ/ਇਲਾਜ ਦੀਆਂ ਹੋਰ ਪੱਧਤੀਆਂ ਨੂੰ ਮੁੱਖ ਧਾਰਾ ਦਾ ਹਿੱਸਾ ਬਣਾਉਣਾ।
- ਅਬਾਦੀ ਤੇ ਰੋਕ, ਲਿੰਗ, ਅਬਾਦੀ ਦੇ ਗਿਣਤੀ ਦੇ ਸੰਤੁਲਨ ਨੂੰ ਯਕੀਨੀ ਬਣਤਉਣਾ।
- ਖੇਤਰੀ ਮਹਾਮਾਰੀ ਅਤੇ ਹੋਰ ਰੋਗਾਂ ਦੀ ਹੋਕ ਅਤੇ ਕੰਟਰੋਲ।

ਮਿਸ਼ਨ ਦਾ ਢਾਂਚਾ (Structure of Mission)

ਰਾਜ ਪੱਧਰ ਤੇ (At state level) : ਰਾਜਸਥਾਨ ਰਾਜ ਸਿਹਤ ਮਿਸ਼ਨ ਦਾ ਗਠਨ ਸਿਹਤ ਮੰਤਰੀ ਦੀ ਅਗਵਾਈ ਵਿੱਚ ਕੀਤਾ ਗਿਆ ਰਾਜ ਪੱਧਰੀ ਸਿਹਤ ਸਮੀਤਿ ਦਾ ਮੁੱਖ ਸਿਹਤ ਸਚਿਵ ਹੈ।

ਇਸ ਵਿੱਚ ਆਯੂਰਵੇਦ, ਪੰਚਾਇਤੀ ਰਾਜ, ਔਰਤਾਂ ਅਤੇ ਬਾਲ ਵਿਕਾਸ, ਪੇਂਡੂ ਵਿਕਾਸ ਜਨ ਸਿਹਤ ਅਭਿਯੰਤਰਕ ਵਿਭਾਗ ਅਤੇ ਸਵੈ ਸੇਵੀ ਸੰਸਥਾਵਾਂ ਦੀ ਹਿੱਸੇਦਾਰੀ ਯਕੀਨੀ ਕੀਤੀ ਗਈ ਹੈ। ਮਿਸ਼ਨ ਦੇ ਕਾਰਜ ਕਰਮਾਂ ਨੂੰ ਸੁਚਾਰੂ ਅਤੇ ਪ੍ਰਭਾਵੀ ਕਾਰਜਕਰਤ ਕਰਣ ਲਈ ਵੱਖ-ਵੱਖ ਇਕਾਇਆਂ ਦਾ ਗਠਨ ਕੀਤਾ ਗਿਆ ਹੈ। ਇਹ ਸਾਰੇ ਕੰਮ ਰਾਜ ਮਿਸ਼ਨ ਨਿਦੇਸ਼ਕ ਦੀ ਅਗਵਾਈ ਹੇਠ ਹੁੰਦੇ ਹਨ :

- **ਜਿਲਾ ਪੱਧਰ ਉੱਤੇ** (At district level) : ਜਿਲਾ ਪੱਧਰ ਮਿਸ਼ਨ ਦੀ ਗਠਨ ਜਿਲਾ ਮੁੱਖ ਦੀ ਅਗਵਾਈ ਵਿਚ ਕੀਤਾ ਜਾਂਦਾ ਹੈ। ਜਿਲਾ ਪੱਧਰ ਸਮਿਤੀਆਂ ਜਿਲਾ ਕੰਟਰੋਲਰ ਦੀ ਅਗਵਾਈ ਵਿੱਚ ਕੇਸ ਕਰਦੀ ਹੈ। ਪਿੰਡ ਪੱਧਰ ਉੱਤੇ (At village level) ਪੇਂਡੂ ਪੱਧਰ ਉੱਤੇ ਪੇਂਡੂ ਸਿਹਤ ਅਤੇ ਸਫਾਈ ਸਮਿਤੀਆਂ ਗਠਤ ਹੁੰਦੀ ਹੈ। ਇਸ ਸਮਿਤੀ ਵਿਚ ਪੰਚਾਇਤ ਮੁਖਿਆ। ਏ.ਐਨ.ਐਮ. ਏੇਮ.ਪੀ. ਡਬਲਯੂ, ਆਂਗਨਵਾੜੀ ਕਰਮੀ ਅਧਿਆਪਕ, ਆਸ਼ਾ ਆਦਿ ਹੁੰਦੇ ਹਨ। ਇਹ ਸਮਿਤਿਆਂ ਆਪਣੇ ਪਿੰਡ ਦੇ ਹਲਾਤਾਂ, ਲੋੜਾਂ ਨੂੰ ਧਿਆਨ ਵਿਚ ਰੱਖਦੇ ਹੋਏ ਯੋਜਨਾਵਾਂ ਬਣਾਵੇਂਗੀ ਅਤੇ ਉਨਾਂ ਨੂੰ ਲਾਗੂ ਕਰੇਗੀ।

ਮਿਸਨ ਦੇ ਮੁੱਖ ਪੱਖ :

1. ਆਸ਼ਾ
2. ਜਨਨੀ ਸੁਰਖਿਆ ਯੋਜਨਾ
3. ਆਯੂਸ਼ (Ayush)
4. ਸਮੁਦਾਏ ਸਿਹਤ ਕੇਂਦਰਾਂ ਦਾ ਮਜਬੂਤੀ ਕਰਣ
5. ਰੋਗੀ ਭਲਾਈ ਸਮੀਤਿ
6. ਜਣਨ ਅਤੇ ਸ਼ਿਸ਼ੂ ਸਿਹਤ ਕਾਰਜਕੰਮ ਦੂਸਰਾ ਚਰਣ
7. ਜਿਲਾ ਸਿਹਤ ਕੰਮ ਯੋਜਨਾ
8. ਰਾਸ਼ਟਰੀ ਰੋਗ ਕੰਟਰੋਲ ਕੰਮਾਂ ਦਾ ਮਜਬੂਤੀ ਕਰਣ।

ਆਸ਼ਾ ਸਹਿਯੋਗਨੀ : ਹਰ ਪਿੰਡ ਵਿੱਚ female accredited social health activist ਜਿਸ ਨੂੰ ਆਸ਼ਾ ਕਹਿੰਦੇ ਹਨ ਦੀ ਚੋਣ ਪੰਚਾਇਤ ਵਲੋਂ ਕੀਤੀ ਜਾਂਦੀ ਹੈ ਅਤੇ ਜੋ ਕਿ ਸਮੁਦਾਏ ਅਤੇ ਲੋਕ ਸਿਹਤ system ਨੂੰ ਜੋੜੇ ਰੱਖਦੀ ਹੈ। ਆਸ਼ਾ ANM ਅਤੇ ਪਿੰਡ ਵਿਚ ਇੱਕ ਪੁਲ ਦਾ ਕੰਮ ਕਰਦੀ ਹੈ। ਪਿੰਡ ਵਿਚ ਰਹਿ ਰਹੇ ਲੋਕਾਂ ਨੂੰ ਸਿਹਤ ਸੇਵਾਵਾਂ ਨਾਲ ਜੋੜਨ

ਅਤੇ ਸਿਹਤ ਦੇ ਮੁਦਦੇ ਉੱਤੇ ਜਾਗਰੂਕਤਾ ਲਿਆਉਣ ਲਈ ਇਕ ਹਜ਼ਾਰ ਲੋਕਾਂ ਦੀ ਅਬਾਦੀ ਪਿਛੇ, ਆਸ਼ਾ ਦੀ ਚੋਣ ਹੁੰਦੀ ਹੈ। ਆਸ਼ਾ ਆਂਗਨਵਾੜੀ, ਏ.ਐਨ.ਐਮ. ਅਤੇ ਆਂਗਨਵਾੜੀ ਕਾਰਜਕਰਮੀ ਦੇ ਨਾਲ ਮਿਲ ਕੇ ਕੰਮ ਕਰਦੀ ਹੈ।

ਆਸ਼ਾ ਨੂੰ ਆਪਣੇ ਕੰਮ ਅਨੁਸਾਰ 1000 ਰੁਪਏ ਪ੍ਰਤੀ ਮਹੀਨਾ ਤੱਕ ਮਿਲਦੇ ਹਨ।

ਆਸ਼ਾ ਦਾ ਚੋਣ (Selection of Asha Sahiyogani)

1. **ਸਹਿਯੋਗਨੀ :** ਆਸ਼ਾ ਸਹਿਯੋਗਨੀ ਦੀ ਚੋਣ ਵੱਖ-2 ਸਮੂਹ ਅਤੇ ਸਮੁਦਾਏ ਦੀ ਸਹਮਤੀ ਨਾਲ ਪੰਚਾਇਤ ਦੌਰਾਨ ਕੀਤੀ ਜਾਂਦੀ ਹੈ। ਚੋਣਵੀ ਆਸ਼ਾ ਨੂੰ ਆਪਣਾ ਕੰਮ ਕਰਨ ਦੀ ਟ੍ਰੇਨਿੰਗ ਦਿੱਤੀ ਜਾਂਦੀ ਹੈ। ਇਹ Training ਪੰਜ ਪੜਾਵਾਂ ਵਿਚ ਪੂਰੀ ਹੁੰਦੀ ਹੈ। ਅਤੇ ਟ੍ਰੇਨਿੰਗ ਤੋਂ ਬਾਅਦ ਉਸਨੂੰ ਛੋਟੇ-ਮੋਟੇ ਰੋਗਾਂ ਦੇ ਉਪਚਾਰ ਲਈ ਦਵਾਈ ਦੀ ਕਿਟ ਦਿੱਤੀ ਜਾਂਦੀ ਹੈ, ਜਿਸ ਵਿਚ ਅੰਗ੍ਰੇਜੀ ਦਵਾਈਆਂ ਦੇ ਨਾਲ-2 ਦੇਸੀ ਪੱਧਤੀ ਦੀਆਂ ਦਵਾਈਆਂ ਵੀ ਸ਼ਾਮਿਲ ਹੁੰਦੀਆਂ ਹਨ।
2. **ਜਨਨੀ ਸੁਰਖਿਆ ਯੋਜਨਾ :** ਇਸ ਦਾ ਮੁੱਖ ਉਦੇਸ਼ ਗਰੀਬੀ ਰੇਖਾ ਤੋਂ ਹੇਠਾਂ ਰਹਿ ਰਹੇ ਪਰਿਵਾਰਾਂ ਵਿਚ ਹਸਪਤਾਲ/ਸੰਸਥਾ ਜਣੇਪਾ ਨੂੰ, ਵੱਧਾਵਾ ਦੇ ਕੇ ਮਾਤਾ ਮੌਤ ਨੂੰ ਘਟਾਉਣਾ ਹੈ। ਯੋਜਨਾ ਦੇ ਅਨੁਸਾਰ ਆਸ਼ਾ ਦੇ ਲਈ ਉਤਸ਼ਾਹਤ ਰਾਸ਼ੀ ਦਿੱਤੀ ਜਾਂਦੀ ਹੈ, ਅਤੇ ਜਣੇਪਾ ਸੇਵਾਵਾਂ ਤੱਕ ਪਹੁਚਾਉਣ ਲਈ ਸਾਧਨ ਵੀ ਉਪਲੱਬਦ ਕਰਾਇਆ ਜਾਂਦਾ ਹੈ। ਇਸ ਯੋਜਨਾ ਵਿਚ ਗਹਭਵਤੀ ਔਰਤਾਂ ਨੂੰ ਸਿੱਧੇ ਤੌਰ ਤੇ ਫਾਇਦਾ ਪਹੁੰਚਾਇਆ ਜਾਂਦਾ ਹੈ।
   - ਇਸ ਯੋਜਨਾ ਵਿਚ ਗਰੀਬੀ ਰੇਖਾ ਤੋਂ ਹੇਠਾਂ (B.P.L.) ਪਰਿਵਾਰਾਂ ਨਾਲ ਸੰਬੰਧਿਤ ਅਤੇ ਸਰਪੰਚ/ਪਾਰਸ਼ਦ ਦੁਆਰਾ ਗਰੀਬ ਪਰਿਵਾਰ ਦੀਆਂ ਸਾਰੀਆ ਔਰਤਾਂ ਜੋ 19 ਸਾਲ ਜਾਂ ਜਿਆਦਾ ਉਮਰ ਦੀਆਂ ਹਨ ਨੂੰ ਫਾਇਦਾ ਪਹੁੰਚਾਇਆ ਜਾਂਦਾ ਹੈ।
3. **ਆਯੂਸ਼ ਦਾ ਪ੍ਰੋਤਸਾਹਨ :** ਇਸ ਵਿਚ ਮੁਢਲੀ ਸਿਹਤ ਕੇਦਰਾਂ, ਸਮੁਦਾਏ ਸਿਹਤ ਕੇਂਦਰਾਂ ਅਤੇ ਜਿਲਾ ਹਸਪਤਾਲਾਂ ਵਿਚ ਐਲੋਪੈਥੀ (ਅੰਗ੍ਰੇਜੀ) ਦਵਾਇਆ ਦੇ ਨਾਲ ਨਾਲ ਹੋਰ ਚਕਿਤਸਾ ਪੱਧਤਿਆਂ ਦੇ ਚਕਿਤਸੀਕਾਂ ਦੇ ਬੈਠਣ ਦੇ ਵਿਵਸਥਾ ਕੀਤੀ ਜਾ ਰਹੀ ਹੈ ਜਿਸ ਵਿਚ ਰੋਗੀਆਂ ਨੂੰ ਇਕ ਹੀ ਸਿਹਤ ਸੰਸਥਾ ਵਿਚ ਆਪਣੀ ਰੂਚੀ ਅਨੁਸਾਰ ਚਕਿਤਸਾ ਸੇਵਾ ਪ੍ਰਾਪਤ ਕਰਨ ਦੀ ਸੁਵਿਧਾ ਪ੍ਰਾਪਤ ਹੋਵੇਗੀ। ਇਸ ਮਿਸ਼ਨ ਵਿਚ ਭਾਰਤੀ ਚਕਿਤਸਾ ਪੱਧਤਿਆ (ਜਿਵੇਂ ਆਯੂਰਵੇਦ, ਯੁਨਾਨੀ, ਹੋਮਿਓਪੈਥਿਕ, ਨੈਚੁਰੋਪੈਥੀ ਅਤੇ ਸਿੱਧਾ) ਨੂੰ ਮੁੱਖ ਧਾਰਾ ਵਿਚ ਲਿਆਉਣ ਲਈ ਐਲੋਪੈਥੀ ਚਕਿਤਸਾ ਪੱਧਤੀ ਦੇ ਨਾਲ ਜੋੜਨ ਦਾ ਵਿਚਾਰ ਹੈ। ਰਾਜ ਵਿਚ 219 ਸਿਹਤ ਸੰਸਥਾਵਾਂ ਵਿਚ ਇੱਕ ਹੀ ਛੱਤ ਥੱਲੇ ਆਯੂਸ਼ ਸੇਵਾਵਾਂ ਦਿੱਤੀਆਂ ਜਾ ਰਹਿਆਂ ਹਨ।
4. **ਸਮੁਦਾਏ ਸਿਹਤ ਕੇਂਦਰਾਂ ਦਾ ਮਜ਼ਬੂਤੀਕਰਨ :** 24 ਘੰਟੇ ਉੱਚ ਪੱਧਰ ਦੀਆਂ ਅਪਾਤਕਲੀਨ ਸੇਵਾਵਾਂ ਨੂੰ ਯਕੀਨੀ ਬਣਾਉਣ ਲਈ ਅਤੇ ਰਾਸ਼ਟਰੀ ਰੋਗ ਨਿਦਾਨ ਕਾਰਜਕੰਮ ਨੂੰ ਪ੍ਰਭਾਵੀ ਰੂਪ ਨਾਲ ਚਲਾਉਣ ਲਈ ਸਮੁਦਾਏ ਸਿਹਤ ਕੇਂਦਰਾਂ ਨੂੰ ਮਜ਼ਬੂਤ ਬਣਾਉਣ ਦਾ ਫੈਂਸਲਾ ਲਿਆ ਗਿਆ ਹੈ। ਇਨਾ ਸਮੁਦਾਏ ਸਿਹਤ ਕੇਂਦਰਾਂ ਨੂੰ ਉੱਚ ਪੱਧਰ ਸੇਵਾਵਾਂ ਉਪਲਬੱਧ ਕਰਾਉਣ ਲਈ ਭਾਰਤ ਸਰਕਾਰ ਨੇ ਭਾਰਤੀ ਜਨ ਸੇਵਕ ਮਾਨਸ (PHS) ਨਿਰਧਾਰਤ ਕੀਤੇ ਹਨ। ਜਿਸ ਵਿੱਚ ਭਵਨ ਜੜੀ-ਬੁਟੀਆ, ਮਾਨਵ-ਸੰਸਾਧਨ ਉਪਕਰਣ ਫਰਨੀਚਰ, ਹੋਰ ਲੋੜੀਂਦੀਆਂ ਸੇਵਾਵਾਂ ਦੀ ਉਪਲੱਬਦਤਾ ਯਕੀਨੀ ਕੀਤੀ ਗਈ ਹੈ।
   - ਹਰ ਸਾਲ ਹਰ ਜਿਲੇ ਵਿਚ ਦੋ ਸਮੁਦਾਏ ਸਿਹਤ ਕੇਂਦਰਾਂ ਨੂੰ ਮਜ਼ਬੂਤੀ ਅਤੇ ਸੁਧਾਰ ਲਈ ਚੋਣ ਕੀਤੀ ਜਾਂਦੀ ਹੈ। 2005-2006 ਅਤੇ 2006-07 ਵਿਚ ਕੁੱਲ 128 ਸਮੁਦਾਏ ਸਿਹਤ ਕੇਂਦਰਾਂ ਨੂੰ ਸੁਧਾਰ ਅਤੇ ਮਜਬੂਤੀ ਲਈ ਚੋਣ ਕੀਤੀ ਗਈ। ਇਨਾਂ ਸਮੁਦਾਏ ਕੇਂਦਰਾਂ ਉੱਤੇ ਕੰਮੀਆਂ ਦੀਆਂ ਪਛਾਣ ਲਈ ਮਾਨਕਾਂ ਨੂੰ ਧਿਆਨ ਵਿਚ ਰੱਖ ਕੇ ਸਰਵੇਖਣ ਕੀਤਾ ਜਾਂਦਾ ਹੈ। ਅਤੇ ਸਰਵੇਖਣ ਤੋਂ ਮਿਲੇ ਨਤੀਜਿਆਂ ਦੇ ਅਧਾਰ ਤੇ ਇਨਾਂ ਕਮੀਆਂ ਨੂੰ ਯੋਜਨਾਵਾਂ ਦੇ ਪੜਾਵਤ ਤਰੀਕੇ ਨਾਲ ਦੂਰ ਕੀਤਾ ਜਾਂਦਾ ਹੈ।

5. **ਰੋਗੀ ਭਲਾਈ ਸਮਿਤੀ :** ਮਿਸ਼ਨ ਵਿੱਚ ਹਰ ਸਮੁਦਾਏ ਕੇਂਦਰ ਦੀ ਮੈਡੀਕਿਓਰ ਰਲੀਫ ਸੁਸਾਇਟੀ ਨੂੰ ਮਜਬੂਤ ਬਣਾਉਣ ਲਈ ਪੰਜੀਕਰਣ ਦੇ ਬਾਅਦ ਇਕ ਲੱਖ ਦੀ ਸਹਾਇਤਾ ਰਾਸ਼ੀ ਦਿੱਤੀ ਜਾਂਦੀ ਹੈ। ਮਿਸ਼ਨ ਵਿਚ ਸਿਹਤ ਸੰਸਥਾਵਾਂ ਇੱਕ ਆਤਮ ਨਿਰਭਰਤਾ ਲਿਆਉਣ ਅਤੇ ਖੇਤਰੀ ਪੱਧਰ ਤੇ ਵਿਵਸਥਾ ਨੂੰ ਮਜਬੂਤ ਕਰਦੇ ਹੋਏ ਉਪਭੋਕਤਾ ਸ਼ੁਲਕ/ਮੁੱਖ ਵਿਵਸਥਾ ਲਾਗੂ ਕੀਤੀ ਜਾਂਦੀ ਹੈ। ਇਸ ਤੋਂ ਹੋਈ ਆਮਦਨੀ ਨੂੰ ਸੇਵਾਵਾਂ ਦੀ ਗੁਣਵੱਤਾ ਵਧਾਉਣ ਲਈ ਖਰਚ ਕੀਤਾ ਜਾਂਦਾ ਹੈ।

6. **ਪ੍ਰਜਣਨ ਅਤੇ ਸ਼ਿਸ਼ੂ ਸਿਹਤ ਕਰਜਕੰਮ–ਦੂਜਾ ਪੜਾਅ :** ਰਾਸ਼ਠਰੀ ਪੇਂਡੂ ਸਿਹਤ ਕਾਰਜਕੰਮ ਸਨ 15 ਅਕਟੂਬਰ 1997 ਵਿਚ ਹੋਈ। ਪਹਿਲੇ ਪੜਾਅ ਵਿਚ ਕੰਮ ਲਾਗੂ ਕਰਨ ਦੇ ਦੌਰਾਨ ਪ੍ਰਾਪਤ ਵੱਖ-ਵੱਖ ਤਜਰਬੇ ਅਤੇ ਕਮਜੋਰਿਆ ਤੋਂ ਸਬਕ ਲੈਂਦੇ ਹੋਏ ਆਰ.ਸੀ.ਐਚ. ਕਾਰਜਕੰਮ ਦੂਜੇ ਪੜਾਅ ਦੀ ਯੋਜਨਾ ਸ਼ੁਰੂ ਕੀਤੀ ਗਈ ਹੈ— ਪੂਰੇ ਦੇਸ਼ ਵਿਚ ਅਪ੍ਰੈਲ 2005 ਮਹੀਨੇ ਤੋਂ ਆਰ.ਸੀ.ਐਚ. ਦੂਜਾ ਪੜਾਅ ਲਾਗੂ ਕੀਤਾ ਗਿਆ। ਇਸ ਵਿਚ ਨਵੀਆਂ ਰਣਨੀਤਿਆ ਜੋੜੀਆਂ ਗਈਆ।

   (a) **ਵਿਕੇਂਦਰਤ ਵਿਵਸਥਾ :** ਰਾਜ ਕੰਮ ਯੋਜਨਾ ਅਤੇ ਜਿਲਾ ਕਾਰਜ ਯੋਜਨਾ ਦਾ ਪ੍ਰਵਧਾਨ।

   (b) **ਸੇਵਾਵਾਂ ਦੀ ਉਪਯੋਗਤਾ, ਗੁਣਵੱਤਾ ਅਤੇ ਨਤੀਜਿਆ ਤੇ ਜੋਰ :** ਰਾਜ ਸਰਕਾਰ ਨੇ ਆਪਣੀ ਨਿਗਰਾਨੀ ਅਤੇ ਮੁਲਅੰਕਣ ਵਿਵਸਥਾ ਵਿੱਚ ਹੁਣ 8 ਵਿੱਤ ਰਾਸ਼ੀ ਦੀ ਉਪਯੋਗਤਾ ਦੇ ਨਾਲ–ਨਾਲ ਲਾਗੂ ਹੋਏ ਪਹਲੂਆਂ ਨੂੰ ਪ੍ਰਮੁੱਖਤਾ ਦੇਣੀ ਸ਼ੁਰੂ ਕਰਨਾ ਜਿਸ ਨਾਲ ਕਾਰਜਕੰਮ ਦੁਆਰਾ ਕਿੰਨਾ ਫਾਇਦਾ ਅਸਲ ਵਿੱਚ ਲੋਕਾਂ ਤੱਕ ਪਹੁੰਚ ਪਾ ਰਿਹਾ ਹੈ। ਇਸ ਦਾ ਸਹੀ-2 ਬਿਓਗ ਲਿਆ ਜਾ ਸਕੇ।

ਲਚੀਲਾ ਫੰਡ ਯੋਜਨਾ : ਨਵੀ ਵਿੱਤ ਵਿਵਸਥਾ ਵਿੱਚ ਜਿਲੇ ਖੇਤਰੀ ਮੰਗ ਦੇ ਅਨੁਸਾਰ ਪੈਸਿਆਂ ਦਾ ਉਪਯੋਗ ਲਈ ਬਦਲਾਅ ਦੀ ਛੂਟ ਦਿੱਤੀ ਗਈ ਹੈ।

- **ਗਰੀਬਾਂ ਅਤੇ ਵੰਚਿਤ ਲੋਕਾਂ ਦੀ ਸਿਹਤ ਵਲ ਵਿਸ਼ੇਸ਼ ਧਿਆਨ :** ਸ਼ਹਰੀ ਕੱਚੀ ਬਸਤੀ ਅਤੇ ਜਨ ਜਾਤ ਖੇਤਰਾਂ ਲਈ ਵਿਸ਼ੇਸ਼ ਯੋਜਨਾ ਦਾ ਪ੍ਰਬੰਧ ਹੈ।

ਜ਼ਰੂਰੀ ਪ੍ਰਜਨਨ ਅਤੇ ਸ਼ਿਸ਼ੂ ਸਿਹਤ ਸੇਵਾਵਾਂ

1. **ਪਰਿਵਾਰ ਯੋਜਨਾ :**
   (a) ਸਹੀ ਉਮਰ ਵਿਚ ਵਿਆਹ
   (b) ਮਰਦ ਨਸਬੰਦੀ ਨੂੰ ਵੱਧਾਵਾ
   (c) ਨਸਬੰਦੀ ਦੇ ਨਾਲ-2 ਜਨਮ ਵਿੱਚ ਅੰਤਰਾਲ ਸਾਧਨਾਂ ਦਾ ਵਾਧਾ
   (d) ਕਾਪਰ ਟੀ ਤੀਨ ਸਾਲਾ
   (e) ਅਣਚਾਹੇ ਗਰਭ ਤੋਂ ਬਚਾਅ
   (f) ਸੋਸ਼ਲ ਮਾਰਕੀਟੰਗ

2. **ਵਾਲ ਸਿਹਤ ਸੇਵਾਵਾਂ ਦੀ ਸੁਧਾਰ :**
   (a) ਟੀਕਾਕਰਣ
   (b) ਨਵਜਾਤ ਅਤੇ ਬਾਲ ਅਵਸਥਾ ਦੀ ਬੀਮਾਰੀਆਂ ਅਤੇ ਰੋਗੀ ਦਾ ਏਕੀਕਰਣ ਪ੍ਰਬੰਧ (IMNCI)
   (c) ਮਾਂ ਅਤੇ ਬਾਲ ਸਿਹਤ ਅਤੇ ਖੁਰਾਕ ਦਿਨ ਦਾ ਆਯੋਜਨ।
   (d) ਮੁੱਖਮੰਤਰੀ ਪੰਜ ਭੂਤ ਕਾਰਜਕੰਮ : ਗਰਭਵਤੀ ਮਹਿਲਾ ਦਾ ਪੰਜੀਕਰਣ, ਜਣੇਪਾ ਦੇਖਭਾਲ, ਟੀਕਾਕਰਣ, ਸੁਰਖਿਅਤ ਜਣੇਪੇ ਲਈ ਜਨਨੀ ਸੁਰਖਿਆ ਯੋਜਨਾ, ਅਤੇ ਪਹਿਵਾਰ ਕਲਿਆਣ ਲਈ ਪ੍ਰੋਗਰਾਮ।

3. **ਸੁਰਖਿਅਤ ਮਾਤ੍ਰਤਵ :**
   (a) ਜਣੇਪੇ ਦੌਰਾਨ ਰੈਫਰਲ ਸੇਵਾਵਾਂ
   (b) ਜਨਨੀ ਸੁਰਖਿਆ ਯੋਜਨਾ ਲਾਗੂ ਕਰਨਾ
   (c) ਜਣੇਪੇ ਲਈ ਟ੍ਰੈਂਡ ਦਾਈਆਂ
   (d) ਨਿਜੀ ਖੇਤਰਾਂ ਦੀ ਸੇਵਾਵਾਂ ਨੂੰ ਉਪਲਬੱਧ ਕਰਾਉਣਾ
   (e) ਅਪਾਤਕਲੀਨ ਸੇਵਾਵਾਂ ਮੁਹਈਆ ਕਰਾਉਣਾ।
4. **ਕਸ਼ੋਰ ਸਿਹਤ ਅਤੇ ਵਿਕਾਸ ਨੂੰ ਵਾਧਾ :**
   (a) ਸਕੂਲ ਤੋਂ ਬਾਹਰ ਦੇ ਕਸ਼ੋਰ-ਕਸ਼ੋਰਿਆਂ ਦੇ ਲਈ ਅਡੋਲੇਮੈਂਟ-ਫਰੈਂਡਲੀ ਸੈਂਟਰ (AFHS) ਵਿਕਸਿਤ ਕਰਨਾ।
   (b) ਸਕੂਲ ਜਾਣ ਵਾਲੇ ਕਸ਼ੋਰ-ਕਸ਼ੋਰਿਆਂ ਦੇ ਲਈ ਪਾਠਕ੍ਰੱਮ ਵਿੱਚ ਜੀਵਨ ਕੌਸ਼ਲ ਸਿੱਖਿਆ ਵਿਸੇ ਦਾ ਸਮਾਵੇਸ਼।
5. **ਜਨ ਜਾਤੀ ਅਤੇ ਪਛੜੇ ਸਮੂਹ ਦੇ ਲਈ ਪ੍ਰਜਨਨ ਅਤੇ ਸ਼ਿਸ਼ੂ ਸਿਹਤ ਸੇਵਾਵਾਂ :** ਅਨੁਸੂਚਿਤ ਜਾਤੀ ਜਨ ਜਾਤੀ, ਹੋਰ ਸਮੁਦਾਏ, ਗਰੀਬੀ ਰੇਖਾ ਤੋਂ ਹੇਠਾਂ ਜੀਵਨ ਜਿਉਣ ਵਾਲੀ ਅਬਾਦੀ ਦੇ ਸਿਹਤ ਉੱਤੇ ਵਿਸ਼ੇਸ਼ ਧਿਆਨ।
6. **ਸ਼ਹਿਰੀ ਪ੍ਰਜਨਨ ਅਤੇ ਸ਼ਿਸ਼ੂ ਸਿਹਤ ਸੇਵਾਵਾਂ :**
   (a) ਲੋੜੀਂਦੀ ਦਵਾਈਆਂ, ਉਪਕਰਣਾਂ/ਔਜਾਰ, ਫਰਨੀਚਰ ਦੀ ਪੂਰਤੀ ਨੂੰ ਮਜਬੂਤ ਪ੍ਰਬੰਧ ਕਰਨਾ।
   (b) ਰੈਫਰਲ ਸੇਵਾਵਾਂ
   (c) ਸਮੁਦਾਏ ਵਿੱਚ ਸੇਵਾਵਾਂ ਦੀ ਮੰਗ ਪੈਦਾ ਕਰਨਾ ਲਈ ਵਿਵਹਾਰ ਬਦਲਾਅ ਲਈ ਸੰਚਾਰ ਗਤੀਵਿਧਿਆ ਲਾਗੂ ਕਰਨਾ।
7. **ਸੰਸਥਾ ਮਜਬੂਤੀਕਰਨ :** ਸਾਰੇ ਸਮੁਦਾਏ ਅਤੇ ਮੁੱਢਲੀ ਸਿਹਤ ਕੇਂਦਰਾਂ ਨੂੰ ਟੈਲੀਫੋਨ ਸੁਵਿਧਾ ਨਾਲ ਜੋੜਿਆ ਜਾ ਰਿਹਾ ਹੈ। ਹਰ ਜਿਲਾ ਪੱਧਰ ਯੋਜਨਾ ਬਣਾਉਣ ਉੱਤੇ ਜੋਰ ਦਿੱਤਾ ਗਿਆ ਹੈ। ਮਿਸ਼ਨ ਦੇ ਤਹਤ ਹਰ ਜਿਲਾ ਆਪਣੀ ਕਾਰਜ ਯੋਜਨਾ ਖੁਦ ਤਿਆਰ ਕਰੇਗਾ। ਜਿਲਾ ਕੰਮ ਯੋਜਨਾ ਪੇਂਡੂ ਪੱਧਰ ਉੱਤੇ ਕੰਮ ਕਰ ਰਹੀ ਸਿਹਤ ਅਤੇ ਸਫਾਈ ਸਮੀਤਿ ਤੋਂ ਲੋੜੀਂਦੀ ਸੁਚਨਾਵਾਂ ਅਤੇ ਪੇਡੂ ਪੱਧਰੀ ਯੋਜਨਾ ਦੇ ਨਿਰਮਾਣ ਵਿੱਚ ਪੰਚਾਈਤੀ ਰਾਜ ਸੰਸਥਾਵਾਂ ਦੇ ਮੈਂਬਰ ਆਪਣੀ ਭਾਗੀਦਾਰੀ ਦਿੰਦੇ ਹਨ। ਇਸ ਯੋਜਨਾ ਨੂੰ ਬਣਾਉਂਦੇ ਸਮੇਂ ਸਿਹਤ ਅਤੇ ਪਰਿਵਾਰ ਕਲਿਆਣ, ਖੁਰਾਕ ਅਤੇ ਪੂਰਣ ਸਫਾਈ ਅਭਿਆਨ (Nutrition total sanitation, campaign) ਨਾਲ ਸੰਬੰਧਤ ਚਲ ਰਹੇ ਅਲਗ-2 ਕਾਰਜਕੰਮ ਤਿਆਰ ਕੀਤਾ ਗਿਆ।
8. **ਰਾਸ਼ਟਰੀ ਰੋਗ ਕੰਟਰੋਲ ਕਾਰਜਕੰਮਾਂ ਦਾ ਸੁਦਾਰੀਕਰਣ :** ਇਸ ਵਿੱਚ ਪ੍ਰੋਗਰਾਮ ਨੂੰ ਹੋਰ ਸੁਧਾਰਣ ਲਈ ਇਸ ਨੂੰ ਮਿਸ਼ਨ ਦੇ ਅਧੀਨ ਇਸ ਦਾ ਏਕੀਕਰਣ ਕੀਤਾ ਜਾ ਰਿਹਾ ਹੈ। ਪੈਡੂ ਪੱਧਰ ਤੇ ਰੋਗ ਨਿਗਰਾਨੀ ਪ੍ਰਣਾਲੀ ਨੂੰ ਮਜਬੂਤ ਬਣਾਇਆ ਜਾਵੇਗਾ। ਇਨਾਂ ਰੋਗਾਂ ਵਿੱਚ ਮਲੇਰਿਆ, ਟੀ.ਬੀ. ਰੋਗ, ਫਿਲੇਹਿਆ, ਕੋਹੜ ਅੰਧਰਾਤਾ, ਆਇਓਡੀਨ ਦੀ ਕਮੀ ਆਦਿ।

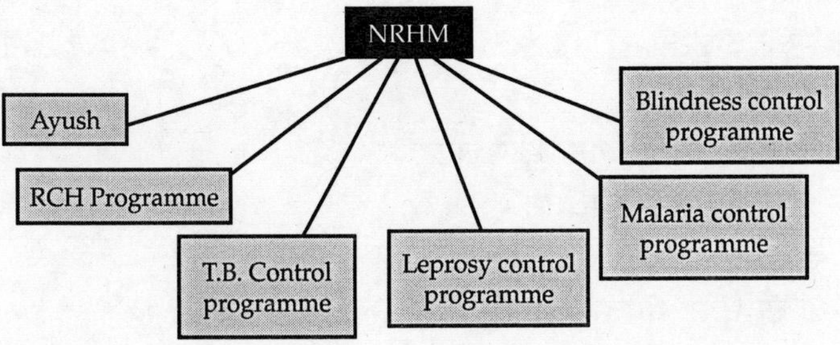

3.5 National Health Programme

1. ਨੈਸ਼ਨਲ ਐਂਟੀ ਮਲੇਰਿਆ ਕੰਟਰੋਲ ਪ੍ਰੋਗਰਾਮ
2. ਨੈਸ਼ਨਲ ਫਲੇਰੀਆ ਕੰਟਰੋਲ ਪ੍ਰੋਗਰਾਮ
3. ਨੈਸ਼ਨਲ ਟੀ.ਬੀ. ਕੰਟਰੋਲ ਪ੍ਰੋਗਰਾਮ
4. ਨੈਸ਼ਨਲ ਲੈਪਰਸੀ ਕੰਟਰੋਲ ਪ੍ਰੋਗਰਾਮ
5. ਨੈਸ਼ਨਲ ਏਡਸ ਕੰਟਰੋਲ ਪ੍ਰੋਗਰਾਮ
   (a) ਬੱਲਡ ਸੇਫਟੀ ਪ੍ਰੋਗਰਾਮ
   (b) ਕੋਨਡਮ ਪ੍ਰੋਗਰਾਮ
   (c) ਐਸ.ਟੀ.ਡੀ. ਕੰਟਰੋਲ ਪ੍ਰੋਗਰਾਮ
   (d) ਐਚ.ਆਈ.ਵੀ. ਸਰਵਿਲੈਂਸ
   (e) ਸੂਚਨਾ, ਸਿੱਖਿਆ, ਸੰਭਾਰ ਪ੍ਰੋਗਰਾਮ।
6. ਨੈਸ਼ਨਲ ਫੈਮਲੀ ਵੈਲਫੇਅਰ ਪ੍ਰੋਗਰਾਮ
7. ਆਈਓਡੀਨ ਕਮੀ ਪੂਰਤੀ ਅਤੇ ਸਫਾਈ ਪ੍ਰੋਗਰਾਮ
8. ਮਾਂ ਅਤੇ ਬੱਚਾ ਦੇ ਸਿਹਤ ਪ੍ਰੋਗਰਾਮ
9. ਨੈਸ਼ਨਲ ਖੁਰਾਕ ਪ੍ਰੋਗਰਾਮ
10. ਨੈਸ਼ਨਲ ਕੋਲਰਾ ਪ੍ਰੋਗਰਾਮ
11. ਨੈਸ਼ਨਲ ਚੇਚਕ ਪ੍ਰੋਗਰਾਮ।

State Health Programme : ਹਰ ਪ੍ਰਦੇਸ਼ ਵਿੱਚ ਇਕ ਸਿਹਤ ਮੰਤਰਾਲਾ ਅਤੇ ਸਿਹਤ ਸੇਵਾ ਨਿਰਦੇਸ਼ਾਲਾ ਹੁੰਦਾ ਹੈ। ਪ੍ਰਦੇਸ਼ ਦੇ ਸਿਹਤ ਮੰਤਰਾਲੇ ਦਾ ਮੁੱਖ ਸਿਹਤ ਮੰਤਰੀ ਅਤੇ ਪਰਿਵਾਰ ਕਲਿਆਣ ਮੰਤਰੀ ਹੁੰਦੇ ਹਨ। ਸਿਹਤ ਸਚਿਵ ਇੱਕ ਸਿਨਿਅਰ ਆਈ.ਏ.ਐਸ. ਅਧਿਕਾਰੀ ਹੁੰਦਾ ਹੈ। ਸਿਹਤ ਮੰਭਰਾਲੇ ਦਾ ਕੰਮ ਪ੍ਰਸ਼ਾਸ਼ਨ, ਨੀਤਿ ਸੰਬੰਧੀ ਕੰਮ, ਯੋਜਨਾਵਾਂ ਨੂੰ ਲਾਗੂ ਕਰਨਾ ਅਤੇ ਬਜਟ ਆਦਿ ਪਾਸ ਕਰਨਾ। ਇਸੇ ਤਰਾਂ ਸਿਹਤ ਨਿਦੇਸ਼ਾਲੇ ਦਾ ਮੁੱਖ ਸਿਹਤ ਨਿਰਦੇਸ਼ਕ ਹੁੰਦਾ ਹੈ। ਜਿਹੜਾ ਵੱਖ ਸਿਹਤ ਸ਼ਾਖਾਵਾਂ ਦੇ ਵਿਸ਼ੇਸ਼। ਜਿਵੇਂ ਚਕਿਤਸਾ ਸਿੱਖਿਆ, ਨਰਸਿੰਗ ਪਰਿਵਾਰ ਕਲਿਆਣ, ਖੁਰਾਕ, ਮਾਤਰਕ ਅਤੇ ਸ਼ਿਸ਼ੂ ਸਿਹਤ ਲਾਗ ਰੋਗ ਅਤੇ ਸਿਹਤ ਸਿੱਖਿਆ ਆਦਿ ਪ੍ਰਦੇਸ਼ ਵਿੱਚ ਸਿਹਤ ਸੇਵਾਵਾਂ ਹੇਠ ਲਿੱਖਿਆਂ ਹਨ :

1. ਸਿਹਤ ਸੇਵਾਵਾਂ ਅਤੇ ਕਾਰਜਕੰਮਾਂ ਦਾ ਨਿਰਦੇਸ਼ਨ ਅਤੇ ਮੁਲਾਂਕਣ
2. ਨਰਸਸ ਪ੍ਰਸ਼ਿਕਸ਼ਣ ਕਾਰਜਕੰਮ
3. ਮਾਂ ਸ਼ਿਸ਼ੂ ਸਿਹਤ ਅਤੇ ਪਰਿਵਾਰ ਕਲਿਆਣ ਸੇਵਾਵਾਂ ਨੂੰ ਵਧਾਉਣਾ
4. ਖੁਰਾਕ ਸੰਬੰਧੀ ਬੀਮਾਰੀਆਂ ਦੀ ਰੋਕਥਾਮ ਕਰਨਾ
5. ਪੇਂਡੂ ਸਿਹਤ ਸੇਵਾਵਾਂ ਨੂੰ ਵਧਾਉਣਾ
6. ਸਿਹਤ ਅਤੇ ਰੋਕਥਾਮ ਸੇਵਾਵਾਂ
7. ਦੁੱਧ ਅਤੇ ਖਾਦ ਪਦਾਰਥਾਂ ਦੀ ਸਫਾਈ ਅਤੇ ਸ਼ੁਦੀ ਕਰਣ
8. ਜਨਮ ਮੌਤ ਸੰਬੰਧੀ ਆਂਕੜਿਆਂ ਦਾ ਏਕੀਕਰਣ
9. ਸਿਹਤ ਸੇਵਾਵਾਂ ਨੂੰ ਵਧਾਉਣਾ
10. ਮੁੱਢਲੇ ਸਿਹਤ ਕੇਂਦਰਾ ਦੀ ਉੱਚਾ ਪੱਧਰ ਕਰਨਾ।

ਸਮੁਦਾਏ ਪੱਧਰ ਵਿਚ ਸੇਵਾਵਾਂ (Community Level Services)

1. ਪਰਿਵਾਰ ਕਲਿਆਣ ਸੇਵਾਵਾਂ
2. ਸਿਹਤ ਸਿੱਖਿਆ
3. ਬੁਢਾਪਾ ਸਿੱਖਿਆ ਪ੍ਰੋਗਰਾਮ
4. ਲਾਗ ਰੋਗ ਨਿਵਾਰਣ ਸੇਵਾਵਾਂ
5. ਮਾਤਰਤਕ ਅਤੇ ਸ਼ਿਸ਼ੂ ਸਿਹਤ ਸੇਵਾਵਾਂ
6. ਪਰਿਆਵਰਣ ਸੰਬੰਧੀ ਸੇਵਾਵਾਂ
7. ਟੀਕਾਕਰਣ ਸੰਬੰਧੀ
8. ਜਨਮ ਮੌਤ ਸੰਬੰਧੀ ਅੰਦੜਿਆਂ ਦਾ ਏਕੀਕਰਣ।

3.6 **ਰਾਸ਼ਟਰੀ ਕਰਜਕੰਮਾਂ ਵਿਚ ਮਹਿਲਾ ਸਿਹਤ ਕਰਮੀ ਦਾ ਕੰਮ** (Health Workers Responsibilities in National Health Progrwmme)

1. **ਮਲੇਰਿਆ ਪ੍ਰੋਗਰਾਮ :** ਮਹਿਲਾ ਸਿਹਤ ਕਰਤਾ ਨੂੰ ਘਰੋਂ ਘਰੀਂ ਫੇਰੀ ਵਿਚ ਹਰ ਘਰ ਦੀ ਜਾਣਕਾਰੀ ਹੁੰਦੀ ਹੈ। ਜੇਕਰ ਘਰ ਫੇਰੀ ਦੌਰਾਨ ਬੁਖਾਰ ਨਾਲ ਪੀੜਤ ਕੋਈ ਵਿਅਕਤੀ ਹੋਵੇ ਤਾਂ ਉਸ ਦੇ ਖੂਨ ਦੀ ਸਲਾਈਡ ਬਣਾ ਕੇ ਜਾਂਚ ਲਈ ਮੁਢਲੇ ਸਿਹਤ ਕੇਂਦਰ ਭੇਜਣਾ ਚਾਹੀਦਾ ਹੈ। ਅਤੇ ਨਾਲ ਹੀ ਕਲੋਰੀਨ ਗੋਲਿਆਂ ਦੇਣੀਆਂ ਚਾਹੀਦੀਆ ਹਨ ਜਾਂਚ ਦੀ ਰਿਪੋਰਟ ਆਉਣ ਤੇ ਇਲਾਜ ਸ਼ੁਰੂ ਕਰ ਦੇਣਾ ਚਾਹੀਦਾ ਹੈ। ਇਸਦੇ ਨਾਲ ਹੀ ਡੀ.ਡੀ.ਟੀ. ਦਾ ਛਿੜਕਾਅ ਕਰਵਾਓਣਾ ਚਾਹੀਦਾ ਹੈ।
2. **ਟੀ.ਬੀ. ਪ੍ਰੋਗਰਾਮ :** ਮਹਿਲਾ ਸਿਹਤ ਕਾਰਜਕਰਮੀ ਨੂੰ ਟੀ.ਬੀ. ਦੇ ਲਛਣ ਜਿਵੇਂ ਪੁਰਾਣੀ ਖੰਘ, ਸ਼ਾਮ ਨੂੰ ਬੁਖਾਰ ਆਉਣਾ, ਛਾਤੀ ਵਿਚ ਦਰਦ, ਕਮਜੋਰੀ, ਬਲਗਮ ਵਿਚ ਖੂਨ ਆਦਿ। ਲਛਣ ਆਉਣ ਤੇ ਉਸ ਵਿਅਕਤੀ ਦੇ ਖੂਨ ਦਾ ਸੈਂਪਲ ਲੈਣਾ ਚਾਹੀਦਾ ਹੈ। ਅਤੇ ਜਾਂਚ ਲਈ ਮੁਢਲੇ ਸਿਹਤ ਕੇਂਦਰ ਭੇਜਣਾ ਚਾਹੀਦਾ ਹੈ। ਜਿਆਦਾ ਪੁਰਾਣੀ ਖਾਂਸੀ ਵਾਲੇ ਵਿਅਕਤੀ ਨੂੰ ਛਾਤੀ ਦਾ ਐਕਸ ਰੇ ਕਰਵਾਉਣਾ ਚਾਹੀਦਾ ਹੈ। ਸਮੁਦਾਏ ਵਿਚ ਟੀ.ਬੀ. ਬਾਰੇ ਲੋਕਾਂ ਨੂੰ ਸਿਹਤ ਸਿੱਖਿਆ ਪ੍ਰੋਗਰਾਮ ਦੁਆਰਾ ਸਿੱਖਿਆ ਦਿੱਤੀ ਜਾਂਦੀ ਹੈ। ਬੀ.ਸੀ.ਜੀ. ਕੇ ਟੀਕੇ ਬਾਰੇ ਜਾਣਕਾਰੀ ਦਿੱਤੀ ਜਾਂਦੀ ਹੈ। ਅੱਜ ਕਲ ਸਰਕਾਰ ਨੇ ਟੀ.ਬੀ. ਲਈ ਡਾਟਸ ਪ੍ਰੋਗਰਾਮ ਚਲਾਇਆ ਗਿਆ ਹੈ। ਇਸ ਦੀ ਮੁੱਖ ਵਿਸ਼ੇਸ਼ਤਾਵਾਂ ਹਨ :
   (a) ਸਿਹਤ ਕਰਮੀ ਅਤੇ ਹੋਰ ਟੀਮ ਦੇ ਮੈਂਬਰਾਂ ਨੂੰ ਪ੍ਰੋਤਸਾਹਤ ਕਰਨਾ
   (b) ਦਵਾਈਆਂ ਉਪਲਬਧ ਕਰਨਾ
   (c) ਟੀ.ਬੀ. ਦੀ ਬੀਮਾਰੀ ਦਾ ਸਹੀ ਇਲਾਜ
   (d) ਟੀ.ਬੀ. ਫੈਲਣ ਤੇ ਕੰਟਰੋਲ ਕਰਨਾ।
3. ਪਰਿਆਵਰਣ ਸੰਬੰਧੀ ਸਫਾਈ ਲਈ ਸਮੁਦਾਏ ਦੇ ਮੁੱਖ ਨੇਤਾਵਾਂ, ਸਰਪੰਚਾਂ ਨਾਲ ਮਿਲ ਕੇ ਯੋਜਨਾ ਬਣਾ ਕੇ ਕੂੜੇ ਦਾ ਨਿਪਟਾਰਾ ਕਰਨਾ, ਚੰਗੀਆਂ ਸੜਕਾਂ ਬਣਾਉਣਾ, ਦੁਕਾਨਾਂ ਉੱਤੇ ਸਫਾਈ ਬਣਾਉਣਾ ਅਤੇ ਖਤਰਿਆਂ ਦੀ ਰੋਕ ਲਾਉਣੀ।
4. ਕਿਸਾਨਾਂ ਨੂੰ ਖੇਤੀ ਓਜਾਰ ਅਤੇ ਕੀਟਨਾਸ਼ਕਾਂ ਦੇ ਖਤਰਿਆਂ ਬਾਰੇ ਸਲਾਹ ਦੇਣੀ।
5. ਸਮੁਦਾਏ, ਪੇਂਡ ਸਿਹਤ ਕਰਮੀ ਅਤੇ ਸਿਹਤ ਟੀਮ ਦੇ ਮੈਂਬਰਾਂ ਨਾਲ ਮਿਲ ਕੇ ਕੰਮ ਕਰਨਾ, ਟੀਚਿਆਂ ਦੀ ਪ੍ਰਾਪਤੀ ਕਰਨਾ, ਸਿਹਤ ਦੇ ਖਤਰਿਆਂ ਨੂੰ ਪਛਾਨਣਾ ਅਤੇ ਖਤਮ ਕਰਨਾ।

6. ਛੋਟੇ ਵਪਾਰ ਦੇ ਖਤਰਿਆਂ ਬਾਰੇ ਦਸਣਾ ਜਿਵੇਂ ਸ਼ੁਧ ਵਾਤਾਵਰਣ ਵਿਚ ਰਹਣਾ, ਚੰਗੀ ਰੋਸ਼ਨੀ, ਮਸ਼ੀਨਰੀ ਦੁਰਘਟਨਾਵਾਂ ਤੋਂ ਰੱਖਿਆ ਸੰਬੰਧੀ ਸੁਰਖਿਆਂ ਉਪਾਅ ਅਤੇ ਖਤਰੇ ਬਾਰੇ ਦਸਣਾ।
7. ਹਰ ਘਰ ਫੇਰੀ ਦੌਰਾਨ ਪਰਿਵਾਰ ਨੂੰ ਉਨਾਂ ਦੇ ਘਰ ਦੀ ਸਿਹਤ ਵਿਚ ਸਹਾਇਤਾ ਅਤੇ ਨਿਕਾਸ, ਭੀੜ-ਭਾੜ ਵਿਚ ਜਾਣ ਤੋਂ ਰੋਕਣ ਦੇ ਬਾਰੇ ਵਿਚ ਦੱਸਣਾ, ਖਾਦ ਪਦਾਰਥਾਂ ਦੀ ਸੁਰਖਿਆ ਅਤੇ ਘਰ ਵਿਚ ਹੋਣ ਵਾਲੀ ਦੂਰਘਟਨਾ ਨੂੰ ਰੋਕਣ ਵਿਚ ਮਦਦ ਕਰਨਾ।
8. ਸਮੁਦਾਏ ਵਿਚ ਰਹਿਣ ਵਾਲੇ ਲੋਕਾਂ ਦੀ ਘਰ ਫੇਰੀ ਦੌਰਾਨ ਸਿਹਤ ਸਿੱਖਿਆ ਦੇਣੀ :
   (a) ਅਪਾਤਕਲੀਨ ਸਥਿਤੀ ਵਿਚ ਮੁੱਢਲੀ ਚਕਿਤਸਾ ਦੇਣਾ।
   (b) ਛੋਟੀ ਬੀਮਾਰੀਆਂ ਨੂੰ ਰੋਕਣਾ ਅਤੇ ਵਡੀ ਬੀਮਾਰੀਆਂ ਦੇ ਖਤਰੇ ਘਟ ਕਰਨਾ।
   (c) ਕੁਪੋਸ਼ਣ ਬਾਰੇ ਦੱਸਣਾ ਲੋਕਾਂ ਨੂੰ ਸਿਹਤ ਦੇ ਪ੍ਰਤੀ ਜਾਗਰੂਕ ਕਰਨਾ ਅਤੇ ਫਾਇਦਾ ਦੇਣਾ।
   (d) ਸਮੇਂ ਤੇ ਡਾਕਟਰ ਤੋਂ ਸਲਾਹ ਲੇਣਾ।

ਹੋਰ ਰਾਸ਼ਟਰੀ ਪ੍ਰੋਗਰਾਮ (Other National Programme)

1. ਰਾਸ਼ਟਰੀ ਮਾਨਸਿਕ/ਦਿਮਾਗੀ ਸਿਹਤ ਪ੍ਰੋਗਰਾਮ
2. ਏਕੀਕਰਣ ਰੋਗ ਨਿਵਾਰਣ ਪਰਿਯੋਜਨਾ
3. ਰਾਸ਼ਟਰੀ ਕੈਂਸਰ ਕੰਟਰੋਲ ਪ੍ਰੋਗਰਾਮ
4. ਰਾਸ਼ਟਰੀ ਟੀਕਾਕਰਣ ਪ੍ਰੋਗਰਾਮ
5. ਰਾਸ਼ਟਰੀ ਪਲਸ ਪੋਲੀਓ ਟੀਕਾਕਰਣ ਮਹਾ ਅਭਿਆਨ
6. ਜੜੀ ਬੂਟੀ ਨਿਰਮਾਣ ਪ੍ਰੋਗਰਾਮ
7. ਡਾਈਬਿਟੀਜ਼ ਸਟ੍ਰੋਕ ਦੀ ਰੋਕਥਾਮ ਅਤੇ ਕੰਟਰੋਲ ਪ੍ਰੋਗਰਾਮ
8. ਰਾਸ਼ਟਰੀ ਏਤਸ ਕੰਟਰੋਲ ਪ੍ਰੋਗਰਾਮ।

3.6 ਕੰਮੁਯਨਟੀ ਪੱਧਰ ਤੇ National Nutritional Programmes ਅਤੇ ਉਹਨਾਂ ਨੂੰ ਲਾਗੂ ਕਰਨਾ

ਇਹ ਯੋਜਨਾ 1970 ਤੋਂ ਭਾਰਤ ਸਰਕਾਰ ਦੇ ਸਮਾਜ ਭਲਾਈ ਮੰਤਰਾਲੇ ਵਲੋਂ ਚਲ ਰਹੀ ਹੈ। ਇਸ ਯੋਜਨਾ ਵਿਚ ਗਰੀਬ ਵਰਗ ਦੇ 6 ਮਹੀਨੇ ਤੋਂ 6 ਸਾਲ ਦੇ ਬੱਚੇ, ਗਰਭਵਤੀ ਔਰਤਾਂ ਅਤੇ ਦੁੱਧ ਚੰਘਾਉਂਦੀਆਂ ਮਾਵਾਂ ਲਾਭ ਪਾਤਰ ਹਨ। ਇਕ ਬੱਚੇ ਨੂੰ ਰੋਜ਼ਾਨਾ ਵਾਧੂ ਖੁਰਾਕ ਰਾਹੀ 300 ਕੈਲੋਰੀ ਅਤੇ 10-12 ਗ੍ਰਾਮ ਪ੍ਰੋਟੀਨ ਦਿੱਤੀ ਜਾਂਦੀ ਹੈ। ਇਹ ਵਾਧੂ ਖੁਰਾਕ ਇਕ ਸਾਲ ਵਿਚ 300 ਦਿਨ ਲਈ ਦਿੱਤੀ ਜਾਂਦੀ ਹੈ।

ਇਹ ਯੋਜਨਾਂ 1970-71 ਤੋਂ ਸਮਾਜ ਭਲਾਈ ਵਿਭਾਗ ਅਧੀਨ ਚਲ ਰਹੀ ਹੈ। ਇਸ ਯੋਜਨਾ ਵਿਚ 3-6 ਸਾਲ ਦੇ ਬੱਚੇ ਲਾਭ ਪਾਤਰ ਹਨ। ਇਸ ਯੋਜਨਾਂ ਵਿਚ ਬੱਚੇ ਨੂੰ ਰੋਜਾਨਾ 300 ਕੈਲੋਰੀ ਅਤੇ 10 ਗ੍ਰਾਮ ਪ੍ਰੋਟੀਨ ਦਿੱਤੀ ਜਾਂਦੀ ਹੈ।

ਸਰਕਾਰ ਦੁਆਰਾ Nutritional programmes ਸਕੂਲਾਂ ਵਿਚ ਵੀ ਚਲਾਇਆ ਗਿਆ ਹੈ। ਇਸ ਪ੍ਰੋਗਰਾਮ ਅਧੀਨ ਸਕੂਲਾਂ ਵਿਚ ਬੱਚਿਆਂ ਨੂੰ ਦੁਪਹਿਰ ਦੇ ਸਮੇਂ ਪੌਸ਼ਟਿਕ ਭੋਜਨ ਦਿੱਤਾ ਜਾਂਦਾ ਹੈ, ਤਾਂ ਜੋ ਉਹਨਾਂ ਦੀ ਸਿਹਤ ਠੀਕ ਰਹੇ ਅਤੇ ਉਹਨਾਂ ਵਿਚ ਪੌਸ਼ਟਿਕ ਤੱਤਾਂ ਦੀ ਘਾਟ ਨਾ ਹੋਵੇ ਅਤੇ ਉਹ ਸਾਰੇ ਬੱਚੇ ਸਿਹਤਮੰਦ ਅਤੇ ਤੰਦਰੁਸਤ ਰਹਿਣ।

ਆਂਗਨਵਾੜੀ ਕੇਂਦਰਾਂ ਵਿਚ ਵੀ ਇਸ ਪ੍ਰੋਗਰਾਮ ਅਧੀਨ ਸਾਰੇ ਆਂਗਨਵਾੜੀ ਦੇ ਬੱਚਿਆਂ ਨੂੰ ਤਰ੍ਹਾਂ ਤਰ੍ਹਾਂ ਦੇ ਭੋਜ ਪਦਰਾਥ ਖਾਣ ਲਈ ਦਿੱਤੇ ਜਾਂਦੇ ਹਨ। ਬੱਚਿਆਂ ਦੇ ਪੋਸ਼ਟਿਕ ਖੁਰਾਕ ਜਿਵੇਂ : ਕਣਕ ਦਾ ਦਲੀਆ ਅਤੇ ਛੋਲਿਆਂ ਦੇ ਆਏ ਦੀ

ਪੰਜੀਰੀ, ਖੀਰ, ਦੁੱਧ ਆਦਿ ਖਾਣ ਲਈ ਦਿੱਤਾ ਜਾਂਦਾ ਹੈ ਤਾਂ ਜੋ ਛੋਟੇ ਬੱਚਿਆਂ ਦਾ ਉਮਰ ਦੇ ਹਿਸਾਬ ਨਾਲ ਵਾਧਾ ਹੋ ਸਕੇ। ਉਹ ਬੀਮਾਰੀਆਂ ਤੋਂ ਦੂਰ ਰਹਿ ਸਕਣ।

ਕਈ ਥਾਵਾਂ ਤੇ ਬੱਚਿਆਂ ਨੂੰ ਕਣਕ ਵੀ ਦਿੱਤੀ ਜਾਂਦੀ ਹੈ। ਜਿਸ ਨਾਲ ਉਹ ਆਪਣੀ ਲੋੜ ਪੂਰੀ ਕਰ ਸਕਣ। ਕਈ ਸੰਸਥਾਵਾਂ ਤੇ ਗਰਭਵਤੀ ਮਾਵਾਂ ਨੂੰ ਪੋਸ਼ਟਿਕ ਖੁਰਾਕ ਬਾਰੇ ਦੱਸਿਆ ਜਾਂਦਾ ਹੈ ਅਤੇ ਉਹਨਾਂ ਨੂੰ ਕੁਝ ਖੁਰਾਕਾਂ ਦਿੱਤੀਆਂ ਵੀ ਜਾਂਦੀਆਂ ਹਨ। ਗਰਭਵਤੀ ਮਾਵਾਂ ਨੂੰ ਆਇਰਨ, ਕੈਲਸ਼ੀਅਮ ਅਤੇ ਫੋਲਿਕ ਏਸਿਡ ਦੀਆਂ ਗੋਲੀਆਂ ਦਿੱਤੀਆਂ ਜਾ ਰਹਿਆਂ ਹਨ। ਤਾਂ ਜੋ ਉਸ ਵਿਚ ਖੂਨ ਦੀ ਘਾਟ ਨਾ ਹੋਵੇ ਅਤੇ ਉਹ ਬਿਮਾਰੀਆਂ ਤੋਂ ਬਚ ਸਕਣ।

3.7 National Health Programmes

1. **ਮਲੇਰਿਆ :** 1950 ਵਿਚ ਮਲੇਰਿਆ ਇਕ ਬਹੁਤ ਵੱਡੀ ਸਿਹਤ ਸਮਸਿਆ ਸੀ। ਇਸ ਨਾਲ ਹਰ ਸਾਲ 1.50 ਕਰੋੜ ਵਿਅਕਤੀ ਬਿਮਾਰ ਹੁੰਦੇ ਸਨ ਅਤੇ 8 ਲੱਖ ਮਰ ਜਾਂਦੇ ਸਨ। 1953 ਵਿਚ ਮਲੇਰਿਆ ਨੂੰ ਕਾਬੂ ਕਰਨ ਲਈ ਪ੍ਰੋਗਰਾਮ ਚਲਾਇਆ ਗਿਆ ਤੇ 1958 ਵਿਚ ਲਾਗੂ ਕੀਤਾ ਗਿਆ। 1972 ਤੱਕ ਇਸ ਪ੍ਰੋਗਰਾਮ ਅਧੀਨ 12 ਲਾਖ ਰੋਗੀ ਰਹਿ ਗਏ ਅਤੇ ਇਸ ਵਿਚੋਂ ਕਿਸੇ ਦੀ ਮੌਤ ਨਹੀਂ ਹੋਣੀ। 1976 ਵਿਚ ਇਸ ਪ੍ਰੋਗਰਾਮ ਵਿਚ ਸੋਧ ਕਰਦੇ ਹੇਠ ਲਿਖੇ ਉਦੇਸ਼ ਲਾਗੂ ਕੀਤੇ ਗਏ :
   (a) ਮਲੇਰਿਆ ਕਰਕੇ ਹੋਣ ਵਾਲੀਆਂ ਮੌਤਾਂ ਨੂੰ ਰੋਕਣਾ।
   (b) ਬੀਮਾਰੀ ਦੇ ਅੰਤਰਾਲ ਨੂੰ ਘਟਾਉਣਾ।
   (c) ਬੀਮਾਰੀ ਦੇ ਸ਼ੁਰੂਆਤੀ ਦੌਰ ਵਿਚ ਹੀ ਬੀਮਾਰੀ/ਮਲੇਰਿਆ ਦਾ ਪਤਾ ਲਗਾਉਣਾ ਅਤੇ ਉਸ ਦਾ ਸਹੀ ਉਪਚਾਰ।
   (d) ਸਿਹਤ ਸਿੱਖਿਆ ਅਤੇ ਕਮਿਉਂਨਟੀ ਦਾ ਸਹਿਯੋਗ।
2. **ਫਲੇਰੀਆ :** ਇਹ ਰੋਗ ਮੱਧ ਪ੍ਰਦੇਸ਼ ਉਤਰ ਪ੍ਰਦੇਸ਼ ਅਤੇ ਪੂਰਵੀ ਤੱਟ ਦੇ ਰਾਜਾਂ ਵਿਚ ਆਮ ਹੁੰਦਾ ਹੈ। ਰਾਸ਼ਟਰੀ ਫਲੇਰੀਆ ਕੰਟਰੋਲ ਪ੍ਰੋਗਰਾਮ 1955 ਵਿਚ ਸ਼ੁਰੂ ਕੀਤਾ ਗਿਆ ਅਤੇ ਜਿਥੇ ਵੀ ਇਹ ਰੋਗ ਐਨਡੈਮਿਕ ਹੋਇਆ ਉਥੇ ਹੀ ਕੰਟਰੋਲ ਕਰਨ ਲਈ ਸਥਾਨਿਕ ਯੂਨਿਟਾਂ ਸਥਾਪਿਤ ਕੀਤੀਆ ਗਈਆਂ ਮੌਜੂਦਾ ਸਮੇਂ ਵਿਚ 206 control units ਅਤੇ 199 filaria clinic endamic area ਵਿਚ ਹੇਠ ਲਿਖੇ ਕੰਮ ਕੀਤੇ ਜਾ ਰਹੇ ਹਨ :
   (a) Anti larval ਤਰੀਕਿਆਂ ਵਿਚ ਮਾਨਤਾ ਪ੍ਰਾਪਤ larvicides ਦਾ ਹਫਤਾਵਾਰ ਛਿੜਕਾ।
   (b) ਵਾਤਾਵਰਣ ਅਤੇ ਪਾਣੀ ਤੋਂ ਸਰੋਤ ਜਿਨਾਂ ਕਾਰਨ larva ਪੈਦਾ ਹੋ ਸਕਦਾ ਹੈ ਨੂੰ ਬਟਾਉਣਾ।
   (c) Microfilarial carries ਅਤੇ cases ਨੂੰ ਪਤਾ ਲਗਾਉਣਾ ਅਤੇ ਸਹੀ ਇਲਾਜ ਕਰਨਾ।
   (d) ਕਮਿਉਨਟੀ ਜਾਗਰੂਕਤਾ ਲਈ ਉਪਰਾਲੇ ਕਰਨੇ।
3. **ਤਪਦਿਕ :** ਇਹ ਰੋਗ ਪਿੰਡਾਂ ਅਤੇ ਸ਼ਹਿਰਾਂ ਵਿਚ ਬਰਾਬਰ ਫੈਲਿਆ ਹੋਇਆ ਹੈ ਅਤੇ 2% ਵਸੋਂ ਇਸ ਰੋਗ ਨਾਲ ਪੀੜਿਤ ਹੈ। ਇਸ ਰੋਗ ਨੂੰ ਖਤਮ ਕਰਨ ਲਈ ਅਤੇ ਸੋਖੀ ਤਰ੍ਹਾਂ ਇਲਾਜ ਪ੍ਰਾਪਤ ਕਰਨ ਲਈ 1962 ਵਿਚ ਜਿਲਾ ਤਪਦਿਕ ਕੰਟਰੋਲ ਪ੍ਰੋਗਰਾਮ ਚਾਲੂ ਕੀਤਾ ਅਤੇ ਹਰ ਜਿਲੇ ਵਿਚ ਟੀ.ਬੀ. ਕੰਟਰੋਲ ਸੈਂਟਰ ਖੋਲਿਆ ਗਿਆ। ਇਸ ਪ੍ਰੋਗਰਾਮ ਦੇ ਅੰਦਰ ਆਉਂਦੇ ਜਿਲਾ ਤਪਦਿਕ ਕੰਟਰੋਲ programme ਦੇ ਮੁੱਖ ਕਾਰਜ :
   (a) ਪ੍ਰਭਾਵਿਤ ਵਿਅਕਤੀਆਂ ਦਾ ਪਤਾ ਲਗਾਉਣਾ।
   (b) ਥੁਕ ਦੀ ਸੁਥਮ ਜਾਂਚ।
   (c) ਜਿਸ ਵਿਅਕਤੀ ਦਾ ਥੁਕ ਵਾਰ-2 ਨੈਗੇਟਿਵ ਆ ਰਿਹਾ ਹੋਵੇ ਉਸ ਦੀ Radiological ਪਰਿਖਿਆ ਨਹੀਂ ਕਰਉਣੀ।
   (d) BCG ਟੀਕਾਕਰਣ
   (e) ਨਿਰੀਖਣ ਅਤੇ ਜਾਂਚ ਲਈ follow up ਰਖਣਾ।

(f) ਪ੍ਰਭਾਵਿਤ ਵਿਅਕਤੀਆਂ ਦੀ ਦਰ ਨੂੰ ਕੰਟਰੋਲ ਵਿਚ ਲਿਆਉਣਾ।

(g) DOTS ਦਵਾਇਆ ਦੀ ਸਪਲਾਈ ਨੂੰ ਯਕੀਨੀ ਬਨਾਣਾ।

(h) ਇਕ ਨਿਪੁਣ ਵਿਅਕਤੀ ਦੁਆਰਾ short term chemotherapy ਨੂੰ ਯਕੀਨੀ ਬਨਾਣਾ।

(i) ਹਰ ਵਿਅਕਤੀ ਲਈ ਕਮਵਾਰ ਨਰੀਖਣ ਅਤੇ ਇਲਾਜ ਦੀ ਜਾਂਚ।

- ਇਸ ਪ੍ਰੋਗਰਾਮ ਵਿਚ ਲੋਕਾਂ ਨੂੰ ਛੋਟੇ ਪਰਿਵਾਰ ਰਖਣ ਲਈ ਪ੍ਰੋਗਰਾਮ ਦਿੱਤਾ ਜਾਂਦਾ ਹੈ।
- ਇਸ ਤੋਂ ਇਲਾਵਾ ਇਸ ਪ੍ਰੋਗਰਾਮ ਵਿਚ ਅਬਾਦੀ ਨੂੰ ਕੰਟਰੋਲ ਕਰਨ ਲਈ ਉਪਰਾਲੇ ਵੀ ਕੀਤੇ ਜਾਂਦੇ ਹਨ।
- ਸਮੇਂ ਦੇ ਨਾਲ ਇਸ ਪ੍ਰੋਗਰਾਮ ਵਿਚ ਅਨੇਕਾਂ ਸੋਧਾਂ ਕੀਤੀਆ ਗਈਆ ਜਿਸ ਵਿਚ ਟੀਕਾਕਰਣ ਪ੍ਰੋਗਰਾਮ, ਜੀਵਨ ਰਖਿਅਕ ਥੈਰਪੀ, ਅਤੇ MCH services ਨੂੰ ਮੁੱਖ ਧਿਆਨ ਅਤੇ ਸੇਵਾਵਾਂ ਦਿੱਤੀਆਂ ਜਾ ਰਹੀਆ ਹਨ।

4. **ਖੁਰਾਕ :** F.A.O. Unicef ਅਤੇ WHO ਦੀ ਸਹਾਇਤਾ ਨਾਲ applied nutrition ਪ੍ਰੋਗਰਾਮ 1963 ਵਿਚ ਚਾਲੂ ਕੀਤਾ ਗਿਆ, ਇਹ ਯੋਜਨਾ ਪੰਜ ਸਾਲ ਲਈ ਸ਼ੁਰੂ ਕੀਤੀ ਗਈ। I.C.D.S. ਸਕੀਮ ਅਧੀਨ ਬੱਚਿਆਂ ਦੁੱਧ ਪਿਲਾਉਣ ਵਾਲੀਆ ਮਾਵਾਂ, ਗਰਭਵਤੀ ਮਾਵਾਂ ਲਈ ਪਿੰਡਾਂ ਵਿਚ ਆਗਨਵਾੜੀਆਂ ਵਿਚ ਸਹਾਇਕ ਖੁਰਾਕ ਦੀਆਂ ਸਹੂਲਤਾਂ ਉਪਲਬਧ ਹਨ। ਇਸ ਤੋਂ ਇਲਾਵਾਂ ਹੋਰ ਅਨੇਕਾਂ ਖੁਰਾਕ ਪ੍ਰੋਗਰਾਮ ਹਨ ਜੇ ਕਿ ਹੇਠ ਲਿਖੇ ਹਨ :

   - **Special ਖੁਰਾਕ ਪ੍ਰੋਗਰਾਮ :** ਇਸ ਦੇ ਵਿਚ 6 ਸਾਲ ਤੱਕ ਦੇ ਬੱਚਿਆਂ ਅਤੇ ਗਰਭਵਤੀ ਅਤੇ ਦੁੱਧ ਪਿਲਾਉਂਦੀਆਂ ਮਾਵਾਂ ਨੂੰ supplimentary ਖੁਰਾਕ ਦਿੱਤੀ ਜਾਂਦੀ ਹੈ। ਇਸ ਵਿਚ 300 ਦਿਨਾਂ ਲਈ ਖੁਰਾਕ, ਇਸ ਵਿਚ 25 gms ਪ੍ਰੋਟੀਨ, ਕੇਲੋਰੀ, ਮਾਤਾਵਾਂ ਨੂੰ ਅਤੇ 10-12 gm ਪ੍ਰੋਟੀਨ ਅਤੇ 300 ਕੈਲੋਰੀ ਬੱਚਿਆਂ ਨੂੰ ਦਿੱਤੀ ਜਾਂਦੀ ਹੈ। ਅੱਜ ਕਲ ਸਰਕਾਰ ਨੇ ਮਿਡ ਡੇ ਮੀਲ ਪ੍ਰੋਗਰਾਮ, ਬਾਲਵਾੜੀ ਪ੍ਰੋਗਰਾਮ। ਅਤੇ ਅਨੇਕਾ ਹੋਰ ਪ੍ਰੋਗਰਾਮ ਚਲਾਏ ਹਨ ਜਿਨਾਂ ਦੇ ਤਹਿਤ ਬਚਿਆਂ ਜੋ ਕਿ 6 ਤੋਂ 11 ਸਾਲ ਤੱਕ ਦੇ ਹੁੰਦੇ ਹਨ ਨੂੰ ਭੋਜਨ ਦਿੱਤਾ ਜਾਂਦਾ ਹੈ। ਅਤੇ 0 ਤੋਂ 5 ਸਾਲ ਤੱਕ ਦੇ ਬੱਚੇ ਅਤੇ ਗਰਭਵਤੀ ਔਰਤਾਂ ਨੂੰ ਅਤੇ ਦੁੱਧ ਪਿਲਾਉਣ ਵਾਲੀਆਂ ਮਾਤਾਵਾਂ ਨੂੰ ਭੋਜਨ ਮਹੁਈਆ ਕਰਵਾਇਆ ਜਾਂਦਾ ਹੈ।

5. **ਕੌਮੀ ਕੁਕਰੇ ਕੰਟਰੋਲ ਪ੍ਰੋਗਰਾਮ :** ਕੌਮੀ ਕੁਕਰੇ ਕੰਟਰੋਲ ਪ੍ਰੋਗਰਾਮ 1963 ਵਿਚ ਸ਼ੁਰੂ ਕੀਤਾ ਗਿਆ ਜਿਸ ਵਿਚ ਵਿਟਾਮਿਨ A ਦੀ ਕਮੀ ਨਾਲ ਹੋਵ ਵਾਲੇ ਅੰਨੇਪਣ ਦੇ ਕੰਟਰੋਲ ਤੇ ਧਿਆਨ ਦਿੱਤਾ ਗਿਆ। ਇਸ ਪ੍ਰੋਗਰਾਮ ਵਿਚ ਵਿਟਾਮਿਨ A ਦੀ ਇਕ ਨਿਰਧਾਰੀਤ ਖੁਰਾਕ ਦਿੱਤੀ ਜਾਂਦੀ ਹੈ।

   ਕੋਹੜ : ਇਹ ਭਾਰਤ ਦੀ ਵੱਡੀ ਸਮਸਿਆ ਹੈ। ਖਾਸ ਕਰਕੇ ਤਮਿਲਨਾਡੂ, ਪੱਛਮੀ ਬੰਗਾਲ, ਬਿਹਾਰ, ਆਂਧਰਾ ਪ੍ਰਦੇਸ਼ ਅਤੇ ਉੜੀਆ, ਰਾਜ ਵਿਚ ਕੌਮੀ ਕੋਹੜ ਰੋਕ ਪ੍ਰੋਗਰਾਮ 1954-55 ਵਿਚ ਕੇਂਦਰ ਖੋਲ ਕੇ ਸ਼ੁਰੂ ਕੀਤਾ ਗਿਆ। ਐਨ ਡੋਮਿਕ ਇਲਾਕੇ ਵਿਚ ਕੋਹੜ ਰੋਕੂ ਯੁਨਿਟਾਂ ਖੋਲੀਆਂ ਗਈਆਂ ਇਸ ਪ੍ਰੋਗਰਾਮ ਦੇ ਅੰਦਰ, ਸਰਵੇ ਦੇ ਦੁਆਰਾ ਬਿਮਾਰੀ ਦੇ ਸ਼ੁਰੂਆਤੀ ਦੋਰ ਵਿਚ ਹੀ ਪ੍ਰਭਾਵਿਤ ਲੋਕਾਂ ਨੂੰ ਲਭਣ ਉਤੇ ਜੋਰ ਦਿੱਤਾ ਜਾਂਦਾ ਹੈ, ਇਸ ਦੇ ਨਾਲ ਹੀ ਪ੍ਰਭਾਵਿਤ ਵਿਅਕਤੀ ਦਾ ਪਰਿਖਣ ਨਿਯਮਿਤ ਛੋਟੇ ਸਮੇਂ ਲਈ multi drug therapy, ਸਿਹਤ ਸਿੱਖਿਆ, ਮੁੜ ਵਸੇਬਾ ਵਰਗੇ ਕੰਮਾਂ ਉਤੇ ਜੋਰ ਦਿੱਤਾ ਜਾਂਦਾ ਹੈ।

6. **ਸੁਜਾਕ ਅਤੇ ਆਤਮਕ :** ਸੰਭੋਗ ਰਾਹੀ ਫੈਲਣ ਵਾਲੇ ਰੋਗ ਵੀ ਸਿਹਤ ਸਮਸਿਆਵਾਂ ਹਨ। ਪਰ ਲੋਕ ਇਸ ਨੂੰ ਛੁਪਾ ਕੇ ਰਖਦੇ ਹਨ ਅਤੇ ਇਲਾਜ ਨਹੀਂ ਕਰਵਾਉਂਦੇ ਇਨਾਂ ਬੀਮਾਰੀਆਂ ਦੇ ਕੰਟਰੋਲ ਲਈ ਵੀ.ਡੀ. ਕੰਟਰੋਲ ਪ੍ਰੋਗਰਾਮ ਚਲਾਇਆ ਗਿਆ। ਇਸ ਪ੍ਰੋਗਰਾਮ ਅਧੀਨ ਅਨੇਕ ਸੇਵਾਵਾਂ ਦਿੱਤੀਆ ਜਾ ਰਹੀਆ ਹਨ।

7. **ਪਾਣੀ ਪ੍ਰਬੰਦ ਅਤੇ ਸਫਾਈ :** ਕੌਮੀ ਪਾਣੀ ਪ੍ਰਬੰਧ ਅਤੇ ਸਫਾਈ ਪ੍ਰੋਗਰਾਮ 1954 ਵਿਚ ਆਰੰਭ ਕੀਤਾ ਗਿਆ। ਕੇਂਦਰ ਸਰਕਾਰ ਰਾਜ ਸਰਕਾਰ ਨੂੰ ਇਸ ਯੋਜਨਾ ਨੂੰ ਸ਼ਹਿਰਾਂ ਅਤੇ ਪਿੰਡਾਂ ਵਿਚ ਲਾਗੂ ਕਰਨ ਲਈ 50% ਸਹਾਇਤਾ ਦੇ ਰਹੀ ਹੈ।

8. **ਪਰਿਵਾਰ ਭਲਾਈ ਪ੍ਰੋਗਰਾਮ** : ਦੁਨੀਆ ਵਿਚ ਸਭ ਤੋਂ ਪਹਿਲਾਂ ਭਾਰਤ ਨੇ 1953 ਵਿਚ ਕੌਮੀ ਪਰਿਵਾਰ ਨਿਯੋਜਨ ਪ੍ਰੋਗਰਾਮ ਨੂੰ ਚਾਲੂ ਕੀਤਾ। ਅੱਜ ਕਲ ਇਸ ਪ੍ਰੋਗਰਾਮ ਨੂੰ ਪਰਿਵਾਰ ਭਲਾਈ ਦਾ ਨਾਮ ਦੇ ਕੇ ਪ੍ਰੋਗਰਾਮ ਨੂੰ ਨਵਾਂ ਮੋੜ ਦਿੱਤਾ ਗਿਆ ਹੈ।

ਇਸ ਪ੍ਰੋਗਰਾਮ ਦੇ ਤਹਤ ਦਿੱਤੀਆਂ ਜਾਣ ਵਾਲੀਆਂ ਸੁਵਿਦਾਵਾਂ ਦੇ ਵਿਚ ਪਰਿਵਾਰ ਨਿਯੋਜਨ ਦੇ ਵਰਤੇ ਜਾਂਦੇ ਤਰੀਕਿਆਂ ਦੀ ਸਪਲਾਈ ਅਤੇ ਸਿਹਤ ਸਿੱਖਿਆ ਦਾ ਸਮਾਨ ਜਰੂਰਤ ਦੇ ਹਿਸਾਬ ਨਾਲ ਵੰਡਿਆ ਜਾਂਦਾ ਹੈ। ਇਸੇ ਤਰ੍ਹਾਂ ਇਸ ਵਿਸ਼ੇ ਉੱਤੇ ਖੋਜਾਂ ਅਤੇ ਸਿਖਲਾਈ ਵੀ ਕੀਤੀ ਜਾਂਦੀ ਹੈ।

- **E.P.I. Expanded programme of immunigation :** ਇਹ ਪ੍ਰੋਗਰਾਮ 1978 ਵਿੱਚ ਚਾਲੂ ਕੀਤਾ ਗਿਆ। ਇਹ ਸਾਰੇ ਸਿਹਤ ਕੇਂਦਰਾਂ ਰਾਹੀ ਪੇਂਡੂ ਇਲਾਕਿਆਂ ਵਿੱਚ ਡਿਸਪੈਂਸਰੀਆਂ ਤੇ ਹਸਪਤਾਲਾਂ ਰਾਹੀ 6 ਮਾਰੂ ਰੋਗਾਂ ਨੂੰ ਕਾਬੂ ਕਰਨ ਤੇ ਬਚਾਉਣ ਲਈ, ਟੀਕਾਕਰਣ ਸੇਵਾਵਾਂ ਦਿਤੀਆਂ ਜਾਂਦੀਆਂ ਹਨ। ਟੀ.ਬੀ., ਖਸਰਾ, ਪੋਲੀਓ, ਕਾਲੀ ਖੰਘ ਗੱਲਘੋਟੂ, ਟੈਟਨਸ ਛੇ ਮਾਰੂ ਰੋਗ ਹਨ।
- **U.P.I. (Universal immunigation programme) :** ਇਸ ਪ੍ਰੋਗਰਾਮ ਵਿੱਚ 1 ਸਾਲ ਤੱਕ ਦੇ ਬੱਚਿਆਂ ਤੇ 100% ਗਰਭਵਤੀ ਮਾਵਾਂ ਨੂੰ ਪੂਰਨ ਤੌਰ ਤੇ ਰੋਗਾਂ ਤੋਂ ਬਚਾਉਣ ਲਈ (Immunization) ਟੀਕਾਕਰਣ ਕੀਤਾ ਜਾਂਦਾ ਹੈ।
- **ਪੰਜ ਸਾਲਾ ਯੋਜਨਾ** : ਇਸ ਪ੍ਰੋਗਰਾਮ ਦੇ ਤਹਿਤ ਪਹਿਲੀ ਪੰਜ ਸਾਲਾ ਯੋਜਨਾ ਦੀ ਸਥਾਪਨਾ 1951 ਈ. ਵਿੱਚ ਕੀਤੀ ਗਈ ਜਿਸ ਵਿੱਚ ਵਿਅਕਤੀ ਦੇ ਸਿਹਤ ਦੇ ਮਿਆਰ ਨੂੰ ਉੱਚਾਂ ਚੁਕਣ ਲਈ ਸਿਹਤ ਸੇਵਾਵਾਂ ਦਾ ਨਿਰਮਾਣ ਕੀਤਾ ਗਿਆ ਤੇ ਲਾਗੂ ਕੀਤਾ ਗਿਆ। ਹਰ ਕਮਿਉਨਟੀ ਬਲਾਕ ਵਿੱਚ P.H.C. ਦੀ ਸਥਾਪਨਾ ਹੋਈ।
- **ਚੌਥੀ ਪੰਜ ਸਾਲਾ ਯੋਜਨਾ** : ਇਹ 1969 ਈ. ਵਿੱਚ ਹੋਂਦ ਵਿੱਚ ਆਈ ਇਸ ਤਹਿਤ ਬਰਥ ਅਤੇ Death ਰੇਜਿ-ਸਟ੍ਰੇਸ਼ਨ ਐਕਟ 1970 ਵਿੱਚ ਲਾਗੂ ਹੋਇਆ। 1970 ਵਿੱਚ ਸਾਡੇ ਭਾਰਤੀ ਹਸਪਤਾਲਾਂ ਵਿੱਚ ਪੋਸਟ ਮਾਰਟਮ ਯੂਨਿਟ ਚਾਲੂ ਕੀਤਾ ਗਿਆ। 1972 ਵਿੱਚ M.T.P. ਐਕਟ ਲਾਗੂ ਕੀਤਾ ਗਿਆ। ਜਿਨਾਂ ਦੇ ਬਹੁਤ ਚੰਗੇ ਨਤੀਜੇ ਮਿਲ ਰਹੇ ਹਨ।
- **R.C.H. (Reproduction and child health programme) :** Programme 1997 ਵਿੱਚ ਚਾਲੂ ਕੀਤਾ ਗਿਆ। ਜਿਸ ਵਿੱਚ ਬੱਚੇ ਦੇ ਪੈਦਾ ਹੋਣ ਤੋਂ ਲੈ ਕੇ 5 ਸਾਲ ਦੀ ਉਮਰ ਤੱਕ ਉਨ੍ਹਾਂ ਨੂੰ ਸਿਹਤ ਸਹੂਲਤਾਂ ਸਿਹਤ ਸੇਵਾਵਾਂ ਰਾਹੀ ਤੇ ਖੁਰਾਕੀ ਸਹੂਲਤਾਂ ਖੁਰਾਕ ਸੇਵਾਵਾਂ ਰਾਹੀ ਦਿਤੀਆ ਜਾਂਦੀਆ ਜਨ। ਇਹ ਪ੍ਰੋਗਰਾਮ ਹੁਣ ਵੀ ਚਲ ਰਿਹਾ ਹੈ।

  ਉਪਰੋਕਤ ਪ੍ਰੋਗਰਾਮਾਂ ਤੋਂ ਇਲਾਵਾ ਸਾਡੀ ਸਰਕਾਰ ਨੇ ਰਾਸ਼ਟਰ ਦੀ ਜਨਤਾਂ ਦੀ ਸਿਹਤ ਦੇ ਮਿਆਰ ਨੂੰ ਉੱਚਾ ਚੁਕਣ ਲਈ ਸਮੇਂ-2 ਤੇ ਰਾਸ਼ਟਰੀ ਕਾਰਜਕ੍ਰਮ ਚਲਾਏ। ਜਿਨਾਂ ਵਿਚੋਂ ਕੁਝ ਪ੍ਰੋਗਰਾਮ ਸਫਲਤਾ ਪ੍ਰਾਪਤ ਕਰਕੇ ਖਤਮ ਹੋ ਗਏ ਤੇ ਬਾਕੀ ਸਾਰੇ ਪ੍ਰੋਗਰਾਮ ਅੱਜ ਵੀ ਚਲ ਰਹੇ ਹਨ। ਇਨਾਂ ਪ੍ਰੋਗਰਾਮਾਂ ਕਰਕੇ ਸਾਡੇ ਰਾਸਟਰ ਵਿਚੋਂ ਕੋਹੜ, ਚੇਚਕ, ਪਲੇਗ ਤੇ ਹੋਰ ਜਾਨਲੇਵਾ ਬੀਮਾਰੀਆਂ ਦਾ ਅੰਤ ਹੋਇਆ ਹੈ।
- **Social Health Programme :** ਸਕੂਲਾਂ ਵਿਚ ਦੰਦਾ ਦੀ ਅਤੇ ਸਰੀਰਕ ਜਾਂਚ ਕਰਕੇ ਬੱਚਿਆ ਨੂੰ ਦਵਾਇਆਂ ਦੇਣਾ। ਅੱਖਾਂ ਦਾ ਚੈਕਅੱਪ ਕਰਨਾ, ਟੀਕੇ ਲਗਾਉਣਾ ਖੂਨ ਦੀ ਜਾਂਚ, ਸਫਾਈ ਬਾਰੇ ਸਿਹਤ ਸਿੱਖਿਆ ਦੇਣਾ ਇਸ ਪ੍ਰੋਗਰਾਮ ਅਧੀਨ ਸ਼ਾਮਲ ਹਨ।

9. **ਹੈਜਾ** : ਹੈਜਾ ਭਾਰਤ ਦੇ ਬਿਹਾਰ, ਬੰਗਾਲ, ਮਹਾਰਾਸ਼ਟਰ, ਤਮਿਲਨਾਡੂ, ਓਡੀਸਾ ਵਿੱਚ ਇਹ ਬੀਮਾਰੀ ਜਿਆਦਾ ਫੈਲੀ ਹੋਈ ਹੈ।

10. **ਗਿਲੜ :** ਆਓਡੀਨ ਦੀ ਘਾਟ ਨਾਲ ਗਿਲੜ ਰੋਗ ਹੋ ਜਾਂਦਾ ਹੈ। ਥਾਇਰਾਈਡ ਗਲੈਂਡ ਦਾ ਕੰਮ ਰੁੱਕ ਜਾਂਦਾ ਹੈ। ਕੋਮੀ ਗਿਲੜ ਕੰਟਰੋਲ ਪ੍ਰੋਗਰਾਮ 1962 ਤੋਂ ਕੇਂਦਰ ਸਰਕਾਰ ਵੱਲੋਂ ਚਾਲੂ ਕੀਤਾ ਗਿਆ। ਇਸ ਦੇ ਤਹਤ ਆਓਡੀਨ ਵਾਲਾ ਨਮਕ ਪ੍ਰਭਾਵਿਤ ਇਲਾਕਿਆਂ ਵਿੱਚ ਵੰਡੀਆ ਜਾਂਦਾ ਹੈ।

3.7 ਆਸ਼ਾ, ਆਂਗਨਵਾੜੀ ਕਰਮਚਾਰੀ ਅਤੇ ਦਾਈ ਦੇ ਕਾਰਜ ਅਤੇ ਰੋਲ

ਆਸ਼ਾ ਮਾਨਤਾ ਪ੍ਰਾਪਤ ਸਮਾਜਿਕ ਸਿਹਤ ਕਰਮਚਾਰੀ : ਰਾਸ਼ਟਰੀ ਪੇਂਡੂ ਸਿਹਤ ਮਿਸ਼ਨ ਦੇ ਅਨੁਸਾਰ ਭਾਰਤ ਸਰਕਾਰ ਨੇ ਮਾਨਤਾ ਪ੍ਰਾਪਤ ਸਿਹਤ ਕਰਮਚਾਰੀ ਭਾਵ ਆਸ਼ਾ ਨੂੰ ਇਸ ਯੋਜਨਾ ਦੇ ਤਹਤ ਪਿੰਡ ਦੀਆਂ ਪੰਚਾਇਤਾ ਤਕ ਪਹੁੰਚਾਇਆ ਹੈ। ਪਿੰਡ ਵਿੱਚ 1000 ਲੋਕਾਂ ਦੀ ਅਬਾਦੀ ਹੋਣ ਤੇ ਆਸ਼ਾ ਦੀ ਚੋਣ ਕੀਤੀ ਜਾਂਦੀ ਹੈ।

ਆਸ਼ਾ ਦੇ ਮੁੱਖ ਕਾਰਜਾਂ ਦਾ ਵੇਰਵਾ

1. ਪਿੰਡ ਦੇ ਲੋਕਾਂ ਦੀ ਚੰਗੀ ਸਿਹਤ ਬਣਾਏ ਰਖਣ ਵਿੱਚ ਆਸ਼ਾ ਇਕ ਬੜਾ ਵੱਡਾ ਰੋਲ ਅਦਾ ਕਰਦੀ ਹੈ। ਜਿਸ ਵਿੱਚ ਆਪਣੇ ਆਪ ਦੀ ਸਫਾਈ, ਖੁਰਾਕ, ਚੰਗੀਆ ਆਦਤਾਂ, ਚੰਗਾ ਰਹਿਣ ਸਹਣ ਅਤੇ ਸੇਹਤ ਅਤੇ ਪਰਿਵਾਰ ਕਲਿਆਣ ਦੀਆ ਸੇਵਾਵਾਂ ਨੂੰ ਵਰਤਣ ਬਾਰੇ ਦਸਦੀ ਹੈ।
2. ਆਸ਼ਾ ਪੇਂਡੂ ਪੰਚਾਇਤ ਦੇ ਪੇਂਡੂ ਸਿਹਤ ਅਤੇ ਸਫਾਈ ਕਮੇਟੀ ਸੇਹਤ ਯੋਜਨਾ ਬਣਾਉਂਦੀ ਹੈ।
3. ਆਸ਼ਾ ਦਾ ਔਰਤਾਂ ਨੂੰ ਪ੍ਰਸੂਤੀ ਦੀ ਤਿਆਰੀ, ਮਾਂ ਦਾ ਦੁੱਧ, ਖੁਰਾਕ ਅਤੇ ਲਾਗ ਬਾਰੇ ਦਸੱਣਾ।
4. 16 ਹਫਤਿਆਂ ਜਾਂ ਇਸਤੋਂ ਪਹਿਲਾਂ ਦੀ ਗਰਭਵਤੀ ਔਰਤਾਂ ਦਾ ਸਰਕਾਰੀ ਸੰਸਥਾ ਵਿੱਚ ਇੰਦਰਾਜ ਕਰਾਉਣਾ।
5. ਗਰਭਵਤੀ ਔਰਤਾਂ ਦੇ 3 ਐਨਟੀਨੇਟਲ check ਕਰਾਉਣੇ।
6. ਗਰਭਵਤੀ ਔਰਤਾਂ ਦਾ Institutional ਜਣੇਪਾ ਕਰਾਉਣਾ।
7. ਜਣੇਪੇ ਤੋਂ ਬਾਅਦ Post natal check up ਕਰਾਉਣਾ।
8. ਮਾਵਾਂ ਅਤੇ ਛੋਟੇ ਬੱਚਿਆ ਦਾ ਟੀਕਾਕਰਣ ਕਰਾਉਣਾ।
9. ਸਰਵੇ ਕਰਨਾ ਅਤੇ ਛੋਟੇ ਮੋਟੇ ਰੋਗਾਂ ਦਾ ਇਲਾਜ ਕਰਨਾ।
10. ਇਸਤਰੀ ਅਤੇ ਮਰਦ ਨੂੰ ਪਰਿਵਾਰ ਨਿਯੋਜਨ ਤਰੀਕੇ ਵਰਤਣ ਲਈ ਪ੍ਰੇਰਨਾ ਦੇਣਾ।
11. ਜਨਮ ਅਤੇ ਮੌਤ ਦੇ ਇੰਦਰਾਜ ਕਰਾਉਣੇ।
12. ਖੁਰਾਕ ਦਿਵਸ ਮਨਾਉਣੇ ਅਤੇ ਪਖਾਨੇ ਬਣਾਉਣ ਲਈ ਉਤਸ਼ਾਹਿਤ ਕਰਨ।
13. ਟੀ.ਬੀ. ਦੇ ਮਰੀਜਾਂ ਨੂੰ ਪੂਰੇ ਕੋਰਸ ਦੀ ਦਵਾਈ ਖਵਾਉਣੀ।
14. ਆਸ਼ਾ ਡਿਪੋ ਹੋਲਡਰ ਦਾ ਕੰਮ ਕਰਦੀ ਹੈ ਜਿਵੇਂ : ORI, ਆਇਰਨ ਅਤੇ ਫੋਲਿਕ ਐਸੀਡ ਦੀ ਗੋਲਿਆ ਵੰਡਣੀਆ, ਕਲੋਰੋਕਵੀਨ ਦੀ ਵੰਡ, ਡਿਸਪੋਜਲ ਜਣੇਪਾ ਕਿਟ, ਗਰਭ ਨਿਰੋਧਕ ਗੋਲੀਆ, ਕੰਡੋਮ ਆਦਿ।

ਆਂਗਨਵਾੜੀ ਵਰਕਰ ਦੇ ਕੰਮ :

1. **ਪੂਰਨ ਪੋਸ਼ਣ :**
   - 0-6 ਸਾਲ ਤੱਕ ਦੇ ਬੱਚੇ-ਬੱਚੀਆਂ, ਗਰਭਵਤੀ ਅਤੇ ਦੁੱਧ ਚੁੰਘਾਉਂਦੀਆਂ ਔਰਤਾਂ, ਕਿਸ਼ੋਰਾਂ ਦੀ ਪਹਿਚਾਣ ਕਰਕੇ ਉਨ੍ਹਾਂ ਨੂੰ ਪੂਰਨ ਖੁਰਾਕ ਮੁਹਈਆ ਕਰਨਾ।
   - ਪੂਰਣ ਖੂਰਾਕ ਦਾ ਉਚਿਤ ਰੱਖ ਰਖਾਵ।

- ਹਫਤੇ ਦੇ ਭੋਜਨ ਦਾ ਮੀਨੂੰ ਤਿਆਰ ਕਰਨਾ ਅਤੇ ਹਰ ਦਿਨ ਬਦਲੇ ਹੋਏ ਸਰੂਪ ਅਤੇ ਮੀਨੂੰ/ਸਾਰਣੀ ਪੋਸਕਾਰ ਉਪਲੱਬਦ ਕਰਨਾ।
- ਜਿਆਦਾ ਕੁਪੋਸ਼ਣ ਵਾਲੇ ਬੱਚਿਆਂ ਦਾ ਵਿਸ਼ੇਸ਼ ਧਿਆਨ ਰੱਖਣਾ।
- ਕੁਪੋਸ਼ਣ ਨਾਲ ਪੀੜਿਤ ਬੱਚਿਆਂ ਨੂੰ ਰੈਫਰ ਕਰਨਾ।

2. **ਸਕੂਲ ਤੋਂ ਪਹਿਲਾਂ ਸਿੱਖਿਆ :**
   - 3-6 ਸਾਲ ਤੱਕ ਦੇ ਬੱਚਿਆਂ ਦੇ ਲਈ ਸਕੂਲ ਤੋਂ ਪਹਿਲਾਂ ਸਿੱਖਿਆ ਕਲਾਸਾਂ ਚਲਾਉਣਾ।
   - ਬੱਚਿਆਂ ਨਾਲ ਗਲ ਬਾਤ ਕਰਨਾ, ਉਨਾਂ ਨੂੰ ਬੋਲਣ, ਸਮਝਣ ਦੇ ਮੌਕੇ ਪ੍ਰਦਾਨ ਕਰਨੇ, ਬੱਚਿਆਂ ਨੂੰ ਗਤੀਵਿਧਿਆਂ ਵਿੱਚ Busy ਰੱਖਣ ਦੇ ਯਤਨ ਕਰਨੇ।
   - ਬੱਚਿਆਂ ਵਿੱਚ ਆਪਣੀ ਸਫਾਈ ਅਤੇ ਵਾਤਾਵਰਣ ਸਫਾਤੀ ਦੀਆਂ ਆਦਤਾਂ ਵਿਕਸਿਤ ਕਰਨਾ।

3. **ਟੀਕਾਕਰਣ :**
   - ਰਾਸ਼ਟਰੀ ਟੀਕਾਕਰਣ ਸੂਚੀ ਦੇ ਅਨੁਸਾਰ ਟੀਕਾਕਰਣ ਦੀ ਜਾਣਕਾਰੀ ਰੱਖਣਾ।
   - 0-3 ਸਾਲ ਦੇ ਬੱਚਿਆ ਤੇ ਗਰਭਵਤੀ ਮਾਵਾਂ ਦਾ ਟੀਕਾਕਰਣ ਸੰਬੰਧੀ ਪੰਜੀਕਰਣ ਕਰਨਾ।
   - ਟੀਕਾਕਰਣ ਰਜਿਸਟਰ ਨੂੰ ਨਵੀਨਤਮ ਬਣਾਈ ਰੱਖਣਾ।

4. **ਵਿਕਾਸ ਨਿਗਰਾਨੀ :**
   - ਬੱਚੇ ਦੀ ਜਨਮ ਮਿਤੀ, ਸਹੀ ਵਜਨ ਨੋਟ ਕਰਨਾ।
   - ਕੁਪੋਸ਼ਤ ਬੱਚਿਆਂ ਦਾ ਪਤਾ ਲਗਾਉਣਾ।
   - ਵ੍ਰਿਧੀ ਰੇਖਾ ਵਿੱਚ ਬੱਚੇ ਦੀ ਵ੍ਰਿਧੀ ਬਾਰੇ ਵਿੱਚ ਮੁਲਾਂਕਣ ਕਰਨਾ।

5. **ਸਿਹਤ ਸਿੱਖਿਆ :**
   - ਸਿਹਤ ਸਿੱਖਿਆ ਨੂੰ ਪ੍ਰਭਾਵੀ ਬਣਾਉਣ ਲਈ ਘਰ ਮੁਲਾਕਾਤ ਕਰਨਾ।
   - ਆਪਣੇ ਖੇਤਰ ਵਿੱਚ ਸਫਾਈ ਸ਼ੁੱਧਤਾ ਸੰਬੰਧੀ ਜਾਗਰੂਕਤਾ ਵਧਾਉਣਾ।

6. **ਸਿਹਤ ਸੇਵਾਵਾਂ :**
   - ਬੀਮਾਰ ਕੁਪੋਸ਼ਤ ਬੱਚਿਆਂ ਦਾ ਪੂਰੀ ਤਰਾਂ ਧਿਆਨ ਰੱਖਣਾ ਤੇ ਉਹਨਾਂ ਦੀ ਅਧਿਸੂਚਨਾ ਵਿੱਚ ਸਹਿਯੋਗ ਦੇਣਾ।
   - ਸਿਹਤ ਵਿਭਾਗ ਦੇ ਸਥਾਨਿਕ ਕਰਮਚਾਰੀਆਂ, ANM, LHV ਅਤੇ ਹੋਰ ਸਿਹਤ ਕਰਮਚਾਰੀਆਂ ਆਦਿ ਨੂੰ ਸਹਿਯੋਗ ਦੇਣਾ।

7. **ਰੈਫਰਲ ਸੇਵਾਵਾਂ :**
   - ਗਰਭ ਅਵਸਥਾ, ਕੁਪੋਸ਼ਤ ਬੱਚਿਆ ਅਤੇ ਹੋਰ ਬੀਮਾਰੀਆਂ ਦੀ ਸਥਿਤੀ ਵਿਚ ਰੋਗੀ ਨੂੰ ਇਲਾਜ ਕਰਾਉਣ ਲਈ ਰੈਫਰ ਕਰਨਾ।
   - ਰੈਫਰਲ ਸੇਵਾਵਾਂ ਸੰਬੰਧੀ ਟਰਾਂਸਪੋਰਟ ਦੀ ਵਿਵਸਥਾ ਕਰਨੀ।

ਦਾਈ ਦੇ ਕਾਰਜ :

ਦਾਈ ਪਿੰਡਾਂ ਇੱਚ ਇੱਕ ਅਹਮ ਰੋਲ ਅਧਾ ਕਰਦੀ ਹੈ। ਦਾਈ ਨੂੰ TBA (Trained Birth Attendent) ਵੀ ਕਿਹਾ ਜਾਂਦਾ ਹੈ। ਦਾਈ ਪਹਿਵਾਰ ਅਤੇ ਸਿਹਤ ਕਰਮਚਾਰੀਆਂ ਦੇ ਵਿੱਚ ਇਕ ਜੋੜ ਦਾ ਕੰਮ ਕਰਦੀ ਹੈ।

1. ਦਾਈ ਗਰਭਵਤੀ ਔਰਤਾਂ ਨੂੰ ਜਰੂਰੀ ਸਲਾਹ ਅਤੇ ਦੇਖਭਾਲ ਕਰਦੀ ਹੈ।

2. ਜਣੇਪੇ ਦੇ ਸਮੇਂ ਸਾਫ ਸਫਾਈ ਦਾ ਪੂਰਾ ਧਿਆਨ ਰੱਖਣਾ।
3. ਨਾੜੂ ਲਈ ਪ੍ਰਯੋਗ ਹੋਣ ਵਾਲੇ ਸਾਫ ਧਾਗੇ ਦਾ ਧਿਆਨ ਰੱਖਣਾ ਤਾਕਿ ਧਾਗਾ ਗੰਦਾ ਨਾ ਹੋਵੇ।
4. ਨਾਰਮਲ ਜਣੇਪਾ ਨਾ ਹੋਣ ਨਾਲੇ ਜਣੇਪੁ ਦੀ ਪਛਾਣ ਕਰਨਾ।
5. ਸ਼ਿਸ਼ੂ ਦੀ ਦਿਲ ਦੀ ਧੜਕਣ ਸੁਣਨਾ ਅਤੇ normal ਧੜਕਣ ਦੀ ਪਛਾਣ ਹੋਣਾ।
6. ਜਣੇਪੇ ਦੀ ਸਾਰੀ ਤਿਆਰੀ ਕਰਨਾ।
7. ਅਨਿਮਾ ਦੇਣਾ।
8. ਜਣੇਪੇ ਵਿੱਚ ਦੇਰ ਹੋਣ ਤੇ, ਖੂਨ ਜਿਆਦਾ ਵਹਿ ਜਾਣ ਤੇ ਪ੍ਰਬੰਧ ਕਰਨਾ।
9. ਜਣੇਪੇ ਸਮੇਂ ਮਾਂ ਨੂੰ ਤਸੱਲੀ ਦੇਣਾ।
10. ਜਣੇਪੇ ਤੋਂ ਬਾਅਦ ਮਾਂ ਦੀ ਦੇਖਭਾਲ ਕਰਨਾ।
11. ਮਾਂ ਦੇ ਦੁੱਧ ਲਈ ਉਤਸ਼ਾਹਿਤ ਕਰਨਾ।
12. ਜਣੇਪੇ ਲਈ ਦਾਈ ਕਿਟ ਹੋਣਾ ਅਤੇ ਉਸ ਕਿਟ ਦਾ ਇਸਤੇਮਾਲ ਕਰਨਾ।
13. ਨਿਰੋਧ ਵੰਡਣਾ।
14. ਪਰਿਵਾਰਕ ਜੋੜੇ ਨੂੰ ਪਰਿਵਾਰ ਨਿਯੋਜਨ ਬਾਰੇ ਸਮਝਾਉਣਾ।
15. ਜਨਮ ਮੌਤ ਸੰਬੰਧੀ ਘਟਨਾਵਾਂ ਨੂੰ ਰਜਿਸਟਰ ਕਰਨਾ।

REVIEW QUESTIONS

Short answer questions:

Q1. ਭਾਰਤੀ ਸਮੁਦਾਏ ਦੀਆਂ ਸਿਹਤ ਸਮੱਸਿਆਵਾਂ ਕਿਹੜੀਆਂ ਹਨ?

Hint: ਵਿਸ਼ਾ 3.1.2 ਵੇਖੋ।

Q2. ਸਿਹਤ ਕਮੇਟੀਆਂ ਦੇ ਨਾਮ ਲਿਖੋ।

Hint: ਵਿਸ਼ਾ 3.2.1 ਵੇਖੋ।

Q3. ਨੈਸ਼ਨਲ ਰੂਰਲ ਹੈਲਥ ਮਿਸ਼ਨ ਅਤੇ ਇਸਦੇ ਉਦੇਸ਼ਾ ਬਾਰੇ ਲਿਖੋ।

Hint: ਵਿਸ਼ਾ 3.2.2 ਵੇਖੋ।

Q4. ਆਸ਼ਾ (ASHA) ਅਤੇ ਉਸਦੀ ਚੋਂਣ ਬਾਰੇ ਲਿਖੋ।

Hint: ਵਿਸ਼ਾ 3.2.2 ਵੇਖੋ।

Q5. ਰਾਸ਼ਟਰੀ ਸਿਹਤ ਪ੍ਰੋਗਰਾਮਾਂ ਦੇ ਨਾਮ ਲਿਖੋ।

Hint: ਵਿਸ਼ਾ 3.3.1 ਵੇਖੋ।

Long answer type questions:

Q1. ਰਾਸ਼ਟਰੀ ਪ੍ਰੋਗਰਾਮਾਂ ਵਿੱਚ ਮਹਿਲਾ ਸਿਹਤ ਕਰਮਚਾਰੀ ਦੇ ਕੰਮ ਵਿਸਥਾਰ ਨਾਲ ਲਿਖੋ।

Hint: ਵਿਸ਼ਾ 3.3.3 ਵੇਖੋ।

Q2. ਰਾਸ਼ਟਰੀ ਸਿਹਤ ਕਮੇਟੀਆਂ ਬਾਰੇ ਵਿਸਥਾਰ ਨਾਲ ਲਿਖੋ।

Hint: ਵਿਸ਼ਾ 3.2.1 ਵੇਖੋ।

Q3. ਰਾਸ਼ਟਰੀ ਸਿਹਤ ਨੀਤੀ (ਹੈਲਥ ਪਾਲਿਸੀ) ਬਾਰੇ ਵਿਸਥਾਰ ਨਾਲ ਲਿਖੋ।

Hint: ਵਿਸ਼ਾ 3.2.2 ਵੇਖੋ।

Q4. ਆਸ਼ਾ, ਆਂਗਨਵਾੜੀ ਕਰਮਚਾਰੀ ਅਤੇ ਦਾਈ ਦੇ ਕਾਰਜ ਅਤੇ ਰੋਲ ਵਿਸਥਾਰ ਨਾਲ ਲਿਖੋ।

Hint: ਵਿਸ਼ਾ 3.4 ਵੇਖੋ।

Q5. ਨੈਸ਼ਨਲ ਰੂਰਲ ਮਿਸ਼ਨ ਬਾਰੇ ਵਿਸਥਾਰ ਨਾਲ ਲਿਖੋ।

Hint: ਵਿਸ਼ਾ 3.2.2 ਵੇਖੋ।

Multiple choice questions:

Q1. ਬੋਹਰ ਕਮੇਟੀ ਕਦੋਂ ਬਣਾਈ ਗਈ?

(a) 1969 (b) 1943
(c) 1944 (d) 1950

Q2. ਰਾਸ਼ਟਰੀ ਹੈਲਥ ਪਾਲਿਸੀ ਕਦੋਂ ਸ਼ੁਰੂ ਹੋਈ?

(a) 2002 (b) 1999
(c) 2000 (d) 1989

Q3. Five year plan ਦੇ ਤਹਿਤ ਕਿਹੜਾ ਪ੍ਰੋਗਰਾਮ 2005 ਵਿੱਚ ਆਇਆ :

(a) NRHM (b) RCH
(c) IMCI (d) MCH

Q4. ਕਿਹੜਾ ਪ੍ਰੋਗਰਾਮ 1950 ਵਿੱਚ ਆਇਆ :

(a) Filaria Central Program (b) Malaria Central Program
(c) Leprosy Central Program (d) AIDS Central Program

Q5. F.A.O. ਕੀ ਹੈ :

(a) Food and Agriculture Organisation (b) Food and Adultration
(c) Fine Art Organisation (d) Fruit and Adultration

ANSWERS (Multiple Choice Questions)

1. (b) 2. (c) 3. (a) 4. (b) 5. (a)

CHAPTER 4

ਸਿਹਤ ਦਾ ਢਾਂਚਾ (Health Organization)

ਸ਼ਬਦਾਵਲੀ (Key Terms)

- **V.H.G. :** Village Health Guide
- **Referral System :** ਇੱਕ ਜਗ੍ਹਾ ਤੋ ਦੂਜੀ ਜਗ੍ਹਾਂ ਭੇਜਣ।
- **WHO :** World Health Organisation
- **FAO :** The Food and Agriculture Organisation
- **Orphange Homes :** ਅਨਾਥਆਲਯ
- **STD :** Sexually Transmitted Diseases

4.1 Health Organisation

ਭਾਰਤ ਦੇ 29 ਰਾਜ ਅਤੇ ਸੱਤ ਕੇਂਦਰੀ ਸ਼ਾਸਿਤ ਖੇਤਰ ਹਨ। ਭਾਰਤ ਦੇ ਸੰਵਿਧਾਨ ਅਨੁਸਾਰ 'ਲੋਕਾਂ ਦੀ ਸਿਹਤ ਸੰਭਾਲ' ਰਾਜ ਸਰਕਾਰਾਂ ਦੀ ਜਿੰਮੇਵਾਰੀ ਹੈ। ਇਸ ਲਈ ਹਰ ਪ੍ਰਾਂਤ ਨੇ ਸਿਹਤ ਪ੍ਰਬੰਧ ਲਈ ਆਪਣਾ-ਆਪਣਾ ਢਾਂਚਾ ਬਣਾਇਆ ਹੋਇਆ ਹੈ।

ਕੇਂਦਰ ਸਰਕਾਰ ਦੀ ਪ੍ਰਮੁੱਖ ਜਿੰਮੇਵਾਰੀ, ਪਾਲਿਸੀ ਪਲਾਨਿੰਗ, ਗਾਈਡੈਂਸ, ਅਗਵਾਈ, ਸਹਾਇਤਾ ਕਰਨਾ, ਮੁਲਾਂਕਨ ਕਰਨਾ। ਰਾਜ ਦੇ ਸਿਹਤ ਵਿਭਾਗ ਦੇ ਕੰਮ ਵਿੱਚ ਤਾਲਮੇਲ ਕਰਨਾ ਹੈ। ਤਾਂ ਜੋ ਸਿਹਤ ਸੇਵਾਵਾਂ ਦੇਸ਼ ਦੇ ਹੋਰ ਕੋਨੇ ਤੱਕ ਦਿੱਤੀਆ ਜਾ ਸਕਣ।

ਭਾਰਤ ਦੇ ਸਿਹਤ ਸਿਸਟਮ ਦੇ ਤਿੰਨ ਮੁੱਖ ਲਿੰਕ ਹਨ :

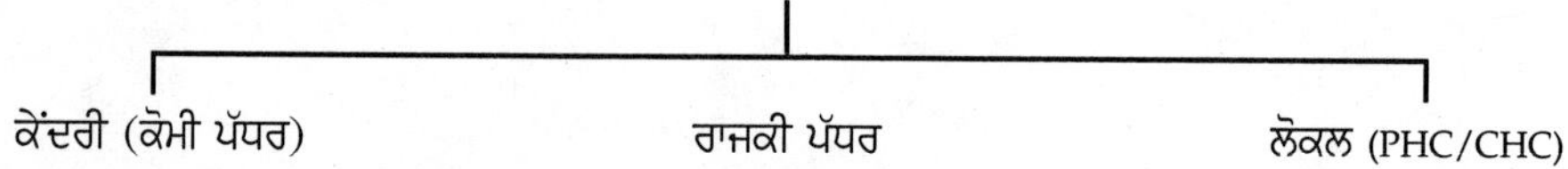

ਕੇਂਦਰੀ ਸਿਹਤ ਸਿਸਟਮ (ਪ੍ਰਬੰਧਕੀ ਢਾਂਚਾ)

ਇਸ ਨੂੰ ਤਿੰਨ ਭਾਗਾਂ ਵਿੱਚ ਵੰਡਿਆ ਗਿਆ ਹੈ :

1. ਸਿਹਤ ਦੇ ਪਰਿਵਾਰ ਭਲਾਈ ਮੰਤਰਆਲਾ

2. ਡਾਇਰੈਕਟਰ ਜਨਰਲ ਹੈਲਥ ਸਰਵਿਸਜ਼
3. ਸਿਹਤ ਦੇ ਪਰਿਵਾਰ ਭਲਾਈ ਕੇਂਦਰ ਕੌਂਸਲ।

1. **ਸਿਹਤ ਪਰਿਵਾਰ ਭਲਾਈ ਕੇਂਦਰੀ ਮੰਤਰਆਲ :** ਸਿਹਤ ਦੇ ਪਰਿਵਾਰ ਭਲਾਈ ਵਿਭਾਗ ਕੇਂਦਰ ਸਰਕਾਰ ਦੇ ਅਧੀਨ ਆਉਂਦਾ ਹੈ। ਇਸ ਦਾ ਮੁੱਖੀਆ 'ਕੇਬਨਿਟ ਮੰਤਰੀ' ਹੁੰਦਾ ਹੈ।
   - ਸਿਹਤ ਵਿਭਾਗ
   - ਪਰਿਵਾਰ ਕਲਿਆਣ ਵਿਭਾਗ
   - ਸਿਹਤ ਮਕੱਤਰ (ਭਾਰਤ ਸਰਕਾਰ)
   - ਕਮਿਸ਼ਨਰ ਪਰਿਵਾਰ ਭਲਾਈ।

2. **ਡਾਇਰੈਕਰੋਰੇਟ ਜਨਰਲ ਆਫ ਹੈਲਥ ਸਰਵਿਸ਼ਜ**

– ਆਰਗੇਨਾਈਜੇਸ਼ਨ – ਡੀ.ਜੀ.ਐਚ.ਐਸ (D.G.H.S.)	ਡਾਕਟਰੀ ਇਲਾਜ ਅਤੇ ਹਸਪਤਾਲ
– ਐਡੀਸ਼ਨਲ (D.G.H.S.) – ਡਿਪਟੀ (D.G.H.S.)	ਜਨ ਸਿਹਤ ਆਮ ਪ੍ਰਬੰਧ

ਕੰਮ

- ਮੈਡੀਕਲ ਸਟੋਰ ਡੀਪੂ
- ਅੰਤਰ ਰਾਸ਼ਟਰੀ ਸਿਹਤ ਪ੍ਰਬੰਧ
- ਪੋਸਟ ਗਰੈਜੂਏਟ ਟ੍ਰੇਨਿੰਗ
- ਮੈਡੀਕਲ ਖੋਜ/ਰੀਸਰਚ
- ਮੈਡੀਕਲ ਐਜੂਕੇਸ਼ਨ
- ਦਵਾਈਆ ਦੇ ਮਿਆਰ ਤੇ ਕੰਟਰੋਲ
- ਨੈਸ਼ਨਲ ਹੈਲਥ ਪ੍ਰੋਗਰਾਮ
- ਹੈਲਥ ਇੰਟੈਲੀਜੈਂਸ
- ਸੈਂਟਰਲ ਗੌਰਮਿੰਟ ਹੈਲਥ ਸਕੀਮ ਆਦਿ ਕੰਮਾ ਨੂੰ ਲੋਕਾਂ ਤਕ ਮੁਹਿਮ ਕਰਾਉਣਾ।

3. **ਸੇਂਟਰਲ ਕੌਂਸਲ ਆਫ ਹੈਲਥ :** ਇਹ ਕੌਂਲਸ 9 ਅਗਸਤ 1952 ਨੂੰ ਸਥਾਪਿਤ ਕੀਤੀ ਗਈ ਸੀ। ਇਸ ਦਾ ਮੁੱਖ ਮੰਤਵ ਕੇਂਦਰ ਅਤੇ ਰਾਜਾਂ ਵਿਚਕਾਰ ਤਾਲਮੇਲ ਕਾਇਮ ਕਰਨਾ ਹੈ। ਅਤੇ ਸਮੁਚੇ ਦੇਸ਼ ਦੇ ਲੋਕਾਂ ਦੀ ਸਿਹਤ ਸੰਬੰਧੀ ਪ੍ਰੋਗਰਾਮ ਲਾਗੂ ਕਰਨ ਤੋਂ ਹੈ।

   ਕੇਂਦਰੀ ਸਿਹਤ ਮੰਤਰੀ ਇਸ ਕੌਂਸਲ ਦੇ ਪ੍ਰਧਾਨ ਹੁੰਦੇ ਹਨ ਅਤੇ ਰਾਜ ਦੇ ਸਿਹਤ ਮੰਤਰੀ ਇਸ ਦੇ ਮੈਂਬਰ ਹੁੰਦੇ ਹਨ।

Health Organisation of State Level (ਰਾਜ ਪੱਧਰ)

ਰਾਜ ਪੱਧਰ ਤੇ ਹਰ ਰਾਜ ਦਾ ਸਿਹਤ ਮੰਤਰਆਲਅ ਹੁੰਦਾ ਹੈ। ਇਹ ਸਿਹਤ ਪ੍ਰੋਗਰਾਮ ਅਤੇ ਨਵੀਆਂ ਯੋਜਨਾਵਾਂ ਬਣਾਉਦਾ ਹੈ। ਇਸ ਦਾ ਮੁਖਿਆ ਰਾਜ ਦਾ ਸਿਹਤ ਮੰਤਰੀ ਹੁੰਦਾ ਹੈ ਜਿਸ ਨੂੰ ਉਸੇ ਹੀ ਰਾਜ ਦਾ ਮੁੱਖ ਮੰਤਰੀ ਨਿਉਕਤ ਕਰਦਾ ਹੈ। ਪ੍ਰਸ਼ਾਸਨਿਕ ਪੱਧਰ ਤੇ (Administrative lever) ਉੱਪਰ I.A.S. ਹੁੰਦਾ ਹੈ।

ਇਸ ਸੰਗਠਨ ਦਾ ਢਾਂਚਾ ਇਸ ਤਰਹ ਹੈ। ਇਸ ਵਿੱਚ ਤਿੰਨ ਢਾਚਿਆਂ ਨੂੰ ਦਸਿੱਆ ਗਿਆ ਹੈ :

1. State ministry of Health in family welfare (ਸਟੇਟ ਮੀਨੀਸਟਰੀ ਐਫ ਹੈਲਥ ਐਂਡ ਫੈਮਿਲੀ ਵੈਲਫੈਅਰ)
2. Health secretatiat ਹੈਲਥ ਸੈਕਰੀਟਰੈਟ
3. State Health directorate (ਸਟੇਟ ਹੈਲਥ ਡਾਰੇਕੋਟਟਰੇਟ)

Health Care Organisation at the District Level

ਜਿਲਾ ਪੱਧਰ, ਸੰਗਠਨ ਦਾ ਮੁਖਿਆ Chief Medical of Health (CMOH) ਹੁੰਦਾ ਹੈ ਜਿਹੜਾ ਜਿੱਲੇ ਪੱਧਰ ਦੀਆਂ ਸਿਹਤ ਸੇਵਾਵਾਂ ਦਾ Director ਹੁੰਦਾ ਹੈ। ਇਸ ਸੰਗਠਨ ਨੂੰ ਹੋਰ officers ਵੀ ਮਦਦ ਕਰ ਰਹੇ ਹਨ। ਜਿਵੇਂ DFWD (District family welfare officer, (DMO) District malaria officer DLO (District leprosy officer) ਹਰ ਜਿਲੇ ਵਿੱਚ ਇੱਕ chief medical officer ਹੁੰਦਾ ਹੈ ਉਸ ਦੀ ਮਦਦ ਕਰਨ ਲਈ ਤਿੰਨ Deputy chief medical officer ਹੁੰਦੇ ਹਨ। ਇਹ ਜਿੱਲਾ ਪੱਧਰ ਕੇ ਲੋਕਾਂ ਨੂੰ ਹਰ ਤਰ੍ਹਾਂ ਦੀ ਮਦਦ ਦੇਂਦੇ ਹਨ।

District Health Organisation

↓

Chief Medical officer of Health (MOH)

ਚੀਫ ਮੈਡੀਕਲ ਐਫੀਸਰ ਐਫ ਹੈਲਥ

↓

Deputy Medical Officer of Health (Deputy MOH)

↓

DFWO ਜਿਲਾ ਪਰਿਵਾਰ ਭਲਾਈ ਅਫਸਰ	DHO (ਜਿਲਾ ਹੈਲਥ ਅਫਸਰ)	Program Off (DTO, DLO, DMO)	DMO/MS
Distt. PHNO (ਜਿਲਾ ਪਬਲਿਕ ਹੈਲਥ ਨਰਸ)			↓ NSG supe-riendent
↓ Public Health Nurse ਪਬਲਿਕ ਹੈਲਥ ਨਰਸ			↓ Ward sister
↓ Health Supervisor (Male and Female)			↓ Staff nurse
↓ Health Worker (M and F)			↓ ANM
↓ Trained Dai/CHV/VHG/AWW			↓ Ward attendants

4.2 **ਉਪ-ਸਬ-ਸੈਂਟਰ** (Health Organisation at Sub-center Level)

ਸਬ ਸੈਂਟਰ ਹੈਲਥ ਦਾ ਇੱਕ ਅਜਿਹਾ ਪਹਿਲਾ ਯੂਨਿਟ ਹੈ ਜੋ ਕਿ ਪਿੰਡਾ ਲਈ ਹੈ। ਬਹੁਤ ਚੰਗੀਆ ਸਿਹਤ ਸੇਵਾਵਾਂ ਦੀ ਕਵਰੇਜ ਲਈ ਮੈਦਾਨੀ ਇਲਾਕੇ ਵਿੱਚ ਇੱਕ ਸਬ-ਸੈਂਟਰ 5000 ਦੀ ਆਬਾਦੀ ਦੇ ਪਿੱਛੇ ਤੇ ਪਹਾੜੀ ਇਲਾਕਿਆਂ ਵਿੱਚ 3000 ਦੀ ਆਬਾਦੀ ਦੇ ਲਈ ਪਲਾਨ ਕੀਤਾ ਗਿਆ ਹੈ। ਹਾਈ ਪਾਵਰ ਕਮੇਟੀ ਆਨ ਨਰਸਿੰਗ ਸਰਵਸਿਸ ਨੇ ਇੱਕ ਸਬ-ਸੈਂਟਰ 2500 ਦੀ ਆਬਾਦੀ ਦੇ ਪਿੱਛੇ ਖੋਲਣ ਦੀ ਸਿਫਾਰਿਸ਼ ਕੀਤੀ ਹੈ।

ਸਟਾਫਿੰਹ

1. ਮਲਟੀਪਰਪਜ਼ ਹੈਲਥ ਵਰਕਰ ਫੀਮੇਲ-1
2. ਮਲਟੀਪਰਪਜ ਹੈਲਥ ਵਰਕਰ ਮੇਲ-1
3. ਵੋਲੰਟਰੀ/ਪਾਰਟ-ਟਾਈਅ ਵਰਕਰ-1

ਵਿੱਤੀ ਸਹਾਇਤਾ (Financial Aid)

1. ਜਿਆਦਾਤਰ ਸੈਂਟਰਾਂ ਨੂੰ ਵਿੱਤੀ ਸਹਾਇਤਾ ਯੂਨੀਅਨ ਮਨਿਸਟ੍ਰੀ ਆਫ ਹੈਲਥ ਐਂਡ ਫੈਮਲੀ ਵੈਲਫੇਅਰ ਵਲੋਂ ਦਿੱਤੀ ਜਾਂਦੀ ਹੈ।
2. ਕੁੱਝ ਸਬ-ਸੈਂਟਰਾਂ ਨੂੰ ਵਿੱਤੀ ਸਹਾਇਤਾ ਗਵਰਨਮੈਂਟ ਦੇ ਅਧੀਨ ਮਿਨੀਮਮ ਨੀਮ ਪ੍ਰੋਗਰਾਮ (MNP) ਤੇ ਬੇਸਿਕ ਮੀਨੀਮਮ-ਬੇਸਿਕ ਸਰਵਿਸਿਸ ਦੁਆਰਾ ਦਿੱਤੀ ਜਾਂਦੀ ਹੈ।
3. ਮੇਲ ਹੈਲਥ ਵਰਕਰ ਨੂੰ ਸਟੇਟ ਗਵਰਨਮੈਂਟ ਵੱਲੋਂ ਤਨਖਾਹ ਤੇ ਭੱਤੇ ਦਿੱਤੇ ਜਾਂਦੇ ਹਨ।

ਉਪ ਸਬ-ਸੈਂਟਰਾਂ ਦੀ ਨਿਗਰਾਨੀ (Supervision)

6 ਫੀਮੇਲ ਹੈਲਥ ਵਰਕਰਜ਼ ਤੇ 6 ਸਬ ਸੈਂਟਰਾਂ ਦੀ ਸੁਪਰਵਿਜਨ ਇੱਕ ਫੀਮੇਲ ਹੈਲਥ ਅਸਿਸਟੈਂਟ (FHA) ਕਰਦੀ ਹੈ। ਸਬ ਸੈਂਟਰ ਦਾ ਕੰਮ :

1. ਜੱਚਾ-ਬੱਚਾ ਅਤੇ ਪਰਿਵਾਰ ਭਲਾਈ, ਛੂਤ ਰੋਗਾਂ ਤੇ ਕਾਬੂ।
2. ਛੋਟੇ ਮੋਟੇ ਰੋਗਾਂ ਦਾ ਇਲਾਜ ਕਰਨਾ।
3. ਟੀਕਾਕਰਣ।
4. ਆਲੇ ਦੁਆਲੇ ਦੀ ਸਫਾਈ ਵੱਲ ਧਿਆਨ ਦੇਣਾ ਤੇ ਦਵਾਉਣਾ।
5. ਕੌਮੀ ਸਿਹਤ ਪ੍ਰੋਗਰਾਮਾਂ ਦੇ ਵਿੱਚ ਹਿੱਸੇਦਾਰੀ ਪਾਉਣੀ।
6. ਦਾਈ ਸਿਖਲਾਈ ਪ੍ਰੋਗਰਾਮ ਵਿੱਚ ਯੋਗਦਾਨ।
7. ਜੀਵਨ ਸੰਬੰਧੀ ਆਂਕੜੇ ਇਕਠੇ ਕਰਨਾ।
8. ਸਿਹਤ ਸਿੱਖਿਆ ਸੰਬੰਧੀ ਸੇਵਾਵਾਂ ਦੇਣੀਆਂ।

Functions of Female Health Worker

1. ਰੀਪ੍ਰੈਡਕਟਿਵ ਤੇ ਬੱਚਿਆ ਦੀ ਸਿਹਤ ਨਾਲ ਸੰਬੰਧਿਤ ਕੰਮਾ ਦੀ ਦੇਖਭਾਲ।
2. ਫੈਮਿਲੀ ਪਲਾਨਿੰਗ ਪ੍ਰੋਗਰਾਮ ਵਿੱਚ ਹਿੱਸਾ ਲੈਣਾ।
3. ਮੈਡੀਕਲ ਟਰਮੀਨੈਸ਼ਨ ਆਫ ਪ੍ਰੈਗਨੈਂਸੀ (MTP) ਸਰਵਿਸਿਜ ਬਾਰੇ ਲੋਕਾਂ ਨੂੰ ਸਿੱਖਿਆ ਦੇਣੀ ਤੇ ਗੱਲ ਬਾਤ ਕਰਨੀ।
4. ਸਿਹਤ ਦੀਆਂ ਬਿਮਾਰੀਆਂ ਨੂੰ ਰੋਕਣ ਲਈ ਤੁਰੰਤ ਨੋਟੀਫਿਕੇਸ਼ਨ ਕਰਨੀ।
5. ਦਾਈ ਟਰੈਨਿੰਗ ਵਿੱਚ ਹਿੱਸਾ ਲੈਣਾ।
6. ਲੋਕਾਂ ਦਿਆ ਸਿਹਤ ਸੇਵਾਵਾਂ ਦਾ ਰਿਕਾਰਡ ਰੱਖਣਾ।
7. ਪ੍ਰਾਇਮਰੀ ਹੈਲਥ ਕੇਅਰ ਮੁੱਹਈਆ ਕਰਵਾਉਣੀ।
8. ਰਿਕਾਰਡ ਨੂੰ ਬਣਾਉਣਾ ਜੋ ਕਿ ਸਬ-ਸੈਂਟਰ ਨਾਲ ਸੰਬੰਧਿਤ ਹੈ ਤੇ ਉਸਨੂੰ ਮਿਥੇ ਸਮੇਂ ਤੇ ਚੈਕ ਕਰਾਉਣਾ।
9. ਲੋਕਾਂ ਵਿੱਚ ਜਾਗਰੁਕਤਾ ਪੈਦਾ ਕਰਨਾ, ਸੂਚਨਾ ਸਿੱਖਿਆ ਤੇ ਉਨ੍ਹਾਂ ਦੁਆਰਾ ਗੱਲਬਾਤ ਕਰਕੇ।

ਮੇਲ ਹੈਲਥ ਵਰਕਰਜ ਦੇ ਕੰਮ (Functions of Male Health Worker)

1. ਮੇਲ ਹੈਲਥ ਵਰਕਰ ਛੂਤ ਦੀਆ, ਬਿਮਾਰੀਆਂ ਨੂੰ ਕੰਟਰੋਲ ਕਰਨ ਲਈ ਸਹਾਇਤਾ ਕਰਦਾ ਹੈ।
2. ਵਾਤਾਵਰਨ ਦੀ ਸਫਾਈ ਲਈ ਲੋਕਾਂ ਨੂੰ ਜਾਗਰੂਕ ਕਰਨਾ।
3. ਸਾਰੇ ਰਿਕਾਰਡ ਤਿਆਰ ਕਰਨੇ।
4. ਫੈਮਲੀ ਪਲਾਨਿੰਗ ਪ੍ਰੋਗਰਾਮ ਵਿੱਚ ਹਿੱਸਾ ਲੈਣਾ।
5. ਇਮਿਓਨਾਈਜ਼ੇਸਨ ਅਤੇ ਸਕੂਲ ਹੈਲਥ ਦਾ ਕੰਮ ਕਰਨਾ।
6. ਮਲੇਰਿਆ ਕੰਟਰੋਲ ਪ੍ਰੋਗਰਾਮ ਵਿੱਚ ਹਿੱਸਾ ਲੈਣਾ।
7. ਹੈਲਥ ਅਸਿਸਟੈਂਟ ਦੀ ਮਦਦ ਕਰਨਾ ਤੇ ਫੀਮੇਲ, ਹੈਲਥ ਵਰਕਰ ਦੀ ਮਦਦ ਕਰਨਾ।
8. ਅੰਧਰਾਤਾ ਰੋਕਣ ਲਈ ਅੰਧਰਾਤਾ ਪ੍ਰੋਗਰਾਮ ਵਿੱਚ ਹਿੱਸਾ ਲੈਣਾ।

4.3 **ਮੁੱਢਲੀ ਸਿਹਤ ਸੰਸਥਾ** (Primary Health Centre)

ਇਸ ਤੋ ਭਾਵ ਹੈ, ਉਹ ਸੰਸਥਾ ਜੋ ਕਿ ਇਕ ਨਿਸ਼ਚਿਤ ਖੇਤਰ ਵਿਚ ਰਹਿ ਰਹੇ ਲੋਕਾਂ ਨੂੰ ਸਮੁਚੀਆਂ ਸਿਹਤ ਸੇਵਾਵਾਂ ਪ੍ਰਦਾਨ ਕਰਦੀ ਹੈ। ਇਹ ਸੰਸਥਾ ਪਿੰਡਾ ਵਿੱਚ ਉਪਲਬੱਧ ਕਰਵਾਈ ਜਾਂਦੀ ਹੈ, ਇਸ ਦੀ ਕੁੱਲ ਜਨਸੰਖਿਆ 3000 ਹੈ। ਇਸ ਸੰਸਥਾ ਦਾ ਸਾਰਾ ਕੰਮ ਮੈਡੀਕਲ ਔਫੀਸਰ (MO) ਦੀ ਦੇਖ-ਰੇਖ ਵਿੱਚ ਹੁੰਦਾ ਹੈ। ਇਸ ਵਿੱਚ ਕੁੱਲ 4-6 ਬੈਡ ਹੁੰਦੇ ਹੈਂ।

ਸਟਾਫ (PHC)

1.	ਮੈਡੀਕਲ ਔਫੀਸਰ	1
2.	ਨਰਸ	1
3.	ਫੀਮੇਲ ਹੈਲਥ ਵਰਕਰ	1
4.	ਬਲਾਕ ਏਕਸਟੈਂਸਨ ਅਧਿਕਾਰੀ	1
5.	ਸਿਹਤ ਅਧਿਕਾਰੀ (ਮੇਲ)	1
6.	ਸਿਹਤ ਅਧਿਕਾਰੀ (ਫੀਮੇਲ)	1
7.	ਅੱਪਰ ਡੀਵੀਜਨ ਕਲਰਕ	1
8.	ਲੋਅਰ ਡੀਵੀਜਨ ਕਲਰਕ	1
9.	ਲੈਬ ਟਕਨੀਸ਼ੀਅਨ	1
10.	ਡਰਾਈਵਰ	1
11.	ਚਪੜਾਸੀ	1
	ਕੁੱਲ	11

ਕੰਮ (Functions of PHC)

- **ਡਾਕਟਰੀ ਇਲਾਜ :** PHC ਉੱਤੇ ਮਰੀਜ਼ਾ ਨੂੰ ਚੈਕਅੱਪ ਕੀਤਾ ਜਾਂਦਾ ਹੈ। ਅਤੇ treat ਕੀਤਾ ਜਾਂਦਾ ਹੈ ਅਤੇ ਗੰਭੀਰ ਮਰੀਜ਼ਾਂ ਨੂੰ indoor ਵਿੱਚ ਰੱਖ ਕੇ treatment ਦਿੱਤਾ ਜਾਂਦਾ ਹੈ।

- ਜੱਚਾ-ਬੱਚਾ ਸੇਵਾਵਾਂ ਅਤੇ ਪਰਿਵਾਰ ਨਿਯੋਜਨ ਸੇਵਾਵਾਂ ਪ੍ਰਦਾਨ ਕਰਨੀਆ।
- ਆਲੇ ਦੁਆਲੇ ਦੀ ਸਫਾਈ ਅਤੇ ਸੁਰੱਖਿਅਤ ਜਲ ਸਪਲਾਈ।
- ਸਥਾਨਿਕ ਸੂਤ ਰੋਗਾਂ ਤੇ ਕਾਬੂ ਕਰਨਾ।
- ਕੌਮੀ ਸਿਹਤ ਪ੍ਰੋਗਰਾਮ ਜਿਵੇਂ Malaria, filaria, leprosy, diarrhoea programmes ਨੂੰ ਕਾਮਯਾਬ ਬਣਾਉਣ ਦੀ ਪੂਰੀ ਕੋਸ਼ਿਸ ਕਰਨਾ।
- ਲੈਬਾਰਟਰੀ ਸੇਵਾਵਾਂ ਦੇਣੀਆਂ ਜਿਵੇਂ :
  - Blood test (ਖੂਨ, ਥੂਕ ਪਿਸ਼ਾਬ ਆਦਿ ਦੇ ਟੈਸਟ)
  - Sputum test for T.B. (ਥੂਕ ਟੈਸਟ ਟੀ.ਬੀ. ਜਾਂਚ ਲਈ)
  - Faeces test (Stool test)
  - Skin of leprosy test ਕੋਹੜ ਦੀ ਜਾਂਚ ਲਈ ਸਕਿਨ ਟੈਸਟ।
  - Malaria test ਮਲੇਰਿਆ ਦਾ ਟੈਸਟ।
  - ਸਿਹਤ ਸਿੱਖਿਆ ਸੇਵਾਵਾਂ ਲੋਕਾਂ ਤੱਕ ਪਹੁੰਚਾਣੀਆ।
  - ਰਨਮ ਮੌਤ ਸੰਬੰਧੀ ਆਂਕੜੇ ਜਮ੍ਹਾ ਕਰਨੇ।
  - ਰੇਫਰਲ ਸੇਵਾਵਾਂ ਪ੍ਰਦਾਨ ਕਰਨੀਆਂ।

ਪ੍ਰਾਇਮਰੀ ਸਿਹਤ ਕੇਂਦਰ ਦਾ ਸੇਟ ਅੱਪ ਪ੍ਰਬੰਧਕੀ ਢਾਂਚਾ

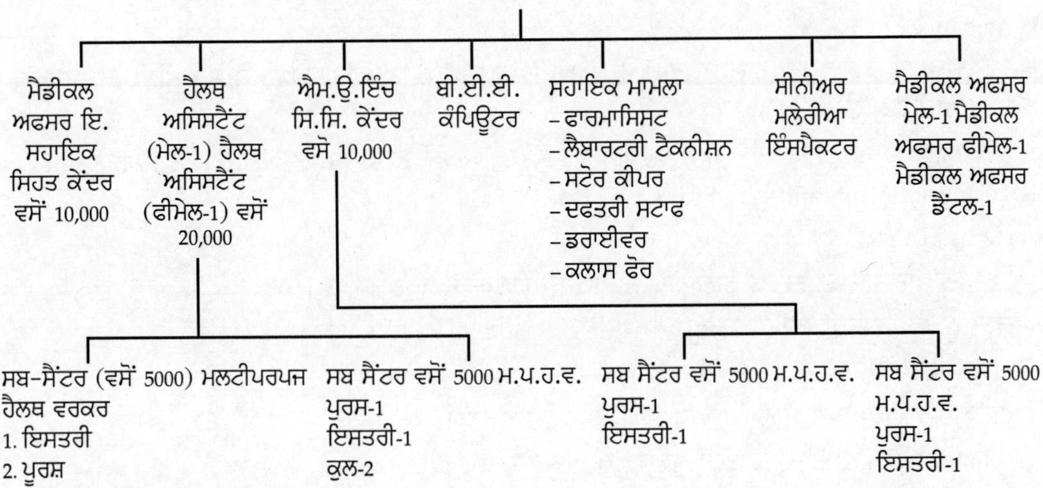

4.4 ਸਮਾਜਿਕ ਹੈਲਥ ਸੈਂਟਰ (CHC)

ਸਮਾਜਿਕ ਸਿਹਤ ਕੇਂਦਰ ਵਿੱਚ ਲੋਕਾਂ ਲਈ ਵਧੀਆ ਇਲਾਜ ਅਤੇ ਰੇਫਰਲ ਸੇਵਾਵਾਂ ਨੂੰ ਮੁਹਿੰਮ ਕਰਵਾਇਆ ਜਾਂਦਾ ਹੈ। ਸਰਕਾਰ ਨੇ 80,000 ਤੋਂ 1,20,000 ਜਨਸੰਖਿਆ ਦੀ ਵਸੋ ਇੱਕ ਸਮਾਜਿਕ ਸਿਹਤ ਕੇਂਦਰ ਬਣਵਾਇਆ ਹੈ।

ਸਟਾਫ

1.	ਮੈਡੀਕਲ ਔਫੀਸਰ	4
2.	ਨਰਸ-ਮਿਡ-ਵਾਈਫ (Staff nurse)	7
3.	ਡ੍ਰੇਸਰ	1
4.	ਫਾਰਮਾਸਿਸਟ/ਕੰਮਪਾਉਂਡਰ	1
5.	ਲੈਬਾਰਟਰੀ ਟੇਕਨੀਸ਼ੀਅਨ	1
6.	ਰੇਡੀਓਗ੍ਰਾਫਰ	1
7.	ਵਾਰਡ ਬਵਾਇ (Boy)	2
8.	ਧੋਬੀ	1
9.	ਸਵੀਪਰ	3
10.	ਮਾਲੀ	1
11.	ਚੌਕੀਦਾਰ	1
12.	ਆਯਾ	1
13.	ਸੇਵਾਦਾਰ (Peon)	1
	ਕੁੱਲ	25

Maintenance of CHC

CHC ਦੀ ਮੁਰਮੰਤ ਤੇ ਸਥਾਪਨਾ ਰਾਜ ਸਰਕਾਰ ਦੇ (MNP) ਮੀਨੀਮਮ ਨੀਡ ਪ੍ਰੋਗਰਾਮ ਅਤੇ ਬੇਸਿਕ ਮੀਨੀਮਮ ਸਰਵਿਸਸ (BMS) ਦੇ ਅੰਦਰ ਆਉਂਦੀ ਹੈ।

Rural ਸਿਹਤ ਸਿਸਟਮ ਦੇ ਢਾਂਚੇ ਨੂੰ ਹੋਰ ਵਧੀਆ ਤੇ ਉੱਪਰ ਲਿਆਉਣ ਵਾਸਤੇ ਇਸ ਸਿਸਟਮ ਨੂੰ Prime minister village development fund ਵਲੋਂ ਆਰਥਿਕ ਮਦਦ ਮਿਲਦੀ ਹੈ।

Functions of CHC

1. ਲੋਕਾਂ ਤੱਕ ਇਲਾਜ ਤੇ ਬਚਾਅ ਵਾਲੀਆਂ ਸਰਵਸਿਜ਼ਜ ਨੂੰ ਮੁਹੱਇਆ ਕਰਾਉਣਾ।
2. ਲੋਕਾਂ ਨੂੰ ਵਿਸ਼ੇਸ ਤਰ੍ਹਾਂ ਦੀਆਂ ਸਰਵਿਸਸਜ ਪ੍ਰਦਾਨ ਕਰਨੀਆ।
3. PHC's ਦੀ ਦੇਖਭਾਲ ਤੇ ਨਿਗਰਾਨੀ ਕਰਨੀ।
4. ਰੋਗਿਆਂ ਨੂੰ ਵਧੀਆ ਤੇ ਜਿਲਾ ਹਸਪਤਾਲਾਂ ਵਿੱਚ ਰੇਫਰ ਕਰਨਾ।
5. ਪ੍ਰਜਨਨ (Reproductive) ਤੇ ਬੱਚਾ ਸੇਵਾਵਾਂ ਪ੍ਰਦਾਨ ਕਰਨੀਆ।
6. ਨੇਸ਼ਨਲ ਹੈਲਥ ਪ੍ਰੋਗਰਾਮ ਵਿੱਚ ਵੱਧ ਚੜ ਕੇ ਭਾਗ ਲੈਣਾ।

ਪੈਂਡੂ ਸਿਹਤ ਸੇਵਾਵਾਂ ਨੂੰ ਪ੍ਰਧਾਨਮੰਤਰੀ ਯੋਜਨਾ ਨੇ ਮਨਜੂਰੀ ਪ੍ਰਦਾਨ ਕੀਤੀ ਹੈ ਅਜੱਕਲ ਇਸ ਦਾ ਕੰਮ (NRHM) ਦੇ ਹੇਠ ਹੋ ਰਿਹਾ ਹੈ।

4.5 ਜਿਲੇ ਪੱਧਤ ਤੇ ਹਸਪਤਾਲ ਦਾ ਢਾਂਚਾ (Organisation of District Hospital)

ਦੇਸ਼ ਵਿੱਚ ਜਿੱਲੇ ਪੱਧਰ ਤੇ ਇੱਕ ਜਿਲਾ ਹਸਪਤਾਲ ਹੁੰਦਾ ਹੈ। ਇਸ ਵਿੱਚ ਸਾਰੀਆਂ ਮੁੱਖ ਸੇਵਾਵਾਂ ਅਤੇ ਸੁਵਿਧਾਵਾਂ ਉਪਲਬਧ ਹੁੰਦੀਆ ਹਨ।

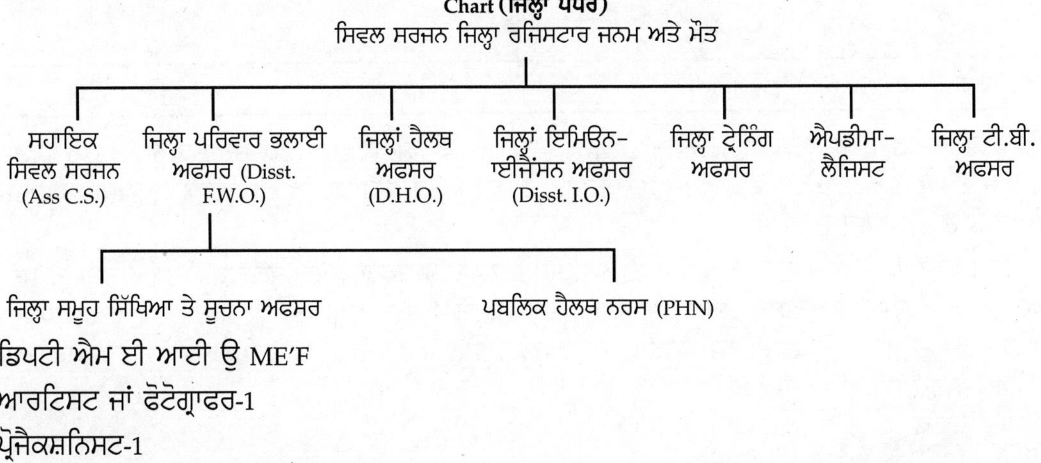

ਡਿਪਟੀ ਐਮ ਈ ਆਈ ੳ ME'F

ਆਰਟਿਸਟ ਜਾਂ ਫੋਟੋਗ੍ਰਾਫਰ-1

ਪ੍ਰੋਜੈਕਸ਼ਨਿਸਟ-1

ਕੰਮ

1. ਜੱਚਾ ਬੱਚਾ ਸਿਹਤ ਸੇਵਾਵਾਂ ਪ੍ਰਦਾਨ ਕਰਨੀਆਂ
2. ਖੁਰਾਕ ਸੰਬੰਧੀ ਸੇਵਾਵਾਂ
3. ਕੌਮੀ ਸਿਹਤ ਸੇਵਾਵਾਂ
4. ਟੀਕਾਕਰਣ (PPP)
5. ਸਿਹਤ ਸਿੱਖਿਆ ਸੇਵਾਵਾਂ
6. ਜਨਮ ਮਰਨ ਦੇ ਆਂਕੜੇ ਇਕਠੇ ਕਰਨਾ ਆਦਿ ਕੰਮ ਇਸ ਹਸਪਤਾਲ ਦੇ ਹੁੰਦੇ ਹਨ।

4.6 ਸਿਹਤ ਦੇਖ-ਰੇਖ ਅਤੇ ਸਿਸਟਮ ਦਾ ਸੰਗਠਨ (Organisation of Health Care Delivery System at Different Level)

ਨੈਸ਼ਨਲ ਲੇਵਲ ਮੀਨੀਸਟਰੀ ਆਫ ਹੈਲਥ ਤੇ ਫੈਮਿਲੀ ਵੈਲਫੇਅਰ

↓

ਸਟੇਟ ਤੇ ਯੂਨੀਅਨ ਟੈਰੀਟਰੀ ਮੀਨੀਸਟਰੀ ਆਫ ਹੈਲਥ ਤੇ ਫੈਮਿਲੀ ਵੈਲਫੇਅਰ

↓

ਡੀਸਟਰਕਟੀਟ (District) ਹੈਲਥ ਔਰਗਨਾਇਜੈਸਨ ਸਾਰੀਆਂ ਸੇਵਾਵਾਂ CM and (HO/DMO/DHE/PHN and ਹੋਰ)

↓

ਸਬ-ਡੀਸਟਰੀਕਟ (District) ਕੁਝ ਸੇਵਾਵਾਂ

↓

ਕਮਿਊਨਟੀ ਹੈਲਥ ਸੈਂਟਰ CHC ਸਾਰੀਆਂ ਸੇਵਾਵਾਂ

↓

PHC (ਪ੍ਰਾਇਮਰੀ ਹੈਲਥ ਸੈਂਟਰ) ਬਲਾਕ ਪੱਧਰ ਤੇ MO/BEE/FHW/MEF) ਹੈਲਥ ਵਰਕਰ ਅਤੇ ਹੋਰ

↓

ਸਬ-ਸੈਂਟਰ (sub-centre) ਹੈਲਥ ਵਰਕਰ (ਮੇਲ-1 ਹੈਲਥ-ਵਰਕਰ (ਫੀਮੇਲ-1)

↓

ਵਿਲੇਜ ਹੈਲਥ ਗਾਈਡ (VHG) ASHA/DAI/TBA/Anganwadie

↓

ਜਨਸੰਖਿਆ

4.7 **ਅੱਗੇ ਭੇਜਣਾ** (Referral System)

ਇੱਕ ਵਧੀਆ ਰੇਫਰਲ ਸਿਸਟਮ (Referral system) ਸਿਹਤ ਦੇਖ-ਰੇਖ ਸੇਵਾਵਾਂ ਦਾ ਇੱਕ ਮਹੱਤਵਪੂਰਨ ਤੱਤ ਹੈ। ਇਸ ਸਿਸਟਮ ਦੇ ਅੰਦਰ ਅਗਰ ਪੈਂਡੂ ਖੇਤਰਾਂ ਵਿਚ ਸਾਰੇ ਸਿਹਤ ਦੇ ਸਾਧਨ ਉਪਲਬਧ ਨਹੀਂ ਹੁੰਦੇ। ਤੇ ਉਨ੍ਹਾਂ ਨੂੰ ਵਧੀਆ ਸਿਹਤ ਕੇਂਦਰਾਂ ਵਿੱਚ ਭੇਜ ਦਿੱਤਾ ਜਾਂਦਾ ਹੈ।

ਇਸ ਸਿਸਟਮ ਦੇ ਵਿੱਚ ਲੋਕਾਂ ਨੂੰ ਸਿਹਤ ਨਾਲ ਸੰਬਧਿਤ ਸਲਾਹ-ਮਸ਼ਵਰਾ ਦਿੱਤਾ ਜਾਂਦਾ ਹੈ। ਤਾਕਿ ਉਨ੍ਹਾਂ ਨੂੰ ਸਹੀ ਸਮੇਂ ਉੱਤੇ ਲਾਭ ਮਿਲ ਸਕੇ। ਇਸ ਕਰਕੇ ਇਹ ਸਿਸਟਮ ਨੂੰ ਸਲਾਹ-ਮਸਵਰਾ ਸਿਸਟਮ ਵੀ ਕਹਿੰਦੇ ਹੋ। ਇਹ ਸਿਸਟਮ ਸਾਰਿਆਂ ਸਿਹਤ ਸੇਵਾਵਾਂ ਨੂੰ ਲੋਕਾਂ ਤੱਕ ਪਹੁਚਾਉਣ ਦਾ ਇਕ ਸਾਧਨ ਹੈ। ਇਸ ਦੇ ਵਿੱਚ ਪਿੰਡਾ ਤੋਂ ਲੈ ਕੇ ਸ਼ਹਿਰਾਂ ਤੱਕ ਸਾਰੀਆਂ ਸਿਹਤ ਸੇਵਾਵਾਂ ਆਉਦੀਆਂ ਹਨ।

ਰੇਫਰਲ ਸਿਸਟਮ ਦੇ ਸਿਧਾਂਤ (Principles)

1. ਇਸ ਸਿਸਟਮ ਦੇ ਅੰਦਰ ਆਉਣ ਵਾਲੇ ਬਿਮਾਰ ਮਨੁੱਖ ਦੀ ਲੋੜਾਂ ਅਤੇ ਉਸ ਦਾ ਉਦੇਸ਼ ਪੂਰਾ ਹੋਣਾ ਚਾਹੀਦਾ ਹੈ, ਜਿਸ ਦੀ ਉਸ ਨੂੰ ਲੋੜ ਹੈ।
2. ਲੋਕੀਂ ਇਸ ਸਿਸਟਮ ਨੂੰ ਵਧੀਆ ਤਰੀਕੇ ਨਾਲ ਵਰਤ ਸਕਣ, ਇਸ ਲਈ ਤੁਹਨੂੰ ਇਸ ਸਿਸਟਮ ਬਾਰੇ ਚੰਗੀ ਤਰਹ ਟ੍ਰੇਨਿੰਗ ਦੇਣੀ ਚਾਹੀਦੀ ਹੈ।
3. ਇਹ ਸਿਸਟਮ ਇੱਕ ਇਕੱਲੇ ਆਦਮੀ ਦੀਆ ਲੋੜਾਂ ਨੂੰ ਧਿਆਨ ਰੱਖਦੇ ਹੋਏ ਹੁਣਾ ਚਾਹੀਦਾ ਹੈ।
4. ਰੇਫਰਲ ਸਮੇਂ ਅਨੁਸਾਰ ਹੋਣਾ ਚਾਹੀਦਾ ਹੈ।
5. ਰੇਫਰਲ ਪੂਰੀ ਤਰ੍ਹਾਂ ਯੋਜਨਾ ਨਾਲ ਬਣਿਆ ਹੁਣਾ ਚਾਹੀਦਾ ਹੈ ਤਾਕਿ ਰੋਗੀ ਅਤੇ ਉਸ ਦੇ ਪਰਿਵਾਰ ਨੂੰ ਕੋਈ ਮੁਸ਼ਕਲ ਨਾ ਆਵੇਂ।

'ਟਰਾਇਜ ਸਿਸਟਮ' (Triage System)

ਇਸ ਦੇ ਵਿੱਚ ਸਵਾਲ ਹੁਣ ਇਹ ਉੱਠਦਾ ਹੈ ਕਿ ਕਿਹੜੇ ਮਰੀਜਾਂ ਨੂੰ ਰੇਫਰ ਕਰਨਾ ਚਾਹੀਦਾ ਹੈ, ਇਸ ਲਈ ਟਰਾਇਜ ਸਿਸਟਮ ਨੇ ਮਰੀਜਾ ਨੂੰ 'ਤਿੰਨ ਭਾਗਾਂ' ਵਿੱਚ ਵੰਡਿਆ ਹੈ।

1. **ਭਾਗ**-1 (Category 1) : ਘਾਤਕ ਹਾਲਾਤ (Fatal condition) ਇਸ ਦੇ ਅੰਦਰ ਉਹ ਮਰੀਜ ਆਉਦੇ ਹਨ ਜਿਨ੍ਹਾਂ ਨੂੰ ਬਣਾਇਆ ਨਹੀਂ ਜਾ ਸਕਦਾ ਪਾਵੇ ਉਨ੍ਹਾਂ ਦਾ ਇਲਾਜ ਚਲਣ ਦਿਆ ਹੋਵੇ।
2. **ਭਾਗ**-2 (Category 2) : ਖਤਰਨਾਕ ਹਾਲਾਤ (Serious condition) ਇਸ ਦੇ ਵਿੱਚ ਮਰੀਜ਼ ਨੂੰ ਬਚਾਇਆ ਜਾ ਸਕਦਾ ਹੈ ਜੇ ਇਲਾਜ ਸਹੀ ਸਮੇ ਉੱਤੇ ਸ਼ੁਰੂ ਹੋ ਜਾਵੇ।
3. **ਭਾਗ**-3 (Category 3) : ਸਾਧਾਰਨ ਹਾਲਾਤ (Minor condition) ਇਸ ਦੇ ਸਾਧਾਰਨ ਹਾਲਾਤ ਆਉਂਦੇ ਹਨ, ਰੈਫਰਲ ਨੂੰ ਭਾਵੇਂ ਦੇਰ ਹੀ ਹੋ ਜਾਵੇ ਮਰੀਜ ਦੇ ਜੀਵਨ ਨੂੰ ਕੋਈ ਖਤਰਾ ਨਹੀਂ ਹੁੰਦਾ।

ਇਸ Triage system ਦੇ ਅਨੁਸਾਰ ਭਾਗ-1 ਅਤੇ ਭਾਗ-2 ਵਿੱਚ ਆਉਣ ਵਾਲੇ ਮਰੀਜਾਂ ਨੂੰ ਛੇਤੀ ਰੈਫਰ ਕਰ ਦੇਣਾ ਚਾਹੀਦਾ ਹੈ ਤਾਂ ਕਿ ਉਨ੍ਹਾਂ ਦੀ ਜਾਨ ਨੂੰ ਬਚਾਇਆ ਜਾ ਸਕੇ।

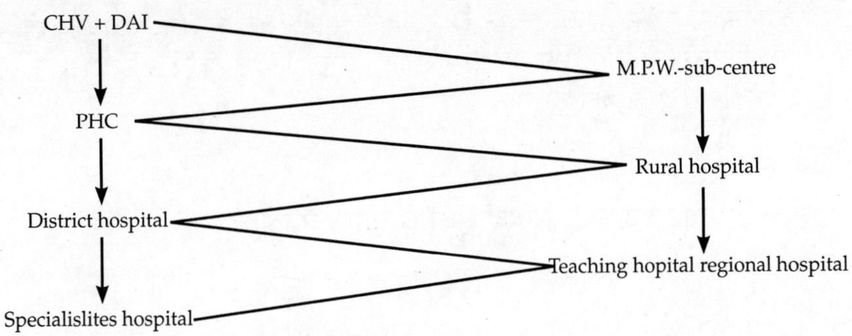

Referral system

ਰੈਫਰਲ ਸਿਸਟਮ ਨੂੰ ਪੱਧਰਾ ਤੇ ਵੀ ਲਾਗੂ ਕੀਤਾ ਹੈ ਜਿਵੇਂ :

1. **ਪਿੰਡ ਪੱਧਰ** (Village level) **:** ਪਿੰਡ ਵਿੱਚ ਦਾਈ, ਆਸ਼ਾ ASHA, village health guide ਹੁੰਦੇ ਹਨ ਜੋ ਲੋਕਾਂ ਨੂੰ ਸਿਹਤ ਸੇਵਾਵਾਂ ਦਿੰਦੇ ਹਨ। ਦਾਈ, ਆਸ਼ਾ ਜਾਂ V.H.G. ਨੂੰ ਕਿਸੇ ਕੇਸ ਵਿੱਚ ਜੇ ਕੋਈ ਸ਼ੱਕ ਹੋਵੇ ਤਾ ਉਹ ਕੇਸ ਮਲਟੀ ਪਰਪਜ ਹੈਲਥ ਵਰਕਰ ਮੇਲ ਅਤੇ ਫੀਮੇਲ ਕੋਲ ਰੈਫਰ ਕਰਦੇ ਹਨ।
2. **Sub-centre level :** ਇਸ ਦੇ ਵਿੱਚ ਇੱਕ ਮਲਟੀ ਪਰਪਜ ਹੈਲਥ ਵਰਕਰ (ਮੇਲ) ਬੱਚਿਆਂ ਦੇ ਟੀਕੇ ਤੇ ਗਰਭਵਤੀ ਮਾਵਾਂ ਸੰਬੰਧੀ ਕੋਈ ਵੀ ਕੇਸ ਫੀਮੇਲ ਕੋਲ ਅਤੇ ਫੀਮੇਲ ਛੂਤ ਦੀਆਂ ਬੀਮਾਰੀਆਂ ਸੰਬੰਧੀ ਕੇਸ ਹੈਲਥ ਵਰਕਰ ਕੋਲ ਰੈਫਰ ਕਰਦੀ ਹੈ।
3. **District level :** ਮਲਟੀਪਰਪਜ ਹੈਲਥ ਵਰਕਰ ਮੇਲ ਤੇ ਫੀਮੇਲ ਕੋਈ ਵੀ ਕੇਸ Primary health centre (PHC) ਮੁੱਢਲੀ ਸੇਹਤ ਕੇਂਦਰ) ਪੱਧਰ ਤੇ ਰੈਫਰ ਕਰਦੇ ਹਨ ਅਤੇ ਅੱਗੇ District level ਤੇ ਰੈਫਰ ਕੀਤਾ ਜਾਂਦਾ ਹੈ।

ਰੈਫਰ ਕਰਨ ਤੇ ਜਾਣਕਾਰੀ

ਰੈਫਰ ਪਰਚੀ ਦੇ ਉੱਪਰ ਸਹੀ ਜਾਣਕਾਰੀ ਹੋਣੀ ਲਾਜਮੀ ਹੈ, ਜਿਵੇਂ :

- ਮਰੀਜ ਦਾ ਨਾਮ, ਉਮਰ, ਪਿੰਡ।
- ਮਰੀਜ ਦਾ ਪੂਰਾ ਪਤਾ।
- ਮਰੀਜ ਦੀ ਬਿਮਾਰੀ।
- ਚਿੰਨ੍ਹ-ਲੱਛਣ।
- ਤੁਸੀਂ ਕੀ ਇਲਾਜ ਕੀਤਾ।
- ਹੁਣ ਕੀ ਚਿੰਨ੍ਹ-ਲੱਛਣ ਹਨ।
- ਪੂਰਾ ਫਾਰਮ ਭਰ ਕੇ ਭੇਜੋ।
- ਡਾਕਟਰ ਨੂੰ ਹਰ ਤਰ੍ਹਾਂ ਦੀ ਜਾਣਕਾਰੀ ਦਿਉ ਜੋ ਉਸ ਮਰੀਜ ਨਾਲ ਸੰਬੰਧਿਤ ਹੈ।

4.8 Sub-Centre

Sub-centre 5000 ਦੀ ਆਬਾਦੀ ਪਿੱਛੇ ਇੱਕ ਹੁੰਦਾ ਹੈ। ਪਹਾੜੀ ਇਲਾਕਿਆ ਵਿੱਚ 3000 ਆਬਾਦੀ ਪਿੱਛੇ ਇੱਕ ਹੁੰਦਾ ਹੈ। ਇਸ ਵਿੱਚ ਇੱਕ ਮਲਟੀ ਪਰਪਜ ਹੈਲਥ ਵਰਕਰ (ਮੇਲ) ਅਤੇ ਮਲਟੀ ਪਰਪਜ ਹੈਲਥ ਵਰਕਰ (ਫੀਮੇਲ) ਦੋਵੇ ਰਲ ਕੇ ਕੰਮ ਕਰਦੇ ਹਨ ਅਤੇ ਮਲਟੀ ਪਰਪਜ ਹੈਲਥ ਅਸੀਸਟੈਂਟ ਇਹਨ੍ਹਾਂ ਦੀ ਨਿਗਰਾਨੀ ਕਰਦੀ ਹੈ। Sub-centre ਵਿੱਚ ਵਾਰੀ ਮਰੀਜ਼ ਨੂੰ ਦੇਖਣ (Check) ਕਰਨ ਆਉਦਾ ਹੈ।

Sub-centre **ਕੇ ਕੰਮ**

- ਜੱਚਾ-ਬੱਚਾ ਅਤੇ ਪਰਿਵਾਰ ਭਲਾਈ-ਸੇਵਾਵਾਂ ਲੋਕਾਂ ਨੂੰ ਪ੍ਰਦਾਨ ਕਰਨੀਆ।
- ਛੋਟੇ-ਮੋਟੇ ਰੋਗਾਂ ਦਾ ਇਲਾਜ ਕਰਾਨਾ।
- ਛੂਤ ਦੇ ਰੋਗਾਂ ਨੂੰ ਕੰਟਰੋਲ ਕਰਨਾ।
- ਸਿਹਤ ਸਿੱਖਿਆ ਪ੍ਰਦਾਨ ਕਰਨੀ।
- ਜਨਮ-ਮਰਣ ਦੇ ਅੰਕੜੇ ਰਖਣੇ।
- ਆਲੇ ਦੁਆਲੇ ਦੀ ਸਫਾਈ ਅਤੇ ਸਾਫ ਪਾਣੀ ਦਾ ਪ੍ਰਬੰਧ ਕਰਾਉਣਾ।
- ਕੋਮੀ ਸਿਹਤ ਪ੍ਰੋਗਰਾਮ ਅਤੇ ਖੁਰਾਕੀ ਦਿਵਸ ਮਨਾਉਣੇ।
- ਮਲੇਰੀਏ ਦੀ ਸਲਾਈਡ ਬਨਾਉਣਾ ਅਤੇ ਪਿਸ਼ਾਬ ਟੈਸਟ ਸੇਵਾਵਾਂ ਦੀ ਸੁਵਿਧਾ ਨੂੰ ਉਪਲੱਬਧ ਕਰਾਉਣਾ।
- ਟੀਕਾਕਰਨ।
- ਦਾਈਆਂ ਦੀ ਮਿਖਲਾਈ।
- ਰੈਫਰਲ ਸੇਵਾਵਾਂ ਦਾ ਆਯੋਜਨ ਕਰਨਾ।

4.8 **ਸਿਹਤ ਏਜੰਸਿਆਂ** (Health Agencies)

International Agency

- **WHO :** World Health Organisation
- **UNICEF :** United Nations International Children Emergency Fund
- **FAO :** Food and Agriculture Organisation
- **UNFPA :** United Nations Population Activities Fund
- **UNDP :** United Nations Development Programme
- World Bank
- **CARE :** Cooperative for American Relief Energy where
- European Commession
- Red Cross
- DANIDA
- **USAID :** United States Agency for International Development
- **UNESCO :** United Nations Educational Scientific and Cultural Organisation
- **ILO :** International Organisation
- Colombo Plan

National Agency

- Indian Red Cross
- Indian Counsil for Child Welfare
- **FPA :** Family Planning Association

WHO ਦਾ ਮਤਲਬ World health organisation ਭਾਵ ਵਿਸ਼ਵ ਸਿਹਤ ਸੰਗਠਨ।

WHO ਯੂਨਾਈਟਿਡ ਨੇਸ਼ਨਜ਼ ਦੀ ਗੈਰ ਸਿਆਸੀ ਅੰਤਰ ਰਾਸ਼ਟਰੀ, ਸਿਹਤ ਏਜੰਸੀ ਹੈ। ਇਸਦਾ ਹੈਡਕੁਆਟਰ ਸਵਿਟਰਜਰਲੈਂਡ (Switzerland) ਦੇ ਸ਼ਹਿਰ ਜਨੇਵਾ ਵਿੱਚ ਹੈ।

ਸੰਵਿਧਾਨ : WHO ਦਾ ਸੰਵਿਧਾਨ 7 ਅਪ੍ਰੈਲ 1948 ਨੂੰ ਲਾਗੂ ਕੀਤਾ ਗਿਆ।

ਇਸ ਦਿਨ 7 ਅਪ੍ਰੈਲ ਨੂੰ ਹਰ ਸਾਲ "ਵ੍ਰਲਡ ਹੈਲਥ ਡੇ" ਵਜੋਂ ਮਨਾਇਆ ਜਾਂਦਾ ਹੈ।

WHO ਦਾ ਮੁੱਖ ਕੰਮ ਸਾਰੇ ਲੋਕਾਂ ਦੀ ਸਿਹਤ ਦੀ ਸਰਬ-ਉਚ ਪੱਧਰ ਦੀ ਪ੍ਰਾਧਤਾ ਕੀਤੀ ਜਾਵੇਂ।

ਸਾਰੇ ਦੇਸ਼ WHO ਦੇ ਮੈਂਬਰ ਬਣ ਸਕਦੇ ਹਨ। 1948 ਵਿੱਚ ਇਸਦੇ 56 ਮੈਂਬਰ ਸਨ ਅਤੇ ਗਿਣਤੀ ਵਧਦੀ-ਵਧਦੀ 1980 ਵਿੱਚ 156 ਹੋ ਗਈ ਸੀ।

ਹਰ ਮੈਂਬਰ ਦੇਸ਼ ਹਰ ਸਾਲ WHO ਨੂੰ ਸਾਲਾਨਾ ਫੰਡ ਦਿੰਦਾ ਹੈ। ਉਹ ਲੋੜ ਅਨੁਸਾਰ ਇਸਤੋਂ ਸਹਾਇਤਾ ਤੇ ਸੇਵਾਵਾਂ ਪ੍ਰਾਪਤ ਕਰਦਾ ਹੈ।

ਕੰਮ

1. **ਤਾਲਮੇਲ ਬਣਾਈ ਰੱਖਣਾ :** WHO ਅੰਤਰ ਰਾਸ਼ਟਰੀ ਸਿਹਤ ਸੰਸਥਾ ਦੇ ਸਾਰੇ ਕੰਮਾ ਪ੍ਰਤੀ ਆਦੇਸ਼ ਦੇਣ ਅਤੇ ਤਾਲਮੇਲ ਰੱਖਣ ਵਾਲਾ ਵਿਸ਼ਵ ਅਧਿਕਾਰੀ ਹੈ। WHO ਸਹੀ ਸਾਰੀਆਂ ਕੋਮਾਂ ਇਸ ਦੂਜੇ ਦੇ ਮਿਆਰ ਨੂੰ ਉੱਚਾ ਚੁੱਕਣ ਵਿੱਚ ਮਦਦ ਕਰਦੀਆ ਹਨ।
2. **ਸਿਹਤ ਸੇਵਾਵਾਂ ਵਿੱਚ ਸੁਧਾਰ :** WHO ਦਾ ਸਭ ਤੋਂ ਮਹੱਤਵਪੂਰਨ ਕੰਮ ਹੈ ਕਿ ਸਾਰੇ ਦੇਸ਼ਾ ਦੀਆਂ ਸਿਹਤ ਸੇਵਾਵਾਂ ਨੂੰ ਪ੍ਰਤੱਖ ਕਰਨਾ ਅਤੇ ਉਨਾਂ ਵਿੱਚ ਸੁਧਾਰ ਕਰਨ ਲਈ ਮਦਦ ਕਰਨੀ।

I. ਤਕਨੀਕੀ ਸੇਵਾਵਾਂ ਪ੍ਰਦਾਨ ਕਰਨਾ :

WHO ਦਾ ਸਭ ਤੋਂ ਮਹੱਤਵਪੂਰਨ ਕੰਮ ਹੈ ਕਿ ਸਾਰੇ ਦੇਸ਼ਾ ਦੀਆਂ ਸਿਹਤ ਸੇਵਾਵਾਂ ਨੂੰ ਪ੍ਰਤੱਖ ਕਰਨਾ ਅਤੇ ਉਨਾਂ ਵਿੱਚ ਸੁਧਾਰ ਕਰਨ ਲਈ ਮਦਦ ਕਰਨੀ।

1. ਮਹਾਮਾਰੀਆਂ ਸੰਬੰਧੀ ਤਾੜਣਾ ਅਤੇ ਉਨ੍ਹਾਂ ਨੂੰ ਕੰਟਰੋਲ ਕਰਨ ਵਿੱਚ ਮਦਦ ਕਰਨਾ।
2. ਇੰਟਰਨੈਸ਼ਨਲ ਹੈਲਥ ਮੈਂਬਰਾਂ ਦਾ ਪ੍ਰਸ਼ਾਸਨ ਕਰਨਾ।
3. ਵਿਸ਼ਵ ਦੇ ਸਿਹਤ ਅੰਕੜੇ ਇੱਕਠੇ ਕਰਨਾ।
4. ਤਕਨੀਕੀ ਮਾਹਿਰਾਂ ਦੀਆਂ ਰਿਪੋਰਟਾਂ ਛਾਪਣਾ।
5. ਸਿਹਤ ਸਿੱਖਿਆ ਪ੍ਰਤੀ ਖੋਜ ਵਿੱਚ ਮਦਦ ਕਰਨਾ।

World Health Assembly : ਇਹ WHO ਨੂੰ ਚਲਾਉਣ ਵਾਲੀ ਸਭ ਤੋਂ ਉੱਚੀ ਸੰਸਥਾ ਹੈ। ਹਰ ਮੈਂਬਰ ਦੇਸ਼ ਇਸ ਅਸੈਂਬਲੀ ਲਈ ਆਪਣਾ ਡੈਲੀਗੇਟ ਨਾਮਜਦ ਕਰਦਾ ਹੈ। ਇਹ ਸਾਲਾਨਾ ਮੀਟਿੰਗ ਕਰਕੇ ਸਾਲ ਬਜਟ ਅਤੇ ਸਿਹਤ ਨੀਤੀਆਂ ਦੀ ਮਨਜੂਰੀ ਦਿੰਦੀ ਹੈ।

II. UNICEF

ਇਸ ਦੀ ਸਥਾਪਨਾ 1946 ਵਿੱਚ ਹੋਈ। ਇਸਦਾ ਪਹਿਲਾ ਨਾਂ United Nations International Children Emergency Fund ਸੀ, ਪਰ ਹੁਣ UNICEF ਦੇ ਨਾਲ ਜਾਣਿਆ ਜਾਂਦਾ ਹੈ। ਇਸਦਾ Head quarter (ਹੈਡ ਕੁਆਰਟ) ਨਿਊਯਾਰਕ (New York) ਵਿੱਚ ਹੈ। ਪਰ ਇਸ ਦਾ ਭਾਰਤ ਵਿੱਚ ਖੇਤਰੀ ਦਫਤਰ ਦਿੱਲੀ ਵਿੱਖੇ ਹੈ। ਇਹ WHO ਨਾਲ ਮਿਲਦੇ ਸਿੱਧੇ ਜਾਂ ਫੰਗ ਨਾਲ ਮਾਵਾਂ ਤੇ ਬੱਚਿਆਂ ਦੀ ਸਿਹਤ ਸੁਧਾਰਨ ਲਈ ਕੰਮ ਕਰਦਾ ਹੈ। ਇਹ ਹੇਠ ਲਿਖੇ ਕੰਮ ਕਰਦਾ ਹੈ।

ਕੰਮ

1. ਸਿੱਖਿਆ (Education)
2. ਸਿਹਤ (Health)
3. ਪੋਸ਼ਨ (Nutrition)
4. ਜਲ ਦੀ ਸਪਲਾਈ (Water supply)
5. ਸਾਮਾਜਿਕ ਭਲਾਈ (Social welfare)

1. **ਸਿੱਖਿਆ** (Education)
   - ਸਾਇੰਸ ਤਕਨੀਕੀ ਦਾ ਵਿਕਾਸ ਕਰਨਾ।
   - Educational institutions ਦੇ ਵਿੱਚ ਨਵੀਆਂ ਤਕਨੀਕਾਂ ਲਉਣੀਆ ਜਿਵੇਂ ਵਿਗਿਆਨਿਕ ਲੈਬਾਟਿਰੀ ਦੇ ਵਿੱਚ ਨਵੇ ਉਪਕਰਨ, ਲਾਇਬ੍ਰੇਰੀ ਵਿੱਚ ਵਧੀਆ ਕਿਤਾਬਾਂ, ਸੁਣ-ਦਿਖ ਯੰਤਰ ਆਦਿ।
   - ਨਵੀਆਂ Laboratories ਨੂੰ ਜਗ੍ਹਾ-ਜਗ੍ਹਾ ਸਕੂਲਾ ਅਤੇ ਕਾਲੇਜਾ ਚ ਬਣਾਉਣਾ।
2. **ਸਿਹਤ** (Health)
   - ਗਰੀਬ ਲੋਕਾਂ ਦੀ ਸਿਹਤ ਦਾ ਵਿਕਾਸ ਕਰਨਾ।
   - ਮੁੱਢਲੀ ਸਿਹਤ ਸੰਭਾਲ ਸੇਵਾਵਾਂ ਦੀ ਮਦਦ ਕਰਨੀ।
   - ਸੰਭੋਗ ਨਾਲ ਹੋਣ ਵਾਲੇ ਰੋਗਾਂ ਨੂੰ ਵਿ ਕੰਨਟਰੋਲ ਕਰਨਾ।
   - ਬੀ.ਸੀ.ਜੀ. ਟੀਕਾਕਰਨ ਵਿੱਚ ਮਦਦ ਦੇਣੀ।
   - ਨਰਸਿੰਗ ਸਿਖਲਾਈ ਅਤੇ ਮੈਡੀਕਲ ਸਿੱਖਿਆ ਪ੍ਰਦਾਨ ਕਰਨੀ।
3. **ਪੋਸ਼ਨ** (Nutrition)
   - ਡੇਅਰੀ (Dairy) ਪਲਾਂਟ ਨੂੰ ਸਮਾਨ ਉਪਲਭਦ ਕਰਾਨਾ।
   - ਦੁੱਧ ਦਾ ਪਾਉਡਰ ਬੱਚਿਆ ਵਿੱਚ ਵੰਡਨਾ।
   - ਬੱਚਿਆ ਵਿੱਚ ਪੂਰਨ ਖੁਰਾਕ, ਦੁੱਧ ਪਾਉਡਰ ਨੂੰ ਸਹੀ ਮਾਤਰਾ ਵਿੱਚ ਉਪਲੱਬਧ ਕਰਾਨਾ।
4. **ਜਲ ਦੀ ਸਪਲਾਈ** (Water supply)
   - ਪਿੰਡਾ ਵਿੱਚ ਖੂਹ (Well) ਦਾ ਨਿਰਮਾਨ ਕਰਾਨਾ।
   - ਜਮੀਨੀ ਪਾਣੀ (Ground water) ਦੀ ਉਪੋਗਿਤਾ ਨੂੰ ਮਹਤੱਵ ਦੇਣਾ।
5. **ਸਾਮਾਜਿਕ ਭਲਾਈ** (Social welfare)
   - ਪਰਿਵਾਰ ਨਿਯੋਜਨ ਅਤੇ ਪਰਿਵਾਰ ਭਲਾਈ ਸੇਵਾਵਾਂ ਪ੍ਰਦਾਨ ਕਰਨੀਆਂ।
   - ਏ.ਐਨ.ਐਮ. (ANM) ਨੂੰ ਸਹੀ ਟ੍ਰੇਨਿੰਗ ਦੇਣੀ।
   - ਮੁੱਢਲੀ ਸਿਹਤ ਦੇਖਭਾਲ (Primary health care)
   - ਜੱਚਾ-ਬੱਚਾ ਸੇਵਾਵਾਂ ਵਿੱਚ ਮਦਦ।
   - ਸਿਹਤ ਸਾਰਿਆਂ ਲਈ (Health ਸਰਣ-ਸਿਹਤ for all) ਦਾਈ ਨੂੰ ਪੂਰਾ ਕਰਨਾ।

ਇਸੇ ਤਰਹ 1976 ਵਿੱਚ UNICEF ਨੇ ਕਈ ਸ਼ਹਰੀ ਖੇਤਰਾਂ ਨੂੰ ਆਪਣੀ ਮਦਦ ਦਿੱਤੀ ਜਿਵੇਂ ਟੀਕਾਕਰਨ, ਸੇਹਤ, ਜਲ-ਪੂਰਤੀ, ਪੋਸ਼ਨ ਅਤੇ ਬੱਚਾ-ਸੇਹਤ ਪ੍ਰੋਗਰਾਮ ਆਦਿ UNICEF ਨੇ ਬੱਚਿਆ ਲਈ ਕਾਫੀ ਯੋਗਦਾਨ ਦਿੱਤਾ।

- ਵ੍ਰਿਧੀ ਚਾਰਟ (Growth chart)
- ਔਰਲ ਰੀਹਾਈਡੇਸ਼ਨ (Oral rehydration therapy)
- ਬ੍ਰੈਸਟ ਫੀਡੀਂਗ (Breast feeding)
- ਟੀਕਾਕਰਨ (Immunization)
- ਮੁੱਢਲੀ ਸੇਹਤ ਦੇਖਭਾਲ (Primary health care)
- ਪਰਿਵਾਰ ਨਿਯੋਜਨ
- ਪੋਸ਼ਨ (Nutrition)

III. FAO

The food and agriculture organisation ਯੁਨਾਇਟਡ ਨੇਸ਼ਨ ਦੀ ਸਭ ਤੋਂ ਵਧੀਆ ਏਜੰਸੀ ਹੈ। ਇਹ 1945 ਵਿੱਚ ਸਥਾਪਿਤ ਹੋਈ ਹੈ। ਇਸਕਾ ਹੈਡ-ਕੁਆਟਰ ਰੋਮ ਵਿੱਚ ਹੈ।

ਕੰਮ

- ਦੇਸ਼ ਵਾਸਿਆਂ ਦੇ ਜੀਵਨ-ਸ਼ਤਰ ਨੂੰ ਅੱਗੇ ਵਧਾਉਣਾ।
- ਸਾਰਿਆਂ ਦੇਸ਼ਾ ਵਿੱਚ ਪੋਸ਼ਨ ਅਤੇ ਖੁਰਾਕ ਦੀ ਮਾਤਰਾ ਨੂੰ ਵਧਾਉਣਾ ਅਤੇ ਸੁਧਾਰਨਾ।
- ਖੇਤੀ-ਬਾੜੀ ਵਿੱਚ ਵਾਧਾ ਕਰਨਾ।
- ਪੇਂਡੂ ਲੋਕਾਂ ਦੇ ਹਾਲਾਤ ਨੂੰ ਸੁਧਾਰਨਾ।

WHO ਨੇ FAO ਦੇ ਨਾਲ ਮਿਲਦੇ ਅਜਿਹੀ ਸੰਸਥਾ ਬਣਾਈ ਜਿਸਦੇ ਵਿੱਚ ਕਈ ਨਵੇਂ ਕੰਮਾ ਨੂੰ ਜੋਰ ਦਿੱਤਾ ਗਿਆ ਜਿਵੇਂ :

1. ਪੋਸ਼ਨ ਸਰਵੇ (Nutrition survey)
2. ਟ੍ਰੇਨਿੰਗ ਕੋਰਸ
   - ਸੇਮਿਨਾਰ (Seminar) ਆਦਿ ਪ੍ਰੋਗਰਾਮਾਂ ਨੂੰ ਅੱਗੇ ਵਧਾਉਣ ਦਾ ਯਤਨ ਕਿੱਤਾ ਗਿਆ।

IV. UNFPA (United Nations Population Activities Fund)

ਇਸ ਸੰਸਥਾ ਦੀ ਸਥਾਪਨਾ 1967 ਵਿੱਚ ਹੋਈ ਸੀ। ਇਸ ਦਾ ਹੈਡ ਕੁਆਟਰ 'ਨਿਊ ਯਾਰਕ' ਅਮੇਰਿਕਾ ਵਿੱਚ ਹੈ। ਇਸ ਦਾ ਅਹਿਮ ਕੰਮ ਹਰ ਔਰਤ ਮਰਦ ਅਤੇ ਬੱਚੇ ਨੂੰ ਬਰਾਬਰ ਦਾ ਹੱਕ ਅਤੇ ਅਧਿਕਾਰ ਦਵਾਉਣਾ ਜਿਸ ਕਰਕੇ ਇਹ ਇਨ੍ਹਾਂ ਸੇਵਾਵਾਂ ਦਾ ਲਾਭ ਸਹੀ ਤਰੀਕੇ ਨਾਲ ਲੈ ਸਕਣ।

- ਸਿਹਤ ਸਿੱਖਿਆ ਨੂੰ ਵਧਾਵਾ ਦੇਣ ਵਿੱਚ ਮਦਦ ਕਰਨਾ।
- ਜੱਚਾ-ਬੱਚਾ ਸੇਵਾਵਾਂ ਪ੍ਰਧਾਨ ਕਰਨੀਆ।
- ਪਰਿਵਾਰ ਨਿਯੋਜਨ ਪ੍ਰੋਗਰਾਮਾਂ ਵਿੱਚ ਮਦਦ ਅਤੇ ਇਸ ਨੂੰ ਹੋਰ ਅੱਗੇ ਵਧਾਉਣ ਦਾ ਯਤਨ।
- ਇਸ ਸੰਸਥਾ ਦਾ ਟੀਚਾ ਇਹ ਹੈ, ਕਿ Material and infant mortality ਨੂੰ ਘਟਾਉਣਾ ਅਤੇ life expectancy ਨੂੰ ਵਧਾਉਣਾ।

V. INTERNATIONAL RED CROSS

ਅੰਤਰ-ਰਾਸ਼ਟਰੀ ਰੈਡ ਕਰਾਸ ਗੈਰ-ਸਰਕਾਰੀ ਸੰਗਠਨ ਹੈ। ਇਹ ਲਭਾਈ ਅਤੇ ਸ਼ਾਤੀ ਵਿੱਚ ਮਨੁੱਖਤਾ ਦੀ ਸੇਵਾ ਲਈ ਜੁਟਿਆ ਰਹਿੰਦਾ ਹੈ। ਇਹ ਅੰਤਰ ਰਾਸ਼ਟਰੀ ਮਿੱਤਰਤਾ, ਸਮਝ ਅਤੇ ਸਹਿਯੋਗ ਵਿੱਚ ਵਾਧਾ ਕਰਦਾ ਹੈ। ਭਾਰਤ ਵਿੱਚ ਰੈਡ ਕਰਾਸ ਦੀ 1920 ਵਿੱਚ ਨੀਂਹ ਰੱਖੀ ਗਈ।

ਕੰਮ

- ਜੱਚਾ-ਬੱਚਾ ਸੇਵਾਵਾਂ ਦੇਣੀਆ।
- ਯੁੱਦ, ਭੂਚਾਲ, ਹੜ ਅਤੇ ਕਾਲ ਵਰਗੀਆਂ ਹਾਲਤਾਂ ਸਮੇ ਸਹਾਇਤਾ ਕਰਨਾ।
- ਅਪਾਹਜ ਅਤੇ ਰਿਟਾਇਰਡ ਫੋਜੀਆ ਲਈ ਇਸ ਸੰਸਥਾ ਵਲੋਂ ਪ੍ਰੋਗਰਾਮ ਚਲਾਏ ਜਾਂਦੇ ਹਨ।
- ਸੇਂਟ ਜੋਹਨ ਐਂਬੁਲੈਂਸ ਐਸੋਸੀਏਸ਼ਨ ਰਾਹੀ ਫਸਟ ਏਡ ਅਤੇ ਹੋਰ ਨਰਸਿੰਗ ਸਿਖਲਾਈ ਕੋਰਸ ਸ਼ੁਰੂ ਕਰਨੇ।
- ਵਿਸ਼ਵ-ਔਕੜਾ ਨੂੰ ਯਤੀਮ ਬੱਚਿਆ ਅਤੇ ਕਈ ਤਰ੍ਹਾ ਦੇ ਪੀੜਤ ਲੋਕਾਂ ਨੂੰ ਕਿੱਤਾ ਸਿਖਲਾਈ ਦੇ ਨਾਲ ਲੇਡੀ ਦੇ ਸਮਾਨ ਜਿਵੇਂ ਸਿਲਾਈ ਮਸ਼ੀਨ, ਬੁਣਾਈ ਮਸ਼ੀਨਾਂ, ਅਤੇ ਹੋਰ ਘਰੇਲੂ ਧੰਦਿਆ ਵਾਸਤੇ ਔਜਾਰ ਦਿੱਤੇ ਜਾਂਦੇ ਹਨ।
- ਜੁਨੀਅਰ ਰੈਡ ਕਰਾਸ ਲੜਕੇ-ਲੜਕੀਆ ਨੂੰ ਫਸਟ ਏਡ ਨਰਸਿੰਗ ਅਤੇ ਪਿੰਡ ਸੁਧਾਰ ਵਾਸਤੇ ਸਿੱਖਿਆ ਦਿੱਤੀ ਜਾਂਦੀ ਹੈ।
- ਕਿਸੇ ਵੀ ਸੰਕਟਕਾਲ ਸਮੇ ਲੋਕਾਂ ਨੂੰ ਰਾਹਤ ਪਹੁੰਚਾਉਣੀ।

VI. CARE (Co-operation on American Relief)

ਇਹ ਸੰਸਥਾ 1945 ਵਿੱਚ ਸਥਾਪਿਤ ਹੋਈ ਸੀ। ਇਸ ਦਾ ਅਹਮ ਕੰਮ, ਅਮਰੀਕੀ ਸ਼ਰਧਾਵਾਨ ਲੋਕਾਂ ਵਲੋਂ ਦੂਜੇ ਦੇਸ਼ਾ ਦੇ ਲੋੜਵੰਦ ਲੋਕਾਂ ਲਈ ਖੁਰਾਕ ਭੇਜਣਾ। ਇਸ ਦੇ ਨਾਲ ਵੱਖ-ਵੱਖ ਪ੍ਰੋਗਰਾਮ ਵਿੱਚ ਦੇਸ਼ਾ ਨੂੰ ਤਕਨੀਕੀ ਜਾਣਕਾਰੀ ਲਈ ਸਹਿਯੋਗ ਦੇਣਾ।

ਪਰ ਭਾਰਤ ਵਿੱਚ ਇਹ ਸੰਸਥਾ 1950 ਵਿੱਚ ਸ਼ੁਰੂ ਹੋਈ ਸੀ।

ਕੰਮ

- ਸਕੂਲੀ ਬੱਚਿਆ ਨੂੰ ਦੁਪਹਿਰ ਦਾ ਖਾਣਾ ਦੇਣਾ।
- ਸੁੱਕਾ ਦੁੱਧ, ਦਾਲੇ ਅਤੇ ਵੜੇਵੇਂ ਦਾ ਤੇਲ ਵੰਡਣ ਵਿੱਚ ਸਹਾਇਤਾ।
- ਖੇਤੀ-ਬਾੜੀ ਨੂੰ ਉੱਨਤ ਧੰਧਾ ਬਣਾਉਣਾ, ਅਤੇ ਨਵੀਆ ਤਕਨੀਕੀ ਸੇਵਾਵਾਂ ਨੂੰ ਉਪਲਭਧ ਕਰਾਉਣਾ।
- ਪੜ੍ਹਾਈ ਅਤੇ ਕੰਮ-ਧੰਦੇ ਸਿਖਲਾਈ ਵਿੱਚ ਸਹਾਇਤਾ।
- ਯਤੀਮ ਘਰ ਬਣਾਉਣ ਵਿੱਚ ਸਹਾਇਤਾ।

VII. UNDP (United Nations Development Programme)

ਇਸ ਪ੍ਰੋਗਰਾਮ ਦੀ ਸਥਾਪਨਾ 1965 ਵਿੱਚ ਹੋਈ ਸੀ। ਇਸ ਦਾ ਹੈਡ ਕੁਆਟਰ 'ਨਿਊ ਯਾਰਕ' ਅਮੇਰਿਕਾ ਵਿੱਚ ਹੈ। ਇਸ ਦਾ ਮੁੱਖ ਕੰਮ ਗਰੀਬ ਦੇਸ਼ਾਂ ਦੇ ਮਾਨਵੀਅ (Human) ਅਤੇ ਕੁਦਰਤੀ ਸਾਧਨਾਂ ਦੇ ਵਿਕਾਸ ਵਿੱਚ ਮਦਦ ਕਰਨਾ WHO ਇਸ ਦੀ ਮੁੱਖ ਐਜੰਸੀ (Agency) ਹੈ।

ਕੰਮ

- ਖੁਰਾਕ, ਖੇਤੀ ਆਦਿ ਦੇ ਵਿਕਾਸ ਵਿੱਚ ਵਾਧਾ ਕਰਾਉਣਾ।
- ਵਪਾਰ, ਧੰਧੇ ਅਤੇ ਆਵਾ-ਜਾਵੀ ਦੇ ਸਾਧਨ, ਅਤੇ ਸੰਚਾਰ ਦੇ ਸਾਧਨਾਂ ਨੂੰ ਪ੍ਰੋਤਸਾਹਨ ਦੇਣਾ।
- ਵਧੀਆ ਸਿੱਖਿਆ, ਸੇਹਤ ਦੇਖ-ਰੇਖ, housing (ਘਰ ਦੇਖ-ਰੇਖ) ਬੇਰੋਜਗਾਰੀ ਅਤੇ ਸਮਾਜ ਭਲਾਈ ਸੇਵਾਵਾਂ ਨੂੰ ਸੁਧਾਰਨਾ।
- ਪਿੰਡਾ ਵਿੱਚ ਦਿਹਾਤੀ ਸੇਹਤ ਸੇਵਾਵਾਂ (Rural health services) ਨੂੰ ਮਦਦ ਦੇਣਾ।
- ਗਰੀਬੀ ਰੇਖਾ ਨੂੰ ਮਿਟਾਉਣਾ।
- ਔਰਤਾਂ ਦੇ ਹੱਕਾ ਨੂੰ ਅੱਗੇ ਲੈ ਕੇ ਆਉਣਾ।
- ਭਾਰੀ ਸੰਕਟ ਅਵਸਥਾ ਵਿੱਚ ਮਦਦ ਦੇਣੀ।
- ਕਈ ਸਵੈ-ਸੈਵੀ ਸੰਸਥਾਵਾਂ ਵੰਡ ਦੇ ਕੇ ਇਸ ਸੰਸਥਾ ਮਦਦ ਕਰਦੀਆਂ ਹਨ।

VIII. **ਵਿਸ਼ਵ-ਬੈਂਕ** (World Bank)

ਇਹ ਇੱਕ ਅੰਤਰ-ਰਾਸ਼ਟਰੀ ਸੰਸਥਾ ਹੈ। ਇਸ ਦਾ ਅਹਮ ਟੀਚਾ ਗਰੀਬ ਅਤੇ ਅਵਿਕਸੀਤ ਦੇਸ਼ਾ ਨੂੰ ਮਦਦ ਦੇਣਾ। ਇਹ ਸੰਸਥਾ ਲੋਕਾਂ ਦੇ ਜੀਵਨ-ਪੱਧਰ ਨੂੰ ਅੱਗੇ ਵਧਾਉਣ ਵਿੱਚ ਮਦਦ ਕਰਦੀ ਹੈ। ਵਿਸ਼ਵ ਬੈਂਕ ਅਵਿਕਸਿਤ ਦੇਸ਼ਾ ਨੂੰ ਵੱਡੇ ਪ੍ਰੋਜੈਕਟ ਨੂੰ ਪੂਰਾ ਕਰਨ ਲਈ ਕਰਜਾ (Loan) ਵੀ ਦੇਂਦੀ ਹੈ, ਜਿਵੇਂ, ਰੇਲਵੇ, ਖੇਤੀ-ਬਾੜੀ ਨਾਲ ਸੰਬੰਧਿਤ ਪ੍ਰੋਜੈਕਟ, ਅਤੇ ਸੇਹਤ ਪ੍ਰੋਗਰਾਮ ਆਦਿ।

IX. DANIDA (Danish International Development Agency)

ਇਸ ਸੰਸਥਾ ਦੀ ਸਥਾਪਨਾ 1962 ਵਿੱਚ ਹੋਈ ਸੀ। ਇਸ ਦਾ ਹੈਡ ਕੁਆਟਰ 'ਕੋਪਨਹੇਗਨ (Copenhagen) ਡੈਨਮਾਰਕ (Denmark) ਵਿੱਚ ਹੈ।

ਕੰਮ

- ਇਹ ਸੰਸਥਾ ਮਾਨਵ-ਭਲਾਈ ਵਾਸਤੇ ਕੰਮ ਕਰਦੀ ਹੈ। ਇਹ ਵਿਕਸਿਤ ਦੇਸ਼ਾ ਦੀ ਮਦਦ ਲੈ ਕੇ, ਅਵਿਕਸਿਤ ਦੇਸ਼ਾ ਨੂੰ ਅੱਗੇ ਵਧਾਉਣ ਵਿੱਚ ਮਦਦ ਕਰਦੀ ਹੈ।
- ਇਹ ਸੰਸਥਾ ਉਨ੍ਹਾਂ ਸੰਸਥਵਾ ਨਾਲ ਮਿਲਦੇ ਕੰਮ ਕਰਦੀ ਹੈ ਜਿਹੜੀਆਂ ਕੀ ਆਪਣੇ ਨਿਜੀ ਫਾਅਦੇ ਬਾਰੇ ਨਹੀਂ ਸੋਚ-ਦੀਆ ਉਦਾਹਰਣ : ਭਾਰਤ।
- ਇਹ ਸੰਸਥਾ ਨੈਸ਼ਨਲ ਬਲਾਈਂਡਨੇਸ ਪ੍ਰੋਗਰਾਮ ਦੀ 1978 ਤੋਂ ਲੈ ਕੇ ਅੱਜ ਤੱਕ ਮਦਦ ਕਰ ਰਹੀ ਹੈ।

X. **ਯੁਰੋਪੀਅਨ ਕਮੀਸ਼ਨ** (European Commission)

ਯੂਰੋਪਿਅਨ ਕਮੀਸ਼ਨ ਨੂੰ ਯੁਰੋਪਿਅਨ 'ਸਮੂਦਾਉਆ ਦਾ ਸੰਗਠਨ' ਆਖਦੇ ਹਾਂ, ਇਹ ਯੂਰੋਪਿਅਨ ਸੰਗਠਨ ਦੀ ਕੰਮ ਕਰਨ ਦੀ ਇਕ ਸ਼ਾਖਾ (Branch) ਹੈ। ਇਸ ਦੀ ਸਥਾਪਨਾ 1958 ਵਿੱਚ ਹੋਈ ਸੀ। ਇਸ ਵਿੱਚ ਕੁੱਲ ਮੈਂਬਰ 27 ਹਨ। ਇਨਾਂ 27 ਮੈਬਰਾਂ ਦੇ ਵਿਚੋਂ ਇੱਕ ਕਮੀਸ਼ਨ ਪਰੇਸੀਡੈਂਟ ਹੁੰਦਾ ਹੈ। ਇਸ ਕਮੀਸ਼ਨ ਦੀ ਜਿਮੇਵਾਰੀਆ ਇਸ ਤਰ੍ਹਾਂ ਹਨ : ਜਿਵੇਂ ਕੀ ਕਨੂੰਨ ਬਣਾਨਾ ਫਿਰ ਉਸ ਉੱਤੇ ਸਹੀ ਫੈਸਲਾ ਲੈ ਕੇ ਉਸ ਨੂੰ ਲਾਗੂ ਕਰਨਾ।

ਭਾਸ਼ਾਵਾ (Languages) **:** ਇਸ ਕਮੀਸ਼ਨ ਦੇ ਅੰਤਰਗਤ ਵਰਤੀਆਂ ਜਾਣ ਵਾਲੀਆਂ ਭਾਸਾਵਾਂ ਇਸ ਤਰ੍ਹਾ ਹਨ :

- ਇਸ ਵਿੱਚ ਕੁਲ 24 ਵਿਭਾਗ ਹਨ, ਅਤੇ ਇਹ ਯੂਰੋਪੀਅਨ ਕਮੀਸ਼ਨ ਸਾਰੇ ਯੁਰੋਪ ਰੂਚੀ ਨੂੰ ਪੇਸ਼ ਕਰਦਾ ਹੈ।
- ਇਹ ਯੁਰੋਪੀਅਨ ਸੰਸਦ ਨੂੰ ਨਵੇਂ ਕਨੂੰਨਾ ਬਾਰੇ ਆਗੂ ਕਰਾਉਦਾ ਹੈ ਅਤੇ ਯੁਰੋਪਿਅਨ ਯੁਨੀਅਨ ਦੀ ਕੌਂਸਿਲ ਇਹ ਤੈਅ ਕਰਦੀ ਕਨੂੰਨਾ ਨੂੰ ਹੈ ਵਧੀਆ ਤਰ੍ਹਾਂ ਲੋਕਾਂ ਤਕ ਪਹੁੰਚਿਆ ਜਾਵੇ।

XI. USAID (United Stated Agency for International Development)

ਇਸ ਏਜੰਸੀ ਦੀ ਸਥਾਪਨਾ 3 ਨਵੰਬਰ 1961 ਵਿੱਚ ਹੋਈ ਸੀ ਇਸ ਦਾ ਹੈਡ ਕੁਆਟਰ 'ਵਾਸ਼ਿੰਗਟਨ' ਅਮੇਰਿਕਾ ਵਿੱਚ ਹੈ। ਇਹ ਏਜੰਸੀ ਪਰੈਸੀਡੈਂਟ 'ਜੋਨ.ਐਫ.ਕੇਨੈਡੀ' (John F. Kennedy) ਨੇ ਸਥਾਪਿਤ ਕੀਤੀ ਸੀ। ਇਹ ਇੱਕ independent ਸਰਕਾਰੀ ਏਜੰਸੀ ਹੈ।

ਕੰਮ

1. ਇਸ ਦਾ ਅਹਿਮ ਟੀਚਾ ਅਰਥ-ਵਿਅਸਥਾ ਨੂੰ ਵਧਾਉਣਾ ਅਤੇ ਲੋਕ-ਸਿਹਤ ਦਾ ਵਿਕਾਸ ਕਰਨਾ, ਤੇ ਨਾਲ ਹੀ ਵਾਤਾਵਰਨ ਨੂੰ ਸਾਫ-ਸੁਥਰਾ ਰੱਖਣਾ।
2. ਇਹ ਏਜੰਸੀ ਹੜ, ਭੁਚਾਲ, ਭੁੱਖ, ਤੇ ਹੋਰ ਕਈ ਗੰਭੀਰ ਹਾਲਤਾਂ ਵਿੱਚ ਲੋਕਾਂ ਦੀ ਮਦਦ ਕਰਨ ਵਿੱਚ ਆਪਣਾ ਪੂਰਾ ਯੋਗਦਾਨ ਦੇਂਦੀ ਹੈ।
3. ਇਹ ਏਜੰਸੀ ਤਕਰੀਬਨ 1975 ਤੋ ਲੈ ਕੇ ਅੱਜ ਤੱਕ ਬੱਚਾ ਸੇਹਤ ਪ੍ਰੋਗਰਾਮ ਨੂੰ ਮਦਦ ਕਰਦੀ ਆ ਰਹੀ ਹੈ, ਅਤੇ ਇਸ ਨੇ ਕਈ ਵਧੀਏ ਨਤੀਜੇ ਵੀ ਹਾਸਲ ਕਿੱਤੇ ਹਨ ਜਿੰਦਾ ਅੱਜ 4 ਹਜਾਰ ਤੋਂ ਵੱਧ ਸ਼ਿਸ਼ੂ ਅਤੇ ਬੱਚਾ ਮੌਤ ਦਰ ਨੂੰ ਘਟਾਇਆ ਗਿਆ ਹੈ। ਇਨ੍ਹਾਂ ਏਜੰਸੀਆ ਦੀ ਸੇਹਤ ਸੇਵਾਵਾਂ ਦੀ ਮਦਦ ਨਾਲ। ਇਹ ਸੇਵਾਵਾਂ ਇਸ ਤਰ੍ਹਾਂ ਹਨ :
   - ORS - Immunisate
   - ARI - B. Feeding (Breast feeding vit. A)
   - Malaria control
   - Family planning
   - HIV/AIDS
   - Materal health progress
   - Orphage/mar victims

XII. UNESCO (United Nations Educational Scientific and Cultural Organisation)

ਯੂਨੇਸਕੋ ਯੂਨਾਇਟੇਡ (United) ਦੇਸ਼ ਦੀ ਇੱਕ ਮੁੱਖ ਏਜੰਸੀ ਹੈ। ਇਸ ਦੀ ਸਥਾਪਨਾ 1945 ਵਿੱਚ ਹੋਈ ਅਤੇ ਇਸ ਦਾ ਹੈਡ ਕੁਆਟਰ ਪੈਰੀਸ (Paris) ਵਿੱਚ ਹੈ। ਇਸ ਵਿੱਚ 195 ਸਦੱਸਅ ਹਨ ਅਤੇ ਦੇਸ਼ ਦੇ ਸਹ-ਮੈਂਬਰ ਹਨ।

ਕੰਮ

- ਇਸ ਦਾ ਮੁੱਖ ਕੰਮ ਦੇਸ਼ ਵਿੱਚ ਸੁੱਖ-ਸ਼ਾਤੀ ਬਣਾ ਕੇ ਰੱਖਣਾ ਹੈ।
- ਲੋਕਾਂ ਨੂੰ ਵਧੀਆ ਸਿੱਖਿਆ ਪ੍ਰਦਾਨ ਕਰਨੀ ਜਿਹੜੀ ਕੀ ਹੰਡ ਉੱਮਰ ਤਕ ਨਿਭੇ।
- ਵਿਗਿਆਨਿਕ ਗਿਆਨ ਨੂੰ ਵਧਾਵਾ ਦੇਣਾ ਅਤੇ ਨਵੀਆਂ ਤਕਨੀਕਾਂ ਨੂੰ ਲੋਕਾਂ ਤਕ ਉਪੱਲਭਦ ਕਰਾਉਣਾ।
- ਸੁਚਨਾ ਤੇ ਸੰਚਾਰ ਸਾਧਨਾ ਨੂੰ ਪ੍ਰੋਤਸਾਹਨ ਦੇਣਾ।

- ਸਮਾਜ ਨੂੰ ਨਵੀਆਂ ਸੂਚਨਾਵਾਂ ਅਤੇ ਸੰਚਾਰ ਦੇ ਮਾਧਅਮ ਨਾਲ ਅੱਗੇ ਵਧਾਉਣਾ।
- ਇਸ ਦੇ ਵਿੱਚ teacher-training programme, service and cultural programme ਨੂੰ cimposta ਦਿੱਤੀ ਹੋਈ ਹੈ।
- ਇਸ ਦਾ ਇੱਕ ਹੋਰ ਮੁੱਖ ਕੰਮ ਸੰਸਾਰ ਦੇ ਕਈ ਅਲਗ-ਅਲਗ ਭਾਗਾਂ ਵਿੱਚ conferences ਦਾ ਆਯੋਜਨ ਕਰਾਉਣਾ।
- ਇਹ ਏਜੰਸੀ ਗੈਰ-ਸਰਕਾਰੀ ਸੰਗਠਨਾ ਦੀ ਵੀ ਕਈ ਕੰਮਾ ਵਿੱਚ ਮਦਦ ਦੇਂਦੀ ਹੈ।

XIII. COLOMBO PLAN

ਭਾਰਤ ਵਿੱਚ ਕੋਲਸਬੋ ਪਲਾਨ 1950 ਵਿੱਚ ਬਣਾਇਆ ਗਿਆ ਸੀ ਇਸ ਦੇ ਨਾਲ ਛੇ ਦੇਸ਼ ਹੋਰ ਵੀ ਸਨ। ਇਸ ਦੇ ਅਹਮ organs ਹਨ : Secretariat, the consultative committee, the council ਇਸ ਪਲਾਨ ਦੇ secretary Mr. Adam Maniku ਹਨ। ਇਸ ਦਾ ਹੈਡ-ਕੁਆਟਰ 'ਕੋਲੰਬੋ' Colombo ਵਿੱਚ ਹੈ। 26 ਦੇਸ਼ ਦੇ ਮੈਂਬਰ ਹਨ। ਇਸ ਦੀ official language ਕੇਵਲ ਅੰਗ੍ਰੇਜੀ ਹੈ।

ਕੰਮ

- ਇਸ ਦਾ ਅਹਿਮ ਕੰਮ ਡੈਵਨੇਪਮੈਂਟਲ ਪ੍ਰੋਗਰਾਮਾਂ ਨੂੰ ਇਕੱਠੇ ਅਤੇ ਦੁਬਾਰਾ ਦੇਖ-ਰੇਖ ਕਰਕੇ, ਲੋਕਾਂ ਦੇ ਰਹਿਣ-ਸਹਿਣ ਦੇ ਪੱਧਰ ਨੂੰ ਉੱਚਾ ਉਠਾਉਣਾ।
- ਇਸ ਪਲਾਨ ਦੇ ਅੰਦਰ ਉਦੋਯੋਗਿਕ ਅਤੇ ਖੇਤੀ-ਸੰਸਥਾਵਾਂ ਨੂੰ ਮਦਦ ਮਿਲਦੀ ਹੈ।
- ਇਹ ਪਲਾਹ ਸੇਹਤ ਨੂੰ ਅੱਗੇ ਮਦਦ ਕਰਨ ਵਿੱਚ ਵੀ ਪੂਰੀ ਤਰ੍ਹਾਂ ਸਫਲ ਗਿਆ ਹੈ। ਜਿਵੇਂ ਨਵੀ Delhi ਵਿੱਚ All India Institute of Medical science, (AIIMS) ਇਸ ਪਲਾਨ ਨੇ ਨਿਊਜੀਲੈਂਡ ਤੋਂ ਆਰਥਿਕ ਮਦਦ ਲੈ ਕੇ ਇਸ Institute ਨੂੰ ਕਰਵਾਇਆ ਹੈ।
- ਇਸੇ ਤਰ੍ਹਾਂ ਇਹ ਪਲਾਨ ਕਨੈਡਾ ਤੋ ਕੋਬਾਲੱਟ ਥੈਰੇਪੀ ਯੂਨਿਟ ਨੂੰ ਭਾਰਤੀਆ ਇਨ੍ਹਸੀਟੀਊਟ ਨੂੰ ਭੇਜਦਾ ਹੈ।

XIV. INTERNATIONAL LABOUR ORGANISATION

ਅੰਤਰ-ਰਾਸ਼ਟਰੀ ਮਜਦੂਰ ਸੰਸਥਾ ਸਾਰੇ ਵਿਸ਼ਵ ਵਿੱਚ 1919 ਵਿੱਚ ਸਥਾਪਿਤ ਹੋਈ ਸੀ। ਇਸ ਸੰਸਥਾ ਦੇ ਮੁੱਖੀ ਦਾ ਨਾਂ 'Juan Somavia' ਹੈ। ਇਸ ਸੰਸਥਾ ਨੂੰ 1969 ਵਿੱਚ 'Nobel piece prize' ਮਿੱਲਿਆ ਸੀ। ਇਹ ਸੰਸਥਾ ਹਰ ਸਾਲ ਜੂਨ ਵਿੱਚ ਇੱਕ ਵਾਕ 'ਅੰਡਰਰਾਸਟਰੀ ਮਰਦੂਰ conference ਕਰਾਉਦੀ ਹੈ।

ਕੰਮ

- ਇਹ ਸੰਸਾਰ ਵਿੱਚ ਮਜਦੂਰਾਂ ਨੂੰ ਕੰਮ ਅਤੇ ਰਹਨ-ਸਹਨ ਦੇ ਲਈ ਘਰ ਦੇਂਦੀ ਹੈ।
- ਇਸ ਦਾ ਅਹਮ ਟੀਚਾ ਮਰਦ, ਔਰਤ ਨੂੰ ਚੰਗਾ ਕੰਮ ਦਵਾਉਣਾ ਅਤੇ ਕੰਮ ਦੇ ਨਾਲ ਉਨ੍ਹਾਂ ਨੂੰ ਪੂਰੀ ਆਜਾਦੀ, ਸੁਰੱਖਿਆ ਅਤੇ ਬਰਾਬਰ ਦਾ ਕੰਮ ਦੇਣਾ।
- ਲੋਕਾਂ ਨੂੰ ਪੂਰਾ ਨਿਆਂ (Justice) ਦਿਵਾਉਣਾ।
- ਲੋਕਾਂ ਦੀ ਆਰਥਿਕ ਸਥਿਰਤਾ ਨੂੰ ਅੱਗੇ ਵਧਾਉਣਾ।
- ਮਜਦੂਰਾਂ ਨੂੰ ਕੰਮ ਵੀ ਦਿਵਾਉਣਾ ਅਤੇ ਉਨ੍ਹਾਂ ਨੂੰ ਸੇਹਤ ਸੇਵਾਵਾਂ ਵੀ ਉਪੱਲਬਧ ਕਰਾਉਣਾ।
- ਇਹ ਸੰਸਥਾ ਦੇਸ਼ ਵਿੱਚ ਸਾਂਤੀ ਬਣਾਉਣ ਦਾ ਕੰਮ ਵੀ ਕਰਦੀ ਹੈ।

XV. INDIAN RED CROSS

ਭਾਰਤੀਅ ਰੈਡ-ਕਰਾਸ ਦੀ ਸਥਾਪਨਾ 1920 ਵਿੱਚ ਹੋਈ ਸੀ। ਇਸ ਦੇ ਮੁੱਖ ਉਦੇਸ਼ ਇਸ ਤਰ੍ਹਾ ਹਨ।

- ਸੇਹਤ ਵਿੱਚ ਸੁਧਾਰ ਕਰਨਾ।
- ਬੀਮਾਰੀਆਂ ਨੂੰ ਦੂਰ ਕਰਨਾ।
- ਬੀਮਾਰ ਪੀੜਤਾਂ ਦੀ ਮਦਦ ਕਰਨਾ।

ਦੇਸ਼ ਵਿੱਚ ਇਸ ਸੰਸਥਾ ਦੀਆ 700 ਸ਼ਾਥਾਵਾਂ ਕੰਮ ਕਰਦੀਆਂ ਪਈਆਂ ਹਨ। ਇਸ ਦਾ ਮੁੱਖ ਦਫਤਰ ਦਿੱਲੀ ਵਿੱਚ ਹੈ।

ਕੰਮ

- ਇਸ ਸੰਸਥਾ ਨੇ ਕਈ ਮਿਲੀਟਰੀ ਹਸਪਤਾਲ ਬਣਾਏ ਹੋਏ ਹਨ। ਜਿਸ ਦੇ ਅੰਦਰ ਜੱਚਾ-ਬੱਚਾ ਦੇਖ-ਰੇਖ ਸੇਵਾਵਾਂ, ਪਰਿਵਾਰ ਨਿਯੋਜਨ, ਸਾਮਦਾਯਿਕ ਸਿਹਤ ਸੇਵਾਵਾਂ ਅਤੇ ਨਰਸਿੰਗ ਸੇਵਾਵਾਂ ਆਉਂਦੀਆ ਹਨ।
- ਇਹ ਸੰਸਥਾ ਮੁੱਡਲੀ ਸਹਾਇਤਾ ਸੇਹਤ ਟ੍ਰੇਨਿੰਗ ਨੂੰ ਵੀ ਲੋਕਾਂ ਤਕ ਪਹੁੰਚਉਦੀ ਹੈ।
- ਇਹ ਲੋਕਾਂ ਨੂੰ ਫ੍ਰੀ ਐਂਬੂਲੈਂਸ ਸੇਵਾਵਾਂ ਵੀ ਪ੍ਰਦਾਨ ਕਰਦੀ ਹੈ।
- ਰੈਡ-ਕਰਾਸ ਲੋਕਾਂ ਨੂੰ ਵੀਟਾਮੀਨ ਦੀਆਂ ਗੋਲੀਆਂ, ਮੱਛੀ-ਦੇ ਤੇਲ ਦੇ ਕੈਪਸੂੱਲ ਅਤੇ ਹੋਰ ਜਰੂਰਤਮੰਦ ਦਵਾਈਆਂ ਉਪਲਬੱਧ ਕਰਵਾਉਂਦੀ ਹੈ।
- ਇਹ ਸੰਸਥਾ ਮਹਾਮਾਰੀ, ਹੜ, ਭੂਚਾਲ ਅਤੁ ਸੁੱਕੇ ਵਿੱਚ ਲੋਕਾਂ ਦੀ ਮਦਦ ਕਰਦੀ ਹੈ।
- ਰੈਡ-ਕਰਾਸ ਕਈ ਹਸਪਤਾਲਾਂ, ਡਿਸਪੈਂਸਰੀਆਂ ਅਤੇ ਫੈਮਿਲੀ ਪਲਾਨੀਂਗ ਸਰਵੀਸਾਂ ਨੂੰ ਦੁੱਧ ਅਤੇ ਕਈ ਦਵਾਈਆਂ ਭੇਜਦਾ ਹੈ।
- ਇਹ ਖੋਜ ਕਮਾਂ ਵਿੱਚ ਮਦਦ ਕਰਦਾ ਹੈ ਅਤੇ ਨਰਸਾਂ ਨੂੰ ਪੜਾਈ ਅੱਗੇ ਵਧਾਉਣ ਵਾਸਤੇ ਵਜੀਫ਼ਾ ਦਿੰਦਾ ਹੈ।
- ਇਹ ਸੰਸਥਾ ਬੱਚਿਆ ਨੂੰ ਕਈ ਖੇਡ-ਵਸਤੂਆ ਵੀ ਪ੍ਰਦਾਨ ਕਰਦੀ ਹੈ।
- ਜਦੋ ਭਾਰਤ, ਗੁਜਰਾਤ ਵਿੱਚ ਭੂਚਾਲ, ਉੜੀਸਾ ਵਿੱਚ ਸੂਨਾਮੀ ਆਈ.ਸੀ. ਤੇ ਇਸ ਸੰਸਥਾ ਨੇ ਹੀ ਅੱਗੇ ਆਕੇ ਲੋਕਾਂ ਤਕ ਮਦਦ ਪਹੁੰਚਾਈ ਸੀ।

XVI. INDIAN COUNCIL FOR CHILD WELFARE

ਇਸ welfare ਦੀ ਸਥਾਪਨਾ 1952 ਵਿੱਚ ਹੋਈ ਸੀ। ਇਸ ਦਾ ਸਿੱਧਾ ਸੰਬੰਧ ਅੰਤਰ-ਰਾਸ਼ਟਰੀ ਬੱਚਾ ਭਲਾਈ ਸੰਸਥਾ ਨਾਲ ਹੈ। ਇਸ ਦਾ ਮੁੱਖ ਕੰਮ ਬੱਚਿਆ ਦੀ ਸਿਹਤ-ਵਿਕਾਸ ਨੂੰ ਵਧਾਉਣਾ ਅਤੇ ਉਨ੍ਹਾਂ ਨੂੰ ਵਧੀਆ ਸਿੱਖਿਆ ਦੀਆਂ ਸੁਵਿਧਾਵਾਂ ਉਪਲਬਧ ਕਰਾਉਣੀਆਂ।

- ਇਸ ਸੰਸਥਾ ਦੇ ਵਿੱਚ ਕਈ ਬੱਚਾ ਭਲਾਈ ਪ੍ਰੋਗਰਾਮ ਵੀ ਪੰਜ ਸਾਲ ਤੱਕ ਬੱਚਿਆ ਨੂੰ ਵੀ ਪੜਾਈ ਅਤੇ ਪੋਸ਼ਟਿਕ ਭੋਜਨ ਦਿੱਤਾ ਜਾਵੇਗਾ।
- ਗੈਰ-ਸਰਕਾਰੀ ਸੰਗਠਨਾ ਨੇ ਮਿਲ ਕੇ ਅਨਾਥ ਅਤੇ ਗਰੀਬ ਬੱਚਿਆ ਲਈ orphange home, cretches, human homes ਨੂੰ ਮਨਜ਼ੂਰੀ ਦਿੱਤੀ ਅਤੇ ਇਹ ਸੇਵਾਵਾਂ ਲਾਗੂ ਵੀ ਕੀਤਿਆ।
- ਇਹ ਸੰਸਥਾ ਟੀਕਾਕਰਨ ਪ੍ਰੋਗਰਾਮਾਂ ਨੂੰ ਲਾਗੂ ਕਰਨ ਵਿੱਚ ਮਦਦ ਕਰਦੀ ਹੈ।
- ਬਾਲਸੇਵਿਕਾ ਟ੍ਰੇਨਿੰਗ ਸੈਂਟਰ, ਸੈਂਟ੍ਰਲ ਸੋਸ਼ਲ ਵੈਲਫੇਅਰ ਬੋਰਡ ਨੇ ਸਥਾਪਿਤ ਕੀਤਾ ਹੈ ਇਸ ਦੇ ਵਿੱਚ ਬਾਲਸੇਵਿਕਾਵਾਂ ਨੂੰ ਟ੍ਰੇਨਿੰਗ ਦਿੱਤੀ ਜਾਂਦੀ ਹੈ। ਜਿਹੜੇ ਬਾਲਸੇਵਿਕਾ ਸੇਂਟਰਾ ਵਿੱਚ ਅਧਿਆਪਕ ਪੜਾਉਂਦੇ ਹਨ ਉਨ੍ਹਾਂ ਲਈ ਇਹ

ਸੰਸਥਾ workshops organise ਕਰਦੀ ਹੈ। ਜਿਸ ਵਿੱਚ ਬਾਲਸੇਵਿਕਾਵਾਂ ਨੂੰ ਨਵੀਆਂ ਗਲਾਂ, ਤਕਨੀਕਾਂ, ਬੱਚੇ ਦੀ development ਦੇ ਤਰੀਕੇ ਬਾਰੇ ਦੱਸਿਆ ਜਾਂਦਾ ਹੈ।

- ਇਹ ਸੰਸਥਾ ਬੱਚਿਆ ਲਈ ਨਵੇਂ ਕਨੂੰਨ ਵੀ ਬਣਾਉਂਦੀ ਹੈ ਜਿਸ ਵਿੱਚ ਬੱਚਿਆ ਦੀ ਸੁਰੱਖਿਅਤ ਲਈ ਅਹਿਮ ਫੈਸਲੇ ਹੁੰਦੇ ਹਨ।

XVI. INDIAN COUNCIL FOR CHILD WELFARE

ਇਸ ਸੰਸਥਾ ਦੀ ਸਥਾਪਨਾ 1949 ਵਿੱਚ ਹੋਈ ਸੀ। ਇਸ ਦਾ ਹੈਡ-ਕੁਆਟਰ 'ਮੁੰਬਈ' ਵਿੱਚ ਹੈ। ਦੇਸ਼ ਵਿੱਚ ਇਸ ਦੀਆਂ 40 ਸ਼ਾਖਾਵਾਂ ਕੰਮ ਕਰਦੀਆ ਹਨ।

- Spacing (ਗੈਪ ਰੱਖਣਾ)
- Limitation of Child Birth to Control Population
- Promote Reproductive Chenai, Legals Sage Abortion
- Educate about STD's
- The association has trained several hundred doctors, health visitors and social workers to run family planning clinics with and from government ਮਤਲਬ ਸਰਕਾਰ ਦੀ ਮਦਦ ਲੈ ਕੇ ਇਹ ਸੰਸਥਾ ਡਾਕਟਰ, ਹੈਲਥ ਵਰਕਰਾਂ ਨੂੰ ਨਵੀਆਂ ਤਕਨੀਸਾਂ ਬਾਰੇ ਟ੍ਰੇਨਿੰਗ ਦਿੱਤੀ ਜਾਂਦੀ ਹੈ।

XVII. **ਗੈਰ-ਸਰਕਾਰੀ ਸੰਗਠਨ** (Non-governmental organisation) (NGO's)

ਇਹ ਉਹ ਸੰਗਠਨ ਹੈ ਜਿਹੜੇ ਸਰਕਾਰ ਵਲੋ ਮਾਨਤਾ ਪ੍ਰਾਪਤ ਜਾਂ ਸਰਕਾਰ ਦੇ ਕੰਟਰੋਲ ਹੇਠ ਨਹੀਂ ਹੁੰਦੇ ਇਨ੍ਹਾਂ ਦਾ ਨਿਰਮਾਣ ਸਮਾਜ ਦੇ ਉੱਘੇ ਵਿਅਕਤੀ ਇੱਕ ਜੁੱਟ ਹੋ ਕੰਮ ਕਰਦੇ ਹਨ। ਗੈਰ ਸਰਕਾਰੀ ਸੰਗਠਨ ਆਪਣੀ ਮਰਜੀ ਨਾਲ ਆਪਣੇ ਗਰੁੱਪ ਦੀਆਂ ਇੱਛਾਵਾਂ ਦੀ ਪੂਰਤੀ ਦੇ ਵਿਕਾਸ ਲਈ ਕੰਮ ਕਰਦੇ ਹਨ। ਨੀਤੀਆਂ ਬਣਾਉਦੇ ਹਨ ਅਤੇ ਲਾਗੂ ਕਰਦੇ ਹਨ। ਇਸ ਤੋ ਇਲਾਵਾ ਇਹ ਇਕ ਦੂਜੇ ਨਾਲ ਸੱਹਿਮਤ ਹੁੰਦੇ ਹਨ। ਇਸ ਦੀ ਸਥਾਪਨਾ 2002 ਵਿੱਚ ਹੋਈ ਸੀ। ਇਨਾਂ ਤੋਂ ਇਲਾਵਾ ਕੇਂਦਰ ਸਰਕਾਰ ਤੇ ਰਾਜਸਰਕਾਰ ਤੋਂ ਛੁੱਟ ਦੇਸ਼ ਵਿੱਚ ਲਗਪਗ 6000 ਗੈਰ-ਸਰਕਾਰੀ ਸੰਗਠਨ ਲੱਗੇ ਹੋਏ ਹਨ। ਇਨ੍ਹਾਂ ਵਿਚੋਂ ਕੁੱਝ ਕੁ ਦੇ ਨਾਂ ਹੇਠ ਲਿਖੇ ਹਨ :

- ਰੈਡ ਕਰਾਸ ਸੁਸਾਇਟੀ
- ਭਾਰਤੀ ਸੇਵਕ ਸਮਾਜ
- ਰੋਟਰੀ ਕਲੱਬ
- ਲਾਇਨਜ਼ ਕਲੱਬ
- ਰਾਮਾ ਕਿਸ਼ਨ ਮਿਸ਼ਨ
- ਹਿੰਦ ਕੁਸ਼ਟ ਨਿਵਾਰਨ ਸੰਘ
- ਇੰਡੀਅਨ ਟੀ.ਬੀ. ਐਸੋਸੀਏਸ਼ਨ
- ਗੁਰੂ ਨਾਨਕ ਮਿਸ਼ਨ
- ਕਰਾਈ
- ਫੈਮਲੀ ਪਲੈਨਿੰਗ ਐਸੋਸੀਏਸ਼ਨ ਆਫ ਇੰਡੀਆ
- ਉਪਕਾਰ

- ਨਨ੍ਹੀ ਛਾਂ
- ਸਿੰਘ ਸਭਾ
- ਇੰਡੀਅਨ ਕੌਂਸਲ ਆਫ ਚਾਈਲਡ ਵੈਲਫੇਅਰ
- ਫੈਮਲੀ ਪਲੈਨਿੰਗ ਐਸੋਸੀਏਸ਼ਨ ਆਫ ਇੰਡੀਆ।

ਕੰਮ

- **ਸਿੱਖਿਆ** (Education) **:** ਲੋਕਾਂ ਨੂੰ ਸਿਹਤ ਪ੍ਰਤਿ ਲਾਭ ਦਵਾਉਣ ਲਈ ਸਿੱਖਿਆ ਪ੍ਰਦਾਨ ਕਰਨੀ।
- **ਕਨੂੰਨ ਨੂੰ ਪ੍ਰੋਤਸਾਹਨ :** ਗੈਰ ਸਰਕਾਰੀ ਸੰਗਠਨ ਕਨੂੰਨ ਨੂੰ ਬਣਾਉਣ ਅਤੇ ਲਾਗੂ ਕਰਨ ਵਿੱਚ ਵਧਾਵਾ ਦਿੰਦਾ ਹੈ। ਜਿਦੇ ਨਾਲ ਜੋ ਕਨੂੰਨ ਦਾ ਗਲਤ ਫਾਇਦਾ ਉਠਾਣਗੇ ਉਨ੍ਹਾਂ ਨੂੰ ਕੋਰਟ ਚ ਜਾਣਾ ਪਵੇਗਾ।
- **ਸਿਹਤ ਲਾਭ :** ਲੋਕਾਂ ਨੂੰ ਮੈਡੀਕਲ ਸੇਵਾਵਾਂ ਸਹੀ ਸਮੇ ਤੇ ਉਪਲਬਧ ਕਰਾਉਣਾ।
- **ਸਮੂਹ ਯੋਜਨਾ :** ਇਹ ਸੰਗਠਨ ਸਮੂਹ ਯੋਜਨਾ ਬਣਾ ਕੇ ਕੰਮ ਕਰਦਾ ਹੈ ਜਿਸ ਦੇ ਨਾਲ ਕੰਮ ਵਿੱਚ ਸਫਲਤਾ ਮਿਲਦੀ ਹੈ।

REVIEW QUESTIONS

Short answer questions:

Q1. ਹੈਲਥ ਦੇ ਰੈਫਰਲ ਸਿਸਟਮ ਦੀ ਪਰਿਭਾਸ਼ਾ ਕੀ ਹੈ?

Hint: ਵਿਸ਼ਾ 4.7 ਵੇਖੋ।

Q2. WHO ਨੂੰ ਪੂਰਾ ਲਿਖੋ?

Hint: ਵਿਸ਼ਾ 4.9 (I) ਵੇਖੋ।

Q3. ਭਾਰਤ ਤੇ ਇੰਟਰਨੈਸ਼ਨਲ ਏਜਨਸੀਆਂ ਦੇ ਨਾਂ ਲਿਖੋ?

Hint: ਵਿਸ਼ਾ 4.9 ਵੇਖੋ।

Q4. UNICEF ਦੇ ਪੰਜ ਅਹਮ ਕੰਮ ਲਿਖੋ?

Hint: ਵਿਸ਼ਾ 4.9 (II) ਵੇਖੋ।

Q5. ਗੈਰ-ਸਰਕਾਰੀ ਸੰਗਠਨ ਕਿਸ ਨੂੰ ਆਖਦੇ ਹਨ?

Hint: ਵਿਸ਼ਾ 4.9 (XVIII) ਵੇਖੋ।

Long answer type questions:

Q1. WHO ਬਾਰੇ ਵਿਸਥਾਰ ਨਾਲ ਲਿਖੋ?

Hint: ਵਿਸ਼ਾ 4.9 (I) ਵੇਖੋ।

Q2. ਸਿਹਤ ਦੇ ਢਾਂਚੇ ਨੂੰ ਅਲਗ-ਅਲਗ ਪੱਧਰ ਤੇ ਵਿਸਥਾਰ ਨਾਲ ਲਿਖੋ?

Hint: ਵਿਸ਼ਾ 4.2 ਵੇਖੋ।

Q3. Community Health Centre ਦੇ ਢਾਂਚੇ ਨੂੰ ਲਿਖੋ?

Hint: ਵਿਸ਼ਾ 4.4 ਵੇਖੋ।

Q4. UNICEF ਬਾਰੇ ਵਿਸਥਾਰ ਨਾਲ ਲਿਖੋ?

Hint: ਵਿਸ਼ਾ 4.9 (XI) ਵੇਖੋ।

Q5. Colombo Plan ਤੇ ਸਾਰਾਂਸ਼ ਲਿਖੋ?

Hint: ਵਿਸ਼ਾ 4.9 (XIII) ਵੇਖੋ।

Multiple choice questions:

Q1. District level ਉੱਤੇ ਹੈਲਥ ਕੇਅਰ Organisations ਦਾ ਮੁਖਿਆ ਦੇਣ ਹੁੰਦਾ ਹੈ?

(a) DMO (b) DLO
(c) Chief Medical Officer (d) DHO

Q2. Sub centre level ਉੱਤੇ ਕਿੰਦੇ ਮੇਲ ਮਲਟੀਪਰਪਜ ਹੈਲਥ ਵਰਕਰ ਨਿਯੁਕਤ ਹੁੰਦੇ ਹਨ।

(a) 1 (b) 3
(c) 2 (d) 4

Q3. PHC ਵਿੱਚ ਕਿੰਨੀਆਂ ਨਰਸਾਂ ਉਪਲਬਧ ਹੁੰਦੀਆਂ ਹਨ?

(a) 2 (b) 3
(c) 1 (d) 5

Q4. CHC ਇਕ ਕਿੰਨੀਆਂ ਨਰਸ ਮਿਡ ਵਾਈਫ ਹੁੰਦੀਆਂ ਹਨ

(a) 9 (b) 4
(c) 5 (d) 7

Q5. ਇਨਾਂ ਵਿਚੋਂ ਕਿਹੜਾ ਭਾਰਤ ਦੇ ਸਿਹਤ ਸਿਸਟਮ ਦਾ ਮੁੱਖ ਅੰਗ ਨਹੀਂ ਹੈ।

(a) ਰਾਜਕੀ ਪੱਧਰ (b) ਤਾਲੁਕਾ ਪੱਧਰ
(c) ਕੋਸੀ ਪੱਧਰ (d) ਲੋਕਲ (CHC, PHC)

ANSWERS (Multiple Choice Questions)

1. (c) 2. (a) 3. (c) 4. (d) 5. (b)

CHAPTER 5

ਰੋਲ ਆਫ ਹੈਲਥ ਟੀਮ
(Role of Health Team)

ਸ਼ਬਦਾਵਲੀ (Key Terms)

- **S.M.O. :** ਸੀਨੀਅਰ ਮੈਡੀਕਲ ਆਫੀਸਰ, ਉਹ, ਅਧਿਕਾਰੀ ਜਿਹੜੇ ਹਰ ਹਸਪਤਾਲ ਦਾ ਮੁੱਖਿਆ ਹੁੰਦਾ ਹੈ।
- **Co-operation :** ਸਹਿਯੋਗ
- **Co-ordination :** ਤਾਲਮੇਲ
- Ethics ਨੈਤਿਕਤਾ
- **ਰੈਜੀਸਟ੍ਰੇਸ਼ਨ** : ਇਸ ਵਿਚ ਵਿਅਕਤੀ ਦਾ ਨਾਮ ਦਰਜ ਕੀਤਾ ਜਾਂਦਾ ਹੈ।
- **MPHW :** Multi-purpose health worker ਬਹੁਉਦੇਸ਼ੀ ਹੈਲਥ ਵਰਕਰ।
- **FHA :** Female Health Assistant ਫੀਮੇਲ ਹੈਲਥ ਅਸੀਸਟੈਂਟ।

5.1 Health Team

ਸਿਹਤ ਟੀਮ ਦਾ ਭਾਵ ਅਜਿਹੇ ਕਰਮਚਾਰੀਆਂ ਦਾ ਗਰੁੱਪ ਹੈ, ਜੋ ਕਿ ਮਿਲ ਕੇ ਲੋਕਾਂ ਨੂੰ ਵਿਅਕਤੀਗਤ ਤੌਰ ਤੇ ਪਰਿਵਾਰਕ ਪੱਧਰ ਤੇ ਲੋੜੀਦੀਆਂ ਸਿਹਤ ਸੇਵਾਵਾਂ ਦੇ ਰਹੇ ਹੋਣ। ਟੀਮ ਵਿਚ ਸਹਾਇਕ ਕਰਮਚਾਰੀ ਜਿਵੇਂ ਕਲਰਕ, ਡਰਾਈਵਰ ਕਲੀਨਰ ਆਦਿ ਸ਼ਾਮਿਲ ਹੁੰਦੇ ਹਨ। ਸਿਹਤ ਟੀਮ ਵਿੱਚ ਪਿੰਡ ਵਾਲਿਆਂ ਵਲੋਂ ਚੁਣਿਆ ਹੋਇਆ ਹੈਲਥ ਗਾਈਡ ਅਤੇ ਟ੍ਰੇਂਡ ਦਾਈ ਨੂੰ ਵੀ ਸ਼ਾਮਿਲ ਕੀਤਾ ਜਾ ਸਕਦਾ ਹੈ।

ਸਿਹਤ ਟੀਮ ਲੋਕਾਂ ਵਾਸਤੇ ਹੰਦੀ ਹੈ। ਲੋਕਾਂ ਦੀਆਂ ਸਿਹਤ ਸੰਬੰਧੀ ਲੋੜਾਂ ਦੀ ਪੂਰਤੀ ਕਰਨਾ ਸਿਹਤ ਟੀਮ ਦਾ ਮੁੱਖ ਕੰਮ ਹੈ। ਕੋਈ ਵੀ ਇਕ ਕਰਮਚਾਰੀ ਨਿੱਜੀ ਤੌਰ ਤੇ ਥੋੜੀ ਜਿਹੀ ਵਸੋਂ ਵਾਸਤੇ ਵੀ ਹਰ ਪ੍ਰਕਾਰ ਦੀਆਂ ਸਿਹਤ ਲੋੜਾਂ ਨੂੰ ਪੂਰੀਆਂ ਕਰਨ ਵਾਸਤੇ ਲੋੜੀਂਦੀ ਮੁਹਾਰਤ ਪ੍ਰਾਪਤ ਨਹੀਂ ਕਰ ਸਕਦਾ। ਇਸ ਕਰਕੇ ਕਰਮਚਾਰੀਆਂ ਨੂੰ ਹਰ ਪ੍ਰਕਾਰ ਦੀਆਂ ਸਿਹਤ ਲੋੜਾਂ ਨੂੰ ਪੂਰੀਆਂ ਕਰਨ ਵਾਸਤੇ, ਇੱਕ ਟੀਮ ਵਿੱਚ ਕੰਮ ਕਰਨਾ ਪਵੇਗਾ।

ਸਿਹਤ ਵਿਭਾਗ ਦਾ ਮੁੱਖ ਉਦੇਸ਼ ਹੈ, ਲੋਕਾਂ ਦੇ ਸਿਹਤ ਦੇ ਪੱਧਰ ਨੂੰ ਉੱਚਾ ਚੁੱਕਣਾ। ਇਸ ਕੰਮ ਦੀ ਪੂਰਤੀ ਵਾਸਤੇ ਸਰਕਾਰ ਨੇ ਬਲਾਕ ਪੱਧਰ ਤੇ ਮੁਢਲੇ ਕੇਂਦਰ ਖੋਲੇ ਹਨ। ਜਿਨ੍ਹਾਂ ਅਧੀਨ ਸਹਾਇਕ ਸਿਹਤ ਕੇਂਦਰ ਅਤੇ ਪੇਂਡੂ ਪੱਧਰ ਦੇ ਸਬ ਸੈਂਟਰ ਖੋਲ੍ਹੇ ਹਨ।

ਬਲਾਕ ਪੱਧਰ ਦੀ ਸਿਹਤ ਟੀਮ : ਸੀਨਿਅਰ ਮੈਡੀਕਲ ਅਫਸਰ ਇੰਚਾਰਜ ਪ੍ਰਾਇਮਰੀ ਸਿਹਤ ਕੇਂਦਰ, ਬਲਾਕ ਪੱਧਰ ਦੀ ਸਿਹਤ ਟੀਮ ਦਾ ਆਗੂ ਹੁੰਦਾ ਹੈ। S.M.O. ਦੇ ਹੇਠ ਮੈਡੀਕਲ ਅਫਸਰ ਬਲਾਕ ਐਕਸਟੈਂਸ਼ਨ ਐਜੂਕੇਟਰ,

ਫਾਰਮਾਸਿਸਟ, ਨਰਸਿਜ਼, ਸੀਨਿਅਰ ਮਲੇਰੀਆ ਇੰਸਪੈਕਟਰ, ਹੈਲਥ ਅਸਿਸਟੈਂਟ ਮੇਲ ਅਤੇ ਫੀਮੇਲ, ਲੈਬਾਰਟਰੀ ਟੈਕਨੀਸ਼ੀਅਨ, ਕੰਪਿਊਟਰ, ਕਲਰਕ, ਡਰਾਈਵਰ ਤੇ ਕਲਾਸ ਫੋਰ ਹੁੰਦੇ ਹਨ।

ਇਨਾਂ ਕੋਲ ਤਿੰਨੂ-2 ਪੱਧਰ ਦਾ ਗਿਆਨ ਅਤੇ ਮੁਹਾਰਤਾਂ ਹੁੰਦੀਆ ਹਨ। ਇਹ ਸਭ ਮਿਲਕੇ ਲੋਕਾਂ ਦੀਆਂ ਸਿਹਤ ਲੋੜਾਂ ਦੀ ਪੂਰਤੀ ਕਰਦੇ ਹਨ।

ਸਹਾਇਕ ਸਿਹਤ ਕੇਂਦਰ : ਇਨਾਂ ਦਾ ਇੰਚਾਰਜ਼ ਮੈਡੀਕਲ ਅਫਸਰ ਹੁੰਦਾ ਹੈ। ਇੱਥੇ ਟੀਮ ਦੇ ਮੈਂਬਰ, ਫਾਰਮਾਸਿਸਟ, ਕਲਾਸ ਸੇਵਾ ਇੱਥੇ ਉਪਲਬੱਧ ਹੈ। ਇੱਥੇ ਦੇ ਡਾਕਟਰ ਪਿੰਡ ਪੱਧਰ ਤੇ ਵੀ ਸਿਹਤ ਸੇਵਾਵਾਂ ਦਿੰਦੇ ਹਨ।

ਉਪ–ਸਿਹਤ ਕੇਂਦਰ/ਸਬ ਸੈਂਟਰ : ਹਰ ਪੰਜ ਹਜ਼ਾਰ ਦੀ ਵਸੋਂ ਪਿੱਛੇ, ਪਿੰਡ ਪੱਧਰ ਤੇ ਲੋਕਾਂ ਦੀਆਂ ਲੋੜਾਂ ਪੂਰੀਆਂ ਕਰਨ ਲਈ ਸਬ ਸੈਂਟਰ ਖੋਲੇ ਗਏ ਹਨ। ਇਨਾ ਸਿਹਤ ਸੇਵਾਵਾਂ ਦੀ ਪੂਰਤੀ ਲਈ ਮਲਟੀਪਰਪਜ਼ ਹੈਲਥ ਵਰਕਰ (ਮੇਲ) ਅਤੇ (ਫੀਮੇਲ) ਰਲ ਕੇ ਕੰਮ ਕਰਦੇ ਹਨ। ਇਨਾਂ ਨੂੰ ਹਰ ਪਿੰਡ ਵਿਚ ਹੈਲਥ ਗਾਈਡ, ਟ੍ਰੇਂਡ ਦਾਈ ਅਤੇ ਇਸਤਰੀ ਸਿਹਤ ਸਭਾ ਦਾ ਸਹਿਯੋਗ ਪ੍ਰਾਪਤ ਹੁੰਦਾ ਹੈ। ਇਨ੍ਹਾਂ ਸੇਵਾਵਾਂ ਦੀ ਪੂਰਤੀ ਲਈ ਸੈਕਟਰ ਪੱਧਰ ਤੇ ਹੈਲਥ ਅਸਿਸਟੈਂਟ (ਮੇਲ) ਅਤੇ (ਫੀਮੇਲ) ਅਗਵਾਈ ਕਰਦੇ ਹਨ।

5.1.1 **ਸਿਹਤ ਟੀਮ ਦਾ ਵਿਸ਼ਾ** (Health Team)

ਸਿਹਤ ਟੀਮ ਦਾ ਭਾਵ ਅਜਿਹੇ ਕਰਮਚਾਰੀਆਂ ਦਾ ਗਰੁੱਪ ਹੈ ਜੋ ਮਿਲਕੇ ਲੋਕਾਂ ਨੂੰ ਵਿਅਕਤੀਗਤ ਤੌਰ ਤੇ, ਪਰਿਵਾਰਕ ਪੱਧਰ ਤੇ ਲੋੜੀਂਦੀਆਂ ਸਿਹਤ ਸੇਵਾਵਾਂ ਦੇ ਰਹੇ ਹੋਣ। ਟੀਮ ਵਿਚ ਸਹਾਇਕ ਕਰਮਚਾਰੀ ਜਿਵੇਂ ਕਲਰਕ, ਡਰਾਈਵਰ, ਕਲੀਨਰ ਆਦਿ ਵੀ ਸ਼ਾਮਿਲ ਹੁੰਦੇ ਹਨ। ਸਿਹਤ ਟੀਮ ਵਿੱਚ ਹੈਲਥ ਗਾਈਡ, ਨਰਸ, ਟ੍ਰੇਂਡ ਦਾਈ ਨੂੰ ਵੀ ਸ਼ਾਮਿਲ ਕੀਤਾ ਜਾ ਸਕਦਾ ਹੈ।

ਹੈਲਥ ਟੀਮ ਲੋਕਾਂ ਵਾਸਤੇ ਹੁੰਦੀ ਹੈ। ਲੋਕਾਂ ਦੀ ਸਿਹਤ ਹੀ ਟੀਮ ਦਾ ਮੁੱਖ ਕੰਮ ਹੈ। ਕੋਈ ਵੀ ਕਰਮਚਾਰੀ ਨੀਜੀ ਤੌਰ ਤੇ ਥੋੜੀ ਜਿਹੀ ਵਸੋਂ ਵਾਸਤੇ ਵੀ ਹਰ ਪ੍ਰਕਾਰ ਦੀਆਂ ਸਿਹਤ ਸੰਬੰਧੀ ਲੋੜਾਂ ਨੂੰ ਪੂਰੀਆਂ ਕਰਨ ਵਾਸਤੇ ਲੋੜੀਂਦੀ ਮੁਹਾਰਤ ਪ੍ਰਾਪਤ ਨਹੀਂ ਕਰ ਸਕਦਾ। ਇਸ ਕਰਕੇ ਕਰਮਚਾਰੀਆਂ ਨੂੰ ਹਰ ਪ੍ਰਕਾਰ ਦੀਆਂ ਲੋੜਾਂ ਪੂਰੀਆਂ ਕਰਨ ਵਾਸਤੇ ਇਕ ਟੀਮ ਦੇ ਰੂਪ ਵਿੱਚ ਕੰਮ ਕਰਨਾ ਪਵੇਗਾ।

5.1.2 **ਹੈਲਥ ਟੀਮ ਦੀ ਪਰਿਭਾਸ਼ਾ**

ਟੀਮ ਦਾ ਭਾਵ ਅਜਿਹੇ ਕਰਮਚਾਰੀਆਂ ਦਾ group ਹੈ। ਜਿਸ ਵਿਚ ਵੱਖ-2 ਪੱਧਰ ਦੀ ਜਾਣਕਾਰੀ, ਯੋਗਤਾ ਤੇ ਕਾਬਲੀਅਤ ਦੇ ਕਰਮਚਾਰੀ ਹੋਣ ਜੋ ਰਲ ਮਿਲਕੇ ਸਾਂਝੇ ਉਦੇਸ਼ ਦੀ ਪੂਰਤੀ ਲਈ ਸਾਂਝੀ ਜਿੰਮੇਵਾਰੀ ਸਮਝਕੇ ਕੰਮ ਕਰਨ।

5.1.3 **ਹੈਲਥ ਟੀਮ ਦੇ ਰਲ ਮਿਲਕੇ ਕੰਮ ਕਰਨ ਦੇ ਤੱਤ**

ਸਿਹਤ ਟੀਮ ਆਪਸ ਵਿੱਚ ਰਲ ਮਿਲਕੇ ਲੋਕਾਂ ਦੀ ਸਿਹਤ ਦੇ ਪੱਧਰ ਨੂੰ ਉੱਚਾ ਚੁਕਣ ਲਈ ਕੰਮ ਕਰਦੀ ਹੈ। ਰਲ ਮਿਲਕੇ ਕੰਮ ਕਰਨ ਦੇ ਦੋ ਮੁੱਖ ਤੱਤ ਹਨ :

1. ਸਹਿਯੋਗ (Co-operation)
2. ਤਾਲਮੇਲ (Co-ordination)

ਸਿਹਤ ਵਿਭਾਗ ਦਾ ਮੁੱਖ ਉਦੇਸ਼ ਹੈ ਲੋਕਾਂ ਦੇ ਸਿਹਤ ਦੇ ਮਿਆਰ ਨੂੰ ਉੱਚਾ ਚੁੱਕਣਾ। ਇਸ ਕੰਮ ਦੀ ਪੂਰਤੀ ਲਈ ਬਲਾਕ ਪੱਧਰ ਤੇ ਮੁੱਢਲੇ ਕੇਂਦਰ ਖੋਲੇ ਗਏ ਹਨ। ਜਿਨਾਂ ਅਧੀਨ ਸਹਾਇਕ ਸਿਹਤ ਕੇਂਦਰ ਤੇ ਪੇਂਡੂ ਪੱਧਰ ਤੇ ਸਬ ਸੈਂਟਰ ਖੋਲੇ ਹਨ। ਸਿਹਤ ਟੀਮ ਆਪਣੇ ਕੰਮ ਦੇ ਦਾਇਰੇ ਤੋਂ ਬਾਹਰ ਹੋ ਕੇ ਵੀ ਦੂਜੇ ਸਹਿ ਕਰਮਚਾਰੀਆਂ ਦੇ ਕੰਮ ਨੂੰ ਸੋਖਾ ਬਣਾਉਣ ਦੀ ਕੋਸ਼ਿਸ਼ ਕਰਦੀ ਹੈ।

5.1.5 Functions of Health Team

1. ਸਿਹਤ ਟੀਮ ਦਾ ਮੁੱਖ ਉਦੇਸ਼ ਸਿਹਤ ਸੇਵਾਵਾਂ ਨੂੰ ਲੋਕਾਂ ਤੱਕ ਪਹੁੰਚਾਉਣਾ ਹੈ। ਤਾਕਿ ਲੋਕਾਂ ਦੀ ਸਿਹਤ ਦਾ ਮਿਆਰ ਉੱਚਾ ਕਰ ਸਕੇ।
2. ਸਿਹਤ ਟੀਮ ਰਲ ਮਿਲਕੇ ਪੇਂਡੂ ਲੋਕਾਂ ਨੂੰ ਸਿਹਤ ਸੰਬੰਧੀ ਸੇਵਾਵਾਂ ਮੁਹੱਈਆ ਕਰਵਾਉਂਦੀ ਹੈ।
3. ਸਿਹਤ ਟੀਮ ਵੱਖ-ਵੱਖ ਸਮੇਂ ਫੈਲਣ ਵਾਲੇ ਛੂਤ ਦੇ ਰੋਗਾਂ ਤੇ ਕਾਬੂ ਪਾਉਂਦੀ ਹੈ।
4. ਸਕੂਲ ਹੈਲਥ ਦੇ ਮਿਆਰ ਨੂੰ ਉੱਚਾ ਚੁਕਣ ਲਈ ਬੱਚਿਆਂ ਦੇ ਅੰਗਾਊ ਹਿਫਾਜਤੀ ਟੀਕੇ ਲਗਾਉਣਾ। ਸਕੂਲ ਵਿੱਚ ਸਫਾਈ ਰੱਖਣ ਲਈ ਮੁੱਖ ਅਧਿਆਪਕ ਨਾਲ ਸੰਪਰਕ ਕਰਨਾ।
5. ਦੁਰਘਟਨਾਵਾਂ ਦੇ ਸ਼ਿਕਾਰ ਵਿਅਕਤੀਆਂ ਦੀ ਜਾਨ ਬਚਾਉਣ ਲਈ ਉਪਰਾਲੇ ਕਰਨੇ। ਛੇਤੀ ਤੋਂ ਛੇਤੀ ਸੰਭਾਲ ਕਰਨੀ ਤੇ ਡਾਕਟਰ ਕੋਲ ਲੈ ਕੇ ਜਾਣਾ।
6. ਕਿਸੇ ਵੀ ਛੂਤ/ਮਾਰੂ ਰੋਗ ਦੇ ਦੋ ਜਾਂ ਦੋ ਤੋਂ ਵੱਧ ਕੇਸ ਮਿਲਣ ਤੇ ਉਸ ਰੋਗ ਸੰਬੰਧੀ ਲੋਕਾਂ ਨੂੰ ਸੁਚੇਤ ਕਰਨਾ ਅਤੇ ਇਲਾਜ ਤੇ ਰੋਕਥਾਮ ਕਰਨਾ ਸਿਹਤ ਟੀਮ ਦਾ ਮੁੱਖ ਕੰਮ ਹੈ।
7. ਸਿਹਤ ਸੇਵਾਵਾਂ ਦੀ ਪੂਰਤੀ ਲਈ ਦਿੱਤੀਆਂ ਜਾਣ ਵਾਲੀਆ ਦਵਾਈਆਂ, ਟੀਕੇ, ਵੈਕਸੀਨ, ਪੱਟੀਆ ਆਦਿ ਦੀ ਸੰਭਾਲ ਕਰਨੀ।
8. ਸਿਹਤ ਵਿਭਾਗ ਵੱਲੋ ਦਿੱਤੇ ਹੋਏ ਸਮਾਨ ਦੀ ਸੰਭਾਲ ਕਰਨੀ ਤੇ ਮੁੱਕੇ ਸਮਾਨ ਦੀ ਸੂਚੀ ਤਿਆਰ ਕਰਨੀ ਤੇ ਆਪਣੇ ਸੀਨੀਅਰ ਨੂੰ ਦੱਸਣਾ।

5.1.6 **ਸਿਹਤ ਟੀਮ ਦੇ ਮੈਂਬਰ ਮੁਢਲੇ ਸਿਹਤ ਕੇਂਦਰ ਤੇ ਨਿਯੁਤਕ ਹੁੰਦੇ ਹਨ। ਜੋ ਕਿ :**

1. ਮੈਡੀਕਲ ਅਫਸਰ (ਟੀਮ ਦਾ ਲੀਡਰ)
2. ਲੋਕ ਸਿਹਤ ਨਰਸ (PHN)
3. ਸਿਹਤ ਸਹਾਇਕ (Health Assistant)
4. ਸਿਹਤ ਕਰਮੀ (FHW/MHW)
5. ਪੇਂਡੂ ਸਿਹਤ ਗਾਈਡ (Village Health Guide)
6. ਦਾਈ (Dias)।

5.1.7 **ਜਿਲਾ ਹਸਪਤਾਲ ਵਿੱਚ ਸਿਹਤ ਟੀਮ ਦੇ ਮੈਂਬਰ** (Health Team at the District Hospital Level)

1. ਮੈਡੀਕਲ suprintendent
2. ਰੈਜੀਡੈਂਟ ਮੈਡੀਕਲ ਅਧਿਕਾਰੀ (Resident Medical Officer)
3. ਨਰਸਿੰਗ ਸੁਪਰੀਟੈਂਡਟ (Nursing Suprintendent)
4. ਉਪ ਨਰਸਿੰਗ ਸੁਪਰੀਟੈਂਡਟ (Deputy Nursing Suprintendent)
5. ਸਰਜਨ (Surgeons)
6. ਫਿਜ਼ੀਸ਼ਿਅਨ (Physician)
7. ਰੇਡੀਉਲੋਜੀਸਟ (Radiologist)
8. ਆਫਥਾਲਮਾਜਿਸਟ (Opthalmogist)

9. ਹੋਰ ਸਪੈਸ਼ਲਿਸਟ (Other Specialist)
10. ਨਰਸਿੰਗ ਸਿਸਟਰ (Nursing sister)
11. Staff nurse
12. Pharmacists
13. Dietician
14. Medicosocial worker
15. Laboratory technician

5.1.8 PHC **ਵਿੱਚ** Health Team **ਦੇ** Functions

1. **ਚਕਿਤਸਾ ਅਧਿਕਾਰੀ** (Medical officer) : ਚਕਿਤਸਾ ਅਧਿਕਾਰੀ ਮੁੱਢਲੇ ਸਿਹਤ ਕੇਂਦਰ ਦਾ ਪ੍ਰਭਾਰੀ (main) ਚਕਿਤਸਾ ਅਧਿਕਾਰੀ ਹੁੰਦਾ ਹੈ, ਉਹ ਸਿਹਤ ਟੀਮ ਦਾ ਲੀਡਰ ਹੁੰਦਾ ਹੈ, ਅਤੇ ਉਸ ਉਪਰ ਕੰਮ ਦੀ ਜਿੰਮੇਵਾਰੀ ਹੁੰਦੀ ਹੈ। ਜਿਸ ਨੂੰ ਉਹ ਆਪਸੀ ਤਾਲਮੇਲ ਬਣਾਕੇ ਸੁਚਾਰੂ ਰੂਪ ਨਾਲ ਕੰਮ ਕਰਦਾ ਹੈ। ਉਹ ਉਪ ਸਿਹਤ ਕੇਂਦੇ ਦੇ ਮੈਂਬਰਾਂ ਨਾਲ ਲਗਾਤਾਰ ਮੁਲਾਕਾਤ ਕਰਦਾ ਹੈ ਅਤੇ ਨਿਰੰਤਰ ਸੰਪਰਕ ਵਿੱਚ ਰਹਿੰਦਾ ਹੈ। ਉਹ ਆਪਣੇ ਇਲਾਕੇ ਦਾ ਸਮੇਂ-ਸਮੇਂ ਸਿਰ ਨਰੀਖਣ ਵੀ ਕਰਦਾ ਹੈ। ਸਾਰੇ ਸਿਹਤ ਅਧਿਕਾਰੀਆਂ ਨੂੰ ਆਪਣੇ ਖੇਤਰ ਦੇ ਸਾਰੇ ਸਿਹਤ ਸਹਾਇਕ, ਸਿਹਤ ਕਰਮੀ (FHW/MHW) ਅਤੇ ਪੇਂਡੂ ਸਿਹਤ ਗਾਈਡ ਨਾਲ ਮਹਿਨੇ ਵਿੱਚ ਘਟੋ-ਘਟ ਇਕ ਵਾਰ ਮਿਟਿੰਗ ਕਰਨੀ ਚਾਹੀਦੀ ਹੈ।

   ਮਿਟਿੰਗ ਦੋਰਾਨ ਹੇਠ ਲਿਖੇ ਕੰਮ ਕਰਨੇ ਚਾਹੀਦੇ ਹਨ :

   – ਸਿਹਤ ਸੱਮਸਿਆ ਨਾਲ ਸੰਬੰਧਿਤ ਸਿਹਤ ਟੀਮ ਦੇ ਮੈਂਬਰਾਂ ਨੂੰ ਪ੍ਰਸ਼ਿਕਸ਼ਣ ਦੇਣਾ।
   – ਸਿਹਤ ਟੀਮ ਦੇ ਮੈਂਬਰਾਂ ਨੂੰ ਉਨਾਂ ਦੁਆਰਾ ਆਈਆਂ ਮੁਸ਼ਕਲਾਂ ਨੂੰ ਦੂਰ ਕਰਨ ਦੇ ਉਪਾਅ ਦੇ ਬਾਰੇ ਬਾਤਚੀਤ ਕਰਨਾ।
   – ਉਨਾਂ ਨਾਲ ਸਿਹਤ ਸੇਵਾ ਅਤੇ ਸਿਹਤ ਸਿੱਖਿਆ ਦੀ ਯੋਜਨਾਵਾਂ ਬਣਾਉਣਾ ਅਤੇ ਟੀਮ ਦੇ ਮੈਂਬਰਾਂ ਦੁਆਰਾ ਦਿੱਤੇ ਗਏ ਸੁਝਾਅ ਉੱਤੇ ਵਿਚਾਰ ਕਰਨਾ।

2. **ਜਨ ਸਿਹਤ ਨਰਸ** (Public Health Nurse) : ਜਨ ਸਿਹਤ ਨਰਸ ਨਰਸਿੰਗ ਡਿਗ੍ਰੀਧਾਰੀ ਪੜਾਈ ਵਾਲੀ ਹੁੰਦੀ ਹੈ। ਉਹ ਆਪਣਾ ਕੰਮ ਜਿਲਾ ਪੱਧਰ ਉੱਤੇ ਕਰਦੀ ਹੈ ਜਾਂ ਮੁਢਲੇ ਸਿਹਤ ਕੇਂਦਰਾਂ ਵਿੱਚ ਹੇਠ ਲਿਖੇ ਕੰਮ ਕਰਦੀ ਹੈ :

   – ਉਹ ਸਾਰੇ ਕੰਮਾਂ ਦੇ ਇਲਾਵਾ ਸਿਹਤ ਸਿੱਖਿਅਕ ਦੇ ਰੂਪ ਵਿੱਚ ਕੰਮ ਕਰਦੀ ਹੈ।
   – ਉਹ ਸਿਹਤ ਸੰਬੰਧੀ ਯੋਜਨਾਵਾਂ, ਅਧਿਕਾਰੀਆਂ ਨਾਲ ਮਿਲ ਕੇ ਬਣਾਉਂਦੀ ਹੈ।
   – ਉਹ ਸਮੁਦਾਈ ਦੇ ਸਿਹਤ ਪੱਧਰ ਦੀ ਅਤੇ ਸਮਾਜਿਕ, ਆਰਥਕ ਹਲਾਤਾਂ ਨਾਲ ਸੰਬੰਧਤ ਕਾਰਣਾਂ ਦਾ ਪਤਾ ਲਗਾਉਂਦੀ ਹੈ।
   – ਉਹ ਸਿਹਤ ਸਹਾਇਕਾਂ ਸਿਹਤ ਕਰਮੀਆਂ ਦੇ ਕੰਮ ਦਾ ਮਾਰਗਦਰਸ਼ਨ ਅਤੇ ਨਰੀਖਣ ਕਰਦੀ ਹੈ।

3. **ਸਿਹਤ ਸਹਾਇਕ** (Health Assistant) : ਬਹੁ ਉਦੇਸ਼ੀ ਸਿਹਤ ਕਰਮੀ (FHW/MHW) ਕਾਰਜਕਰਮ ਵਿੱਚ ਇਕ ਔਰਤ ਸਿਹਤ ਸਹਾਇਕ (FHA) ਅਤੇ ਹੈਲਥ ਵਿਜਿਟਰ, ਚਾਰ ਮਹਿਲਾ ਸਿਹਤ ਕਰਮੀ (FHW) ਅਤੇ ਪੁਰਸ਼ ਸਿਹਤ ਸਹਾਇਕ, ਚਾਰ ਪੁਰਸ਼ ਸਿਹਤ ਕਰਮੀਆਂ ਦੇ ਕੰਮ ਦਾ ਨਰੀਖਣ ਕਰਦੇ ਹਨ।

   ਸਿਹਤ ਸਹਾਇਕ ਹਰ ਹਫਤੇ ਵਿੱਚ ਇਕ ਦਿਨ ਹਰ ਸਿਹਤਕਰਮੀ ਨਾਲ ਰਹਿੰਦਾ ਹੈ। ਸਿਹਤ ਕਰਮੀ ਆਪਣੇ ਕੰਮ ਵਿੱਚ ਆਉਣ ਵਾਲੀਆਂ ਸਾਰੀਆਂ ਸਮਸਿਆਵਾਂ ਦੀ ਚਰਚਾ ਅਤੇ ਉਪਾਅ ਕਢਦੇ ਹਨ। ਸਿਹਤ ਸਹਾਇਕ, ਸਿਹਤ ਕਰਮੀਆਂ ਨੂੰ ਪੂਰੇ ਕੰਮ ਵਿੱਚ ਮਾਰਗਦਰਸ਼ਨ ਕਰਦਾ ਹੈ।

4. **ਸਿਹਤ ਕਾਰਜਕਰਮੀ** (FHW and MHW) **:** ਸਿਹਤ ਕਰਮੀ ਸਮੁਦਾਏ ਦੇ ਲੋਕਾਂ ਲਈ ਇਕ ਮੁੱਖ ਇਕਾਈ ਹੈ, ਇਨਾਂ ਦਾ ਬਹੁਤ ਹੀ ਮਹਤਵਪੂਰਨ ਕੰਮ ਹੁੰਦਾ ਹੈ। ਇਹ ਹਮੇਸ਼ਾ ਸਮੁਦਾਏ ਦੇ ਲੋਕਾਂ ਵਿੱਚ ਰਹਿ ਕੇ ਕੰਮ ਕਰਦੇ ਹਨ ਇਸ ਲਈ ਸਮੁਦਾਏ ਦੇ ਲੋਕਾਂ ਵਿੱਚ ਇਨ੍ਹਾਂ ਦਾ ਗੁੜਾ ਸੰਬੰਧ ਹੁੰਦਾ ਹੈ ਅਤੇ ਸਮੁਦਾਏ ਦੇ ਲੋਕ ਇਨਾਂ ਦੀ ਗੱਲ ਮੰਨ ਕੇ ਕੰਮ ਕਰਦੇ ਹਨ।

ਬਹੁਉਦੇਸ਼ੀ ਸਿਹਤ ਕਰਜਕਰਮੀ (MPHW) ਕਾਰਜਕੰਮ ਵਿੱਚ ਇਕ ਪੁਰਸ਼ ਅਤੇ ਇਕ ਮਹਿਲਾ ਸਿਹਤ ਕਰਮੀ ਦੀ ਇਕ ਉਪ ਸਿਹਤ ਕੇਂਦਰ ਉੱਤੇ 5000 ਦੀ ਅਬਾਦੀ ਉੱਤੇ ਨਿਯੁਕਤੀ ਕੀਤੀ ਜਾਂਦੀ ਹੈ। ਸਨ 2001 ਦੇ ਅਨੁਸਾਰ ਭਾਰਤ ਵਿੱਚ 478 AWM/FHW ਟ੍ਰੇਨਿੰਗ ਸਕੂਲ ਚਲ ਰਹੇ ਹਨ। ਮਹਿਲਾ ਸਿਹਤ ਕਰਮੀ/ਪੁਰਸ਼ ਕਾਰਜਕਰਮੀ ਦੀ ਜੰਮੇਵਾਰੀ ਹੁੰਦੀ ਹੈ ਕਿ ਉਹ ਇਕੱਠੇ ਹੋ ਕੇ ਇਕ ਹੀ ਉਦੇਸ਼ ਨਾਲ ਹਰ ਵਿਅਕਤੀ, ਪਰਿਵਾਰ ਅਤੇ ਪੂਰੇ ਸਮੁਦਾਏ ਦੇ ਲਈ ਚੰਗੀ ਸਿਹਤ ਦੀ ਪ੍ਰਾਪਤੀ ਦੇ ਲਈ ਇਕੱਠੇ ਕੰਮ ਕਰਨਾ ਚਾਹੀਦਾ ਹੈ।

ਮਹਿਲਾ ਸਿਹਤ ਕਾਰਜਕਰਤਾ ਪ੍ਰਸ਼ਿਕਸ਼ਣ 1.5 (ਇਕ ਸਾਲ 6 ਮਹੀਨੇ) ਅਤੇ ਉਸਦੇ ਲਈ ਅਭਿਅਰਥੀ ਨੂੰ 10th ਪਾਸ 45% ਹੋਣਾ ਜ਼ਰੂਰੀ ਹੈ।

ਪੇਂਡੂ ਸਿਹਤ ਗਾਈਡ ਅਤੇ ਦਾਈਆਂ (Village Health Guide and Dias)

ਪੇਂਡੂ ਸਿਹਤ ਗਾਈਡ ਸਿਹਤ ਟੀਮ ਦਾ ਜ਼ਰੂਰੀ ਅੰਗ/ਹਿੱਸਾ ਹੈ ਜੋਕਿ ਸਮੁਦਾਏ ਵਿਚੋਂ ਹੀ ਚੁਣੇ ਜਾਂਦੇ ਹਨ। ਸਿਹਤ ਗਾਈਡ ਨੂੰ ਚੁਨਣ ਲਈ ਹਰ ਪਿੰਡ ਪ੍ਰਤੀ 1000 ਅਬਾਦੀ ਵਿੱਚ ਇਕ ਗਾਈਡ ਹੁੰਦਾ ਹੈ। ਜਿਆਦਾਤਰ ਮਹਿਲਾ ਸਿਹਤ ਗਾਈਡ ਹੋਣੀਆਂ ਚਾਹੀਦੀਆਂ ਹਨ। ਕਿਉਂਕਿ ਉਹ ਪਿੰਡ ਵਿੱਚ ਹੀ ਰਹਿੰਦੀ ਅਤੇ ਸਮੁਦਾਏ ਦੁਆਰਾ ਚੁਣੇ ਜਾਣ ਦੀ ਵਜਾ ਤੋਂ ਲੋਕ ਉਸ ਨੂੰ ਅਸਾਨੀ ਨਾਲ ਅਪਣਾ ਲੈਂਦੇ ਹਨ। ਉਹ ਅਪਾਤਕਾਲੀਨ ਹਲਾਤਾਂ ਵਿੱਚ ਆਪਣੀਆਂ ਸੇਵਾਵਾਂ ਦੇ ਸਕਦੀ ਹੈ। ਗੰਭੀਰ ਰੋਗੀਆਂ ਨੂੰ ਜਲਦੀ ਹੀ ਉਪਕੇਂਦਰ ਅਤੇ ਹੋਰ ਸਥਾਨਾਂ ਉੱਤੇ ਰੈਫਰ ਕਰਦੀ ਹੈ। ਪੇਂਡੂ ਸਿਹਤ ਗਾਈਡ ਦਾ ਪ੍ਰਸ਼ਿਕਸ਼ਣ 8 ਦਿਨ ਅਤੇ 8 ਘੰਟੇ ਭਾਵ 200 ਘੰਟੇ ਦੇ ਸਮੇਂ ਦਾ ਹੁੰਦਾ ਹੈ। ਉਸ ਨੂੰ ਹਰ ਮਹੀਨੇ 50/ਰੁੱਪਏ ਦਿੱਤੇ ਜਾਂਦੇ ਹਨ।

ਦਾਈਆਂ ਦਾ ਪੇਂਡੂ ਮਹਿਲਾਵਾਂ ਦੇ ਨਾਲ ਚੰਗਾ ਵਿਕਾਰ ਹੁੰਦਾ ਹੈ। ਜਿਆਦਾ ਬੇਸਮਝ ਅਤੇ ਅਣਸਿੱਖੀਆ ਦਾਈਆਂ ਹੀ ਨਵੇਂ ਜਣੇਪੇ ਅਤੇ ਨਵੇਂ ਜਨਮੇਂ ਸ਼ਿਸ਼ੂਆਂ ਦੀ ਮੌਤ ਦੀਆਂ ਜਿੰਮੇਵਾਰ ਹੁੰਦੀਆਂ ਹਨ, ਪਰ ਟ੍ਰੇਨਿੰਗ ਲੈਣ ਤੋਂ ਬਾਅਦ ਮਾਂ ਅਤੇ ਬੱਚੇ ਦੀ ਸਿਹਤ ਸੇਵਾਵਾਂ ਦੇ ਲਈ ਬਹੁਤ ਉਪਯੋਗੀ ਹੁੰਦੀ ਹੈ। ਮਹਿਲਾ ਸਿਹਤ ਸਹਾਇਕ (FHA) ਮਹਿਲਾ ਸਿਹਤ ਕਰਮੀ (FHW) ਦੇ ਸਹਿਯੋਗ ਨਾਲ ਦਾਈਆਂ ਨੂੰ ਟ੍ਰੇਨਿੰਗ ਦਿੱਤੀ ਜਾਂਦੀ ਹੈ। ਇਹ ਸਿੱਖਿਆ 30 ਦਿਨਾਂ ਦੀ ਹੁੰਦੀ ਹੈ ਇਸ ਤੋਂ ਬਾਅਦ ਰਜਿਸਟ੍ਰੇਸ਼ਨ ਕਰਨਾ ਚਾਹੀਦਾ ਹੈ। ਉਸ ਨੂੰ (ਉਪਕਰਣ) ਉਜਾਰ, ਜੜੀ-ਬੂਟੀਆਂ ਅਤੇ ਪੱਟੀਆਂ (Dai kit) ਦਾਈ ਕਿਟ ਦਿੱਤੀ ਜਾਂਦੀ ਹੈ। ਦਾਈਆਂ ਅਤੇ ਸਿਹਤ ਗਾਈਡ ਸਿਹਤ ਕਾਰਜਕਰਮੀ (FHW) ਦੇ ਮਾਰਗ ਦਰਸ਼ਨ ਵਿੱਚ ਕੰਮ ਕਰਦੀ ਹੈ।

ਸਿਹਤ ਟੀਮ ਦਾ ਆਪਸੀ ਸੰਬੰਧ (Health Team Relationship)

ਰੈਫਰਲ ਸਿਸਟਮ

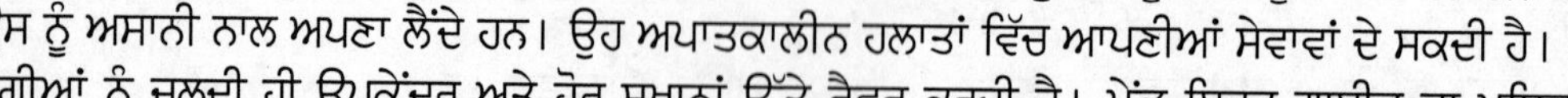

ਪੈਂਡ → ਉਪਕੇਂਦਰ → ਮੰਡਲਾ ਸਿਹਤ ਕੇਂਦਰ → ਤਾਲੁਕਾ ਹਸਪਤਾਲ → ਜਿਲਾ ਹਸਪਤਾਲ

Organisation Lines of Authority

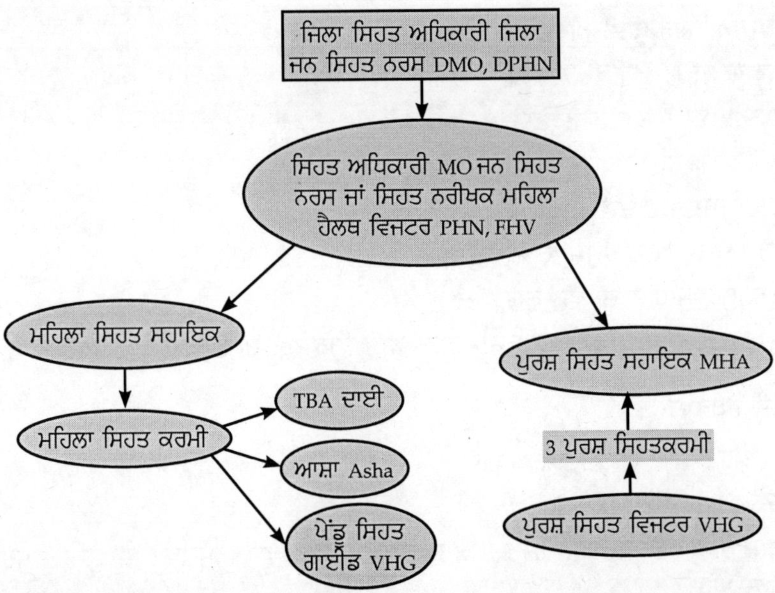

5.2 **ਮਹਿਲਾ ਸਿਹਤ ਕਰਮੀ ਦੇ ਕੰਮ ਅਤੇ ਜਿੱਮੇਵਾਰੀਆਂ** (Role and Responsibilities of V.H.W.)

ਮਹਿਲਾ ਸਿਹਤ ਕਰਮੀ ਦਾ ਕੰਮ ਖੇਤਰ 5000 ਦੀ ਅਬਾਦੀ ਪਹਾੜੀ ਅਤੇ ਆਦਿਵਾਸੀ ਖੇਤਰ ਵਿੱਚ 3000 ਦਾ ਹੁੰਦਾ ਹੈ। ਮਹਿਲਾ ਸਿਹਤ ਕਰਮੀ ਆਪਣੇ ਮੁੱਖ ਸੈਂਟਰ ਉੱਤੇ ਰਹਿ ਕੇ ਆਪਣੇ ਖੇਤਰ ਵਿੱਚ ਸਾਰਿਆਂ ਸਿਹਤ ਸੇਵਾਵਾਂ ਪ੍ਰਦਾਨ ਕਰਦੀ ਹੈ।

ਜਿੱਮੇਵਾਰੀਆਂ ਅਤੇ ਕੰਮ

I. ਉਪਕੇਂਦਰ ਦੇ ਕੰਮ (Sub centre management)

(a) ਜੱਚਾ ਬੱਚਾ ਅਤੇ ਪਰਿਵਾਰ ਛੂਤ ਰੋਗਾਂ ਤੇ ਕਾਬੂ।
(b) ਛੋਟੇ ਮੋਟੇ ਰੋਗਾਂ ਦਾ ਇਲਾਜ ਕਰਨਾ।
(c) R.C.H. ਦੇ ਨਾਲ ਫੈਮਲੀ ਪਲੈਨਿੰਗ ਦੀਆਂ ਸੇਵਾਵਾਂ ਪ੍ਰਦਾਨ ਕਰਨੀਆਂ।
(d) ਟੀਕਾਕਰਣ।
(e) ਆਲੇ ਦੁਆਲੇ ਦੀ ਸਫਾਈ ਵਲ ਧਿਆਨ ਦੇਣਾ ਤੇ ਦਵਾਉਣਾ।
(f) ਕੋਮੀ ਸਿਹਤ ਪ੍ਰੋਗਰਾਮਾਂ ਦੇ ਵਿੱਚ ਹਿੱਸੇਦਾਰੀ ਪਾਉਣੀ।
(g) ਦਾਈ ਸਿਖਲਾਈ ਪ੍ਰੋਗਰਾਮ ਵਿੱਚ ਯੋਗਦਾਨ।
(h) ਜੀਵਨ ਸੰਬੰਧੀ ਆਂਕੜੇ ਇੱਕਠੇ ਕਰਨੇ।
(i) ਸਿਹਤ ਸਿੱਖਿਆ ਸੰਬੰਧੀ ਸੇਵਾਵਾਂ ਦੇਣੀਆਂ।

II. ਰਜੀਸਟ੍ਰੇਸ਼ਨ ਅਤੇ ਰਿਕਾਰਡ ਰੱਖਣਾ (Registration and Record Keeping)

(a) ਇਲਾਕੇ ਦੀਆਂ ਗਰਭਵਤੀ ਔਰਤਾਂ ਦਾ ਰਜੀਸਟ੍ਰੇਸ਼ਨ।
(b) 0-5 ਸਾਲ ਦੇ ਬੱਚਿਆਂ ਦਾ ਰਿਕਾਰਡ।
(c) ਯੋਗ ਜੋੜਿਆਂ ਦਾ ਰਿਕਾਰਡ ਰੱਖਣਾ।
(d) ਜਣੇਪੇ ਦਾ ਰਜਿਸਟਰ ਬਣਾਉਣਾ।
(e) ਰੈਫਰਲ ਰਜਿਸਟ ਬਣਾਉਣਾ।
(f) ਪਰਿਵਾਰ ਨਿਯੋਜਨ ਦਾ ਰਜਿਸਟਰ ਬਣਾਉਣਾ।
(g) ਗਰਭ ਨਿਰੋਧਕ ਸਾਧਨਾਂ ਦਾ ਵੰਡ ਰਜਿਸਟਰ।
(h) ਆਪਣੇ ਇਲਾਕੇ ਦੇ ਜਨਮ ਮੌਤ ਦਾ ਰਜੀਸਟ੍ਰੇਸ਼ਨ ਅਤੇ ਰਿਕਾਰਡ ਰੱਖਣਾ।

III. ਸਮੁਦਾਏ ਦੀ ਦੇਖਭਾਲ

(a) ਰਾਸ਼ਟਰੀ ਪ੍ਰੋਗਰਾਮਾਂ ਵਿੱਚ ਸਹਿਯੋਗ ਦੇਣਾ।
(b) ਸਿਹਤ ਕੈਂਪ ਵਿੱਚ ਮਦਦ ਕਰਨੀ।
(c) ਲਾਗ ਬੀਮਾਰੀਆਂ ਤੋਂ ਬਚਾਅ, ਸਿਹਤ ਅਤੇ ਖੁਰਾਕ ਪਰਿਆਵਰਣ ਸਫਾਈ ਦੇ ਬਾਰੇ ਸਮੁਦਾਏ ਨੂੰ ਸਿਹਤ ਸਿੱਖਿਆ ਦੇਣਾ।
(d) ਦਾਈਆਂ ਨੂੰ ਸਿੱਖਿਅਤ ਕਰਨਾ।
(e) ਪਰਿਵਾਰ ਕਲਿਆਣ ਪ੍ਰੋਗਰਾਮ ਲਈ ਪ੍ਰੋਤਸਾਹਤ ਕਰਨਾ।
(f) ਮੁਢਲੇ ਸਿਹਤ ਕੇਂਦਰਾ ਵਿਚਾ ਹੋਣ ਵਾਲੀਆਂ ਮਿਟਿੰਗਾਂ ਵਿਚ ਹਿੱਸਾ ਲੈਣਾ।

5.2.1 **ਮਹਿਲਾ ਸਿਹਤ ਕਰਮੀ ਦੇ ਲਈ ਨੈਤਿਕਤਾ** Code of Ethics of F.H.W.

1. ਆਪਣੀ ਸਿਹਤ ਟੀਮ ਦੇ ਮੈਂਬਰਾਂ ਨੂੰ ਸਹਿਯੋਗ ਦੇਣਾ।
2. ਹਮੇਸ਼ਾ ਸਾਫ ਸਫਾਈ ਅਤੇ ਚੰਗੇ ਢੰਗ ਨਾਲ ਹਾਜਰ ਹੋਣਾ।
3. ਜੋ ਸਿੱਖਿਆ ਦੂਜਿਆਂ ਨੂੰ ਦਿੰਦੇ ਹਾਂ ਉਸ ਦਾ ਖੁਦ ਵੀ ਪਾਲਣ ਕਰਨਾ।
4. ਆਪਣੇ ਸਮੇਂ ਦਾ ਸਦ ਉਪਯੋਗ ਕਰਨਾ।
5. ਲੋਕਾਂ ਨੂੰ ਜੀਵਨ, ਅਧਿਕਾਰਾਂ/ਹੱਕ ਅਤੇ ਆਤਮ ਸਨਮਾਨ ਦਾ ਆਦਰ ਕਰਨਾ, ਉਨਾਂ ਦੀ ਸੇਵਾ ਬਿਨਾ ਕਿਸੇ ਭੇਦਭਾਵ ਕਰਨੀ।
6. ਲੋਕਾਂ ਦੇ ਧਰਮ ਅਤੇ ਰੀਤਿ ਰਿਵਾਜਾਂ ਦਾ ਆਦਰ ਕਰਨਾ।
7. ਕਿਸੇ ਵਿਅਕਤੀ ਦੀ ਵਿਅਕਤੀਗਤ ਜਾਣਕਾਰੀ ਨੂੰ ਕਿਸੇ ਹੋਰ ਨੂੰ ਨਾ ਦੱਸਣਾ।
8. ਦੁਜਿਆਂ ਨੂੰ ਸਹੀ ਰਾਹ ਦਿਖਾਉਣੀ।
9. ਆਪਣੇ ਉੱਚ ਅਧਿਕਾਰੀਆਂ ਦੇ ਆਦੇਸ਼ਾਂ ਦਾ ਪਾਲਣ ਕਰਨਾ।
10. ਆਪਣੇ ਤੋਂ ਵਡੀਆ ਦਾ ਆਦਰ ਕਰਣਾ।
11. ਆਪਣੇ ਕੰਮ ਦੇ ਇਲਾਵਾ ਚੰਗੀਆਂ ਆਦਤਾਂ ਅਤੇ ਚੰਗੀ ਦੋਸਤੀ ਦਾ ਵਿਕਾਸ ਕਰਨਾ।

12. ਜੀਵਨ ਵਿੱਚ ਨਿਯਮਾਂ ਦੀ ਪਾਲਣਾ ਕਰਨਾ ਅਤੇ ਅਨੁਸ਼ਾਸਨ ਵਿੱਚ ਰਹਿਣਾ।
13. ਹਮੇਸ਼ਾ ਆਪਣੇ ਕੰਮ ਨੂੰ ਖੁਸ਼ ਹੋ ਕੇ ਅਤੇ ਉਤਸ਼ਾਹਤ ਹੋ ਕੇ ਕਰਨਾ ਚਾਹੀਦਾ ਹੈ।
14. ਆਪਣੇ ਵਿਅਕਤੀਗਤ ਆਦਤਾਂ ਅਤੇ ਵਿਵਹਾਰ ਨਾਲ ਆਦਰਸ਼ਤਾ ਦਾ ਉਦਾਹਰਣ ਦੇਣਾ।

5.3 Code of Ethics for A.N.M.

ਨਿਯਮਾਵਲੀ ethics ਤੋਂ ਭਾਵ ਨੈਤਿਕ ਨਿਯਮ ਅਤੇ ਸਿਧਾਂਤ ਜੋ ਕਿ ਇਕ nurse ਨੂੰ ਆਪਣੇ profession ਦੇ ਵਿੱਚ ਵਰਤਣੇ ਚਾਹੀਦੇ ਹਨ।

ਇਕ nurse ਦੀ ਜਿੱਮੇਵਾਰੀ ਬਣਦੀ ਹੈ ਕਿ ਅਪਣਾਏ ਗਏ code of ethics ਨੂੰ nurses profession ਦੇ ਵਿੱਚ ਸਮਝੇ ਅਤੇ ਲਾਗੂ ਕਰੇ।

- A.N.M. ਸਿਹਤ ਸੇਵਾਵਾਂ ਵਿਅਕਤੀ, ਪਰਿਵਾਰ ਅਤੇ ਕਮਿਉਨਟੀ ਨੂੰ ਮੁਹਈਆ ਕਰਾਉਂਦੀ ਹੈ ਤੇ ਹੋਰਨਾਂ (related) ਸੰਬੰਧਿਤ groups ਨਾਲ ਤਾਲ ਮੇਲ ਬਣਾਉਂਦੀ ਹੈ।
- A.N.M. ਨੂੰ ਆਪਣੀ ਜਿੰਮੇਵਾਰੀਆਂ ਦੇ ਵਿੱਚ ਲੋਕਾਂ ਦੀ ਸਿਹਤ ਨੂੰ ਵਧਾਉਣ, ਬੀਮਾਰੀਆਂ ਦੂਰ ਕਰਨ, ਸਿਹਤ ਨੂੰ ਮੁੜ ਸਥਿਤੀ ਵਿੱਚ ਲਿਆਉਣਾ, ਰੋਗ/ਪੀੜਾ ਨੂੰ ਘਟਾਉਣਾ ਸ਼ਾਮਿਲ ਕਰਨਾ ਹੈ।
- A.N.M. ਜਾਤ, ਪਾਤ, ਧਰਮ, ਉਮਰ ਨੂੰ ਧਿਆਨ ਵਿੱਚ ਨਾ ਰੱਖ ਕੇ ਸਿਹਤ ਸੇਵਾਵਾਂ ਪ੍ਰਦਾਨ ਕਰਦੀ ਹੈ।

ਇਸ ਦੇ ਨਾਲ ਹੀ Code of Ethics ਨੂੰ ਹੇਠ ਲਿੱਖੇ ਤਰੀਕੇ ਨਾਲ ਪੰਜ ਭਾਗਾਂ ਵਿੱਚ ਵੰਡੀਆ ਗਿਆ ਹੈ :

1. Nurse **ਅਤੇ ਲੋਕ :** ਇਸ ਤਹਿਤ A.N.M. ਲੋਕਾਂ ਦੀ ਕਿਸੇ ਵੀ ਪੱਖੋ ਅਣਗਹਿਲੀ ਕਿੱਤੀਆ ਬਗੈਰ ਸੇਹਤ ਸੇਵਾਵਾਂ ਪ੍ਰਦਾਨ ਕਰਦੀ ਹੈ।
2. Nurse **ਅਤੇ** Practice **:** ਇਸ ਵਿੱਚ nurse ਉੱਚ ਪੱਧਰ ਦੀ ਦੇਖਭਾਲ ਅਤੇ professional conduct ਬਣਾਏ ਰਖਦੀ ਹੈ। ਇਸ ਲਈ nurse ਨੂੰ ਸਮੇਂ ਦੇ ਨਾਲ ਆਏ ਬਦਲਾਅ ਨਾਲ ਵਧਾਂਦੇ ਰਹਿਣਾ ਚਾਹੀਦਾ ਹੈ।
3. Nurse **ਅਤੇ** Society **:** ਇਸ ਵਿੱਚ A.N.M. ਲੋਕਾਂ ਦੀ ਸਿਹਤ ਜਰੂਰਤਾਂ ਨੂੰ ਸਮਝਕੇ ਦਿਤੇ ਜਾ ਰਹੇ ਕੰਮਾਂ ਵਿੱਚ ਭਾਗ ਲੈਂਦੀ ਹੈ ਤੇ ਆਪਣੀ ਜਿੱਮੇਦਾਰੀ ਸਮਝਦੀ ਹੈ।

   ਇਸ ਦੇ ਨਾਲ ਉਹ ਸੇਹਤ ਸਿੱਖਿਆ ਅਤੇ refferal ਕੰਮ ਵੀ ਕਰਦੀ ਹੈ।
4. Nurses **ਅਤੇ ਸਹਿਕਰਮੀ :** A.N.M. ਸਹਿਕਰਮੀਆਂ ਨਾਲ ਤਾਲਮੇਲ ਬਣਾਏ ਰਖਦੀ ਹੈ ਅਤੇ ਲੋਕਾਂ ਨੂੰ ਸਿਹਤ ਸੇਵਾਵਾਂ ਦੇਣ ਵਿੱਚ ਅਹਿਮ ਰੋਲ ਅਦਾ ਕਰਦੀ ਹੈ।
5. Nurses **ਅਤੇ** Profession **(ਕੀਤਾ) :** ਇਸ ਤਹਿਤ A.N.M. active ਤੌਰ ਤੇ ਭਾਗ ਲੈਂਦੀ ਹੈ ਅਤੇ ਚੰਗੀ social ਅਤੇ ਆਰਥਿਕ ਕੰਮ ਕਰਨ ਵਾਲੇ ਹਲਾਤ ਬਣਾਏ ਰਖਣਾ ਚਾਹੀਦਾ ਹੈ।

REVIEW QUESTIONS

Short answer questions:

Q1. ਹੈਲਥ ਟੀਮ ਦੀ ਪਰਿਭਾਸ਼ਾ ਲਿਖੋ।

Hint: ਵਿਸ਼ਾ 5.1.3 ਵੇਖੋ।

Q2. ਹੈਲਥ ਟੀਮ ਦੇ ਰਲ ਮਿਲ ਕੇ ਕੰਮ ਕਰਨ ਦੇ ਤੱਤ ਲਿਖੋ।

Hint: ਵਿਸ਼ਾ 5.1.4 ਵੇਖੋ।

Q3. ਕਿਹੜੇ ਸਿਹਤ ਟੀਮ ਦੇ ਮੈਂਬਰ ਜੋ ਕਿ ਮੁਢਲੇ ਸਿਹਤ ਕੇਂਦਰ ਵਿੱਚ ਨਿਯੁਕਤ ਹੁੰਦੇ ਹਨ?

Hint: ਵਿਸ਼ਾ 5.1.6 ਵੇਖੋ।

Q4. ਬਲਾਕ ਪੱਧਰ ਦੀ ਸਿਹਤ ਟੀਮ ਬਾਰੇ ਦੱਸੋ।

Hint: ਵਿਸ਼ਾ 5.1.2 ਵੇਖੋ।

Q5. ਚਕਿਤਸਾ ਅਧਿਕਾਰੀ ਦੇ PHC ਵਿੱਚ ਕੰਮ ਦਸੋ।

Hint: ਵਿਸ਼ਾ 5.1.8 ਵੇਖੋ।

Long answer type questions:

Q1. ਹੈਲਥ ਟੀਮ ਦੇ ਕੰਮਾਂ ਬਾਰੇ ਦਸੋ।

Hint: ਵਿਸ਼ਾ 5.1.5 ਵੇਖੋ।

Q2. ਜਿਲਾ ਹਸਪਤਾਲ ਵਿੱਚ ਸਿਹਤ ਟੀਮ ਦੇ ਮੈਂਬਰਾਂ ਦੀ ਸੂਚੀ ਬਣਾਓ।

Hint: ਵਿਸ਼ਾ 5.1.7 ਵੇਖੋ।

Q3. Organisation line of authority ਬਾਰੇ ਦੱਸੋ।

Hint: ਵਿਸ਼ਾ 5.1.7 ਵੇਖੋ।

Q4. ਮਹਿਲਾ ਸਿਹਤ ਕਰਮੀ ਦੇ ਲਈ ਨੈਤੀਕਤਾ ਬਾਰੇ ਦਸੋ।

Hint: ਵਿਸ਼ਾ 5.3.1 ਵੇਖੋ।

Q5. Female health worker (F.H.W.) ਦੇ ਕੰਮ ਅਤੇ ਜਿੱਮੇਵਾਰੀਆਂ ਬਾਰੇ ਦਸੋ।

Hint: ਵਿਸ਼ਾ 5.2 ਵੇਖੋ।

Multiple choice questions:

Q1. ਇਹਨਾਂ ਵਿਚੋਂ ਕੋਣ ਮੁਢਲੇ ਸਿਹਤ ਕੇਂਦਰ ਦਾ ਮੈਂਬਰ ਨਹੀਂ ਹੈ।

(a) Dias (b) Village Health guides

(c) Resident Medical Officer (d) ਲੋਕ ਸਿਹਤ ਨਰਸ

Q2. ਮੁਢਲੇ ਸਿਹਤ ਕੇਂਦਰ ਦਾ ਲੀਡਰ ਕੌਣ ਹੁੰਦਾ ਹੈ?

(a) Public Health Nurse (b) Medical Officer

(c) Health Assistant (d) Dias

Q3. ਜਨ ਸਿਹਤ ਨਰਸ ਦਾ ਵਿਦਿਅਕ ਪੱਧਰ :

(a) ਡਿਗਰੀਧਾਰੀ (b) ਬਾਰਵੀਂ ਪਾਸ

(c) ਦਸਵੀਂ ਪਾਸ (d) ਅਨਪੜ੍ਹ

Q4. ਸਿਹਤ ਸਹਾਇਕ ਕਿੰਨੀਆ ਮਹਿਲਾ ਕਰਮੀਆਂ ਦੇ ਕੰਮ ਦਾ ਨਰੀਖਣ ਕਰਦੀ ਹੈ।

(a) 3 (b) 5

(c) 2 (d) 4

Q5. MPHW ਕਿੰਨੀ ਅਬਾਦੀ ਉੱਤੇ ਨਿਯੁਕਤ ਕੀਤੇ ਜਾਂਦੇ ਹਨ?

(a) 5000 (b) 2000

(c) 1000 (d) 3000

ANSWERS (Multiple Choice Questions)

1. (c) 2. (b) 3. (a) 4. (d) 5. (a)

CHAPTER 6

ਸਟਰਕਚਰ ਆਫ ਕਮਿਉਨਟੀ
(Structure of Community)

ਸ਼ਬਦਾਵਲੀ (Key Terms)

- **Rural Community :** ਪੇਂਡੂ ਸਮਾਜ : ਪੇਂਡੂ ਸਮਾਜ ਮਨੁੱਖਾ ਦਾ ਇੱਕ ਅੱਜਿਹਾ ਸਮੂਹ ਹੈ ਜੋ ਸਾਧਾਰਣ ਅਤੇ ਆਕਾਰ ਵਿੱਚ ਛੋਟਾ ਹੁੰਦਾ ਹੈ।
- **Urban Community :** ਸ਼ਹਿਰੀ ਸਮਾਜ ਮਨੁੱਖਾ ਦਾ ਇਕ ਅਜਿਹਾ ਸੰਗਠਨ ਹੈ ਜੋ ਪੇਂਡੂ ਸਮਾਜ ਦੀ ਤੁਲਨਾ ਵਿੱਚ ਵਧੇਰੇ ਵਿਆਪਕ ਅਤੇ ਜਿਸ ਵਿਚੋਂ ਸ਼ਹਿਰੀ ਵਾਤਾਵਰਨ ਦੇ ਵਿਸ਼ੇਸ਼ ਸਮਾਜਿਕ ਸੰਬੰਧ ਹੁੰਦੇ ਹਨ।
- **Slum Area :** ਜਿਹੜੇ ਲੋਕ ਸ਼ਹਿਰੀ ਦੇ ਥੋੜੇ ਜਿਹੀ ਜਗ੍ਹਾ ਵਿੱਚ ਰਹਿੰਦੇ ਹਨ ਜਾਂ Slum ਵਾਲੇ ਹਿੱਸੇ ਚ ਰਹਿੰਦੇ ਹਨ।
- **N.R.H.M. :** National Rural Health Mission
- **ASHA :** Accredited Social Health Activists

6.1 Structure of Rural Community

ਪਿੰਡ ਦੀ ਬਣਤਰ : ਭਾਰਤ ਪਿੰਡਾ ਦਾ ਦੇਸ਼ ਹੈ। 80% ਲੋਕ ਪਿੰਡਾ ਵਿੱਚ ਰਹਿੰਦੇ ਹਨ। ਭਾਰਤ ਵਿੱਚ ਲਗਭਗ 5,7,6000 ਪਿੰਡ ਹਨ। ਪਿੰਡਾ ਦੇ ਪਰਿਵਾਰ ਕੁਦਰਤੀ ਵਾਤਾਵਰਨ ਅਤੇ ਸਾਧਨਾਂ ਦੇ ਅਨੁਸਾਰ ਢਲੇ ਹੁੰਦੇ ਹਨ। ਪਿੰਡਾ ਦੇ ਲੋਕ ਕੁਦਰਤ ਦੇ ਨੇੜੇ ਜ਼ਿਆਦਾ ਹੁੰਦੇ ਹਨ। ਕਿਉਂਕਿ ਉਹਨਾਂ ਦਾ Main ਕਿੱਤਾ ਖੇਤੀ ਬਾੜੀ ਹੁੰਦਾ ਹੈ। ਜ਼ਿਆਦਾ ਪਿੰਡਾ ਦੇ ਲੋਕ ਛੋਟੇ ਜਿਹੇ ਗਰੁਪ ਵਿੱਚ ਰਹਿੰਦਾ ਹਨ। ਇਨ੍ਹਾਂ ਸਾਰਿਆ ਦੀ ਇਕੋ ਜਿਹੀ ਸਭਿਅਤਾ, ਆਦਤਾਂ ਵਿਸ਼ਵਾਸ਼ ਤੇ ਇਕੋ ਜਿਹੇ ਵਿਚਾਰ ਹੁੰਦੇ ਹਨ। ਪਿੰਡਾ ਦੇ ਲੋਕ ਇਕ ਦੂਜੇ ਤੇ ਨਿਰਭਰ ਕਰਦੇ ਹਨ। ਜ਼ਿਆਦਾ ਲੋਕ ਖੇਤੀ ਬਾੜੀ ਕਰਦੇ ਹਨ। ਕੁੱਝ ਲੋਕ ਮੋਚੀ ਦਾ ਕੰਮ ਕੁੱਝ ਘਮਿਆਗ, ਟੋਕਰੀਆ ਬਣਾਓਣਾ ਦਾ ਕੰਮ ਕੁੱਝ ਘਾਹ ਠਸ ਦੀਆ ਛੱਤਾ ਬਣਾਉਣਾ ਦਾ ਕੰਮ ਕਰਦੇ ਹਨ। Main ਦਿੱਤਾ ਖੇਤੀ ਬਾੜੀ ਹੋਣ ਕਰਕੇ ਪਿੰਡਾ ਦੇ ਲੋਕ ਹਰ ਥਾਂ ਤੇ ਨਿਰਭਰ ਕਰਦੇ ਹਨ। ਪਰ ਜੇਕਰ ਕੋਈ ਕੁਦਰਤੀ ਆਫਤ ਆ ਜਾਵੇ ਜਿਵੇਂ : ਫਸਲਾਂ ਨਸਟ ਹੋਣ ਜਾਣ, ਭੂਚਾਲ, ਤੁਫਾਨ ਆ ਜਾਵੇ ਤਾਂ ਇਨਾਂ ਨੂੰ ਖਾਣ ਲਈ ਵੀ ਮੁਸ਼ਕਿਲ ਹੋ ਜਾਂਦੀ ਹੈ। ਅਤੇ ਉਹ ਦੂਸਰੀ ਜਗ੍ਹਾ ਤੇ ਜਾਣਾ ਸ਼ੁਰੂ ਕਰ ਦਿੰਦੇ ਹਨ। ਜਿਥੇ ਉਹਨਾ ਨੂੰ ਪੂਰੀ ਤਰਾਂ ਰੋਜਗਾਰ ਮਿਲਦਾ ਦਿਸੇਂ ਪਿੰਡਾ, ਵਿੱਚ ਪ੍ਰਸ਼ਾਸ਼ਨਿਕ ਢਾਂਚਾ ਇਸ ਤਰ੍ਹਾ ਹੈ।

6.2 ਪੇਂਡੂ ਫਿਰਕੇ ਦੀਆ ਵਿਸ਼ੇਸਤਾਈਆਂ (Characteristic of Rural Community)

1. **ਆਰਥਿਕ ਵਿਸ਼ੇਸਤਾਈਆਂ**
   - ਵੱਖ-ਵੱਖ ਫਿਰਕਿਆਂ ਦੇ ਲੋਕਾ ਵਿੱਚ ਆਰਥਿਕ ਅਸਮਾਨਤਾਵਾਂ ਹੁੰਦੀਆਂ ਹਨ।

- ਸਾਰੇ ਲੋਕ ਲਗਭਗ ਖੇਤੀ ਦੇ ਨਿਰਭਰ ਹੁੰਦੇ ਹਨ।
- ਫਿਰਕੇ ਦੇ ਲੋਕ ਪਿਤਾ ਪੁਰਖੀ ਕੰਮ ਹੀ ਕਰਕੇ ਹਨ।

2. **ਸਮਾਜਿਕ ਵਿਸ਼ੇਸਤਾਈਆਂ**
   - ਵੱਖ-ਵੱਖ ਫਿਰਕਿਆਂ ਦੇ ਲੋਕਾਂ ਵਿੱਚ ਉਚ-ਨੀਵ ਦੀ ਭਾਵਨਾ ਪਾਈ ਜਾਂਦੀ ਹੈ।
   - ਵੱਖ-ਵੱਖ ਫਿਰਕਿਆ ਦੇ ਲੋਕ ਮੇਲੇ ਤੇ ਤਿਉਹਾਰ ਇਕੱਠੇ ਮਨਾਉਂਦੇ ਹਨ ਤੇ ਜੇਕਰ ਕਿਸੇ ਘਰ ਵਿਆਹ ਹੋਵੇ, ਉਹ ਇਕੱਠੇ ਹੋ ਕੇ ਮਨਾਉਦੇ ਹਨ।
   - ਇੱਕ ਪੈਂਡੂ ਫਿਰਕੇ ਦੇ ਲੋਕ ਪ੍ਰਾਇਮਰੀ ਗਰੁਪ ਹੋਣ ਕਾਰਨ ਇੱਕ ਦੂਜੇ ਨੂੰ ਚੰਗੀ ਤਰ੍ਹਾਂ ਜਾਣਦੇ ਹਨ।
   - ਕੰਮ ਅਤੇ ਪਹਿਰਾਵੇ, ਖਾਣ-ਪੀਣ, ਰਹਿਣ-ਸਹਿਣ ਆਦਿ ਕੰਮਾ ਵਿੱਚ ਇਕਸਾਰਤਾ ਪਾਈ ਜਾਂਦੀ ਹੈ।
3. **ਧਾਰਮਿਕ ਵਿਸ਼ੇਸਤਾਈਆਂ**
   - ਹਕ ਇੱਕ ਫਿਰਕੇ ਦਾ ਆਪਣਾ-ਆਪਣਾ ਧਰਮ ਹੁੰਦਾ ਹੈ।
   - ਪੈਂਡ ਫਿਰਕਿਆ ਵਿੱਚ ਅੰਧ-ਵਿਸ਼ਵਾਸ ਤੇ ਵਹਿਮ ਭਰਮ ਪ੍ਰਚਲਿਤ ਹਨ, ਜਿਨ੍ਹਾ ਦਾ ਕਿ ਕੋਈ ਆਧਾਰ ਨਹੀਂ ਹੁੰਦਾ।
   - ਕਈ ਧਰਮਾਂ ਦੇ ਰੀਤੀ-ਰਿਵਾਜਾਂ ਕਾਰਨ ਲੋਕ ਸੰਤੁਲਿਤ ਭੋਜਨ ਨਹੀਂ ਖਾਂਦੇ।
   - ਵੱਖ-ਵੱਖ ਧਰਮਾਂ ਵਿੱਚ ਵਿਆਹ ਦੀਆ ਰਸਮਾਂ ਵੀ ਵੱਖ-ਵੱਖ ਤਰੀਕਿਆਂ ਨਾਲ ਕੀਤੀਆਂ ਜਾਂਦੀਆ ਹਨ।
4. **ਵਾਤਾਵਰਨਿਕ ਵਿਸ਼ੇਸਤਾਈਆਂ**
   - ਪੈਂਡੂ ਫਿਰਕਿਆਂ ਦਾ ਵਾਤਾਵਰਨ ਸਾਫ-ਸੁਥਰਾ ਹੁੰਦਾ ਹੈ।
   - ਪੈਂਡੂ ਫਿਰਕੇ ਵਾਤਾਵਰਨ ਦੇ ਨੇੜੇ ਹੋਣ ਕਾਰਨ ਤਾਜ਼ੀਆ ਸਬਜ਼ੀਆ ਅਤੇ ਪਸ਼ੂਆ ਤੋਂ ਦੁੱਧ ਪ੍ਰਾਪਤ ਕਰਦੇ ਹਨ।
   - ਪੈਂਡੂ ਫਿਰਕਿਆਂ ਦੇ ਲੋਕ ਵਾਤਾਵਰਨ ਦੇ ਅਨੁਸਾਰ ਹੀ ਕੰਮ ਰਕਦੇ ਹਨ।
   - ਭੂਮੀ, ਪਾਣੀ, ਪੌਦੇ ਅਤੇ ਪਸ਼ੂਆ ਨਾਲ ਨਿਕਟਵਰਤੀ ਪੈਂਡੂ ਸਮਾਜ ਦੀ ਇੱਕ ਵਿਸ਼ੇਸਤਾ ਹੈ। ਜਿਆਦਾ ਮੀਂਹ ਨਾਲ ਹੜ ਆਉਨੇ। ਘੱਟ ਮੀਂਹ ਕਾਰਣ ਸੋਕਾ ਪੈ ਜਾਣਾ, ਗੜੇ ਪੈਣ ਅਤੇ ਹਨੇਰੀ, ਤੁਫਾਨ ਦਾ ਆਉਣ, ਇਹੋ ਅਨੇਕ ਕਾਰਨ ਹਨ ਜੋ ਫਸਲਾਂ ਨੂੰ ਪ੍ਰਭਾਵਿਤ ਕਰਦੇ ਹਨ ਅਤੇ ਜਿਨ੍ਹਾਂ ਦੇ ਨਤੀਜੇ ਕਿਸਾਨਾਂ ਨੂੰ ਭੁਗਤਣੇ ਪੈਂਦੇ ਹਨ। ਇਸ ਪ੍ਰਕਾਰ ਪੈਂਡੂ ਲੋਕ ਪ੍ਰਕਿਰਤੀ ਨੂੰ ਜਿਆਦਾ ਮਹੰਤ ਦਿੰਦੇ ਹਨ। ਪੌਦਿਆਂ ਦੀ, ਪਸ਼ੂਆ ਦਿ, ਅੱਗ ਦੀ ਅਤੇ ਅਨੇਕ ਪ੍ਰਾਕਿਰਤਕ ਵਸਤੂਆ ਦੀ ਪੂਜਾ ਕੀਤੀ ਜਾਂਦੀ ਹੈ। ਘਰ ਦੇ ਚਾਰੇ ਪਾਸੇ ਅਤੇ ਖੇਤਾਂ ਵਿੱਚ ਪ੍ਰਕਿਤਰੀ ਦੀ ਨੇੜਤਾ ਪੈਂਡੂ ਸਮਾਜ ਦਾ ਇੱਕ ਵਿਸ਼ੇਸ ਗੁਣ ਹੈ।
5. **ਸਭਿਆਚਾਰਕ ਵਿਸ਼ੇਸਤਾਈਆਂ**
   - ਕਈ ਫਿਰਕਿਆ ਵਿੱਚ ਬੱਚੇ ਆਪਣੇ ਮਾਂ-ਬਾਪ ਦੀ ਮਰਜੀ ਅਨੁਸਾਰ ਹੀ ਵਿਆਹ ਕਰਵਾਉਦੇ ਹਨ।
   - ਕਈ ਫਿਰਕਿਆ ਵਿੱਚ ਛੋਟੇ ਬੱਚਿਆ ਨੂੰ ਮਜ਼ਦੂਰੀ ਕਰਨ ਲਾ ਦਿੱਤਾ ਜਾਂਦਾ ਹੈ।
   - ਪੈਂਡੂ ਫਿਰਕਿਆਂ ਵਿੱਚ ਲੋਕਾਂ ਦੇ ਜੀਵਨ ਵਿੱਚ ਚੰਗੀਆ ਆਦਤਾਂ ਆਉਦੀਆਂ ਹਨ ਜਿਸ ਕਾਰਨ ਉਨ੍ਹਾਂ ਵਿੱਚ ਬਦਲਾਵ ਆਉਂਦਾ ਹੈ।

6.3 Urban Community

Urban community ਸ਼ਹਿਰਾ ਤੇ ਕਸਬਿਆ ਦੇ ਨਾਲ ਬਣੀ ਹੁੰਦੀ ਹੈ। ਜਨਸੰਖਇਆ ਦਾ 20% ਭਾਗ ਸ਼ਹਿਰਾਂ ਵਿੱਚ ਰਹਿੰਦਾ ਹੈ। ਭਾਰਤ ਵਿੱਚ Rural community, urban community ਦੀ ਤੁਲਨਾ ਜਿਆਦਾ ਹੈ। ਪਰ ਅੱਜ ਦੇ ਅਧੁਨਿਕ

ਯੁਗ ਵਿੱਚ ਸ਼ਹਿਰੀ ਜਨਸੰਖਿਆ ਵਧਦੀ ਜਾ ਰਹੀ ਹੈ। ਸ਼ਹਿਰਾਂ ਵਿੱਚ ਜਿਆਦਾਤਰ ਲੋਕ ਵਪਾਰ ਤੇ ਧੰਧਿਆ ਨਾਲ ਸੰਬੰਧਿਤ ਹੁੰਦੇ ਹਨ। ਅਜੱਕਲ ਲੋਕ ਪਿੰਡਾ ਨੂੰ ਛੱਡ ਕੇ ਕੰਮ ਦੀ ਤਾਲਾਸ਼ ਵਿੱਚ ਸ਼ਹਿਰਾਂ ਵਿੱਚ ਵੀ ਉਨ੍ਹਾਂ ਨੂੰ ਕੰਮ ਨਹੀਂ ਮਿਲਦਾ। ਸਾਮਾਜਿਕ ਸਮਾਜ ਹਮੇਸ਼ਾ ਆਰਥਿਕ ਪੱਧਰ ਤੇ ਨਿਰਭਰ ਕਰਦਾ ਹੈ।

Urban Community Characteristic (**ਵਿਸ਼ੇਸਤਾਈਆਂ**)

1. ਭਾਰਤ ਵਿੱਚ ਪਿੰਡਾ ਦੇ ਮੁਕਾਬਲੇ ਸ਼ਹਿਰ ਵਿੱਚ ਵਸੋ ਜਿਆਦਾ ਹੈ ਸ਼ਹਿਰੀ ਲੋਕ ਜਿਆਦਾਤਰ ਅਲੱਗ-ਅਲੱਗ ਤਰ੍ਹਾਂ ਦੇ ਕੰਮ ਕਰਦੇ ਹਨ।
2. ਸ਼ਹਿਰੀ ਲੋਕਾਂ ਕੋਲ ਐਸ਼-ਪ੍ਰਸਤੀ ਅਤੇ ਆਵਾਜਾਈ ਸਾਧਨ ਜਿਆਦਾ ਉਪਲਭਧ ਹਨ।
3. ਸਹਿਰੀ ਲੋਕਾਂ ਦੇ ਸਾਮਾਜਿਕ ਰਿਸ਼ਤੇ-ਨਾਤੇ ਸੀਮਿਤ ਹੀ ਹਨ। ਉਹਨਾਂ ਨੂੰ ਦੂਸਰਿਆਂ ਦੀ ਕੋਈ ਪਰਵਾਹ ਨਹੀਂ ਹੁੰਦੀ।
4. ਸ਼ਹਿਰੀ ਲੋਕਾਂ ਵਿੱਚ ਮੁਕਾਬਲੇ ਦੀ ਭਾਵਨਾ ਜਿਆਦਾ ਹੁੰਦੀ ਹੈ। ਸ਼ਹਿਰੀ ਲੋਕ ਜਿਆਦਾਤਰ ਇਕਹਿਰੇ ਪਰਿਵਾਰਾਂ ਵਿੱਚ ਰਹਿੰਦੇ ਹਨ।
5. ਸ਼ਹਿਰੀ ਲੋਕ ਕੁਦਰਤ ਤੋਂ ਦੂਰ ਹੁੰਦੇ ਹਨ। ਉਹਨਾਂ ਦੇ ਛੋਟੇ-ਛੋਟੇ ਘਰਾਂ ਵਿੱਚ ਪ੍ਰਦੂਸ਼ਨ ਦੀ ਸਮੱਸਿਆਂ ਜਿਆਦਾ ਆਉਦੀ ਹੈ।
6. ਸ਼ਹਿਰੀ ਲੋਕ ਵਿਲਾਸਤਾਪੂਰਨ ਜੀਵਨ ਦੇ ਨੇੜੇ ਹਨ ਕਿਉਂਕਿ ਉਹਨਾਂ ਦਾ ਕੰਮ ਮਸ਼ੀਨਾ ਨਾਲ ਹੋਣ ਵਾਲਾ ਹੁੰਦਾ ਹੈ ਤੇ ਉਹ ਆਪਣਾ ਬਾਕੀ ਸਮਾਂ ਐਸ਼-ਪ੍ਰਸਤੀ ਵਿੱਚ ਗੁਜਾਰਦੇ ਹਨ।
7. ਸ਼ਹਿਰੀ ਲੋਕ ਤਕਨੀਕੀ ਤੌਰ ਤੇ ਸਿੱਖਿਅਤ ਹੁੰਦੇ ਹਨ। ਉਹਨਾਂ ਨੂੰ ਹਰ ਪ੍ਰਕਾਰ ਦੇ ਸਮਾਜ ਵਿੱਚ ਚਲ ਰਹੇ ਰੀਤੀ-ਰਿਵਾਜਾਂ ਬਾਰੇ ਪੂਰਾ ਗਿਆਨ ਹੁੰਦਾ ਹੈ।
8. ਸ਼ਹਿਰੀ ਵਾਤਾਵਰਨ ਵਿੱਚ ਜਾਤੀ ਪ੍ਰਥਾ ਬਹੁਤ ਹੁੰਦੀ ਹੈ ਤੇ ਉਹ ਜਾਤ ਦੇ ਆਧਾਰ ਤੇ ਵੱਖ-ਵੱਖ ਕੰਮਾ ਵਿੱਚ ਵੱਡੇ ਹੋਏ ਹਨ।
9. ਸ਼ਹਿਰੀ ਲੋਕਾਂ ਵਿੱਚ ਏਕਤਾ ਅਤੇ ਸਹਿਯੋਗ ਦੀ ਭਾਵਨਾ ਬਿਲਕੁਲ ਹੀ ਨਹੀ ਹੁੰਦੀ। ਉਹ ਕਿਸੇ ਵੀ ਸਮੱਸਿਆ ਦਾ ਹੱਲ ਕਿਸੇ ਹੋਰ ਲਈ ਨਹੀਂ ਕਰਦੇ।
10. ਸ਼ਹਿਰੀ ਵਾਤਾਵਰਨ ਵਿੱਚ pollution ਬਹੁਤ ਹੁੰਦਾ ਹੈ ਉਦਯੋਗ ਵਗੈਰਾ ਬਹੁਤ ਹੁੰਦੇ ਹਨ ਤੇ ਉਦਯੋਗ ਵਿੱਚ ਹਾਨੀਕਾਰਕ ਗੈਸਾਂ ਬਾਹਰ ਨਿਕਲਦੀਆਂ ਹਨ। ਇਸ ਕਰਕੇ ਸ਼ਹਿਰੀ ਲੋਕ ਜਿਆਦਾ ਬੀਮਾਰੀਆ ਦੇ ਸ਼ਿਕਾਰ ਹੁੰਦੇ ਹਨ।

6.4 Major Rural Community Health Problems

ਪਿੰਡਾ ਵਿੱਚ ਬਹੁਤ ਸਾਰੀਆਂ ਸਮੱਸਿਆਵਾਂ ਹਨ ਜੋ ਹੇਠ ਲਿੱਖਿਆ ਹਨ :

1. **ਸਿਹਤ ਸਮੱਸਿਆਵਾਂ** (Health Problems) **:** ਪਿੰਡਾ ਦੇ ਵਿੱਚ ਆਮ ਤੌਰ ਤੇ ਸਿਹਤ ਸਮੱਸਿਆ ਬਹੁਤ ਜਿਆਦਾ ਪਾਈ ਜਾਂਦੀ ਹੈ। ਕਿਉਂਕਿ ਪਿੰਡਾ ਵਿੱਚ ਸਿਹਤ ਸਹੂਲਤਾ ਬਹੁਤ ਘੱਟ ਮੁੱਹਈਆ ਹੁੰਦੀਆ ਹਨ। ਜੇਕਰ ਲੋਕ ਜਿਆਦਾ ਬੀਮਾਰ ਪੇ ਜਾਵੇ ਤਾਂ ਉਹਨਾਂ ਨੂੰ ਸ਼ਹਿਰਾਂ ਵਿੱਚ ਹੀ ਆਉਣਾ ਪੈਂਦਾ ਹੈ। ਆਮ ਤੌਰ ਤੇ ਪਿੰਦਾ ਵਿੱਚ ਸਿਹਤ ਸਮੱਸਿਆ Malnutrition (ਕੁਪੋਸ਼ਨ) ਖਾਸ ਕਰਕੇ ਛੋਟੇ ਪੰਜ ਸਾਲ ਤੱਕ ਦੇ ਬੱਚੇ ਨੂੰ ਹੁੰਦੀਆ ਹਨ ਅਤੇ ਇਹਨ੍ਹਾ ਬੀਮਾਰੀਆਂ ਕਰਕੇ ਮਾਂ ਤੇ ਬੱਚੇ ਦੀ ਮੌਤ ਹੋ ਜਾਂਦੀ ਹੈ। Home accident ਖਾਸ ਕਰਕੇ ਸੜਨਾ ਇਹ ਸਾਰੀਆਂ ਸਿਹਤ ਪ੍ਰਤੀ ਸਮੱਸਿਆਵਾਂ ਹਨ।
2. **ਸਿੱਖਿਆ ਸਮੱਸਿਆਵਾਂ** (Education problem) **:** ਪਿੰਡਾ ਦੇ ਵਿੱਚ ਅਨਪੜਤਾ ਦਾ rate ਜਿਆਦਾ ਹੈ। ਕਿਉਂਕਿ ਪੜਾਈ ਦੇ ਸਾਧਨ ਪਿੰਡਾ ਵਿੱਚ ਘੱਟ ਹਨ। ਜਿਥੇ ਕਿਤੇ ਵੀ ਸਰਕਾਰੀ ਸਕੂਲ ਹਨ ਉਥੇ ਵੀ ਪੂਰੀ ਮਾਤਰਾ ਵਿੱਚ ਸਕੂਲ

ਟੀਚਰ ਨਹੀਂ ਹਨ। ਨਾ ਹੀ ਪੜਾਈ ਵਾਸਤੇ ਪੂਰੀ ਤਰ੍ਹਾਂ ਚੀਜਾਂ ਤੇ Building ਹਨ ਜੋ ਹਨ ਉਹ ਬਹੁਤ ਪੁਰਾਣੀਆਂ ਹਨ। ਸ਼ਹਿਰਾ ਵਿੱਚ ਪੜਨ ਵਾਸਤੇ ਲੋਕਾਂ ਨੂੰ ਬਹੁਤ ਔਖਿਆਈ ਹੁੰਦੀ ਹੈ।

3. **ਆਵਾ-ਜਾਈ ਦੇ ਸਾਧਨਾ ਦੀ ਸਮੱਸਿਆਵਾ** (Transport and communication) : ਪਿੰਡਾ ਦੇ ਵਿੱਚ ਆਵਾ-ਜਾਈ ਦੇ ਸਾਧਨ ਬਹੁਤ ਘੱਟ ਹਨ। ਚੰਗੀਆਂ ਸੜਕਾਂ ਨਹੀਂ ਹਨ। ਜੇਕਰ ਬਰਸਾਤਾ ਦੇ ਵਿੱਚ ਹੋਰ ਵੀ ਜਿਆਦਾ ਪਿੰਡਾ ਵਿੱਚ ਔਖਿਆਈ ਹੁੰਦੀ ਹੈ ਕਿਉਂਕਿ ਸਮੇ ਸਿਰ ਚੀਜਾ ਪਿੰਡਾ ਵਿੱਚ ਨਹੀਂ ਪਹੁੰਚਦੀਆ।
4. **ਖੇਤੀ-ਬਾੜੀ ਸਮੱਸਿਆਵਾ** (Agriculture problems) : ਕਿਸਾਨਾਂ ਨੂੰ ਖੇਤੀ-ਬਾੜੀ ਕਰਨ ਲਈ ਬਹੁਤ ਵੱਡੀ ਸਮੱਸਿਆ ਪਾਣੀ ਦੀ ਆਉਂਦੀ ਹੈ ਖਾਸ ਕਰਕੇ ਜਦੋਂ ਮਾਨਸੂਨ ਨਹੀਂ ਆਉਂਦੀਆ ਅਤੇ ਬਿਜਲੀ ਦੀ ਕਾਫੀ ਕਟੌਤੀ ਹੋਣ ਕਾਰਨ ਅਤੇ ਉਹ ਸਮੇ ਸਿਰ ਪੰਪ ਸੈਟ ਅਤੇ ਟਰੈਕਟਰਾ ਦੀ ਰਿਪੈਅਰ ਨਹੀਂ ਹੁੰਦੀ। ਕਿਸਾਨਾਂ ਨੂੰ ਸਮੇਂ ਸਿਰ ਬੀਜ ਤੇ ਖਾਦਾ ਦੀ ਸਪਲਾਈ ਨਹੀਂ ਮਿਲਦੀ।
5. **ਮਜਦੂਰ ਸਮੱਸਿਆ** (Labour problems) : ਪਿੰਡਾ ਦੇ ਵਿੱਚ ਜਰੂਰਤ ਪੈਣ ਤੇ ਪੂਰੀ ਤਰ੍ਹਾਂ ਮਜਦੂਰ ਨਹੀਂ ਮਿਲਦੇ ਅਤੇ ਜੋ ਮਿਲਦੇ ਵੀ ਹਨ ਉਹ ਦਿਹਾੜੀ ਤੇ ਵੀ ਜਿਆਦਾ ਪੈਸੇ ਮੰਗਦੇ ਹਨ।
6. **ਜਨਸੰਖਿਆ ਤੇ ਰੋਜ਼ਗਾਰ** (Population and employment) : ਪਿੰਡਾ ਦੇ ਲੋਕ ਜਦੋਂ ਪਿੰਡਾ ਵਿੱਚ ਪੂਰੀ ਖੇਤੀ ਉਗਉਣ ਲਈ ਕਾਮਯਾਬ ਨਹੀਂ ਹੁੰਦੇ ਤਾ ਉਹ ਸ਼ਹਿਰਾ ਵਿੱਚ ਛੋਟੇ-ਮੋਟੇ ਕੰਮਾ ਲਈ ਜਾਂਦੇ ਹਨ। ਲੋਕ ਉਨ੍ਹਾਂ ਕੋਲੋਂ advance ਪੈਸੇ ਲੇ ਲੈਂਦੇਦ ਹਨ। ਜਿਸ ਕਰਕੇ ਉਹ ਕੰਮ ਕਰਨ ਲਈ ਮਜ਼ਬੂਰ ਹੋ ਜਾਂਦੇ ਹਨ ਤੇ ਦੁਬਾਰਾ ਵਾਪਸ ਆਪਣੇ ਪਿੰਡ ਵਿੱਚ ਨਹੀਂ ਆਉਂਦੇ ਤੇ ਉਹਨਾ ਦੀ ਆਰਥਿਕ ਹਾਲਤ ਨਹੀਂ ਸੁਧਰਦੀ।
7. **Sanitation Problems** : ਪਿੰਡਾ ਵਿੱਚ sanitation ਦੀ ਵੀ ਸਮਸਿਆਵਾਂ ਪਾਈਆਂ ਜਾਂਦੀਆਂ ਹਨ।
8. **ਨੀਵਾਂ ਜੀਵਨ ਪੱਧਰ** : ਪਿੰਡਾ ਵਿੱਚ ਗਰੀਬੀ ਕਾਰਨ ਜੀਵਨ ਪੱਧਰ ਦਾ ਉੱਚਾ ਹੋਣਾ ਮੁਸ਼ਕਿਲ ਹੈ। ਪਰੰਪਰਾਗਤ ਕੰਮ ਖੇਤੀ ਵਿੱਚ ਘੱਟ ਆਮਦਨ ਹੋਣ ਕਾਰਨ ਕਿਸਾਨ ਆਪਣੀਆ ਜਰੂਰਤਾਂ ਮੁਸ਼ਕਿਲ ਨਾਲ ਪੂਰੀਆਂ ਕਰ ਸਕਦਾ ਹੈ। ਇਸ ਲਈ ਇਹ ਇੱਕ ਪੈਂਡੂ ਸਿਹਤ ਸਮੱਸਿਆ ਹੈ।
9. **ਨਿਰਅਖੱਰਤਾ (ਅਨਪੜਤਾ)** : ਨਿਰਅਖਰਤਾ ਇੱਕ ਅਜਿਹਾ ਰੋਗ ਹੈ ਜਿਸ ਕਾਰਨ ਸਾਰੀਆ ਦਿਸ਼ਾਵਾਂ ਦੀ ਉਨੱਤੀ ਰੁਕ ਜਾਂਦੀ ਹੈ। ਪਿੰਡਾ ਵਿੱਚ ਸਕੂਲ ਘੱਟ ਹਨ ਅਤੇ ਜੇਕਰ ਪ੍ਰਾਇਮਰੀ ਹੋਣ ਵੀ ਤਾ ਉਥੇ ਟੀਚਰ ਨਹੀਂ ਹੁੰਦੇ। ਨਿਰਅਖਰਤਾ ਦੇ ਕਾਰਨ ਸੇਠ ਸ਼ਾਹੁਕਾਰ ਲੋਕ ਕਿਸਾਨਾਂ ਨੂੰ ਠੱਗਦੇ ਹਨ। ਕਿਸਾਨ ਬੱਚਿਆ ਨੂੰ ਪੜਾਉਣ ਦੀ ਥਾਂ ਖੇਤੀ ਵਿੱਚ ਲਗਾ ਦਿੰਦੇ ਹਨ।
10. **ਵਹਿਮ ਭਰਮ ਤੇ ਅੰਧ ਵਿਸ਼ਵਾਸ** : ਪੈਡੂ ਸਮਾਜ ਵਿੱਚ ਅਨੇਕਾਂ ਇਹੋ ਜਿਹੇ ਅੰਧ ਵਿਸ਼ਵਾਸ ਤੇ ਵਹਿਮ-ਭਰਮ ਹਨ ਜਿਨ੍ਹਾਂ ਦਾ ਕੋਈ ਆਧਾਰ ਨਹੀਂ ਹੁੰਦਾ। ਇਹਨਾਂ ਕਾਰਨਾਂ ਕਰਕੇ ਪਿੰਡਾ ਵਿੱਚ ਜਿਆਦਾ ਉਨੱਤੀ ਨਹੀਂ ਹੋ ਸਕਦੀ।
11. **ਗਰੀਬੀ** : ਗਰੀਬੀ ਕਾਰਨ ਜੀਵਨ ਪੱਧਰ ਉੱਚਾ ਹੋਣਾ ਮੁਸ਼ਕਿਲ ਹੈ। ਇਸ ਕਰਕੇ ਇਹ ਪਿੰਡ ਦੀ ਸਮੱਸਿਆ ਹੈ।
12. **ਜ਼ਿੰਮੇਵਾਰੀ ਦੀ ਘਾਟ** : ਪਿੰਡਾ ਵਿੱਚ ਜਿਆਦਾਤਾ ਸਾਂਝੇ ਪਰਿਵਾਰ ਹੁੰਦੇ ਹਨ। ਅਤੇ ਸਾਂਝੇ ਪਰਿਵਾਰ ਹੋਣ ਕਰਕੇ ਮੈਂਬਰਾਂ ਦੀ ਜਰੂਰਤ ਸਮਾਨ ਰੂਪ ਵਿੱਚ ਪੂਰੀ ਕੀਤੀ ਜਾਂਦੀ ਹੈ। ਸਭ ਇੱਕ ਦੂਜੇ ਤੇ ਨਿਰਭਰ ਹੁੰਦੇ ਹਨ। ਜਿਸ ਕਰਕੇ ਜ਼ਿੰਮੇਵਾਰੀ ਘੱਟ ਵਿਖਾਈ ਦਿੰਦੀ ਹੈ।

6.5 Major Urban Community Problems

ਸ਼ਹਿਰ ਵਾਸੀਆਂ ਦੀਆਂ ਹੇਠ ਲਿੱਖੀਆ ਸਮੱਕਿਆਵਾਂ ਹੁੰਦੀਆ ਹਨ :

1. **ਸ਼ਹਿਰਾਂ ਵਿੱਚ ਬੇਰੋਜਗਾਰੀ** : ਜਨਸੰਖਿਆ ਜਿਆਦਾ ਹੋਣ ਕਰਕੇ, ਲੋਕਾਂ ਨੂੰ ਬੇਰੋਜਗਾਰੀ ਦਾ ਸਾਹਮਣਾ ਕਰਨਾ ਪੈਂਦਾ ਹੈ।

2. **ਸਿਹਤ ਸਮੱਸਿਆਵਾ :** ਭੀੜ-ਭੱੜਕੇ ਕਾਰਨ ਜਾਂ ਤੰਗ ਘਰਾਂ ਕਾਰਨ ਤੇ ਲੋਕਾਂ ਦੇ ਦਿਮਾਗ ਤੇ ਜਿਆਦਾ ਕੰਮ ਦਾ ਬੋਝ ਹੋਣ ਕਾਰਨ ਸਿਹਤ ਸਮੱਸਿਆਵਾਂ ਹੋ ਜਾਂਦੀਆ ਹਨ।
3. **ਦੁਰਘਟਨਾਵਾਂ :** ਸ਼ਹਿਰਾਂ ਵਿੱਚ ਆਵਾ-ਜਾਈ ਦੇ ਸਾਧਨ ਜਿਆਦਾ ਹੋਣ ਕਾਰਨ ਹਾਦਸੇ ਜਿਆਦਾ ਹੁੰਦੇ ਹਨ।
4. **ਵਾਦ-ਵਿਵਾਦ :** ਰਾਜਨੀਤਿਕ ਤੇ ਕਾਰਖਾਨਿਆ ਕਾਰਨ ਬੇਆਰਾਮੀ ਤੇ ਕਈ ਤਰ੍ਹਾਂ ਦੇ ਵਾਦ-ਵਿਵਾਦ ਵੀ ਸ਼ਹਿਰੀ ਸਮੱਸਿਆਵਾ ਵਿੱਚ ਆਉਂਦੀਆਂ ਹਨ।
5. **ਸੈਕੰਡਰੀ ਸੰਬੰਧ :** ਸ਼ਹਿਰਾ ਵਿੱਚ ਸੈਕੰਡਰੀ ਗਰੁੱਪ ਦੇ ਗੁਣ ਮਿਲਦੇ ਹਨ। ਉਹਨਾਂ ਵਿੱਚ ਆਰਥਿਕ ਸੰਬੰਧ ਨੇੜੇ ਦੇ ਨਹੀਂ ਹੁੰਦੇ। ਇਹ ਸੰਬੰਧ ਵਿਅਕਤੀਗਤ ਅਤੇ ਸਵਾਰਥ ਪੂਰਨ ਹੁੰਦੇ ਹਨ ਅਤੇ ਮੇਰ-ਤੇਰ ਦਾ ਬੋਲ-ਬਾਲਾ ਹੁੰਦਾ ਹੈ ਜੋ ਕਿ ਚੰਗੇ ਸੰਬੰਧ ਸਥਾਪਿਤ ਕਰਨ ਲਈ ਸਮੱਸਿਆ ਬਣਦੀ ਹੈ।
6. **ਜਨਸੰਖਿਆ ਵਿੱਚ ਅਸਮਾਨਤਾਵਾਂ :** ਸ਼ਹਿਰੀ ਸਮਾਜ ਵਧੇਰੇ ਗੁੰਝਲਕਾਰ ਹੈ। ਖਾਣ-ਪੀਣ, ਪਹਿਰਾਵੇ ਰਸਮੋ-ਰਿਵਾਜ ਤੇ ਵਿਚਾਰਧਾਰਾ ਚ ਪੱਖੋ ਸ਼ਹਿਰਾਂ ਵਿੱਚ ਜਿਆਦਾ ਭਿੰਨਤਾ ਹੁੰਦੀ ਹੈ। ਉਹਨਾਂ ਵਿੱਚ ਵੈਰ-ਵਿਰੋਧਤੇ ਈਰਖਾ ਦੀ ਭਾਵਨਾ ਹੁੰਦੀ ਹੈ। ਸ਼ਹਿਰੀ ਲੋਕ ਸ਼ਹਿਰਾਂ ਵੀ ਜਿਆਦਾ ਹੁੰਦੇ ਹਨ।
7. **ਆਬਾਦੀ ਦੀ ਸੰਘਣਤਾ :** ਸ਼ਹਿਰਾਂ ਵਿੱਚ ਘੱਟ ਭੂਮੀ ਵਿੱਚ ਜਿਆਦਾ ਲੋਕ ਰਹਿੰਦੇ ਹਨ। ਇਸ ਕਰਕੇ ਇਸ ਕਰਕੇ ਉੱਥੇ ਆਬਾਦੀ ਦੀ ਸੰਘਨਤਾ ਜਿਆਦਾ ਹੈ। ਆਬਾਦੀ ਦੀ ਸੰਘਣਤਾ ਘੱਟ ਭੂਮੀ ਕਰਕੇ ਹਵਾ ਦੀ ਸੰਚਾਰਨ ਵੀ ਘੱਟ ਹੁੰਦਾ ਹੈ।
8. **ਵਿਸ਼ਾਲਤਾਪੂਰਨ ਜੀਵਨ :** ਸ਼ਹਿਰੀ ਸਮਾਜ ਸਸਤੀ ਅਤੇ ਐਸ਼-ਆਗਮ ਦਾ ਜੀਵਨ ਬਿਤਾਉਦਾ ਹੈ। ਲੋਕ ਘੱਟ ਤੋਂ ਘੱਟ ਮਿਹਨਤ ਕਰਕੇ ਜਿਆਦਾ ਸੁਖੀ ਰਹਿਣ ਦਾ ਯਤਨ ਕਰਦੇ ਹਨ। ਜੋ ਚੰਗੀ ਗੱਲ ਨਹੀਂ ਹੈ। ਵਿਸਾਲਤਾ ਪੂਰਨ ਜੀਵਨ ਉਨ੍ਹਾਂ ਨੂੰ ਆਲਸੀ, ਸੁਸਤ ਬਣਾ ਰਿਹਾ ਹੈ ਜੋ ਕਿ ਹਾਨੀਕਰਕ ਸਿਧ ਹੋ ਸਕਦਾ ਹੈ।
9. **ਦੁਜੇਗੀ ਦੀ ਭਾਵਨਾ :** ਸ਼ਹਿਰੀ ਸਮਾਜ ਵਿੱਚ ਅਪਣੱਤ ਦੀ ਭਾਵਨਾ ਘੱਟ ਹੈ। ਅਸੀਂ ਦੀ ਥਾਂ ਉੱਤੇ 'ਤੁਸੀ' ਦੇ ਵਿਚਾਰ ਜਿਆਦਾ ਹੁੰਦੇ ਹਨ ਜੋ ਕਿ ਸ਼ਹਿਰੀ ਸਮੱਸਿਆ ਹੈ।
10. **ਅਸਥਾਈ ਪਰਿਵਾਰਿਕ ਜੀਵਨ :** ਸ਼ਹਿਰੀ ਸਮਾਜ ਵਿੱਚ ਪਰਿਵਾਰ ਦੇ ਹਿੱਤਾ ਦੀ ਸਾਂਝ ਨਹੀਂ ਹੁੰਦੀ। ਇੱਕ ਪਰਿਵਾਰ ਵਿੱਚ ਤਿੰਨ-ਤਿੰਨ ਵਿਚਾਰਧਾਰਾਂ ਦੇ ਮੈਂਬਰ ਹੁੰਦੇ ਹਨ। ਉਹਨਾਂ ਵਿੱਚ ਪਰਿਵਾਰਿਕ ਅਸਿਥਰਤਾ ਹੁੰਦੀ ਹੈ। ਪਰਿਵਾਰਿਕ ਤਣਾਓ ਆਰਥਿਕ ਮਜਬੂਰੀਆਂ ਕਾਰਨ ਘਰ ਛੱਡ ਕੇ ਚਲੇ ਜਾਣਾ ਅਤੇ ਤਲਾਕ ਆਦਿ ਦੀਆ ਸਮੱਸਿਆਵਾਂ ਉਤਪੰਨ ਹੋ ਜਾਂਦੀਆ ਹਨ।
11. **ਅਸੰਤਸ਼ਿਟੀ :** ਸ਼ਹਿਰਾ ਵਿੱਚ ਵਿਅਕਤੀ ਸੰਤੁਸਟ ਨਹੀਂ ਰਹਿੰਦੇ ਕੋਈ ਨਾ ਕੋਈ ਸਮੱਸਿਆ, ਬੀਮਾਰੀ, ਆਦਿ ਕਾਰਨ ਉਨ੍ਹਾਂ ਨੂੰ ਸ਼ਾਤੀ ਤੇ ਸੰਤੁਸ਼ਟੀ ਅਨੁਭਵ ਨਹੀਂ ਹੁੰਦੀ।
12. **ਫੈਸ਼ਨ :** ਫੈਸਨ ਵੀ ਸ਼ਹਿਰੀ ਸਮਾਜ ਦੀ ਇੱਕ ਸਮੱਸਿਆ ਬਣ ਚੁਕਾ ਹੈ ਕਿਉਂਕਿ ਫੈਸਨ ਕਰਕੇ ਅਨੇਕ ਵਿਅਕਤੀਆਂ ਦਾ ਚਰਿੱਤਰ ਖਤਮ ਹੋ ਜਾਂਦਾ ਹੈ।
13. **ਸੰਘਰਸ਼ ਅਤੇ ਮੁਕਾਬਲੇ ਦੀਆ ਕਿਰਿਆਵਾਂ :** ਵਿਅਕਤੀਵਾਦੀ ਵਿਚਾਰਧਾਰਾ ਦੇ ਕਾਰਨ ਸ਼ਹਿਰਾਂ ਵਿੱਚ ਸੰਘਰਸ਼, ਨੱਠ, ਭੱਜ ਅਤੇ ਮੁਕਾਬਲਾ ਆਦਿ ਸਮੱਸਿਆਵਾਂ ਪੈਦਾ ਹੁੰਦੀਆ ਹਨ। ਕਾਰਖਾਨੇ, ਸਕੂਟਰਾਂ, ਮੋਟਰਾਂ ਨੇ ਵਾਤਾਵਰਨ ਦੂਸ਼ਿਤ ਕੀਤਾ ਹੈ ਜੋ ਸ਼ਹਿਰੀ ਅਰੋਗਤਾ ਵਿੱਚ ਵਾਧਾ ਕਰਦਾ ਹੈ। ਸ਼ਹਿਰਾਂ ਵਿੱਚ ਗੰਦੀਆ ਬਸਤੀਆ ਵਿੱਚ ਰਹਿੰਦੇ ਲੋਕ ਪਸ਼ੂਆ ਵਾਂਗ ਜਿੰਦਗੀ ਬਿਤਾਉਦੇ ਹਨ।
14. **ਭੀੜ-ਭੜਾਕਾ :** ਰਹਿਣ ਵਾਲੇ ਲੋਕਾਂ ਲਈ, ਜਿਆਦਾ ਭੀੜ-ਭੜਾਕਾ ਹੋ ਜਿਵੇ ਬੱਸਾ, ਗੱਡੀਆ ਦਾ ਰਸ਼, ਤੰਗ-ਗਲੀਆਂ ਵੀ ਇੱਕ ਸਮੱਸਿਆ ਹੈ।

15. **ਪ੍ਰਸਾਸਨ ਕਰਕੇ ਸਮੱਸਿਆ :** ਪ੍ਰਸ਼ਾਸਨ ਦਾ ਸ਼ਹਿਰ ਦੇ ਵਿੱਚ ਸਹੀ ਢੰਗ ਨਾ ਹੋਣ ਕਾਰਨ ਜਨ-ਸਿਹਤ ਸੇਵਾਵਾਂ ਸਹੀ ਨਹੀਂ ਹੁੰਦੀਆ। ਜਿਸ ਕਰਕੇ ਕੂੜਾ-ਕਰਕਟ ਦਾ ਠੀਕ ਨਿਪਟਾਰਾ ਨਹੀਂ ਹੁੰਦਾ। ਤੇ ਸ਼ਹਿਰਾ ਦੀ ਆਬਾਦੀ ਜਿਆਦਾ ਸੰਘਣੀ ਹੁੰਦੀ ਹੈ ਇਹ ਵੀ ਇੱਕ ਸ਼ਹਿਰੀ ਸਮੱਸਿਆ ਹੈ।

6.6 ਬਦਲਾਵ ਤੇ ਸਮਾਯੋਜਨ ਸ਼ਹਿਰੀ ਲੋਕਾਂ ਦਾ (Changes and Adjustment of Urban Community)

ਸ਼ਹਿਰੀ ਲੋਕਾਂ ਦਾ ਵਾਤਾਵਰਨ ਦੇ ਹਿਸਾਬ ਨਾਲ ਕਿਸ ਤਰ੍ਹਾਂ ਸਮਾਯੋਜਨ ਹੁੰਦਾ ਹੈ।

ਸ਼ਹਿਰਾਂ ਦੀ ਜਿੰਦਗੀ ਪਿੰਡਾ ਦੀ ਜਿੰਦਗੀ ਨਾਲੋਂ ਕਾਫੀ ਫਰਕ ਰੱਖਦੀ ਹੈ। ਸ਼ਹਿਰੇ ਦੇ ਰਿਤੀ-ਰਿਵਾਜ, ਆਦਤਾ ਵਿਸ਼ਵਾਸ, ਸੱਭਿਆਚਾਰ ਪਿੰਡਾ ਨਾਲੋਂ ਕਾਫੀ ਫਰਕ ਹੁੰਦਾ ਹੈ। ਇਹਨੇ ਦਾ ਪਰਿਵਾਰਿਕ ਜੀਵਨ ਵਿਚੋਂ ਕੋਈ ਵੀ ਅਨੁਸ਼ਸਨ ਨਹੀਂ ਹੁੰਦਾ। ਉਨ੍ਹਾਂ ਨੂੰ Community ਦੀ ਕੋਈ support ਨਹੀਂ ਹੁੰਦੀ। ਕਿਉਂਕਿ ਇੱਥੇ ਭਾਂਤ-ਭਾਂਤ ਦੇ ਲੋਕ ਰਲ-ਮਿਲ ਕੇ ਰਹਿੰਦੇ ਹਨ। ਵੱਖ-ਵੱਖ ਜਾਤਾਂ ਦੇ ਲੋਕ ਰਹਿੰਦੇ ਹਨ ਤੇ ਉਨਾਂ ਦੀਆਂ ਆਦਤਾਂ ਤੇ ਸੁਭਾਅ ਸਾਰਿਆ ਦਾ ਅਲੱਗ-ਅਲੱਗ ਹੁੰਦਾ ਹੈ। ਅਤੇ ਪਰਿਵਾਰਾਂ ਦੇ ਵਿੱਚ ਆਪਸੀ ਵਾਦ-ਵਿਵਾਦ ਜਿਆਦਾ ਹੁੰਦੇ ਹਨ। ਜੇ ਕੋਈ ਵੀ ਪਰਿਵਾਰ ਸ਼ਹਿਰਾ ਵਿੱਚ ਰਹਿਣ ਆਉਂਦੇ ਹਨ ਉਹਨਾਂ ਦੀ ਇਹ ਕੋਸ਼ਿਸ ਹੁੰਦੀ ਹੈ ਕਿ ਉਹ ਆਪਸ ਵਿੱਚ ਮਿੱਤਰਤਾ ਨਾਲ ਰਹਿਣ ਅਤੇ ਸਾਮਾਜਿਕ ਕਿਰਿਆਵਾਂ ਵਿੱਚ ਹਿੱਸਾ ਪਾਉਣ ਤਾਕਿ ਉਹ ਦੁਜਿਆ ਦੀ ਮਦਦ ਕਰ ਸਕਣ। ਸ਼ਹਿਰਾਂ ਵਿੱਚ ਆ ਕੇ ਲੋਕਾਂ ਨੂੰ ਨਵੀਂ community ਬਣਾਉਣੀ ਪੈਦੀ ਹੈ ਤਾਂਕਿ ਉਹ ਆਪਸ ਵਿੱਚ ਇੱਕ ਦੁਜੇ ਦੀ ਮਦਦ ਕਰਨ ਤੇ ਇਕ ਦੁਜੇ ਦੀਆਂ ਮੁਸ਼ਕਿਲਾ ਹੱਲ ਕਰ ਸਕਣ। ਇਸ ਤਰ੍ਹਾਂ Urban community ਨੂੰ ਸ਼ਹਿਰਾਂ ਵਿੱਚ ਆਪਣੇ-ਆਪ ਨੂੰ ਬਦਲ ਕੇ ਤੇ ਸ਼ਹਿਰ ਦੀ Community ਵਿੱਚ ਢਾਲਨਾ ਪੈਂਦਾ ਹੈ।

6.7 Village Map and Structure

Structure of Village : ਭਾਰਤ ਪਿੰਡਾ ਦਾ ਦੇਸ਼ ਹੈ 80% ਲੋਕ ਪਿੰਡਾ ਵਿੱਚ ਰਹਿੰਦੇ ਹਨ। 5 ਲੱਖ 76 ਹਜਾਰ ਪਿੰਡ ਭਾਰਤ ਵਿੱਚ ਹਨ। ਪਿੰਡਾ ਦੇ ਪਰਿਵਾਰ ਕੁਦਰਤ ਦੇ ਜਿਆਦਾ ਨੇੜੇ ਨਹੀਂ ਹੁੰਦੇ ਹਨ। ਕਿਉਂਕਿ ਇਨਾਂ ਦਾ ਮੁੱਖ ਕਿਤਾ ਮੁੱਖ ਖੇਤੀ ਬਾੜੀ ਹੈ। ਉਹ ਛੋਟੇ ਜਿਹੇ ਗਰੁੱਪ ਵਿੱਚ ਰਹਿੰਦੇ ਹਨ ਅਤੇ ਇੱਕ ਦੂਜੇ ਨੂੰ ਚੰਗੀ ਤਰ੍ਹਾਂ ਜਾਣਦੇ ਹਨ। ਪਿੰਡਾ ਇੱਚ ਸਾਰਿਆ ਦੀ ਇੱਕ ਜਿਹੀ ਸਭਿਅਤਾ, ਆਦਤਾਂ, ਵਿਸ਼ਵਾਸ ਇੱਕ ਜਿਹੇ ਵਿਚਾਰ ਹੁੰਦੇ ਹਨ। ਪਿੰਡਾ ਦੇ ਲੋਕ ਇੱਕ ਦੁਸਰੇ ਤੇ ਨਿਰਭਰ ਕਰਦੇ ਹਨ ਉਹ ਅਲੱਗ-ਅਲੱਗ ਕਿੱਤੇ ਕਰਦੇ ਹੋਏ ਵੀ ਇਕ ਦੂਸਰੇ ਤੇ ਨਿਰਭਰ ਕਰਦੇ ਹਨ। ਜਿਆਦਾ ਲੋਕ ਖੇਤੀ ਬਾੜੀ ਕਰਦੇ ਹਨ ਕੁਝ ਲੋਕੀ ਮੋਚੀ ਦਾ ਕੰਮ, ਘੁਮਿਆਰ, ਕੁਝ ਟੋਕਰੀਆ ਬਣਾਉਣ ਦਾ ਕੰਮ। ਕੁਝ ਘਾਹ-ਫਸ ਦੀਆ ਛੱਤਾ ਬਣਾਉਣ ਦਾ ਕੰਮ ਕਰਦੇ ਹਨ। ਮੁੱਖ ਕਿੱਤਾ ਖੇਤੀ ਬਾੜੀ ਹੋਣ ਕਰਕੇ ਪਿੰਡਾ ਦੇ ਲੋਕ ਵਰਖਾ ਤੇ ਨਿਰਭਰ ਕਰਦੇ ਹਨ। ਪਰ ਜੇਕਰ ਕੋਈ ਕੁਦਰਤੀ ਆਫਤ ਆਂ ਜਾਵੇ ਜਿਵੇਂ ਸੋਕਾ ਪੈ ਜਾਵੇ, ਫਸਲਾ ਨੱਸਟ ਹੋ ਜਾਣ, ਭੂਚਾਲ, ਤੂਫਾਨ ਆ ਜਾਵੇ, ਇਹਨ੍ਹਾ ਨੂੰ ਖਾਣ ਦੀ ਮੁਸ਼ਕਿਲ ਆ ਜਾਂਦੀ ਹੈ। ਅਤੇ ਉਹ ਦੁਸਰੀ ਜਗ੍ਹਾ ਤੇ ਜਾਣਾ ਸ਼ੁਰੂ ਕਰ ਦਿੰਦੇ ਹਨ। ਜਿਥੇ ਉਹਨਾਂ ਨੂੰ ਪੂਰੀ ਤਰ੍ਹਾਂ ਪਾਣੀ ਤੇ ਰੋਜਗਾਰ ਮਿਲਦਾ ਦਿਸੇ। ਪਿੰਡਾ ਵਿੱਚ ਪ੍ਰਸ਼ਾਸਨਿਕ ਢਾਂਚਾ ਇਸ ਤਰਾ ਹੈ ਹਰੇਕ ਗ੍ਰਾਮ ਖੇਤਰ ਲਈ ਇੱਕ ਗ੍ਰਾਮ ਪੰਚਾਇਤ ਦੀ ਵਿਵਸਥਾ ਕੀਤੀ ਗਈ ਹੈ। ਹਰੇਕ ਗ੍ਰਾਮ ਸਭਾ ਆਪਣੇ ਮੈਂਬਰਾਂ ਵਿਚੋਂ ਇੱਕ ਗ੍ਰਾਮ ਪੰਚਾਇਤ ਦੀ ਕਰੇਗੀ। ਹਰੇਕ ਗ੍ਰਾਮ ਸਭਾ ਵਿੱਚ ਇੱਕ ਸਰਪੰਚ ਤੇ ਉਸ ਦੀ ਆਬਾਦੀ ਅਨੁਸਾਰ ਪੰਚ ਹੋਣਗੇ। 200 ਤੇ 1000 ਵਸੋਂ ਲਈ 5 ਪੰਚ ਹੋਣਗੇ।

Administration of Village

ਆਜਾਦੀ ਤੋ ਬਾਅਦ ਭਾਰਤ ਸਰਕਾਰ ਨੇ ਪੰਚਾਇਤਾ ਵੱਲ ਖਾਸ ਧਿਆਨ ਦਿੱਤਾ ਹੈ। ਭਾਰਤੀ ਸੰਵਿਧਾਨ ਵਿੱਚ ਇਹ ਵਿਵਸਥਾ ਕੀਤੀ ਗਈ ਹੈ ਕਿ ਰਾਜ, ਪਿੰਡ-ਪੰਚਾਇਤਾਂ ਦਾ ਸੰਗਠਨ ਕਰੇਗਾ ਅਤੇ ਪੰਚਾਇਤਾ ਨੂੰ ਉਹ ਸਾਰੇ ਅਧਿਅਨ ਪ੍ਰਦਾਨ ਕਰੇਗਾ ਜਿਸ ਨਾਲ ਪੰਚਾਇਤਾਂ ਸਥਾਨਕ ਪ੍ਰਸ਼ਾਸਕੀ ਦੇ ਰੂਪ ਵਿੱਚ ਕੰਮ ਕਰ ਸਕਦੇ ਹਨ।

ਅੱਜ ਕਲ, ਪੰਚਾਇਤੀ ਰਾਜ ਸਥਾਨਕ ਪ੍ਰਸ਼ਾਸਨ ਦੀ ਮੱਹਤਵਪੂਰਨ ਇਕਾਈ ਹੈ ਜਿਹੜੀ ਤਿੰਨ ਪੱਧਰਾਂ ਤੇ ਕੰਮ ਕਰਦੀ ਹੈ। ਇਹ ਪਿੰਡਾ ਨੂੰ ਜਿਲੇ ਨਾਲ ਤਿੰਨ ਸੰਸਥਾਵਾਂ ਦੁਆਰਾ ਜੋੜਦੀ ਹੈ।

1. ਪਿੰਡ ਪੰਚਾਇਤਾ – ਪਿੰਡ ਪੱਧਰ ਉੱਤੇ।
2. ਪੰਚਾਇਤ ਸਮਿਤੀ – ਬਲਾਕ ਪੱਧਰ ਉੱਤੇ।
3. ਜਿਲਾ ਪਰਸਿਦ – ਜਿਲਾ ਪੱਧਰ ਉੱਤੇ।

1. **ਪਿੰਡ ਪੱਧਰ ਉੱਤੇ :** ਪਿੰਡ ਪੱਧਰ ਉੱਤੇ ਪੰਚਾਇਤੀ ਰਾਜ ਵਿੱਚ : 1. ਗਰਾਮ ਸਭਾ 2. ਗਰਾਮ ਪੰਚਾਇਤ 3. ਪੰਚਾਇਤੀ ਅਦਾਲਤ ਆਉਦੀਆਂ ਹਨ।
   - ਗਰਾਮ ਸਭਾ : ਪਿੰਡ ਵਿੱਚ ਸਥਾਈ ਤੌਰ ਤੇ ਰਹਿਣ ਵਾਲੇ ਸਾਰੇ ਵਿਅਕਤੀ ਇਸ ਦੇ ਮੈਂਬਰ ਹੁੰਦੇ ਹਨ। ਇਹ ਸਾਲ ਵਿੱਚ ਇੱਕ ਜਾ ਦੋ ਵਾਰ ਮੀਟਿੰਗ ਕਰਦੇ ਹਨ। ਜਿਸ ਪਿੰਡ ਦੀ ਜਨ-ਸੰਖਿਆ 1000 ਤੱਕ ਹੋਵੇ ਉਥੇ ਗਰਾਮ ਸਭਾ ਹੁੰਦੀ ਹੈ। ਜੇ ਕਿਸੇ ਪਿੰਡ ਦੀ ਜਨ-ਸੰਖਿਆ 1000 ਤੋਂ ਘੱਟ ਹੈ। ਤਾਂ ਨਜ਼ਦੀਕ ਵਾਲੇ ਪਿੰਡ ਨੂੰ ਮਿਲਾ ਕੇ ਸਾਂਝੀ ਗਰਾਮ ਸਭਾ ਬਣਾਈ ਜਾਂਦੀ ਹੈ। ਜੇਕਰ ਕਿਸੇ ਪਿੰਡ ਦੀ ਜਨ ਸੰਖਿਆ ਘੱਟ ਹੈ। ਅਤੇ ਉਹ ਪਿੰਡ ਦੂਜੇ ਪਿੰਡਾ ਤੇ ਕਾਫੀ ਦੂਰ ਹੈ ਤਾਂ ਘੱਟ ਜਨ-ਸੰਖਿਆ ਹੋਣ ਤੇ ਵੀ ਉਸ ਪਿੰਡ ਨੂੰ ਆਪਣੀ ਗਰਾਮ ਸਭਾ ਬਣਾਉਣ ਦਾ ਅਧਿਕਾਰ ਹੈ। ਗਰਾਮ ਸਭਾ ਦਾ ਸੈਂਟਰ ਇਸਤਰੀ ਹੋਵੇ ਪੂਰਸ਼, ਉਸ ਦੀ ਉਮਰ ਘੱਟ ਤੋਂ ਘੱਟ 24 ਸਾਲ ਹੋਣੀ ਚਾਹੀਦੀ ਹੈ।
   - ਗਰਾਮ ਪੰਚਾਇਤ : ਪਿੰਡ ਦਾ ਪ੍ਰਬੰਧ ਕਰਨ ਲਈ ਇਕ ਕਾਰਜਕਾਰੀ ਕਮੇਟੀ ਬਣਾਈ ਜਾਂਦੀ ਹੈ ਜਿਸਨੂੰ ਪੰ-ਚਾਇਤ ਕਹਿੰਦੇ ਹਨ ਇਹ 5000 ਤੋਂ ਲੈ ਕੇ 15000 ਤੱਕ ਜਨ ਸੰਖਿਆ ਵਾਲੇ ਇਲਾਕੇ ਵਿੱਚ ਚੁਣੀ ਜਾਂਦੀ ਹੈ। ਇਸ ਦੇ ਮੈਂਬਰ 3 ਤੋਂ 4 ਸਾਲ ਤੱਕ ਰਹਿੰਦੇ ਹਨ। ਹਰ ਇੱਕ ਪੰਚਾਇਤ ਦਾ ਇੱਕ ਚੁਣਿਆ ਹੋਇਆ ਮੁੱਖੀ ਹੁੰਦਾ ਹੈ ਜਿਸਨੂੰ ਸਰਪੰਚ ਜਾ ਸਭਾਪਤੀ ਜਾ ਪ੍ਰਧਾਨ ਕਹਿੰਦੇ ਹਨ।
   - ਪੰਚਾਇਤੀ ਅਦਾਲਤ : ਚਾਰ ਜਾ ਪੰਜ ਗਰਾਮ ਸਭਾਵਾ ਦੀ ਇੱਕ ਪੰਚਾਇਤੀ ਅਦਾਲਤ ਹੁੰਦੀ ਹੈ। ਪੰਚਾਇਤੀ ਅਦਾਲਤ ਵਿੱਚ ਹਰ ਇੱਕ ਗਰਾਮ ਸਭਾ ਦੇ ਪੰਜ ਪ੍ਰਤੀਨਿਧ ਹੁੰਦੇ ਹਨ। ਇਨਾ ਦੀ ਚੋਣ ਸਿੱਧੀ ਚੌਣ ਪ੍ਰਣਾਲੀ ਰਾਹੀ ਹੁੰਦੀ ਹੈ। ਇਸ ਤਰਾ ਹਰ ਅਦਾਲਤ ਵਿੱਚ 20 ਜਾ 25 ਪੰਚ ਹੁੰਦੇ ਹਨ। ਇਨਾ ਵਿਚੋਂ ਇਕ ਸਰਪੰਚ ਜਾ ਮੁੱਖੀ ਚੁਣਿਆ ਜਾਂਦਾ ਹੈ। ਹਰ ਇੱਕ ਮੁਕਦੱਮੇ ਲਈ ਪੰਜ ਵਿਅਕਤੀਆ ਦਾ ਇਕ ਮੰਡਲ ਚੁਣਿਆ ਜਾਂਦਾ ਹੈ ਜਿਸਦਾ ਮਕੁੱਦਮਾ ਹੋਵੇ ਉਥੋਂ ਦੇ ਇੱਕ ਪੰਚ ਦਾ ਹੋਣਾ ਬਹੁਤ ਜ਼ਰੂਰੀ ਹੈ ਮਕੁੱਦਮੇ ਦਾ ਫੈਸਲਾ ਬਹੁਮਤ ਨਾਲ ਕੀਤਾ ਜਾਂਦਾ ਹੈ। ਇਸਦੇ ਫੈਸਲੇ ਅੰਤਮ ਹੁੰਦੇ ਹਨ। ਸਾਧਾਰਣ ਤੌਰ ਤੇ ਇਨਾ ਦੇ ਵਿਰੁੱਧ ਅਪੀਲ ਨਹੀਂ ਕੀਤੀ ਜਾ ਸਕਦੀ ਕੁਝ ਖਾਸ ਹਾਲਤਾਂ ਵਿੱਚ ਹੀ ਹਾਕਮ ਕੋਲ ਅਪੀਲ ਕੀਤੀ ਜਾ ਸਕਦੀ ਹੈ।
2. **ਬਲਾਕ ਪੱਧਰ ਉੱਤੇ :** ਇਕ ਬਲਾਕ ਵਿਚ ਲਗਭਗ 100 ਪਿੰਡ ਤੇ 80,000 ਤੋਂ 1,20,000 ਤੱਕ ਜਨ-ਸੰਖਿਆ ਹੁੰਦੀ ਹੈ। ਬਲਾਕ ਪੱਧਰ ਤੇ ਪੰਚਾਇਤੀ ਏਜੰਸੀ ਨੂੰ ਪੰਚਾਇਤ-ਸੰਮਤੀ ਕਹਿੰਦੇ ਹਨ। ਇਸਦੇ ਮੈਂਬਰ, ਬਲਾਕ ਅਧੀਨ ਆਓਣ ਵਾਲੇ ਸਾਰੇ ਖੇਤਰਾ ਦੇ ਸਰਪੰਚ ਹੁੰਦੇ ਹਨ ਬਲਾਕ ਡਵੈਲਪਮੈਂਟ ਅਫਸਰ ਅਤੇ ਇਸਦਾ ਸਟਾਫ ਪੇਡੂ ਪੰਚਾਇਤਾ ਨੂੰ ਸਿੱਖਿਆ ਸਹਾਇਤਾ ਤੇ ਰਹੁਨਮਾਈ ਦਿੰਦਾ ਹੈ।
3. **ਜਿਲਾ ਪੱਧਰ ਉੱਤੇ :** ਜਿਲਾ ਪੱਧਰ ਉੱਤੇ ਪੰਚਾਇਤੀ ਏਜੰਸੀ ਜਿਲਾ ਪਰਿਸ਼ਦ ਹੈ। ਇਸਦੇ ਮੈਂਬਰ ਜਿਲੇ ਅਧੀਨ ਆਉਣ ਵਾਲੀਆ ਸਾਰੀਆ ਪੰਚਾਇਤ ਸੰਮਤੀਆ ਦੇ ਮੁੱਖੀ ਹੁੰਦੇ ਹਨ ਐ.ਪੀ. ਅਤੇ ਐਮ.ਐਲ.ਏ. ਇਸਤਰੀਆ ਅਤੇ ਪੱਛੜੀਆ ਸਰੇਣੀਆ ਦੇ ਨੁਮਾਇੰਦੇ ਵੀ ਹੁੰਦੇ ਹਨ ਇਸ ਤੋਂ ਇਲਾਵਾ ਦੋ ਰਾਜ ਪ੍ਰਸ਼ਾਸ਼ਨ ਵਿੱਚ ਸਿਖਲਾਈ ਪ੍ਰਾਪਤ ਵਿਅਕਤੀ ਹੁੰਦੇ ਹਨ ਇਸਦਾ ਮੁੱਖੀ ਕੁਲੈਕਟਰ ਹੁੰਦਾ ਹੈ ਜਿਹੜਾ ਚੁਣਿਆ ਨਹੀਂ ਜਾਂਦਾ ਸਗੋ ਜਿਲਾ ਪੱਧਰ ਤੇ ਨਾਮਜਦ ਕੀਤਾ ਜਾਂਦਾ ਹੈ ਇਸਦੇ ਮੈਂਬਰਾਂ ਦੀ ਗਿਣਤੀ 40 ਤੋਂ 70 ਤੱਕ ਹੋ ਸਕਦੀ ਹੈ।

ਇਸਦਾ ਮੁੱਖ ਕੰਮ ਨਿਗਰਾਨੀ ਕਰਨਾ ਹੈ ਇਸਤੋਂ ਇਲਾਵਾ ਇਹ ਕੜੀ ਦਾ ਕੰਮ ਕਰਦੀ ਹੈ ਅਤੇ ਪੇਡੂ ਪੱਧਰਾਂ ਨੂੰ ਜਿਲਾ ਪੱਧਰ ਨਾਲ ਅਤੇ ਬਾਕੀ ਬਲਾਕਾਂ ਨਾਲ ਜੋੜਦੀ ਹੈ ਇਸਦੇ ਕੰਮ ਹਰ ਇੱਕ ਰਾਜ ਵਿੱਚ ਅਲੱਗ-2 ਹਨ। ਕਈ ਜਗ੍ਹਾ ਇਹ ਪ੍ਰਾਸ਼ਨੀ ਕੰਮ ਕਰਦੀ ਹੈ। ਕਈ ਰਾਜਾ ਵਿੱਚ ਫੈਮਲੀ ਪਲਾਨਿੰਗ ਅਤੇ ਜੱਚਾ ਬੱਚਾ ਭਲਾਈ Programme ਅਫਸਰ ਇਸਦੇ ਅਧੀਨ ਹੁੰਦੇ ਹਨ, ਜਿਵੇਂ ਗੁਜਰਾਤ ਵਿੱਚ।

Structure of Urban Community Slum

Slum ਉਸ ਨੂੰ ਕਿਹਾ ਜਾਂਦਾ ਹੈ ਜਦੋਂ ਸ਼ਹਿਰ ਦੇ ਲੋਕ ਥੋੜੀ ਜਿਹੀ ਜਗ੍ਹਾਂ ਉੱਤੇ ਕਾਫੀ ਰਸ਼ ਵਾਲੇ ਇਲਾਕੇ ਵਿੱਚ ਇਕੱਠੇ ਹੋ ਕੇ ਰਹਿੰਦੇ ਹਨ। ਚਾਹੇ ਉਹ ਆਪਣੇ ਘਰ ਵਿੱਚ ਰਹਿਣ ਪਾਵੇ ਕਿਰਾਏ ਤੇ ਰਹਿਣ। Slum ਇਲਾਕੇ ਵਾਲੇ ਲੋਕਾਂ ਦਾ ਪੱਧਰ ਗਰੀਬੀ ਰੇਖਾ ਤੋਂ ਵੀ ਹੇਠਾ ਹੁੰਦਾ ਹੈ। ਇਸ ਕਰਕੇ ਸਰਕਾਰ ਵੀ ਇਹਨਾਂ ਏਰੀਆ ਨੂੰ ਉਤਾਹ ਚੁੱਕਣ ਵਾਸਤੇ ਕਈ ਸਹੂਲਤਾ ਦਿੰਦੀ ਹੈ। ਜਿੱਥੇ ਲੋਕ slum ਵਾਲੇ ਹਿੱਸੇ ਵਿੱਚ ਰਹਿੰਦੇ ਹਨ ਉਹ ਹਿੱਸੇ ਨੂੰ slum area ਕਿਹਾ ਜਾਂਦਾ ਹੈ। Slum area ਵਿੱਚ ਰਹਿੰਦੇ ਲੋਕਾਂ ਦਾ ਹੇਠ ਲਿੱਖਿਆ ਪੱਧਰ ਹੁੰਦਾ ਹੈ।

1. Low standard of living
2. ਅਨਪੜਤਾ
3. ਅਗਿਆਨਤਾ
4. ਆਰਥਿਕ ਪੱਧਰ ਗਰੀਬੀ ਰੇਖਾ ਤੋਂ ਘੱਟ ਹੋਣਾ
5. ਗਰੀਬੀ ਜਿਆਦਾ ਹੋਣੀ
6. ਭੀੜ-ਭੜਾਕੇ ਵਾਲੇ ਘਰ
7. ਆਬਾਦੀ ਸੰਘਣੀ
8. ਸਫਾਈ ਪ੍ਰਬੰਧ ਠੀਕ ਤਰ੍ਹਾ ਨਾ ਹੋਣਾ
9. ਵਾਯੂ ਸੰਚਾਰਨ (Ventilation) ਪ੍ਰਬੰਧ ਠੀਕ ਤਰ੍ਹਾ ਨਾ ਹੋਣਾ
10. ਸਿਹਤ ਸੇਵਾਵਾ ਦਾ ਚੰਗੀ ਤਰ੍ਹਾ ਨਾ ਉਪਲਬਧ ਹੋਣਾ।

Slum community ਸ਼ਹਿਰ ਦੇ ਕਿਸੇ ਇੱਕ ਪਾਸੇ ਬਣਾਈ ਜਾਂਦੀ ਜਿੱਥੇ ਲੋਕ ਝੁਗੀਆਂ ਝੋਪੜੀਆਂ ਬਣਾਕੇ ਰਹਿੰਦੇ ਹਨ ਉਸ ਨੂੰ slum community ਕਹਿੰਦੇ ਹਨ।

6.8 **ਪੰਚਾਇਤ ਦੇ ਕਾਰਜ** (Function of Panchayat)

ਪੰਚਾਇਤ ਪੈਂਡੂ ਖੇਤਰ ਵਿੱਚ ਸ਼ਾਸਨ ਦੀ ਇਕ ਛੋਟੀ ਇਕਾਈ ਦੇ ਰੂਪ ਇੱਚ ਕੰਮ ਕਰਦੀ ਹੈ। ਪੰਚਾਇਤੀ ਰਾਜ ਬਹੁਤ ਪੁਰਾਣੀ ਪ੍ਰਣਾਲੀ ਹੈ ਇਹ ਇਕ ਛੋਟਾ ਸਵਰਾਜ ਹੈ ਜਿਹੜਾ ਸਥਾਨਕ ਲੋਕਾਂ ਨੂੰ ਠੀਕ ਪ੍ਰਸ਼ਾਸਨ ਦੇ ਸਕਦਾ ਹੈ।

ਪੰਚਾਇਤ ਤਿੰਨ ਪੱਧਰਾਂ ਤੇ ਕੰਮ ਕਰਦੀ ਹੈ। ਇਹ ਪਿੰਡਾਂ ਨੂੰ ਜਿਲੇ ਨਾਲ ਤਿੰਨ ਸੰਸਥਾਵਾਂ ਦੁਆਰਾ ਜੋੜਦੀ ਹੈ।

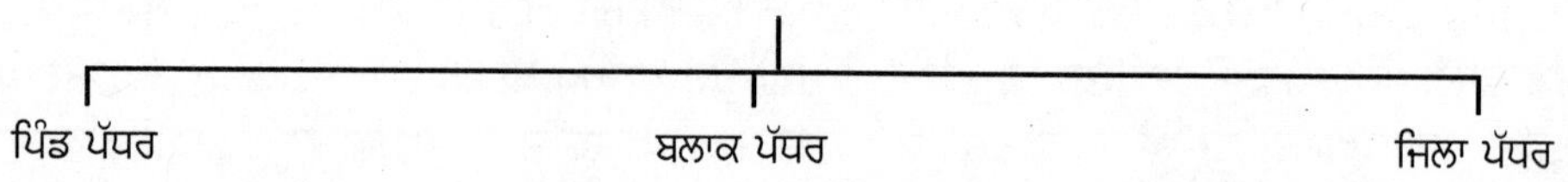

ਪਿੰਡ ਪੱਧਰ ਤੇ ਪੰਚਾਇਤ ਦੇ ਕੰਮ :

1. **ਪ੍ਰਸ਼ਾਸਨਿਕ ਕਿਤੇ** (Administration work)
   - ਪੰਚਾਇਤ ਦੀ ਸੁਰਖਿਆ
   - ਪੀਣ-ਵਾਲੇ ਪਾਣੀ ਦਾ ਪ੍ਰਬੰਧ, ਖੂਹਾਂ, ਨਲਕੇ, ਤਾਲਾਬ ਦਾ ਪ੍ਰਬੰਧ ਕਰਨਾ।
   - ਜਨਮ-ਮਰਨ ਦਾ ਰਜਿਸਟ੍ਰੇਸ਼ਨ ਕਰਨਾ।
   - ਜਨ-ਮਾਰਗ ਬਣਾਉਣਾ, ਉਨਾਂ ਦੀ ਮੁਰੰਮਤ ਕਰਨਾ, ਉਨ੍ਹਾਂ ਉੱਤੇ ਸਫਾਈ ਤੇ ਰੋਸ਼ਨੀ ਦਾ ਪ੍ਰਬੰਧ ਕਰਨਾ।
   - ਪ੍ਰਾਇਮਰੀ ਸਕੂਲ ਖੋਲਣੇ, ਬੱਚਿਆ ਦੀ ਮੁੱਢਲੀ ਸਿੱਖਿਆ ਸਹਾਇਤਾ ਦਾ ਪ੍ਰਬੰਧ ਕਰਨਾ।
   - ਇਲਾਜ ਤੇ ਜੱਚਾ-ਬੱਚਾ ਦੀ ਦੇਖਭਾਲ ਕਰਨਾ।
   - ਸਫਾਈ ਦਾ ਪ੍ਰਬੰਧ, ਕੂੜੇ ਦੇ ਢੇਰ ਪਿੰਡ ਤੋਂ ਦੂਰ ਲਗਵਾਉਣੇ ਹੋਇਆ ਅਤੇ ਛੱਪੜੇ ਨੂੰ ਭਰਵਾਉਣਾ।
   - ਖੇਡਾਂ ਨੂੰ ਉਤਸਾਹਿਤ ਕਰਨ ਲਈ ਖੇਡ-ਮੁਕਾਬਲੇ ਕਰਵਾਉਣੇ। ਮੇਲੇ, ਤਿਉਹਾਰਾਂ ਦਾ ਪ੍ਰਬੰਧ ਕਰਨਾ।
   - ਖੇਤੀ ਦੇ ਛੋਟੇ ਉਦਯੋਗ ਨੂੰ ਉਤਸ਼ਾਹ ਦੇਣ ਲਈ ਨਵੇ ਬੀਜ਼ਾਂ ਖਾਦਾ ਦਾ ਪ੍ਰਬੰਧ ਕਰਨਾ।
   - ਗਲੀਆ ਨਾਲੀਆ ਪੱਕੀਆ ਬਣਾਉਣੀਆਂ ਤਾਕਿ ਗੰਦੇ ਪਾਣੀ ਦਾ ਨਿਕਾਸ ਠੀਕ ਤਰ੍ਹਾਂ ਹੋ ਸਕੇ।
   - ਸ਼ਹਿਰ ਜਾਣ ਵਾਸਤੇ ਬਸਾਂ ਦਾ ਇੰਤਜਾਮ ਕਰਨਾ।
   - ਪਿੰਡਾ ਵਿੱਚ ਸਕੂਲਾ ਦਾ ਨਿਰਮਾਨ ਕਰਨਾ।
   - ਸ਼ਮਸ਼ਾਨਘਾਟ ਅਤੇ ਕਬਰਸਥਾਨਾਂ ਦਾ ਨਿਰਮਾਨ ਕਰਨਾ।
   - ਡਾਕਟਰੀ ਸਹੂਲਤਾ ਉਪਲਭਦ ਕਰਾਉਣਾ।
2. **ਬਲਾਕ ਪੱਧਰ ਤੇ**
   - ਬਲਾਕ ਪੱਧਰ ਤੇ ਪੰਚਾਇਤ ਦਾ ਕੰਮ ਬਲਾਕ ਵਿੱਚ ਕਮਿਊਨਿਟੀ ਡਿਵੈਲਪਮੈਂਟ ਪ੍ਰੋਗਰਾਮਾਂ ਨੂੰ ਅਸਲੀ ਰੂਪ ਦੇਣਾ ਹੈ। ਬਲਾਕ ਡਿਵੈਲਪਮੈਂਟ ਅਫਸਰ ਤੇ ਇਸਦਾ ਸਟਾਫ ਪੈਡੂ ਪੰਚਾਇਤਾ ਨੂੰ ਸਿੱਖਿਆ, ਸਹਾਇਤਾ ਤੇ ਰਹਿਨੁਮਾਈ ਦਿੰਦਾ ਹੈ।
3. **ਜਿਨ੍ਹਾ ਪਰਸ਼ਿਦ**
   - ਇਸਦਾ ਮੁੱਖ ਕੰਮ ਨਿਗਰਾਨੀ ਕਰਨਾ ਹੈ। ਇਹ ਪੈਂਡੂ ਪੱਧਰ ਨੂੰ ਜਿਨ੍ਹਾ ਪੱਧਰ ਨਾਲ ਅਤੇ ਬਾਕੀ ਬਲਾਕਾਂ ਨਾਲ ਜੋੜਦੀ ਹੈ। ਇਸਦੇ ਕੰਮ ਕਰ ਇੱਕ ਰਾਜ ਵਿੱਚ ਅਲੱਗ-ਅਲੱਗ ਹਨ। ਕਈ ਜਗ੍ਹਾਂ ਇਹ ਪ੍ਰਸ਼ਾਸਕੀ ਕੰਮ ਕਰਦੀ ਹੈ ਅਤੇ ਕਈ ਰਾਜਾਂ ਵਿੱਚ ਫੈਮਿਲੀ ਪਲੈਨਿੰਗ ਤੇ ਜੱਚਾ-ਬੱਚਾ ਭਲਾਈ ਪ੍ਰੋਗਰਾਮ ਅਫਸਰ ਇਸਦੇ ਅਧੀਨ ਆਉਂਦੇ ਹਨ।

   ਪੰਚਾਇਤੀ ਰਾਜ ਛੋਟੀ ਗਣਤੰਤਰ ਦੀ ਪ੍ਰਸ਼ਾਸ਼ਨ ਇਕਾਈ ਹੈ ਜਿਸਦੀ ਪਿੰਡ ਦੀ ਤਰੱਕੀ ਲਈ ਬਹੁਤ ਜਰੂਰਤ ਹੈ। ਇਸ ਲਈ ਪੰਚਾਇਤ ਵੱਲ ਸਰਕਾਰ ਨੂੰ ਖਾਸ ਧਿਆਨ ਦੇਣਾ ਚਾਹੀਦਾ ਹੈ। ਪੰਚਾਇਤ ਦੇ ਅਧਿਕਾਰ ਵਧਾ ਕੇ ਤੇ ਸਰਕਾਰੀ ਦਖਲ ਅੰਦਾਜ਼ੀ ਘਟਾ ਕੇ ਇਸਦੀ ਮਾਣਤਾ ਵਧਾਈ ਜਾ ਸਕਦੀ ਹੈ।

6.9 73th ਤੇ 74th **ਸੋਧ ਸੰਗਠਨ** (73th and 74th Amendements to Constitution)

ਸੰਵਿਧਾਨ ਦੇ 73th ਸੋਧ ਤਾਰੀਖ 24 ਅਪ੍ਰੈਲ 1993 ਨੂੰ ਲਾਗੂ ਕੀਤੇ ਗਏ। ਇਸ ਦੀਆ ਵਿਸ਼ੇਸ਼ਤਾਵਾਂ ਇਸ ਤਰ੍ਹਾਂ ਹਨ।

1. ਤਿੰਨ ਸ਼੍ਰੇਣੀ ਪੰਚਾਇਤੀ ਰਾਜ (Three tier panchayati raj)
2. ਪੰਚਾਇਤੀ ਰਾਜ ਨੂੰ ਵਧੀਆ ਪੱਧਰ ਤੇ ਲੈ ਕੇ ਜਾਣਾ।

3. ਗ੍ਰਾਮ ਸਭਾ ਦਾ ਪ੍ਰਬੰਧਨ।
4. ਚੁਨਾਵ ਵਿੱਚ SC, ST ਮਹਿਲਾਵਾਂ ਦੀ ਸੀਟ reserved ਰੱਖਣੀ।
5. ਪੰਚਾਇਤ ਦਾ ਕੰਮ 5 ਸਾਲ ਦਾ ਹੋਵੇ।

ਸੰਵਿਧਾਨ ਦੇ 74th ਸੋਧ ਸੰਸਦ ਦੁਆਰਾ ਭਾਰਤ ਵਿੱਚ 1992 ਵਿੱਚ ਪਾਰਿਤ ਹੋਇਆ ਪਰ 1 June, 1993 ਨੂੰ ਲਾਗੂ ਕਿੱਤਾ ਗਿਆ। ਇਸ ਦੀਆ ਮੁੱਖ ਵਿਸ਼ੇਸਤਾਵਾਂ ਇਸ ਤਰ੍ਹਾਂ ਹਨ :

1. ਸ਼ਹਰੀ ਜਨਸੰਖਿਆ ਦੇ ਆਧਾਰ ਤੇ ਨਗਰ-ਨਿਗਮ, ਨਗਰਪਾਲਿਕਾ ਨਗਰ-ਪੰਚਾਇਤ ਸੰਸਥਾਵਾਂ ਦਾ ਆਯੋਜਨ ਕਰਨਾ।
2. SC, BC ਜਾਤੀ ਵਾਲਿਆ ਦੀ ਸੀਟ ਨੂੰ ਚੁਨਾਵ ਵਿੱਚ reserve ਰੱਖਣਾ।

6.10 **ਸਾਮਾਜਿਕ ਸਮੂਹ ਸੰਗਠਨ, ਨੇਤਾ** (Social Groups Organisations, Leaders)

ਸਮੂਹ ਤੇ ਸੰਗਠਨ ਲੋਕਾਂ ਦੇ ਇਕੱਠੇ ਹੋਣ ਤੇ ਬਣਦਾ ਹੈ। ਜਿਸ ਵਿੱਚ ਹਰ ਵਿਅਕਤੀ ਤਾ ਅਲਗ ਰੁਤਬਾ (Position) ਹੁੰਦਾ ਹੈ। ਹਰ ਵਿਅਕਤੀ ਦੀ ਸਮਾਜ ਵਿੱਚ ਅਲੱਗ-ਅਲੱਗ ਭੁਮਿਕਾਵਾਂ ਹੁੰਦੀਆ ਹਨ ਜਿਵੇਂ ਕਿਸੇ ਪਰਿਵਾਰ ਦਾ ਮੈਂਬਰ, ਦੇਸ਼ ਦਾ ਨਾਗਰਿਕ ਵੀ ਹੁੰਦਾ ਹੈ ਤੇ ਕਿਸੇ ਜਾਤੀ, ਧਾਰਮਿਕ ਸੰਸਥਾ ਦਾ ਮੈਂਬਰ ਵੀ ਹੁੰਦਾ ਹੈ। ਹਰ ਸਮੂਹ ਵਿੱਚ ਉਸ ਦੀ ਅਲੱਗ-ਅਲੱਗ ਭੁਮਿਕਾ ਹੁੰਦੀ ਹੈ।

ਸੰਗਠਨ ਦਾ ਢਾਂਚਾ (Structure of Organisation)

ਸੰਗਠਨ ਦਾ ਮਤਲਬ ਆਪਸੀ ਸੰਬੰਧਾਂ ਦੇ ਮੇਲ ਜੋਲ ਨਾਲ ਹੈ। ਇਸ ਸੰਗਠਨ ਦੇ ਵਿੱਚ ਕੁਝ ਲੋਕਾਂ ਨੂੰ ਜਿੰਮੇਵਾਰਿਆ ਮਤਲਬ ਪਹਿਲ ਕੀਤੀ ਗਈ ਹੈ ਜਿਨ੍ਹਾਂ ਦੇ ਅਹਮ ਕੰਮ ਹੇਠ ਲਿਖੇ ਹਨ :

1. ਜਿੰਮੇਦਾਰੀਆ ਦਾ ਖੇਤਰ
2. ਲੇਖਾ-ਜੋਖਾ ਸੰਬੰਧੀ ਜਾਣਕਾਰੀ।

ਸੰਗਠਨ ਦੀਆਂ ਗਤੀਵਿਦਿਆਂ (Activities)

1. ਸਮਾਜ ਦਾ ਨਿਅੰਤਰਨ ਕਰਨਾ - ਸਮਾਜਿਕ ਸੰਗਠਨ
2. ਰਾਜਨੀਤਿਕ ਦਲ ਦਾ ਸ਼ਾਸ਼ਨੀਕ ਕੰਮ
3. ਆਰਥਿਕ ਦਲ : ਵਿਆਪਾਰਿਕ ਕੰਪਨੀ, ਪਰਿਵਹਨ
4. ਧਾਰਮਿਕ ਦਲ : ਜਾਤੀ, ਸਮੂਹ
5. ਟਰੇਡ ਯੂਨੀਅਨ : ਹਕਾਂ ਦੀ ਰੱਖਿਆ
6. ਕਲੱਬ ਮਨੋਰੰਜਨ : ਖੇਡ, ਨਾਟਕ, ਸੰਗੀਤ
7. ਪੰਚਾਇਤਾ : ਪ੍ਰਸ਼ਾਸਨ ਤੇ ਨਿਆਂ ਵਾਸਤੇ
8. ਨਵਯੂਵਕ ਸੰਗਠਨ : ਸਿਹਤ ਸਿੱਖਿਆ ਨਾਟਕ ਚ ਭਾਗ ਲੈਣਾ ਵਿਕਾਸ ਯੋਜਨਾ ਵਿੱਚ ਹਿੱਸਾ।

ਨੇਤਾ (Leader)

ਹਰ ਸਮਾਜ ਦੇ ਨੇਤਾ ਹੁੰਦੇ ਹਨ। ਸਮਾਜ ਨੇਤਾ ਦੁਆਰਾ ਚਲਦਾ ਹੈ ਸਮਾਜ ਨੂੰ ਦੋ ਭਾਗਾਂ ਵਿੱਚ ਵੱਡਿਆ ਹੈ।

1. ਨੇਤਾ
2. ਅਨੁਯਾਈ।

ਨੇਤਾ ਉਹ ਹੈ ਜੋ ਸੰਗਠਨ ਦੀ ਨੀਂਵ ਰੱਖਦਾ ਹੈ ਅਤੇ ਲੋਕਾਂ ਤੇ ਪੂਰਾ ਪ੍ਰਭਾਵ ਪੈਂਦਾ ਹੈ ਤੇ ਲੋਕ ਉਸ ਤੋ ਪ੍ਰਭਾਵਿਤ ਹੋਕੇ ਕੰਮ ਕਰਦੇ ਹਨ। ਵਧੀਆ ਤੇ ਚੰਗਾ ਨੇਤਾ ਉਹ ਹੁੰਦਾ ਹੈ ਜੋ ਸਮੂਹ ਵਿੱਚ ਰਹਿ ਕੇ ਕੰਮ ਕਰਦਾ ਹੈ।

1. Formal Leaders (ਰਸਮੀ ਤੌਰ ਤੇ)
   - Official leaders : ਇਹ ਸ਼ਾਸਨ ਦੁਆਰਾ ਚੁਣੇ ਜਾਂਦੇ ਹਨ ਜਿਵੇਂ ਸਰਪੰਚ, ਪੋਸਟਮਾਸਟਰ, ਹੈਡ-ਮਾਸਟਰ।
   - Functional leaders : ਇਹ ਗੈਰ-ਸਰਕਾਰੀ ਸੰਗਠਨ ਦੁਆਰਾ ਚੁਣੇ ਜਾਂਦੇ ਹਨ ਜਿਵੇਂ ਕਲੱਬ ਲੀਡਰ, ਮਹਿਲਾ ਮੰਡਲ।
2. Informal Leaders
   - Natural leaders : ਜਿਨ੍ਹਾਂ ਦਾ ਪਿੰਡਾ ਵਿੱਚ ਪੂਰਾ ਪ੍ਰਭਾਵ ਹੁੰਦਾ ਹੈ ਜਿਵੇਂ ਦਾਈਆਂ।
   - Status leaders : ਜਿਨ੍ਹਾਂ ਨੂੰ ਲੋਕ ਆਦਰ ਤੇ ਵਿਸ਼ਵਾਸ ਰੱਖਦੇ ਹਨ।
3. Opinions Leaders : ਜੋ ਸਮਾਜ ਵਿੱਚ ਸਿਹਤ ਤੇ ਵਿਕਾਸ ਪ੍ਰੋਗਰਾਮ ਨੂੰ ਅੱਗੇ ਵਧਾਉਦੇ ਹਨ।

6.11 Community Resources

ਕਮਿਉਨਿਟੀ ਦੇ ਸਾਧਨ Resources

ਕਮਿਉਨਿਟੀ ਦੇ ਸਾਧਨ ਹੇਠ ਲਿਖੇ ਹਨ : ਕੋਈ ਵੀ ਸਿਹਤ ਪ੍ਰਤੀ ਕੰਮ ਨੂੰ ਸਿਰੇ ਚਾੜਨ ਵਾਸਤੇ ਸਾਨੂੰ ਕਮਿਉਨਿਟੀ ਦੇ ਸਾਧਨਾਂ ਦਾ ਪਤਾ ਹੋਣਾ ਚਾਹੀਦਾ ਹੈ। ਇੱਕ ਯੋਜਨਾ ਦਾ ਦੂਜਾ step ਹੈ। ਸਾਡਾ ਦੂਜਾ ਆਦੇਸ਼ ਹੈ ਕਿ ਜਨਤਾ ਨੂੰ ਪ੍ਰੋਗਰਾਮ ਵਿੱਚ ਸ਼ਾਮਲ ਕੀਤਾ ਜਾਵੇ ਤੇ ਉਹ ਸਿਹਤ ਪ੍ਰੋਗਰਾਮ ਨੂੰ ਆਪਣਾ ਪ੍ਰੋਗਰਾਮ ਸਮਝਣ। ਇਹ ਹੇਠ ਲਿਖੇ ਜਨਤਾ ਦੇ ਸਾਧਨ ਹਨ ਜਿਸਦੇ ਨਾਲ ਅਸੀ ਕਮਿਉਨਿਟੀ ਨੂੰ ਆਪਣੇ-ਆਪਣੇ ਪ੍ਰੋਗਰਾਮ ਵਿੱਚ ਸ਼ਾਮਲ ਕਰ ਸਕਦੇ ਹਾਂ।

I. Human Resources

ਇਹ ਮਨੁੱਖੀ ਸਾਧਨ Community ਵਿੱਚ ਹੇਠ ਲਿਖੇ ਹਨ।

(a) **Leaders :** ਇਸ ਵਿੱਚ ਪਿੰਡ ਦੇ ਪਤਵੰਤੇ ਜਿਨ੍ਹਾਂ ਦਾ ਪਿੰਡ ਦੀ ਜਨਤਾ ਤੇ ਬਹੁਤ ਪ੍ਰਭਾਵ ਹੁੰਦਾ ਹੈ ਆਦਿ ਪ੍ਰੋਗਰਾਮਾਂ ਨੂੰ ਸਫਲ ਬਣਾਉਣ ਲਈ ਉਨਾਂ ਦੇ ਸਹਿਯੋਗ ਦੀ ਲੋੜ ਹੁੰਦੀ ਹੈ।

(b) **Village Health Guide (VHG) :** ਲੋਕਾਂ ਦੀਆ ਆਦਤਾਂ ਨੂੰ ਬਦਲਣ ਲਈ VHG ਇੱਕ ਮਹਤੱਵਪੂਰਨ person ਹੈ। ਇਹ ਪਿੰਡ ਵਿੱਚ ਛੋਟੀਆ-ਮੋਟੀਆ ਸੇਵਾਵਾਂ ਦਿੰਦੀ ਹੈ। ਇਨ੍ਹਾਂ ਤੇ ਲੋਕ ਵਿਸ਼ਵਾਸ ਕਰਦੇ ਹਨ। Health programme ਨੂੰ ਨੇਪਰੇ ਚਾੜਨ ਲਈ ਸਾਨੂੰ ਇਨ੍ਹਾ ਦਾ ਵੀ ਯੋਗਦਾਨ ਲੈਣਾ ਚਾਹੀਦਾ ਹੈ।

(c) **ਵੈਦ-ਹਕੀਮ :** ਸਾਡੇ ਪਿੰਡ ਵਿੱਚ ਅੱਜੇ ਵੀ ਬਹੁਤ ਸਾਰੇ ਲੋਕ ਇਲਾਜ ਕਰਵਾਉਣ ਲਈ ਵੈਦ-ਹਕੀਮ ਕੋਲ ਜਾਂਦੇ ਹਨ ਤੇ ਲੋਕਾਂ ਨੂੰ ਉਨ੍ਹਾਂ ਉੱਤੇ ਵਿਸ਼ਵਾਸ ਹੁੰਦਾ ਹੈ। ਸਿਹਤ programme ਨੂੰ ਨੇਪਰੇ ਚਾੜਨ ਲਈ ਇਹਨਾਂ ਦਾ ਵੀ ਸਹਿਯੋਗ ਲੈਣਾ ਚਾਹੀਦਾ ਹੈ।

(d) **ਦਾਈਆਂ :** ਉਹ ਦਾਈਆਂ ਜੋ ਟ੍ਰੇਨਿੰਗ ਲੈ ਚੁੱਕੀਆ ਹੁੰਦੀਆ ਹਨ। ਅਤੇ ਟ੍ਰੇਂਡ ਦਾਈ ਦੇ ਰੂਪ ਵਿੱਚ ਪਿੰਡ ਵਿੱਚ ਕੰਮ ਕਰਦੀਆਂ ਹਨ। ਲੋਕਾਂ ਨੂੰ ਇਨ੍ਹਾਂ ਤੇ ਵੀ ਬੜਾ ਵਿਸ਼ਵਾਸ ਹੁੰਦਾ ਹੈ। ਸਿਹਤ programme ਨੂੰ ਸਿਰੇ ਚਾੜਨ ਲਈ ਵੀ ਇਨ੍ਹਾ ਦਾ ਸਹਿਯੋਗ ਲੈ ਸਕਦੇ ਹਾਂ।

(e) **ASHA :** ਅੱਜ ਕਲ੍ਹ N.R.H.W. ਅਧੀਨ ਆਸ਼ਾ ਵਰਕਰ ਦੀ ਨਿਯੁਕਤੀ ਕੀਤੀ ਗਈ ਹੈ ਜੋ ਇੱਕ ਪਿੰਡ ਦੇ ਵਿੱਚ ਸਾਰੇ ਸਿਹਤ ਪ੍ਰੋਗਰਾਮ ਵਿੱਚ ਹਿੱਸਾ ਪਾਵੇਗੀ ਤੇ ਲੋਕਾਂ ਦੇ ਵਿੱਚ ਸਿਹਤ ਪ੍ਰੋਗਰਾਮ ਪ੍ਰਤੀ ਜਾਗ੍ਰਿਤੀ ਪੈਦਾ ਕਰੇਗੀ।

(f) **School teachers :** ਅਧਿਆਪਕਾਂ ਕੋਲ ਬੱਚਿਆ ਤੇ ਉਨ੍ਹਾਂ ਦੇ ਮਾਂ-ਬਾਪ ਨੂੰ ਸਿੱਖਿਆ ਦੇਣ ਦਾ ਸਮਾਂ ਹੁੰਦਾ ਹੈ। ਕਿਉਕਿ ਉਹ ਅਕਸਰ ਇਹਨਾਂ ਦੇ ਸੰਬੰਧ ਵਿੱਚ ਰਹਿੰਦੇ ਹਨ ਤੇ ਬੱਚੇ ਵੀ ਅਧਿਆਪਕਾਂ ਤੇ ਜਿਆਦਾ ਵਿਸ਼ਵਾਸ ਰੱਖਦੇ ਹਨ ਅਧਿਆਪਕ ਜੋ ਵੀ ਗੱਲ ਕਹਿ ਦੇਣ ਬੱਚੇ ਉਹ ਆਪ ਵੀ ਕਰਦੇ ਹਨ ਤੇ ਮਾਂ-ਬਾਪ ਨੂੰ ਵੀ ਕਰਨ ਲਈ ਉਤਸ਼ਾਹਿਤ ਕਰਦੇ ਹਨ।

(g) **ਆਮ ਬੱਚੇ :** ਆਮ ਬੱਚੇ ਜਿਵੇਂ ਕਿ ਯੁਵਾ ਵਰਗ ਦੇ ਪ੍ਰਧਾਨ ਤੇ ਲਾਗੂ ਬੱਚੇ ਜੋ ਵੀ ਸਿਹਤ prog ਵਿੱਚ ਹਿੱਸਾ ਪਾਉਣ ਚਾਹੁੰਦੇ ਹਨ ਉਹਨਾਂ ਦੀ ਵੀ ਅਸੀ ਸਿਹਤ prog ਨੂੰ ਨੇਪੜੇ ਚਾੜਨ ਲਈ Help ਲੈ ਸਕਦੇ ਹਾਂ।

II. Material Resources

Community ਵਿੱਚ Health programme ਨੂੰ ਸਿਰੇ ਚਾੜਨ ਲਈ community ਦੇ ਸਮਾਨ ਦੀ ਵਰਤੋਂ ਕਰ ਸਕਦੇ ਹਾਂ ਜਿਵੇਂ ਕੀ ਜੀਵ, ਘਰ, ਸਕੂਲ, ਪੰਚਾਇਤ, ਘਰ ਅਤੇ ਉਥੋ ਦੀਆਂ ਹੋਰ ਸਹੂਲਤਾਂ ਮਿਲ ਸਕਦੀਆਂ ਹਨ। ਇਹ ਪਿੰਡ ਵਿਚੋਂ ਸਿਹਤ programme ਨੇਪਰੇ ਚਾੜਨ ਲਈ ਵਰਤ ਸਕਦੇ ਹਾਂ ਅਤੇ ਜੇਕਰ programme ਅਸੀ ਕਰਕੇ ਵਖਾਉਣਾ ਹੋਵੇ ਤਾਂ ਉੱਖੇ ਦੀ ਮਿੱਟੀ ਤੋਂ ਬਚਣ ਲਈ ਅਨਾਜ-ਫਲ-ਸਬਜੀਆ ਵਗੈਰਾ ਨਾਲ ਖੁਰਾਕ ਸੰਬੰਧੀ ਕਰਕੇ ਵਿਖਾ ਸਕਦੇ ਹਾਂ ਕਿਉਂਕਿ ਇਹ ਤਸਵੀਰਾਂ ਨਾਲੋਂ ਜਿਆਦਾ ਆਰਾਮਦਾਇਕ ਹੁੰਦੀਆ ਹਨ ਅਤੇ ਹੋਰ ਸਾਨੂੰ ਕਈ ਸਮੱਗਰੀ ਜਿਵੇਂ ਰੇਤ, ਪੱਧਰ, ਡੱਬੇ, ਅਖਬਾਰਾਂ, ਬੋਤਲਾ ਜੋ ਵਰਤੀਆਂ ਹੋਈਆ ਹੋਣ।

III. Money Resource

ਪਿੰਡਾ ਵਿੱਚ ਸਿਹਤ programme ਨੂੰ ਨੇਪਰੇ ਚਾੜਨ ਲਈ ਛੋਟੇ-ਮੋਟੇ programme ਲਈ ਪੰਚਾਇਤ ਕੋਲੋ ਥੋੜੇ ਬਹੁਤੇ ਪੈਸੇ ਵੀ ਮਦਦ ਲੈ ਸਕਦੇ ਹਾਂ।

REVIEW QUESTIONS

Short answer questions:

Q1. ਪੈਂਡੂ ਪੱਧਰ ਦੀਆਂ ਵਿਸ਼ਸਤਾਈਆ ਬਾਰੇ ਲਿੱਖੋ?

Hint: ਵਿਸ਼ਾ 6.4 ਵੇਖੋ।

Q2. ਪੰਚਾਇਤ ਦੇ ਕੰਮ ਕਿਹੜੇ ਹਨ?

Hint: ਵਿਸ਼ਾ 6.8 ਵੇਖੋ।

Q3. ਕਮਿਉਨਿਟੀ resources ਬਾਰੇ short note ਲਿਖੋ।

Hint: ਵਿਸ਼ਾ 6.11 ਵੇਖੋ।

Q4. Urban community ਦੀਆਂ ਮੁਸਕਿਲਾਂ ਕਿਹੜੀਆ ਹਨ?

Hint: ਵਿਸ਼ਾ 6.5 ਵੇਖੋ।

Long answer type questions:

Q1. ਪਿੰਡ ਦੇ ਢਾਂਚੇ ਤੇ ਉਸ ਦੇ ਵਿਕਾਸ ਬਾਰੇ ਲਿਖੋ?

Hint: ਵਿਸ਼ਾ 6.7 ਵੇਖੋ।

Q2. Urban community slum ਦੇ ਢਾਂਚੇ ਨੂੰ ਵਿਸਥਾਰ ਨਾਲ ਲਿਖੋ?

Hint: ਵਿਸ਼ਾ 6.7 ਵੇਖੋ।

Q3. Urban community ਦੀਆਂ ਵਿਸ਼ੇਤਾਈਆਂ ਦੱਸੋ।

Hint: ਵਿਸ਼ਾ 6.3 ਵੇਖੋ।

Q4. Community resources ਨੂੰ ਵਿਸਥਾਰ ਨਾਲ ਲਿਖੋ?

Hint: ਵਿਸ਼ਾ 6.1 ਵੇਖੋ।

Q5. Urban community ਦੀਆ ਸਮੱਸਿਆਵਾਂ ਤੇ ਚਾਨਣ ਪਾਉ?

Hint: ਵਿਸ਼ਾ 6.3 ਵੇਖੋ।

Multiple choice questions:

Q1. Rural community ਵਿੱਚ ਕਿਹੜੀ ਸਮੱਸਿਆ ਪਾਈ ਜਾਂਦੀ ਹੈ।

(a) Education problem
(b) Only (a)
(c) Health problem
(d) Both (a) and (b)

Q2. Urban community ਵਿੱਚ ਸਮੱਸਿਆ ਕਿਹੜੀ ਹੈ?

(a) ਦੁਰਘਟਨਾਵਾਂ
(b) ਬੇਰੋਜਗਾਰੀ
(c) ਵਾਦ-ਵਿਵਾਦ
(d) ਸਾਰੇ ਹੀ

Q3. ਪੰਚਾਇਤ ਨੂੰ ਕਿਨ੍ਹੇ ਪੱਧਰਾ ਉੱਪਰ ਵੰਡਿਆ ਗਿਆ ਹੈ?

(a) ਇੱਕ
(b) ਚਾਰ
(c) ਤਿੱਨ
(d) ਪੰਚ

Q4. Slum area ਕਿਸ ਨੂੰ ਕਹਿੰਦੇ ਹਨ।

(a) ਜਿਥੇ ਗਰੀਬੀ ਹੋਵੇ
(b) ਜਿਥੇ ਮੀਂਹ ਪੈਦਾ ਹੋਵੇ
(c) ਜਿਥੇ ਲੋਕ slum ਵਾਲੇ ਹਿੱਸੇ ਵਿੱਚ ਰਹਿਣ
(d) ਕੋਈ ਵੀ ਨਹੀਂ ਰਹਿੰਦਾ ਹੋਵੇ ਜਿਸ ਥਾਂ

Q5. ਕਿੰਨੇ ਪ੍ਰਤਸ਼ਿਤ ਲੋਕ ਸ਼ਹਿਰੇ ਦੇ ਮੁਕਾਬਲੇ ਪਿੰਡਾ ਵਿੱਚ ਰਹਿੰਦੇ ਹਨ :

(a) 80%
(b) 20%
(c) 100%
(d) 50%

ANSWERS (Multiple Choice Questions)

1. (d) 2. (d) 3. (c) 4. (c) 5. (a)

CHAPTER 7

ਡਾਇਨਮਿਕਸ ਆਫ ਕਮਿਊਨਟੀ

(Dynamics of Community)

ਸ਼ਬਦਾਵਲੀ (Key Terms)

- **Socialization :** ਸਮਾਜੀਕਰਣ
- **Social Startification :** ਸਮਾਜਿਕ ਦਰਜੇਬੰਦੀ
- **Levirate :** ਦਿਉਰ ਭਾਬੀ ਵਿਆਹ
- **Bigamy :** ਦੋ ਪਤਨੀ ਵਿਆਹ
- **Monogamy :** ਇਕ ਪਤੀ ਜਾਂ ਇਕ ਪਤਨੀ ਵਿਆਹ

7.1 Socialisation

ਜਨਮ ਸਮੇਂ ਬੱਚਾ ਹੱਡ ਮਾਸ ਦਾ ਇੱਕ ਪੁਤਲਾ ਹੁੰਦਾ ਹੈ ਉਸ ਵਿੱਚ ਕੋਈ ਸਮਾਜਿਕ ਗੁਣ ਨਹੀਂ ਹੁੰਦੇ ਉਸਨੂੰ ਆਪਣੇ ਜਾਂ ਪਰਾਏ ਦੇ ਫਰਕ ਦਾ ਪਤਾ ਨਹੀਂ ਹੁੰਦਾ, ਉਹ ਕੇਵਲ ਰੋਣਾ ਜਾਣਦਾ ਹੈ ਜਿਉ-ਜਿਉ ਉਹ ਵੱਡਾ ਹੁੰਦਾ ਹੈ ਉਸ ਵਿੱਚ ਸਮਾਜਿਕ ਗੁਣ ਆਉਂਦੇ ਚਲੇ ਜਾਂਦੇ ਹਨ ਉਹ ਸਮਾਜਿਕ ਪਰੰਪਰਾਵਾ ਤੇ ਰਿਵਾਜਾ ਅਨੁਸਾਰ ਕੰਮ ਕਰਨ ਲਗਦਾ ਹੈ ਇਸ ਓਰ੍ਹਾ ਉਹ ਆਪਣੇ ਆਪ ਨੂੰ ਪਸ਼ੂ ਜਗਤ ਨਾਲੋ ਵੱਖ ਕਰ ਲੈਦਾ ਹੈ। ਇਸ ਤਰ੍ਹਾ ਦੀ ਕਿਰਿਆ ਜਿਸ ਰਾਹੀ ਕੋਈ ਵੀ ਪ੍ਰਾਣੀ, ਸਮਾਜਿਕ ਪ੍ਰਾਣੀ ਵਿੱਚ ਬਦਲ ਜਾਂਦਾ ਹੈ। ਉਸਨੂੰ ਸਮਾਜੀਕਰਣ ਕਿਰਿਆ ਕਹਿੰਦੇ ਹਨ। ਸਮਾਜੀਕਰਣ ਪ੍ਰਕਿਰਿਆ ਜਨਮ ਦੇ ਕੁਝ ਦਿਨਾ ਬਾਅਦ ਹੀ ਆਰੰਭ ਹੋ ਜਾਂਦੀ ਹੈ। ਉਦਾਹਰਨ ਵਜੋ ਜਨਮ ਵੇਲੇ ਬੱਚਾ ਆਪਣੀ ਮੂਲ ਪ੍ਰਵਿਰਤੀ ਦੇ ਕਾਰਣ ਭੁੱਖ ਜਾ ਪਿਆਸ ਲੱਗਣ ਉੱਤੇ ਰੋਂਦਾ ਹੈ ਅਤੇ ਹੱਥ ਪੈਰ ਮਾਰਦਾ ਹੈ ਤਾ ਮਾਂ ਉਸਨੂੰ ਦੁੱਧ ਪਿਲਾ ਦਿੰਦੀ ਹੈ, ਪਰ ਹਰ ਵਾਰ ਰੋਣ ਉਤੇ ਮਾਂ ਉਸਨੂੰ ਦੁੱਧ ਨਹੀਂ ਪਿਲਾਉਦੀ ਹੈ ਇਸ ਨਾਲ ਬੱਚੇ ਦੀ ਆਦਤ ਵਿੱਚ ਪਰਿਵਰਤਨ ਹੁੰਦਾ ਹੈ ਉਹ ਸਿੱਖ ਜਾਂਦਾ ਹੈ ਕਿ ਦੁੱਧ ਨਿਸ਼ਚਿਤ ਸਮੇਂ ਤੇ ਹੀ ਮਿਲੇਗਾ। ਇਸ ਤਰ੍ਹਾ ਜਨਮ ਤੋ ਮੌਤ ਤੱਕ ਇਹ ਪਰਿਵਰਤਨ ਚਲਦਾ ਰਹਿੰਦਾ ਹੈ। ਪ੍ਰੋਫੈਸਰ ਗ੍ਰੀਨ ਦਾ ਕਹਿਣਾ ਹੈ ਕਿ ਸਮਾਜੀਕਰਣ ਉਹ ਪ੍ਰਕਿਰਿਆ ਹੈ ਜਿਸਦੇ ਦੁਆਰਾ ਵਿਅਕਤੀ ਦਾ ਵਿਕਾਸ ਇਸ ਤਰ੍ਹਾ ਹੁੰਦਾ ਹੈ ਕਿ ਅਸੀ ਉਸਨੂੰ ਸਮਾਜਿਕ ਪ੍ਰਾਣੀ ਕਹਿ ਸਕਦੇ ਹਾਂ।

ਮਨੁੱਖ ਦੇ ਸਮਾਜਿਕ ਪ੍ਰਾਣੀ ਦੇ ਰੂਪ ਵਿੱਚ ਵਿਕਾਸ ਕਰਨ ਦੀ ਪ੍ਰਕਿਰਿਆ ਹੀ ਸਮਾਜੀਕਰਣ ਕਹਾਉਂਦੀ ਹੈ। ਇਹ ਉਹ ਮਹੱਤਵਪੂਰਨ ਕਿਰਿਆ ਹੈ ਜੋ ਸਮਾਜ ਨੂੰ ਸਥਾਈ ਰੱਖਦੀ ਹੈ। ਸੱਭਿਅਤਾ ਨੂੰ ਇੱਕ ਪੀੜੀ ਤੋ ਦੂਜੀ ਪੀੜੀ ਤੱਕ ਪਹੁਚਾਉਦੀ ਹੈ।

7.2 **ਸਮਾਜਿਕ ਕਿਰਿਆਵਾਂ** (Social Process)

ਪਰਿਭਾਸ਼ਾ : ਇੱਕ ਵਿਅਕਤੀ ਅਤੇ ਸਮੂਹ ਦੀ ਦੂਸਰੇ ਦੇ ਨਾਲ Interaction ਹੁੰਦੀ ਹੈ ਅਤੇ ਉਹ Interaction ਸਹਿਯੋਗ, ਸੰਬਰਸ਼, ਮੁਕਾਬਲਾ ਆਦਿ ਕਿਸੇ ਵੀ ਰੂਪ ਵਿੱਚ ਹੋ ਸਕਦੀ ਹੈ। Interaction ਦੇ ਵੱਖ-ਵੱਖ ਰੂਪ ਹੀ ਸਮਾਜਿਕ ਪ੍ਰਕਿਰਿਆ ਦੇ ਨਾਂ ਨਾਲ ਜਾਣੇ ਜਾਂਦੇ ਹਨ। ਸਮਾਜਿਕ ਕਿਰਿਆਵਾਂ ਬਦਲਾਵਾਂ ਨਾਲ ਸੰਬੰਧਿਤ ਹੁੰਦੀ ਹੈ।

ਸਮਾਜ ਦੀ ਗਤੀਸ਼ੀਲਤਾ ਨੂੰ ਪ੍ਰਭਾਵਿਤ ਕਰਨ ਵਾਲੀ ਕੁਝ ਸਮਾਜਿਕ ਪ੍ਰਕਿਰਿਆਵਾਂ-ਸਮਾਜੀਕਰਣ, ਸਮੂਹ ਪੱਧਰੀਕਰਣ ਹੈ।

Social Processes : ਸਮਾਜਿਕ ਕਿਰਿਆਵਾਂ ਸਮਾਜ ਦੀਆਂ ਅੰਦਰੂਣੀ ਕਿਰਿਆਵਾਂ ਹਨ ਜੋ ਜਾਂ ਤਾਂ ਸਮਾਜ ਨੂੰ ਇਕੱਠਾ ਕਰਦੀ ਹੈ ਜਾ ਅਲਗ ਕਰਦੀਆਂ ਹਨ।

ਸਮਾਜਿਕ ਕਿਰਿਆਵਾਂ ਹੇਠ ਲਿੱਖਿਆ ਹਨ :

1. **ਸਹਿਯੋਗ** (Co-poeration) **:** ਇਹ ਇਕ ਸਮਾਜਿਕ ਪ੍ਰਕਿਰਿਆ ਹੈ ਜਿਸ ਵਿੱਚ ਲੋਕ ਮਿਲ ਜੁਲ ਕੇ ਸਮੱਸਿਆ ਨੂੰ ਸੁਲਝਾਉਂਦੇ ਹਨ ਅਤੇ ਕਿਸੇ ਇਕ ਉਦੇਸ਼ ਨੂੰ ਪ੍ਰਾਪਤ ਕਰਦੇ ਹਨ। ਹਰ ਵਿਅਕਤੀ ਦਾ ਕੰਮ ਅਲਗ ਹੁੰਦਾ ਹੈ, ਪਰ ਟੀਚਾ ਇਕ ਹੀ ਹੁੰਦਾ ਹੈ।
2. **ਮੁਕਾਬਲਾ** (Competition) **:** ਵਿਅਕਤੀਆਂ ਅਤੇ ਸਮੂਹਾਂ ਵਿੱਚ ਇਕ ਹੀ ਟੀਚੇ ਨੂੰ ਪ੍ਰਾਪਤ ਕਰਨ ਲਈ ਮੁਕਾਬਲਾ ਰਹਿੰਦਾ ਹੈ। ਮੁਕਾਬਲਾ ਜਦ ਫਾਇਦੇਮੰਦ ਹੁੰਦਾ ਹੈ ਜਦੋਂ ਉਹ ਇਕ ਕੰਮ ਨੂੰ ਕਰਣ ਲਈ ਪ੍ਰੋਤਸ਼ਾਹਿਤ ਕਰਦੀ ਹੈ ਪਰ ਜਦ ਮੁਕਾਬਲਾ ਵਿਵਾਦ ਵਿੱਚ ਬਦਲਦਾ ਹੈ ਤਾਂ ਲੜਾਈ-ਝਗੜੇ ਹੁੰਦੇ ਹਨ ਅਤੇ ਫਿਰ ਉਸ ਵਿੱਚ ਨੁਕਸਾਨ ਹੁੰਦਾ ਹੈ।
3. **ਸੰਘਰਸ਼** (Conflict) **:** ਇਸ ਵਿੱਚ ਵਿਅਕਤੀ ਜਾਂ ਸਮੂਹ ਆਪਣੇ ਉਦੇਸ਼ਾਂ/ਟੀਚੇ ਲਈ ਨੁਕਸਾਨ ਕਰਦੇ ਹਨ। ਜਿਵੇਂ : ਧਰਮ ਯੁਦ, ਰਾਜਨੀਤਿ ਦੰਗੇ। ਸੰਘਰਸ਼ ਉਦੋਂ ਪੈਦਾ ਹੁੰਦਾ ਹੈ ਜਦੋਂ ਕਿਸੇ ਦੀ ਇੱਛਾ ਦਾ ਜਾਣ-ਬੁੱਝ ਕੇ ਵਿਰੋਧ ਜਾਂ ਉਲੰਘਣ ਕੀਤਾ ਜਾਵੇ, ਭਾਵੇਂ ਇਹ ਵਿਰੋਧ ਸ਼ਾਂਤੀ ਨਾਲ ਜਾਂ ਜਬਰਦਸਤੀ ਕੀਤਾ ਜਾਵੇ।
4. **ਰਚ ਮਿਚ ਜਾਣ** (Assimilation) **:** ਇਕੱਠ ਇਕ ਸਮਾਜਿਕ ਪ੍ਰਕਿਰਿਆ ਹੈ ਜੋ ਸਮਾਜਿਕ ਏਕਤਾ ਵਿੱਚ ਵਾਧਾ ਕਰਦੀ ਹੈ। ਇਕਠ ਦੁਆਰਾ ਗਠਤ ਸਮੂਟਾਂ ਵਿੱਚ ਰਿਤਿ ਰਿਵਾਜ ਜਾਂ ਵਿਸ਼ੇਸ਼ਤਾਵਾਂ ਦੀ ਹਾਨੀ, ਨੁਕਸਾਨ ਹੋ ਸਕਦਾ ਹੈ।
5. Adjustment **:** ਇਹ ਉਹ ਪ੍ਰਕਿਰਿਆ ਹੈ ਜਿਸ ਵਿੱਚ ਵਿਅਕਤੀ ਆਪਣੀਆਂ ਲੋੜਾਂ ਨੂੰ ਹਲਾਤਾਂ ਵਿੱਚ ਸਮਾਜਿਕ ਹਲਾਤਾ ਅਤੇ ਲੋਕ ਜਿਨਾਂ ਨਾਲ ਉਨ੍ਹੂੰ ਵਿਵਹਾਰ ਕਰਨਾ ਪੈਂਦਾ ਹੈ।

ਵਿਅਕਤੀ ਅਤੇ ਸਮਾਜੀਕਰਣ ਦੀ ਪ੍ਰਕਿਰਿਆ (The individual and the process of socialisation)

ਸਮਾਜ ਵਿੱਚ ਮਾਨਤਾ ਪ੍ਰਾਪਤ ਕਰਨ ਲਈ ਸਿੱਖਿਆ ਦੀ ਪ੍ਰਕਿਰਿਆ ਨੂੰ ਸਮਾਜੀਕਰਣ ਕਹਿੰਦੇ ਹਨ। ਸਮਾਜੀਕਰਣ ਦੀ ਪ੍ਰਕਿਰਿਆ ਵਿਆਕਤੀ ਦੇ ਬਚਪਨ ਤੋਂ ਹੀ ਸ਼ੁਰੂ ਹੋ ਜਾਂਦੀ ਹੈ। ਬੱਚੇ ਦੇ ਜਨਮ ਤੋਂ ਬਾਅਦ ਹੀ ਉਹ ਸਮਾਜ ਦਾ ਮੈਂਬਰ ਬਣ ਜਾਂਦਾ ਹੈ ਅਤੇ ਉਸਦੇ ਬਾਅਦ ਪਰਿਵਾਰ ਦੀ ਮੈਂਬਰ ਅਤੇ ਸਕੂਲ ਵਿੱਚ ਉਸਦੀ ਉਮਰ ਦੇ ਸਮੂਹ ਦੇ ਮੈਂਬਰ ਹੁੰਦੇ ਹਨ।

ਸਮਾਜੀਕਰਣ ਦੀ ਪਰਿਭਾਸ਼ਾ (Definition of Socialistion)

- **ਸ਼੍ਰੀ ਜੇਨਸਨ ਦੇ ਅਨੁਸਾਰ :** ਸਮਾਜੀਕਰਣ ਵਿੱਚ ਵਿਅਕਤੀ ਇਹ ਸਿਖਦਾ ਹੈ ਕਿ ਉਸ ਨੂੰ ਸਮਾਜ ਵਿੱਚ ਕਿੰਝ ਰਹਿਣਾ ਹੈ।
- **ਸ਼੍ਰੀ ਕਿਮਬਲ ਯੰਗ ਦੇ ਅਨੁਸਾਰ :** ਸਮਾਜੀਕਰਣ ਦਾ ਮਤਲਬ ਹੈ ਕਿ ਇਹ ਉਹ ਪ੍ਰਕਿਰਿਆ ਜਿਸ ਵਿੱਚ ਵਿਅਕਤੀ ਸਮਾਜਿਕ ਅਤੇ ਸੰਸਕ੍ਰਿਤਕ ਦੁਨੀਆ ਵਿੱਚ ਰਹਿੰਦਾ ਹੈ।

- **ਜਾਨਸਨ ਦੇ ਅਨੁਸਾਰ :** ਸਮਾਜੀਕਰਣ ਸਿਖਣ ਦੀ ਉਹ ਪ੍ਰਕਿਰਿਆ ਹੈ ਜਿਸ ਵਿੱਚ ਸਿਖਣ ਵਾਲੇ ਵਿਅਕਤੀ ਦੀ ਸਮਾਜਿਕ ਅਵਸਥਾਵਾਂ ਨੂੰ ਨਿਭਾਉਣ ਦੇ ਲਈ ਤਿਆਰ ਕਰਦੀ ਹੈ।

ਸਮਾਜਿਕ ਸਿੱਖਿਆ (Social learning)

1. ਨਕਲ ਲਾਉਣਾ (Immitation)
2. ਰੋਲ playing
3. ਸਜਾ ਅਤੇ ਵਿਵਹਾਰ (Punishment and reward)
4. ਖੁਦ ਦਾ ਵਿਕਾਸ (Development of self)
5. ਹਲਾਤ ਅਨੁਸਾਰ ਚਲਣਾ (Adjustment)
6. ਸਹਿਯੋਗ (Co-operation)

7.3 Interaction between different Social Groups in the Village

ਇਕ ਵਿਅਕਤੀ ਦਾ ਦੁਸਰੇ ਵਿਅਕਤੀ ਅਤੇ ਸਮੂਹ ਨਾਲ ਅਤੇ ਇਕ ਸਮੂਹ ਦਾ ਦੂਜੇ ਸਮੂਹ ਨਾਲ ਅਨੇਕਾਂ ਪ੍ਰਕਾਰ ਦੇ ਸੰਬੰਧ ਪਾਏ ਜਾਂਦੇ ਹਨ। ਇਨਾਂ ਸੰਬੰਧਾ ਵਿੱਚ ਪਿਤਾ ਅਤੇ ਪੁੱਤ, ਪੱਤੀ ਅਤੇ ਪਤਨੀ ਦਾ, ਭਰਾ-ਭਰਾ ਦਾ, ਦੋਸਤ ਦਾ ਦੋਸਤ ਨਾਲ, ਦੁਸ਼ਮਣ ਦਾ ਦੁਸ਼ਮਣ ਨਾਲ ਅਤੇ ਇਸੇ ਤਰਾਂ ਅਣਗਿਣਤ ਸੰਬੰਦ ਆਉਂਦੇ ਹਨ। ਅਤੇ ਇਨਾਂ ਸੰਬੰਧਾਂ ਤੋਂ ਬਗੈਰ ਸਮਾਜ ਦੀ ਕਲਪਨਾ ਨਹੀਂ ਕੀਤੀ ਜਾ ਸਕਦੀ, ਪਰ ਇਨਾਂ ਸੰਬੰਧਾਂ ਲਈ ਆਪਸੀ ਗੱਲ ਬਾਤ (Interaction) ਦਾ ਹੋਣਾ ਜਰੂਰੀ ਹੈ। Interaction ਦੇ ਨਾਲ ਹੀ ਇਕ ਵਿਅਕਤੀ ਦਾ ਦੂਜੇ ਵਿਅਕਤੀ ਨਾਲ, ਵਿਅਕਤੀ ਅਤੇ ਸਮੂਹ ਦੇ ਵਿੱਚ, ਸਮੂਹ ਦਾ ਦੂਜੇ ਸਮੂਹ ਦੇ ਨਾਲ ਸਮਾਜਿਕ ਸੰਬੰਦ ਬਣਦੇ ਹਨ।

Interaction ਦਾ ਅਧਾਰ ਵਿਅਕਤੀ ਦੀ ਵੱਖ-ਵੱਖ ਲੋੜਾਂ ਤੇ ਅਧਾਰਿਤ ਹੁੰਦੀ ਹੈ। ਇਕ ਵਿਅਕਤੀ ਅਪਣੀ ਸਾਰੀਆਂ ਲੋੜਾਂ ਨੂੰ ਇਕਲਾ ਪੂਰਾ ਨਹੀਂ ਕਰ ਸਕਦਾ, ਇਸ ਲਈ ਉਸਨੂੰ ਆਪਣੀ ਲੋੜਾਂ ਲਈ ਲੋਕਾਂ ਤੇ ਅਧਾਰਿਤ ਰਹਿਣਾ ਪੈਂਦਾ ਹੈ। ਲੋਕਾਂ ਨਾਲ ਵਿਅਕਤੀ ਸੰਬੰਧ ਸਥਾਪਿਤ ਕਰਦਾ ਹੈ ਤੇ ਗੱਲ ਬਾਤ ਕਰਦਾ ਹੈ ਆਪਣੇ ਵਿਚਾਰ ਸਾਂਝੇ ਕਰਦਾ ਹੈ ਅਤੇ ਲੈਣ ਦੇਣ ਕਰਦਾ ਹੈ। ਇਸ ਨੂੰ interaction ਕਹਿੰਦੇ ਹਨ।

ਦੋ ਜਾਂ ਦੋ ਤੋਂ ਜਿਆਦਾ ਵਿਅਕਤੀਆਂ ਦੇ ਇੱਕ-ਦੁਸਰੇ ਦੇ ਸੰਪਰਕ ਵਿੱਚ ਆਉਣ ਦੀ ਕਿਰਿਆ ਨਾਲ interaction ਸ਼ੁਰੂ ਹੋ ਜਾਂਦੀ ਹੈ। ਭਾਸ਼ਾ, ਹਾਅ-ਭਾਅ, ਮੁੱਖ ਮੁਦਰਾ, ਪ੍ਰਤੀਕ ਆਦਿ ਦੇ ਮਾਧਿਅਮ ਨਾਲ ਵਿਚਾਰਾਂ ਦਾ ਅਦਾਨ-ਪ੍ਰਦਾਨ ਹੁੰਦਾ ਹੈ ਅਤੇ ਇਕ ਦੂਜੇ ਨੂੰ ਪ੍ਰਭਾਵਿਤ ਕਰਦੇ ਹਨ। ਇਸ ਨਾਲ ਦੋਹਾਂ ਦੇ ਵਿਵਹਾਰ ਵਿੱਚ ਥੋੜਾ ਫਰਕ ਆ ਜਾਂਦਾ ਹੈ ਅਤੇ ਇਸ ਨੂੰ ਸਮਾਜਿਕ interaction ਕਹਿੰਦੇ ਹਨ ਇਸ ਤਰ੍ਹਾਂ ਸਮਾਜਿਕ (Social) interaction ਵਿਅਕਤੀ ਅਤੇ ਸਮੂਹ ਦੇ ਵਿੱਚ ਪਾਈ ਜਾਣ ਵਾਲੀ ਪ੍ਰਕਿਰਿਆ ਹੈ। ਵੱਖ-ਵੱਖ ਵਿਅਕਤੀ ਅਤੇ ਸਮੂਹ ਜਦੋਂ ਵਿੱਚ ਦੂਜੇ ਦੇ ਸੰਪਰਕ ਵਿੱਚ ਆਉਂਦੇ ਹਨ ਅਤੇ ਉਹਨਾਂ ਵਿੱਚ ਅਰਥਪੂਰਣ ਕੰਮ ਹੁੰਦਾ ਹੈ ਤੇ ਉਹ ਘੱਟ ਜਾਂ ਜਿਆਦਾ ਮਾਤਰਾ ਵਿੱਚ ਇਕ ਦੂਜੇ ਨੂੰ ਪ੍ਰਭਾਵਿਤ ਕਰਦੇ ਹਨ। ਜਿਸ ਨਾਲ ਉਨਾਂ ਦੇ ਵਿਹਾਰ ਵਿੱਚ ਤਬਦੀਲੀ ਆਉਂਦੀ ਹੈ।

ਇਕ ਸਮਾਜ ਦਾ ਜਨਮ ਇਨਾ social interaction ਕਾਰਨ ਹੀ ਹੋਇਆ ਹੈ।

ਇਸ ਲਈ ਸਮਾਜ ਵਿੱਚ ਬਣੇ ਰਹਿਣ ਲਈ ਅਤੇ ਕਾਰਜਸੀਲ ਇਕਾਈ ਦੇ ਰੂਪ ਵਿੱਚ ਕੰਮ ਕਰਦੇ ਰਹਿਣ ਦੇ ਪੱਖੋਂ ਜਰੂਰੀ ਹੈ ਕਿ ਮਨੁੱਖਾਂ ਵਿੱਚ interaction ਹੁੰਦੀ ਰਹੇ।

7.4 Tradition and Customs and their Influence on Health

1. ਪਰਦੇ ਦੀ ਪ੍ਰਥਾ
2. ਬਾਲ ਵਿਆਹ
3. ਖਾਣ-ਪੀਣ ਸੰਬੰਧੀ ਵਿਸ਼ਵਾਸ
4. ਖੁੱਲ੍ਹੇ ਵਿੱਚ toilet ਜਾਣਾ
5. ਧਾਰਮਿਕ ਉਤਸਵਾਂ ਅਤੇ ਤਿਉਹਾਰਾਂ ਉੱਤੇ ਨਦੀਆਂ ਦੇ ਗੰਦੇ ਅਤੇ ਕੀਟਾਣੂ ਭਰੇ ਪਾਣੀ ਵਿੱਚ ਲਹਾਉਣਾ।
6. ਬੀਮਾਰੀਆਂ ਦਾ ਡਾਕਟਰੀ ਇਲਾਜ ਨਾ ਕਰਾਉਣਾ, ਬਲਕਿ ਜਾਦੂ ਟੂਣੇ ਕਰਨ ਸੰਬੰਧੀ ਵਿਸ਼ਵਾਸ।
7. ਦਾਈਆਂ ਤੋਂ ਜਣੇਪਾ ਕਰਵਾਉਣਾ। ਜੇ ਬੱਚੇ ਦਾ ਨਾੜੂ ਪੱਕ ਜਾਵੇ ਤਾਂ ਉਸ ਤੇ ਗੋਹਾਂ ਜਾਂ ਰਾਖ ਲਗਾਉਣ ਸੰਬੰਧੀ ਵਿਸ਼ਵਾਸ।
8. ਦਸਤ ਲਗਣ ਤੇ ਖੁਰਾਕ ਨਾ ਦੇਣ ਸੰਬੰਧੀ ਵਿਸ਼ਵਾਸ।
9. ਮਾਨਸਿਕ ਤੌਰ ਤੇ ਬੀਮਾਰ ਵਿਅਕਤੀ ਵਿੱਚ ਕਿਸੇ ਓਪਰੀ ਛਾਇਆ ਸੰਬੰਧੀ ਵਿਸ਼ਵਾਸ।
10. ਸਿਹਤ ਸੰਬੰਧੀ ਚੰਗੇ ਵਿਸ਼ਵਾਸ ਜਿਵੇਂ ਤੁਲਸੀ ਨੂੰ ਚਾਹ ਵਿੱਚ ਪਾ ਕੇ ਖਾਂਸੀ ਅਤੇ ਜੁਕਾਮ ਵੇਲੇ ਦੇਣਾ, ਚਿਕਨਪਾਕਸ ਹੋਣ ਤੇ ਨਿੰਮ ਦੇ ਪੱਤਿਆ ਨਾਲ ਲਹਾਉਣਾ, ਮੁਰਦੇ ਨੂੰ ਜਲਾਉਣਾ ਜਾ ਦਬਾਉਣਾ।

ਸਿਹਤ ਨਾਲ ਜੁੜੇ ਕਈ ਵਿਸ਼ਵਾਸ ਸਿਹਤ ਤੇ ਚੰਗਾ ਅਤੇ ਕਈ ਵਿਸ਼ਵਾਸ ਸਿਹਤ ਤੇ ਬੁਰਾ ਪ੍ਰਭਾਵ ਪਾਉਂਦੇ ਹਨ ਜਿਵੇ :

1. ਕਿਸੇ ਸਮਾਜ ਵਿੱਚ ਮਰਦੇ ਨੂੰ ਜਲਾਉਣਾ ਜਾਂ ਦਬਾਉਣਾ ਸਿਹਤ ਸੰਬੰਧੀ ਇੱਕ ਚੰਗਾ ਵਿਸ਼ਵਾਸ ਹੈ ਕਿਉਂ ਕਿ ਇਸ ਨਾਲ ਪ੍ਰਦੂਸ਼ਣ ਨਹੀਂ ਫੈਲਦਾ।
2. ਮੱਟ ਲੱਗਣ ਤੇ ਦੁੱਧ ਵਿੱਚ ਹਲਦੀ ਪਾ ਕੇ ਦੇਣਾ ਜੁਕਾਮ ਜਾਂ ਖਾਂਸੀ ਹੋਣ ਤੇ ਤੁਲਸੀ ਦੇਣਾ ਅਤੇ ਚਿਕਨਪਾਕਸ ਸਮੇਂ ਨਿੰਮ ਦੇ ਪੱਤਿਆ ਨਾਲ ਨਹਾਉਣਾ ਇੱਕ ਚੰਗਾ ਵਿਸ਼ਵਾਸ ਹੈ ਕਿਉਂ ਕਿ ਇਹ Antibiotic ਹਨ।
3. ਨਦੀਆਂ ਦੇ ਪਾਣੀ ਨੂੰ ਪਵਿੱਤਰ ਸਮਝ ਕੇ ਪੀਣਾ ਜਾਂ ਨਹਾਉਣਾ ਆਦਿ ਸਿਹਤ ਸੰਬੰਧੀ ਗਲਤ ਵਿਸ਼ਵਾਸ ਹੈ ਕਿਉਂ ਕਿ ਨਦੀਆਂ ਦਾ ਪਾਣੀ ਗੰਦਾ ਹੁੰਦਾ ਹੈ ਅਤੇ ਇਸ ਵਿੱਚ ਨਹਾਉਣ ਨਾਲ ਜਾਂ ਇਸਨੂੰ ਪੀਣ ਨਾਲ ਕਈ ਛੂਤ ਦੇ ਰੋਗ ਲੱਗ ਸਕਦੇ ਹਨ।
4. ਨਦੀਆਂ ਵਿੱਚ ਮੁਰਦੇ ਦੀ ਲਾਸ਼ ਜਾਂ ਅਸਥੀਆਂ ਵਹਾਉਣਾ ਇੱਕ ਗਲਤ ਵਿਸ਼ਵਾਸ ਹੈ ਕਿਉਂਕਿ ਇਸ ਨਾਲ ਜਲ ਪ੍ਰਦੂਸ਼ਣ ਫੈਲਦਾ ਹੈ।
5. ਪਰਦੇ ਦੀ ਪ੍ਰਥਾ ਸੰਬੰਧੀ ਇੱਕ ਗਲਤ ਵਿਸ਼ਵਾਸ ਹੈ। ਇਸ ਨਾਲ ਕਈ ਛੂਤ ਦੇ ਰੋਗ ਫੈਲਦੇ ਹਨ।
6. ਛੋਟੀ ਉਮਰ ਵਿੱਚ ਵਿਆਹ ਕਰਨਾ ਵੀ ਇੱਕ ਗਲਤ ਵਿਸ਼ਵਾਸ ਹੈ ਇਸ ਨਾਲ ਸਰੀਰ ਦਾ ਪੂਰਨ ਵਿਕਾਸ ਨਹੀਂ ਹੋ ਸਕਦਾ ਹੈ ਅਤੇ ਨਾਲ ਹੀ sexually transmitted diseases ਵੀ ਹੋ ਸਕਦੀਆਂ ਹਨ।
7. ਖੁੱਲ੍ਹੇ ਵਿੱਚ toilet ਜਾਣਾ ਵੀ ਇੱਕ ਗਲਤ ਵਿਸ਼ਵਾਸ ਹੈ, ਇਸ ਨਾਲ ਕਈ ਬੀਮਾਰੀਆਂ ਲੱਗਦੀਆਂ ਹਨ। ਇਸ ਲਈ ਸੈਨੇਟਰੀ ਲੈਟਰੀਨਾ ਦੀ ਵਰਤੋਂ ਕਰਨ ਦੀ ਸਲਾਹ ਦਿੱਤੀ ਜਾਂਦੀ ਹੈ।
8. ਬੀਮਾਰੀਆਂ ਲਈ ਡਾਕਟਰੀ ਇਲਾਜ ਨਾ ਕਰਾਉਣਾ ਅਤੇ ਜਾਦੂ ਟੂਣੇ ਕਰਨੇ ਇਕ ਗਲਤ ਵਿਸ਼ਵਾਸ ਹੈ, ਕਿਉਂ ਕਿ ਇਸ ਨਾਲ ਬੀਮਾਰੀ ਵਧਦੀ ਹੈ ਅਤੇ ਕਈ ਵਾਰ ਮੌਤ ਵੀ ਹੋ ਜਾਂਦੀ ਹੈ।
9. ਅਣਸਿੱਖੀਆਂ ਦਾਈਆਂ ਤੋਂ ਜਣੇਪਾ ਕਰਾਉਣ ਨਾਲ ਮਾਂ ਅਤੇ ਬੱਚੇ ਨੂੰ ਲਾਗ ਹੋ ਸਕਦੀ ਹੈ ਅਤੇ ਮੌਤ ਵੀ ਹੋ ਸਕਦੀ ਹੈ।

10. ਬੱਚੇ ਦੇ ਨਾੜੂ ਤੇ ਗੋਹੇ ਜਾਂ ਰਾਖ ਲਗਾਉਣ ਨਾਲ ਬੱਚੇ ਨੂੰ ਟੈਟਨਸ ਹੋ ਜਾਂਦੀ ਹੈ।
11. ਜਣੇਪੇ ਤੋਂ ਪਹਿਲਾ ਅਤੇ ਬਾਅਦ ਵਿੱਚ ਮਾਂ ਨੂੰ ਘਿਉ ਜਿਆਦਾ ਖੁਆਉਣ ਨਾਲ ਸਰੀਰ ਦਾ ਵਜਨ ਵਧਦਾ ਹੈ ਅਤੇ ਕਈ ਬਿਮਾਰੀਆਂ ਲੱਗ ਜਾਂਦੀਆਂ ਹਨ। ਮਾਂ ਨੂੰ ਸਧਾਰਨ ਖੁਰਾਕ ਦਿਓ ਅਤੇ ਬੀਮਾਰੀਆਂ ਤੋਂ ਦੂਰ ਰਖੋ।
12. ਖੁੱਲੇ ਵਿੱਚ toilet ਜਾਣਾ ਗਲਤ ਅਭਿਆਸ ਹੈ ਇਸ ਨਾਲ ਮੱਖੀਆਂ ਰਾਂਹੀ ਬੀਮਾਰੀ ਫੈਲਦੀ ਹੈ।

7.4.1 **ਸਮਾਜਿਕ ਦਰਜੇਬੰਦੀ** (Social Startification)

ਸਮਾਜਿਕ ਵੰਡ ਦਾ ਮਤਲਬ ਹੈ ਸਮਾਜ ਦਾ ਉੱਚਾ ਵਰਗ ਅਤੇ ਨੀਵਾਂ ਵਰਗ ਦਾ ਅਲਗ ਹੋਣਾ ਹੈ। ਇਹ ਸਮਾਜਿਕ ਇਕਾਈ ਦੀ ਵੰਡ ਹੈ। ਇਹ ਵੰਡ ਸਮਾਜਿਕ ਵੰਡ ਅਖਵਾਉਂਦੀ ਹੈ। ਹਰ ਸਮਾਜ ਆਪਣੀਆਂ ਲੋੜਾਂ ਦੀ ਪੂਰਤੀ ਲਈ ਵੱਖ-ਵੱਖ ਸਮੂਹਾਂ ਵਿੱਚ ਵੰਡੀਆ ਹੁੰਦਾ ਹੈ। ਉਨ੍ਹਾਂ ਨੂੰ ਅਧਿਕਾਰ ਸ਼ਕਤੀ ਅਤੇ ਔਹਦਾ ਪ੍ਰਦਾਨ ਕਰਦਾ ਹੈ।

ਸਮਾਜਿਕ ਵੰਡ ਦੇ ਅਧਾਰ (Basis of Social Startification)

1. ਜੈਵਿਕ ਅਧਾਰ (Biological basis)
   - ਜਨਮ
   - ਉਮਰ
   - ਲਿੰਗ
   - ਜਾਤ
   - ਬੁੱਦੀ
   - ਸਰੀਰਿਕ ਬਲ
2. ਸਮਾਜਿਕ ਸੰਸਕ੍ਰਿਤੀਕ ਅਧਾਰ (Socio-cultural basis)
   - ਧਨ ਸਮਪਤੀ
   - ਵਪਾਰ
   - ਧਾਰਮਿਕ ਸੱਤਾ
   - ਰਾਜਨੀਤਿਕ ਸੱਤਾ

ਸਮਾਜਿਕ ਵੰਡ ਦੇ ਕਾਰਕ

- ਪ੍ਰਤੀਸ਼ਠਾ
- ਭੁਮੀਕਾ
- ਆਰਥਕ
- ਰਾਜਨੀਤਕ

7.4.2 **ਜਾਤ, ਵਰਗ ਅਤੇ ਪ੍ਰਜਾਤ ਦੀ ਸਿਹਤ ਅਤੇ ਸਿਹਤ ਆਦਤਾਂ ਦਾ ਪ੍ਰਭਾਵ** (Influence of Class, Caste and Race on Health and Health Practices)

ਭਾਰਤ ਵਿੱਚ ਸਮਾਜਿਕ ਵਿਵਸਥਾ ਜਾਤ, ਵਰਗ ਅਤੇ ਪ੍ਰਜਾਤ ਦੀ ਵਿਸ਼ੇਸ਼ਤਾਵਾਂ ਦਾ ਵਿਸ਼ੇਸ਼ ਸਥਾਨ ਹੁੰਦਾ ਹੈ। ਇਹ ਸਭ ਸਿਹਤ ਅਤੇ ਸਿਹਤ ਸੰਬੰਧੀ ਆਦਤਾ ਉਤੇ ਪ੍ਰਭਾਵ ਪਾਉਂਦੀ ਹੈ। ਇਹ ਹੇਠ ਪ੍ਰਕਾਰ ਹਨ :

ਜਾਤ (Caste) : ਜਾਤ ਇਕ ਸਮਾਜਿਕ ਸਮੂਹ ਹੈ ਹਿੰਦੂਆਂ ਵਿੱਚ ਸਮਾਜਿਕ ਵਰਗੀਰਕਣ ਜਾਤ ਦਾ ਅਧਾਰ ਹੁੰਦਾ ਹੈ। ਸਦਸਤਾ ਜਨਮ ਤੋਂ ਹੀ ਹੁੰਦੀ ਹੈ। ਵਪਾਰ ਵੀ ਪਰੰਪਰਾਗਤ ਹੁੰਦੇ ਹਨ। ਮੈਂਬਰਾਂ ਦੇ ਸਮੂਹ ਵਿੱਚ ਵਿਆਹ ਕਰਨਾ ਪੈਂਦਾ ਹੈ। ਨਹੀਂ ਤਾਂ ਉਹਨਾਂ ਨੂੰ ਜਾਤ ਤੋਂ ਬਾਹਰ ਕੱਢ ਦਿੱਤਾ ਜਾਂਦਾ ਹੈ। ਖਾਣ ਪੀਣ, ਵਿਆਹ ਸ਼ਾਦੀ ਆਦਿ ਉੱਤੇ ਪ੍ਰਬੰਧ ਹੁੰਦਾ ਹੈ।

ਬ੍ਰਾਹਮਣ ਨੂੰ ਸਭ ਤੋਂ ਉੱਚੀ ਜਾਤ ਦਾ ਮੰਨਿਆ ਜਾਂਦਾ ਹੈ। ਉਨਾਂ ਨੂੰ ਸਮਾਜ ਵਿੱਚ ਸਭ ਤੋਂ ਉੱਚਾ ਦਰਜਾ ਦਿੱਤਾ ਜਾਂਦਾ ਹੈ। ਸ਼ੁਦਰ ਨੂੰ ਨੀਵੀ ਜਾਤ ਦਾ ਦਰਜਾ ਦਿੱਤਾ ਜਾਂਦਾ ਹੈ।

ਸਮਾਜਿਕ ਵਰਗ (Social class) **:** ਸਮਾਜਿਕ ਵਰਗ ਸਮੁਦਾਏ ਦਾ ਇਕ ਭਾਗ ਹੁੰਦਾ ਹੈ ਜੋ ਦੁਸਰੇ ਵਰਗ ਤੋਂ ਅੱਲਗ ਹੁੰਦਾ ਹੈ। ਸਮਾਜਿਕ ਦਰਜਾ ਵੇਸ਼ ਤੋਂ ਜਾਂ ਜਨਮ ਤੋਂ ਹੁੰਦਾ ਹੈ। ਅਧੁਨਿਕ ਸਮਾਜਿਕ ਵਰਗ-ਵਪਾਰ ਸਿੱਖਿਅਕ ਯੋਗਤਾ, ਆਮਦਨੀ ਰਾਜਨੀਤਕ ਸ਼ਕਤੀ ਸ਼ਾਮਿਲ ਹੁੰਦੇ ਹਨ।

7.5 Cast and Class **ਦਾ ਸਿਹਤ ਤੇ ਕੀ ਪ੍ਰਭਾਵ ਪਾਉਦੇ ਹਨ**

ਭਾਰਤ ਵਿੱਚ ਵੱਖ-ਵੱਖ ਜਾਂਤਾਂ ਦੇ ਲੋਕ ਰਹਿੰਦੇ ਹਨ। ਸਾਰੀਆ ਜਾਤਾਂ ਦੇ ਲੋਕ ਆਪਣੇ ਨਿਸ਼ਚਿਤ ਕਿੱਤੇ ਕਰਦੇ ਹਨ। ਜਾਤੀ ਪ੍ਰਥਾ ਕਰਕੇ ਉੱਚ-ਨੀਚ ਦੀ ਭਾਵਨਾ ਪਾਈ ਜਾਂਦੀ ਹੈ।

ਉੱਚੀ ਸ੍ਰੇਣੀ ਅਤੇ ਜਾਤੀ ਦੇ ਲੋਕ ਜਿਆਦਾ ਪੜ੍ਹੇ-ਲਿਖੇ ਹੋਣ ਕਰਕੇ ਉਹਨਾਂ ਲਈ ਉਪਲੱਬਧ ਸਿਹਤ ਸੇਵਾਵਾਂ ਅਤੇ ਇਲਾਜ ਸੇਵਾਵਾਂ ਲੈਂਦੇ ਹਨ ਅਤੇ ਨੀਵੀਂ ਜਾਤੀਂ ਦੇ ਲੋਕਾਂ ਨੂੰ ਇਨਾਂ ਸਿਹਤ ਸੇਵਾਵਾਂ ਬਾਰੇ ਕੋਈ ਗਿਆਨ ਨਹੀਂ ਹੁੰਦਾ, ਕਿਉਂਕਿ ਉਹ ਅਨਪੜ ਹੁੰਦੇ ਹਨ।

ਉਚੀ ਸ੍ਰੇਣੀ ਅਤੇ ਜਾਤੀ ਦੇ ਲੋਕ ਵਧੀਆ ਅਤੇ ਉਚ ਪੋਸ਼ਟਿਕ ਆਹਾਰ ਵਾਲਾ ਭੋਜਨ ਖਾਂਦੇ ਹਨ ਅਤੇ ਸਿਹਤਮੰਦ ਰਹਿੰਦੇ ਹਨ ਅਤੇ ਨੀਵੀ ਸ੍ਰੇਣੀ ਦੇ ਲੋਕਾਂ ਕੋਲ ਕਮਾਈ ਘੱਟ ਹੋਣ ਕਰਕੇ ਉਨਾਂ ਨੂੰ ਰੋਜਾਨਾ ਕੈਲੋਰੀਜ ਵਾਲਾ ਭੋਜਨ ਵੀ ਪ੍ਰਾਪਤ ਨਹੀਂ ਹੁੰਦਾ। ਜਿਸ ਕਾਰਨ ਉਹ ਕਪੋਸ਼ਣ ਜਾ ਅਨੀਮੀਆ ਵਰਗੇ ਰੋਗਾਂ ਦੇ ਸ਼ਿਕਾਰ ਹੋ ਜਾਂਦੇ ਹਨ।

ਉੱਚ ਸ੍ਰੈਣੀ ਦੇ ਲੋਕ family planning ਦੇ method ਅਪਣਾ ਕੇ ਘੱਟ ਬੱਚੇ ਪੈਦਾ ਕਰਦੇ ਹਨ ਅਤੇ ਉਨਾਂ ਬੱਚਿਆਂ ਨੂੰ ਚੰਗੀ ਤਰ੍ਹਾਂ educate ਕਰਦੇ ਹਨ ਅਤੇ ਦੇਖਭਾਲ ਵੀ ਚੰਗੀ ਤਰ੍ਹਾਂ ਕਰ ਸਕਦੇ ਹਨ ਅਤੇ ਨੀਵੀਂ ਸ੍ਰੇਣੀ ਅਤੇ ਜਾਤੀ ਦੇ ਲੋਕ uneducated ਹੋਣ ਕਰਕੇ family planning ਦੇ methods ਨਹੀਂ ਓਪਣਾਉਦੇ ਅਤੇ ਜਿਆਦਾ ਬੱਚੇ ਹੋਣ ਕਰਕੇ ਉਹਨਾਂ ਦੀ ਯੋਗ ਦੇਖਭਾਲ ਨਹੀਂ ਕਰ ਸਕਦੇ। ਜਿਆਦਾ ਬੱਚਿਆਂ ਨਾਲ ਬਾਲ-ਮਜਦੂਰੀ, ਚੋਰੀ, ਬੇਰੋਜਗਾਰੀ ਅਤੇ ਅਨਪੜ੍ਹਤਾ ਦੀ ਸਮੱਸਿਆ ਵੱਧਦੀ ਹੈ।

ਉੱਚੀ class and cast ਦੇ ਲੋਕ ਸਫ਼ਾਈ ਦਾ ਵਿਸ਼ੇਸ ਧਿਆਨ ਰੱਖਦੇ ਹਨ ਅਤੇ ਸਾਫ਼-ਸੁਥਰੇ ਘਰ੍ਹਾਂ ਵਿੱਚ ਰਹਿੰਦੇ ਹਨ, ਪਰ ਨੀਵੀਂ ਸ੍ਰੇਣੀ ਦੇ ਲੋਕ ਝੁੱਗੀਆਂ-ਝੋਪੜੀਆਂ ਅਤੇ ਗੰਦੇ ਵਾਤਾਵਰਨ ਵਿੱਚ ਰਹਿਣ ਕਾਰਨ ਉਨ੍ਹਾਂ ਨੂੰ ਜਿਆਦਾ ਬੀਮਾਰੀਆਂ ਲੱਗਦੀਆਂ ਹਨ।

ਪ੍ਰਜਾਤੀ (Race) **:** ਪ੍ਰਜਾਤ ਵਿਗਿਆਨਕ ਅਧਾਰ ਉੱਤੇ ਵਿਅਕਤੀ ਦਾ ਇਕ ਏਸਾ ਵੱਡਾ ਸਮੂਹ ਹੋ ਜਿਸ ਨੂੰ ਅਨੁਵੰਸਕਤਾ ਦੇ ਅਧਾਰ ਉੱਤੇ ਜਾਣਿਆ ਜਾਂਦਾ ਹੈ ਜਿਵੇਂ ਰੰਗਰੂਪ, ਅਕਾਰ, ਸਰੀਰਿਕ ਵਿਸ਼ੇਸਤਾ ਵਾਲੇ ਮਨੁੱਖਾਂ ਦੇ ਸਮੂਹ ਨੂੰ ਪ੍ਰਜਾਤਿ ਕਹਿੰਦੇ ਹਨ, ਜਾਤ, ਵਰਗ ਅਤੇ ਪ੍ਰਜਾਤੀ ਦੇ ਸਿਹਤ ਉੱਤੇ ਪ੍ਰਭਾਵ ਪੈਂਦੇ ਹਨ।

7.5.1 **ਪਰਿਵਾਰ** (Family)

ਗੁੱਥੇ (Goethe) ਦੇ ਅਨੁਸਾਰ ਉਹ ਵਿਅਕਤੀ ਸਭ ਤੋਂ ਵੱਧ ਸੁੱਖੀ ਹੈ ਜੋ ਆਪਣੇ ਘਰ ਸ਼ਾਂਤੀ ਨਾਲ ਰਹਿੰਦਾ ਹੈ।

ਪਰਿਵਾਰ ਇਕ ਸੰਘ ਜਾਂ ਸਮੀਤਿ ਹੈ। ਪਰਿਵਾਰ ਇਕ ਪ੍ਰਭਾਵਸ਼ਾਲੀ ਸੰਸਥਾ ਹੈ। ਮੁਢਲੇ ਸਮੂਹ ਦਾ ਸਭ ਤੋਂ ਵੱਧ ਉਤਮ ਉਦਾਰਣ ਪਰਿਵਾਰ ਹੈ। ਪਰਿਵਾਰ ਵਿੱਚ ਰਹਿ ਕੇ ਹੀ ਇਕ ਮਨੁੱਖ ਜਾਨਵਰ ਤੋਂ ਇਨਸਾਨ ਵਾਂਗ ਵਿਵਹਾਰ ਕਰਦਾ ਹੈ।

ਪਰਿਵਾਰ ਦੀ ਪਰਿਭਾਸ਼ਾ (Definition of family)

ਸਮਨਰ ਅਤੇ ਕੇਲਰ ਦੇ ਅਨੁਸਾਰ : ਪਰਿਵਾਰ ਇਕ ਸੂਖਮ ਸੰਗਠਨ ਹੈ ਜਿਸ ਵਿੱਚ ਵੱਟ-ਤੋਂ ਵੱਟ ਦੋ ਪੀੜਿਆਂ ਸ਼ਾਮਿਲ ਹੁੰਦੀਆਂ ਹਨ ਅਤੇ ਜੋ ਉਚੇਰੇ ਰੂਪ ਵਿੱਚ ਖੂਨ ਦੇ ਰਿਸ਼ਤੇ ਨਾਲ ਬੰਨਿਆ ਹੁੰਦਾ ਹੈ। ਇਸ ਪਰਿਭਾਸ਼ਾ ਦੇ ਅਨੁਸਾਰ ਪਰਿਵਾਰ ਸਭ ਤੋਂ ਛੋਟਾ ਮਨੁੱਖੀ ਸਮੂਹ ਹੈ ਜਿਸ ਵਿੱਚ ਇੱਕਠ ਦੀਆਂ ਵਿਸ਼ੇਸ਼ਤਾਵਾਂ ਪਾਈਆਂ ਜਾਂਦੀਆਂ ਹਨ। ਅਤੇ ਖੂਨ ਸੰਬੰਧਾਂ ਦੁਆਰਾ ਦੋ ਜਾਂ ਜਿਆਦਾ ਪੀੜਿਆਂ ਨਾਲ ਮਿਲ ਕੇ ਬਣਦਾ ਹੈ।

ਬੋਗਾਰਡਸ ਦੇ ਅਨੁਸਾਰ : ਪਰਿਵਾਰ ਇਕ ਛੋਟਾ ਸਮਾਜਿਕ ਸਮੂਹ ਹੈ ਜੋ ਇਕ ਮਾਤਾ-ਪਿਤਾ ਅਤੇ ਇਕ ਜਾਂ ਜਿਆਦਾ ਬੱਚਿਆਂ ਨਾਲ ਬਣਦਾ ਹੈ ਇਸ ਵਿੱਚ ਜ਼ਿੰਮੇਵਾਰੀਆਂ ਸਮਾਨ ਰੂਪ ਵਿੱਚ ਵੰਡੀਆਂ ਹੁੰਦੀਆਂ ਹਨ। ਅਤੇ ਜਿਸ ਵਿੱਚ ਖੁਦ ਨਿਅੰਤਰਣ ਅਤੇ ਸਮਾਜਿਕ ਭਾਵਨਾ ਨਾਲ ਉੱਤ ਪੋਤ ਵਿਅਕਤੀ ਬਣਨ ਦੇ ਲਈ ਬੱਚਿਆਂ ਦਾ ਪਾਲਣ ਪੋਸ਼ਣ ਕੀਤਾ ਜਾਂਦਾ ਹੈ।

ਪਰਿਵਾਰ ਦੀਆਂ ਵਿਸ਼ੇਸ਼ਤਾਵਾਂ (Characteristics of Family)

General Characteristics

- ਸਹਿਯੋਗੀ ਸੰਬੰਧ (Mating relationship)
- ਵਿਆਹ ਦਾ ਇਕ ਪ੍ਰਕਾਰ (A four of marriage)
- ਵੰਸ਼ਨਾਮ ਦੀ ਪਦਤੀ (A system of nomenclature)
- ਆਰਥਕ ਵਿਵਸਥਾ (Economic provision)
- ਸਮਾਨ ਨਿਵਾਸ ਸਥਾਨ (A common house)

ਵਿਸਿਸ਼ਟ ਵਿਸ਼ੇਸ਼ਤਾਵਾਂ (Distinctive characteristics)

- ਇਕਸਾਰਤਾ (Universality)
- ਭਾਵਨਾਤਮਕ ਅਧਾਰ (Emotional basis)
- ਨਿਰਮਾਣਸ਼ੀਲ ਪ੍ਰਭਾਵ (Formative influence)
- ਸੀਮਤ ਅਕਾਰ (Limited size)
- ਸਮਾਜਿਕ ਢਾਂਚੇ ਵਿੱਚ ਕੇਂਦਰੀ ਸਥੀਤਿ (Nuclear position in the social structure)
- ਸਮਾਜਿਕ ਵਿਧਾਨ (Social regulation)

ਹਿੰਦੂ ਪਰਿਵਾਰ ਦੀਆਂ ਵਿਸ਼ੇਸ਼ਤਾਵਾਂ ਹੇਠ ਲਿਖਿਆਂ ਹਨ :

- ਸੰਯੁਕਤ ਪਰਿਵਾਰ (Joint family)
- ਧਾਰਮਿਕ ਕਰਤੱਣ (Religious duty)
- ਵੱਡੇ ਵਡੇਰਿਆਂ ਦਾ ਸਨਮਾਨ (Respect for elders)
- ਪਿਤਰਸਤਾਤਮਕ ਪਰਿਵਾਰ (Patriarichal family)
- ਮਹਤਵਪੂਰਣ ਸਮੂਹ ਦੇ ਰੂਪ ਵਿੱਚ (As an important primary group)

Functions of Family

ਪਰਿਵਾਰ ਵਿੱਚ ਕੁੱਝ ਕੰਮ ਸਮਾਜ ਦੇ ਸਮਾਨ ਹੁੰਦੇ ਹਨ ਇਹ ਕੰਮ ਨੂੰ ਪਹਿਲ ਕੰਮ ਕਹਿੰਦੇ ਹਨ। ਇਹ ਕੰਮ ਮੋਲਕ ਅਤੇ ਇਕਸਾਰਤਾ ਵਿੱਚ ਹੁੰਦੇ ਹਨ।

ਪਰਿਵਾਰ ਦੇ ਕੰਮ

- ਯੋਨ ਸੰਬੰਧੀ ਲੋੜਾਂ ਦੀ ਪੂਰਤੀ (Satisfaction of sexual needs)
- ਔਲਾਦ ਪੈਦਾ ਕਰਨੀ (procreaction)
- ਬੱਚਿਆਂ ਦਾ ਪਾਲਣ ਪੋਸ਼ਣ (Nurture to children)
- ਸਰੀਰਿਕ ਰਖਿਆ (Physical protection)

ਮਨੋਵਿਗਿਆਨਕ ਕੰਮ (Phychological Functions)

ਸਰੀਰਿਕ ਸੁਰਖਿਆ ਦੇ ਇਲਾਵਾ ਮਾਨਸਿਕ ਸੁਰਖਿਆ ਦੇਣਾ ਪਰਿਵਾਰ ਦਾ ਮੁੱਖ ਕੰਮ ਹੈ। ਪਿਆਰ, ਸਹਾਨੁਭੁੱਤੀ, ਸਲਾਹ, ਸਹਿਯੋਗ ਆਦਿ ਮਨੋਵਿਗਿਆਨਕ ਕਿਰਿਆਵਾਂ ਹਨ। ਪਰਿਵਾਰ ਵਿਚ ਇਕਲੇਪਣ ਦਾ ਅਹਿਸਾਸ ਨਹੀਂ ਹੁੰਦਾ। ਜਿਨਾਂ ਪਰਿਵਾਰਾਂ ਵਿੱਚ ਕਲੇਸ਼, ਤਣਾਅ ਅਤੇ ਸੰਘਰਸ਼ ਹੁੰਦਾ ਹੈ ਉਨਾਂ ਪਰਿਵਾਰ ਦੇ ਬੱਚੇ ਵੀ ਉਸ ਮਨੋਵਿਰਤੀ ਦੇ ਹੋ ਜਾਂਦੇ ਹਨ।

ਆਰਥਕ ਕੰਮ (Economic Functions)

ਅਧੁਨਿਕ ਸਮਾਜ ਵਿੱਚ ਪਰਿਵਾਰ ਦੁਆਰਾ ਆਰਖਿਕ ਕੰਮ ਕਿਤੇ ਜਾਂਦੇ ਹਨ। ਉਤਪਾਦ, ਉਪਭੋਗ ਅਤੇ ਸਮਾਨ ਰੂਪ ਵਿੱਚ ਮੈਂਬਰਾਂ ਵਿੱਚ ਵੰਡ ਕਰਨਾ ਪਰਿਵਾਰ ਦਾ ਕੰਮ ਹੈ। ਮਿਹਨਤ ਵੰਡ ਦੇ ਦੁਆਰਾ ਪਰਿਵਾਰ ਵਿੱਚ ਹਰ ਔਰਤ, ਪੁਰਸ਼ ਦੀ ਸਥਿਤੀ ਨਿਸ਼ਚਿਤ ਹੁੰਦੀ ਹੈ। ਅਤੇ ਇਸ ਦੇ ਅਨੁਸਾਰ ਕੰਮ ਵੀ ਵੰਡੇ ਜਾਂਦੇ ਹਨ। ਮਾਤਾ-ਪਿਤਾ ਦੁਆਰਾ ਪੈਸਾ ਕਮਾਇਆ ਜਾਂਦਾ ਹੈ ਅਤੇ ਸਮਪਤਿ ਦਾ ਪ੍ਰਬੰਧ ਪਰਿਵਾਰ ਦਾ ਕੰਮ ਹੈ।

- Social functions ਸਮਾਜਿਕ ਕੰਮ
  - ਸਮਾਜੀਕਰਣ (Socialization)
  - ਸਥਿਤੀ ਦਾ ਕੰਮ (Status role)
  - ਸਮਾਜਿਕ ਨਿਅੰਤਰਣ (Social control)
- ਸੰਸਕਰੀਤੀਕ ਕੰਮ (Cultural function)
  - ਜਨ ਰੀਤਿਆਂ
  - ਜਨ ਰੁੜੀਆਂ
  - ਪਰਥਾਵਾਂ
  - ਪੰਰਪਰਾਵਾਂ
  - ਸਮਾਜਿਕ ਅਦਰਸ਼
  - ਨੈਤੀਕ ਨਿਯਮ

ਇਨਾਂ ਸਾਰਿਆਂ ਦਾ ਗਿਆਨ ਪਰਿਵਾਰ ਤੋਂ ਪ੍ਰਾਪਤ ਹੁੰਦਾ ਹੈ। ਸੰਸਕਰੀਤੀਕ ਮਨੁੱਖ ਦਾ ਸਿੱਖਿਆ ਹੋਇਆ ਵਿਵਹਾਰ ਹੈ।

ਮੰਨੋਰੰਜਨ ਪ੍ਰਦਾਨ ਕਰਨ ਦੇ ਕੰਮ (Recreational Functions)

- ਅਧੁਨਿਕ ਯੁਗ ਵਿੱਚ ਪਰਿਵਾਰ ਦੇ ਅੰਦਰ ਹੀ ਅਨੇਕਾਂ ਮਨੋਰੰਜਨ ਦੇ ਕੰਮ ਪੂਰੇ ਹੁੰਦੇ ਹਨ। ਮਾਤਾ-ਪਿਤਾ ਅਤੇ ਬੱਚੇ, ਦਿਓਰ-ਭਾਬੀ, ਸਾਲੇਹਾਰ-ਭਣਵਈਆਂ ਅਜੇ ਵੀ ਇਕ ਦੂਜੇ ਲਈ ਮਨੋਰੰਜਨ ਕਰਦੇ ਹਨ।
- ਸਿੱਖਿਅਕ ਕੰਮ (educational functions)
- ਰਾਜਨੈਤਿਕ (political functions)

ਪਰਿਵਾਰ ਵਿੱਚ ਹੀ ਰਾਜਨੀਤਿਕ ਇਕਠ ਹੁੰਦਾ ਹੈ। ਹਰ ਪਰਿਵਾਰ ਵਿੱਚ ਇਕ ਵਿਵਸਥਾ ਕਾਯਮ ਰਹਿੰਦੀ ਹੈ। ਘਰ ਦਾ ਮੁਖਿਆ ਪਰਿਵਾਰ ਦਾ ਮੁਖਿਆ ਹੁੰਦਾ ਹੈ। ਮੁਖਿਆ ਦਾ ਸ਼ਾਸਨ ਘਰ ਪਰਿਵਾਰ ਵਿੱਚ ਚਲਦਾ ਹੈ। ਵੱਡੇ ਵਡੇਰਿਆਂ ਦੀ ਸਲਾਹ-ਮਸ਼ਵਰਾ ਲਿਆ ਜਾਂਦਾ ਹੈ।

ਪਰਿਵਾਰ ਦੀਆਂ ਕੀਸਮਾਂ (Types of family)

- ਮੁਢਲਾ ਮੂੱਲ ਕੇਂਦਰੀ ਪਰਿਵਾਰ (Primary or nuclear family)
- ਵਿਆਹ ਸੰਬੰਧੀ ਪਰਿਵਾਰ (Conjugal family)
- ਜਨਮਤ ਪਰਿਵਾਰ (Family of orientation)
- ਔਲਾਦ ਉੱਤਪਤੀ ਪਰਿਵਾਰ (Family of procreation)
- ਨਵ ਸਥਾਨਕ ਪਰਿਵਾਰ (Neolocal family)
- ਪਿਤਰਸਥਾਨਿਕ ਪਰਿਵਾਰ (Patrilocal family)
- ਵਿਸਤਰਤ ਪਰਿਵਾਰ (Extended family)
- ਬਹੁਵਿਆਹ ਪਰਿਵਾਰ (Polygamous family)
- ਖ਼ੂਨ ਸੰਬੰਧੀ ਪਰਿਵਾਰ (Consonguineal family)
- ਮਾਤ ਸਥਾਨਕ ਪਰਿਵਾਰ (Matrilocal family)
- ਇਕ ਵਿਆਹ ਉੱਤੇ ਅਧਾਰਤ (Monogamous family)
- ਸੰਯੁਕਤ ਪਰਿਵਾਰ (Joint family)
- ਸਧਾਰਣ ਨਿਵਾਸ (Common residance)
- ਆਮ ਰਸੋਈਘਰ (Common kitchen)
- ਆਮ ਸੱਮਪਤੀ (Common property)
- ਆਮ ਪੂਜਾ (Common worship)
- ਆਮ ਪੀੜਿਆਂ (Many generations)

ਸੰਯੁਕਤ ਪਰਿਵਾਰ (Joint Family)

ਸੰਯੁਕਤ ਪਰਿਵਾਰ ਦਾ ਮਤਲਬ :

ਡਾ. ਸ਼੍ਰੀਮਤੀ ਟਰਾਵਤੀ ਦੇ ਅਨੁਸਾਰ ਸੰਯੁਕਤ ਪਰਿਵਾਰ ਮਨੁੱਖਾਂ ਦਾ ਇਕ ਸਮੂਹ ਹੈ ਜੋ ਇਕ ਛੱਤ ਦੇ ਹੇਠਾਂ ਰਹਿੰਦੀ ਹੈ, ਜੋ ਇੱਕ ਹੀ ਰਸੋਈ ਦਾ ਬਣਿਆ ਭੋਜਨ ਕਰਦੇ ਹਨ ਜੋ ਆਮ ਸੰਪਤੀ ਹਖਦੇ ਹਨ। ਅਤੇ ਕਿਸੇ ਨਾ ਕਿਸੇ ਖ਼ੂਨ ਦੇ ਸੰਬੰਧ ਨਾਲ ਇਕ ਦੂਜੇ ਨਾਲ ਜੁੜੇ ਹੁੰਦੇ ਹਨ।

ਡਾ. ਆਈ.ਪੀ. ਦੇਸਾਈ ਦੇ ਅਨੁਸਾਰ ਜਿਸ ਘਰ ਵਿੱਚ ਇਕਾਕੀ ਪਰਿਵਾਰ ਦੀ ਜਗ੍ਹਾ ਜਿਆਦਾ ਪੀੜਿਆਂ ਦੇ ਲੋਕ ਰਹਿੰਦੇ ਹੋਣ ਅਤੇ ਉਹ ਸੰਪਤੀ, ਆਮਦਨੀ, ਅਤੇ ਅਧਿਕਾਰਾ ਅਤੇ ਕਰੱਤਵ ਨਾਲ ਜੁੜੇ ਹੋਏ ਹੋਣ ਤਾਂ ਉਸ ਘਰ ਨੂੰ ਅਸੀਂ ਸੰਯੁਕਤ ਪਰਿਵਾਰ ਕਹਿੰਦੇ ਹਨ।

ਸੰਯੁਕਤ ਪਰਿਵਾਰ ਦੀਆਂ ਵਿਸ਼ੇਸ਼ਤਾਵਾਂ (Joint family characterstics)

- ਸਮਾਜਵਾਦੀ ਇਕਠ
- ਕਰਤਾ ਦਾ ਉੱਚ ਸਥਾਨ
- ਅਨੇਕਾਂ ਪੀੜਿਆਂ।
- ਸਧਾਰਣ ਨਿਵਾਸ
- ਆਮ ਸੰਪਤੀ

ਸੰਯੁਕਤ ਪਰਿਵਾਰ ਦੇ ਗੁਣ

- ਨਵੇ ਵਿਆਹੇ ਜੋੜੇ ਦੀ ਸੁਰਖਿਆ
- ਪਰਉਪਕਾਰੀ ਅਤੇ ਸਮੂਹਕ ਜੀਵਣ
- ਸਮਸਿਆਵਾਂ ਦਾ ਪਰਿਵਾਰਕ ਬੀਮਾ
- ਬੁਢੇਪੇ ਦੀ ਸੁਰਖਿਆ
- ਬੱਚਿਆਂ ਦਾ ਪਾਲਣ ਪੋਸ਼ਣ
- ਆਗਿਆ ਪਾਲਣ ਅਤੇ ਆਦਰ ਸਨਮਾਨ ਦੀ ਭਾਵਨਾ
- ਯੋਗਤਾ ਦੇ ਅਨੁਸਾਰ ਕੰਮ
- ਮਨੋਰੰਜਨ ਦਾ ਉਤਮ ਸਾਧਨ।

ਸੰਯੁਕਤ ਪਰਿਵਾਰ ਦੇ ਅਵਗੁਣ

- ਸੰਯੁਕਤ ਪਰਿਵਾਰ ਵਿੱਚ ਮੁਖਿਆ ਦੀ ਤਾਨਸ਼ਾਹੀ ਹੋ ਸਕਦੀ ਹੈ। ਜੋ ਕਿ ਕਿਸੇ ਪਰਿਵਾਰ ਦੀ ਉਨੱਤੀ ਵਿੱਚ ਰੁਕਾਵਟ ਬਣ ਸਕਦੀ ਹੈ।
- ਕਮਾਉਣ ਵਾਲੀਆਂ ਵਿੱਚ ਅਸੰਤੋਸ਼ ਹੁੰਦਾ ਹੈ ਕਿਉਂਕਿ ਜੋ ਲੋਕ ਵਿਹਲੇ ਬਹਿ ਕੇ ਖਾ ਰਹੇ ਹਨ ਉਹ ਕਮਾਉਣ ਵਾਲੀਆਂ ਉੱਤੇ ਬੋਝ ਹੋ ਸਕਦੇ ਹਨ।
- ਔਰਤਾਂ ਦੀ ਦੁਰਦਸ਼ਾ ਹੁੰਦੀ ਹੈ, ਔਰਤਾਂ ਕੰਮ ਦੇ ਬੋਝ ਵਿੱਚ ਦਬੀਆਂ ਰਹਿੰਦੀਆ ਹਨ।
- ਕਲੇਸ਼ ਅਤੇ ਈਰਖਾ ਦਾ ਕੇਂਦਰ।
- ਸੰਯੁਕਤ ਪਰਿਵਾਰ ਵਿੱਚ ਮੈਂਬਰ ਜਿੰਮੇਵਾਰੀ ਤੋਂ ਬਚਦੇ ਹਨ, ਇਸ ਲਈ ਸੰਯੁਕਤ ਪਰਿਵਾਰ ਵਿੱਚ ਜਿੰਮੇਵਾਰੀਆਂ ਦੀ ਅਣਹੋਂਦ ਹੁੰਦੀ ਹੈ।
- ਪਰਿਵਾਰਕ ਮੈਂਬਰ ਸੰਯੁਕਤ ਪਰਿਵਾਰ ਵਿੱਚ ਅਜ਼ਾਦੀ ਦੀ ਘਾਟ ਮਹਿਸੂਸ ਕਰਦੇ ਹਨ।
- ਆਲਮ ਅਤੇ ਗਰੀਬੀ।
- ਬਾਲ ਵਿਆਹ ਨੂੰ ਪ੍ਰੋਤਸਾਹਨ ਅਤੇ ਵਿਧਵਾ ਮੁੜ ਵਿਆਹ ਦਾ ਵਿਰੋਧ
- ਡਰ ਦਾ ਮਹੌਲ।

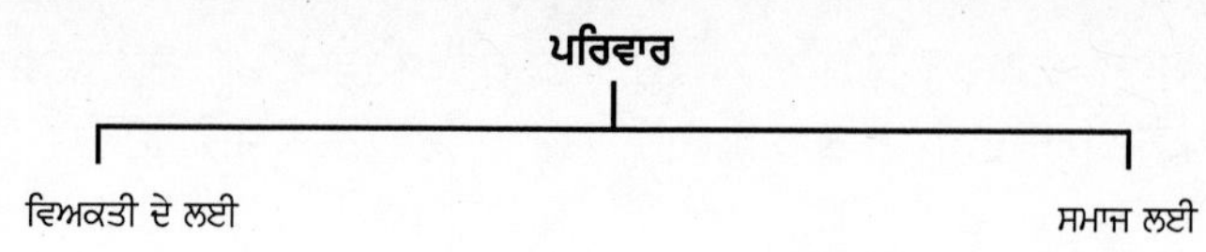

- ਜੀਵਨ ਅਤੇ ਅਸਤੀਤਵ
- ਸਮਾਜੀਕਰਣ
- ਸਥਿਤੀ ਪ੍ਰਦਾਨ ਕਰਣਾ
- ਬਚਾਅ ਅਤੇ ਸਹਾਇਤਾ
- ਯੋਨ ਸੰਬੰਧੀ ਮੌਕਾ

- ਵਿਅਕਤੀਆਂ ਦੇ ਖਾਲੀ ਥਾਂ ਭਰਨੇ
- ਯੋਨ ਨਿਅੰਤਰਣ ਅਤੇ ਪਾਬੰਦੀ
- ਦੇਖਭਾਲ ਕਰਨਾ

7.5.2 **ਵਿਆਹ** (Marriage)

ਸੈਂਟ ਪਾਲ ਦੇ ਅਨੁਸਾਰ : ਪੁਰਸ਼ ਲਈ ਇਹ ਚੰਗਾ ਹੈ ਕਿ ਉਹ ਔਰਤ ਨੂੰ ਹੱਥ ਨਾ ਲਾਵੇ। ਫਿਰ ਵੀ ਅਣਵਿਆਹੀਆਂ ਵਿਅਕਤੀ ਨੂੰ ਆਪਣੇ ਵਿਚਾਰਾਂ ਨੂੰ ਰੋਕਣ ਲਈ ਇਹ ਚਾਹੀਦਾ ਹੈ ਕਿ ਹਰ ਪੁਰਸ਼ ਦੀ ਆਪਣੀ ਪਤਨੀ ਹੋਵੇ ਤੇ ਹਰ ਔਰਤ ਦਾ ਆਪਣਾ ਪਤੀ ਹੋਵੇ, ਕਿਉਂਕਿ ਜਲਨ/ਸਾੜ ਨਾਲੋਂ ਵਿਆਹ ਕਰ ਲੈਣਾ ਜਿਆਦਾ ਬਿਹਤਰ ਹੈ।

ਬੇਕਨ ਦੇ ਅਨੁਸਾਰ : ਹਰ ਵਿਅਕਤੀ ਵਿਆਹ ਦੇ ਦੂਸਰੇ ਦਿਨ ਤੋਂ ਖੁਦ ਉਮਰ ਵਿੱਚ ਸੱਤ ਸਾਲ ਬੁੱਢਾ ਮਹਸੂਸ ਕਰਦਾ ਹੈ। ਹਰ ਸਮਾਜ ਵਿੱਚ ਵਿਆਹ ਇਹ ਸਮਾਜਿਕ ਸੰਸਥਾ ਦੇ ਰੂਪ ਵਿੱਚ ਹੁੰਦਾ ਹੈ ਵਿਆਹ ਵਿੱਚ ਸੰਸਥਾ ਦੇ ਜਰੂਰੀ ਲਛਣ ਇਸ ਪ੍ਰਕਾਰ ਹਨ।

1. ਧਾਰਣਾ
2. ਸਮਾਜਿਕ ਇਜਾਜ਼ਤ
3. ਸਥਾਈ ਵਿਆਹ
4. ਪ੍ਰਤੀਕ (symbols)
5. ਢਾਂਚਾ (structure)
6. ਉਦੇਸ਼ (Aims)

ਵਿਆਹ ਦੀ ਪਰਿਭਾਸ਼ਾ

ਗਿਲਿਨ ਅਤੇ ਗਿਲਿਨ (Gillin and gillin) ਦਾ ਕਹਿਣਾ ਹੈ, ਵਿਆਹ, ਸੰਤਾਨ ਉਤਪੱਤੀ ਅਤੇ ਪਰਿਵਾਰ ਦੀ ਸਥਾਪਨਾ ਦਾ ਸਮਾਜ ਦੁਆਰਾ ਮਾਨਤਾ ਪ੍ਰਾਪਤ ਇਕ ਤਰੀਕਾ ਹੈ।

ਬੋਗਾਰਡਸ (Bogardus) ਦਾ ਕਹਿਣਾ ਹੈ ਕਿ ਵਿਆਹ ਇਸਤਰੀ ਅਤੇ ਪੁਰਸ਼ ਨੂੰ ਪਰਿਵਾਰ ਜੀਵਨ ਵਿੱਚ ਦਾਖਿਲ ਕਰਾਉਣ ਵਾਲੀ ਇੱਕ ਸੰਸਥਾ ਹੈ।

ਉੱਪਰ ਲਿਖੀਆਂ ਪਰਿਭਾਸ਼ਾ ਵਿੱਚ ਨਾ ਉਲਝਦੇ ਹੋਏ ਵਿਆਹ ਦੀ ਪਰਿਭਾਸ਼ਾ ਹੇਠ ਲਿਖੀ ਹੈ।

1. ਵਿਆਹ ਜਿਨਸੀ ਸੰਬੰਧਾਂ ਉੱਤੇ ਅਧਾਰਿਤ ਹੈ।
2. ਵਿਆਹ ਇਸਤਰੀ-ਪੁਰਸ਼ ਦਾ ਸੰਗਠਨ ਹੈ।
3. ਵਿਆਹ ਵਿੱਚ ਕੁਝ ਪੁਰਸ਼ਾਂ ਦਾ ਕੁਝ ਇਸਤਰੀਆਂ ਨਾਲ, ਇਕ ਪੁਰਸ਼ ਦਾ ਅਨੇਕ ਇਸਤਰੀਆਂ ਨਾਲ, ਇਕ ਇਸਤਰੀ ਦਾ ਅਨੇਕ ਪੁਰਸ਼ਾਂ ਨਾਲ, ਇਕ ਪੁਰਸ਼ ਦਾ ਇਕ ਇਸਤਰੀ ਨਾਲ ਜਿਨਸੀ ਸੰਬੰਧ ਸਥਾਪਿਤ ਹੋ ਸਕਦਾ ਹੈ।
4. ਵਿਆਹ ਦੁਆਰਾ ਜਿਨਸੀ ਸੰਬੰਧਾਂ ਨੂੰ ਸਮਾਜ ਵਲੋਂ ਮਾਨਤਾ ਮਿਲੀ ਹੁੰਦੀ ਹੈ।
5. ਵਿਆਹ ਵਿੱਚ ਕੁਝ ਰੀਤਾਂ ਅਤੇ ਰਿਵਾਜਾਂ ਦੀ ਪਾਲਣਾ ਕੀਤੀ ਜਾਂਦੀ ਹੈ।
6. ਵਿਆਹ ਸਥਾਈ ਸੰਸਥਾ ਹੈ।
7. ਵਿਆਹ ਵਿੱਚ ਕੁਝ ਅਧਿਕਾਰ ਅਤੇ ਕਰਤੱਵ ਸ਼ਾਮਿਲ ਹੁੰਦੇ ਹਨ।

8. ਪਰਿਵਾਰ, ਸੰਤਾਨ-ਉਤਪਤੀ, ਵਿਆਹ ਦਾ ਹੀ ਨਤੀਜਾ ਹੈ। ਵਿਆਹ ਤੋਂ ਬਾਅਦ ਸੰਤਾਨ ਜਾਇਜ ਮੰਨੀ ਜਾਂਦੀ ਹੈ।
9. ਵਿਆਹ ਸਮਾਜ ਵਿੱਚ ਜਿਨਸੀ ਸੰਬੰਧਾਂ ਨੂੰ ਕੰਟਰੋਲ ਕਰਨ ਦਾ ਕੰਮ ਵੀ ਕਰਦਾ ਹੈ।
10. ਵਿਆਹ ਇਕ ਸਾਰਵਜਨਕ ਸੰਸਥਾ ਹੈ।

ਵਿਆਹ ਦੇ ਉਦੇਸ਼

ਵਿਆਹ ਦੇ ਚਾਰ ਮੁੱਖ ਉਦੇਸ਼ ਹਨ :

1. ਜਿਨਸੀ ਸੰਬੰਧਾਂ ਦੀ ਸੰਤੁਸ਼ਟੀ ਅਤੇ ਪੂਰਤੀ।
2. ਆਰਥਿਕ ਸਹਿਯੋਗ।
3. ਸੰਤਾਨ ਉਤਪੱਤੀ ਅਤੇ ਉਸ ਦਾ ਪਾਲਣ ਪੋਸ਼ਣ।
4. ਸਮਾਜ ਵਿੱਚ ਨਾਮ ਕਾਇਮ ਰੱਖਣ ਲਈ, ਵੰਸ਼ ਪਰੰਪਰਾ ਨੂੰ ਜ਼ਾਰੀ ਰੱਖਣਾ।

ਜੀਵਨ ਸਾਥੀ ਦੀ ਚੋਣ ਪਦੱਤੀ

- ਮੁੱਲ ਵਿਆਹ (Marriage by purchase)
- ਪਰਿਖਣ ਵਿਆਹ (Probationary marriage)
- ਜਿਦ ਵਿਆਹ (Marriage by instrusion)
- ਅਗਵਾਹ ਕਰਕੇ ਵਿਆਹ (Marriage by capture)
- ਸੇਵਾ ਵਿਆਹ (Marriage by service)
- ਅਦਲਾ ਬਦਲੀ ਵਿਆਹ (Exchange marriage)
- ਆਪਸੀ ਸਹਮਤੀ ਦੁਆਰਾ ਵਿਆਹ (Marriage by mutual consent)

7.5.2 **ਵਿਆਹ ਦੀਆਂ ਕਿਸਮਾਂ** (Types of Marriages)

1. **ਇਕ ਪਤੀ ਜਾਂ ਇਕ ਪਤਨੀ ਵਿਆਹ** (Monogamy) : ਇਕ ਪੁਰਸ਼ ਦੀ ਇਕ ਪਤਨੀ ਹੋਵੇ ਅਤੇ ਇਕ ਪਤਨੀ ਦਾ ਇਕ ਪੁਰਸ਼ ਹੋਵੇ, ਪਤਨੀ ਦੇ ਜੀਵਿਤ ਹੋਣ ਦੀ ਹਾਲਤ ਵਿੱਚ ਪਤੀ ਦੂਜਾ ਵਿਆਹ ਨਹੀਂ ਕਰ ਸਕਦਾ ਅਤੇ ਪਤੀ ਦੇ ਜਿੰਦਾ ਹੋਣ ਦੀ ਹਾਲਤ ਵਿੱਚ ਪਤਨੀ ਦੂਜਾ ਵਿਆਹ ਨਹੀਂ ਕਰਵਾ ਸਕਦੀ। ਇਸ ਵਿੱਚ ਹੇਠ ਲਿਖਿਆਂ ਕਿਸਮਾਂ ਹੋ ਸਕਦੀਆਂ ਹਨ :
   (a) ਅਸਥਾਈ ਇਕ ਪਤੀ ਪ੍ਰਥਾ (Monoandry) : ਇਕ ਇਸਤਰੀ ਉੱਤੇ ਪੂਰੇ ਸਮੂਹ ਦਾ ਅਧਿਕਾਰ ਰਹਿੰਦਾ ਹੈ। ਪਰੰਤੂ ਕੁਝ ਸਮੇਂ ਲਈ ਸਿਰਫ ਇਕ ਹੀ ਪੁਰਸ਼ ਸੰਬੰਧ ਬਣਾ ਸਕਦਾ ਹੈ, ਜਿਨੇ ਸਮੇਂ ਲਈ ਉਹ ਇਸਤਰੀ ਕਿਸੇ ਪੁਰਸ਼ ਦੇ ਹਵਾਲੇ ਕੀਤੀ ਜਾਂਦੀ ਹੈ। ਉਸ ਸਮੇਂ ਦੌਰਾਨ ਕੋਈ ਦੂਸਰਾ ਪੁਰਸ਼ ਉਸ ਨਾਲ ਸੰਬੰਧ ਨਹੀਂ ਬਣਾ ਸਕਦਾ।
   (b) ਇਕ ਪਤਨੀ ਪ੍ਰਥਾ (Monogamy) : ਇਸ ਵਿਚ ਵਿਆਹ ਤਾਂ ਕੇਵਲ ਇਕ ਇਸਤਰੀ ਅਤੇ ਪੁਰਸ਼ ਵਿਚਕਾਰ ਹੀ ਹੁੰਦਾ ਹੈ ਪਰੰਤੂ ਪੁਰਸ਼ ਨੂੰ ਇਹ ਹੱਕ ਹੈ ਕਿ ਉਹ ਦੂਜੀਆਂ ਇਸਤਰੀਆਂ ਨਾਲ ਵੀ ਯੋਨ ਸੰਬੰਧ ਕਾਇਮ ਹੱਖ ਸਕਦਾ ਹੈ। ਪਰੰਤੂ ਉਹ ਦੂਜੀਆਂ ਇਸਤਰੀਆਂ ਨੂੰ ਆਪਣੀਆਂ ਪਤਨੀਆਂ ਦੇ ਰੂਪ ਵਿੱਚ ਗ੍ਰਹਿਣ ਨਹੀਂ ਕਰ ਸਕਦਾ।
   (c) ਜੋੜਾ ਵਿਆਹ (Pair marriage) : ਵਿਆਹ ਦੇ ਇਸ ਰੂਪ ਵਿਚ ਪਤੀ ਪਤਨੀ ਦਾ ਇਕ ਜੋੜਾ ਹੁੰਦਾ ਹੈ ਜੋ ਸਥਾਈ ਤੇ ਕੁਦਰਤੀ ਹੁੰਦਾ ਹੈ। ਇਸ ਵਿਚ ਪਤੀ ਪਤਨੀ ਦੀ ਸਥਿਤੀ ਘੱਟ ਜਾਂ ਵੱਧ ਮਾਤਰਾ ਵਿੱਚ ਬਰਾਬਰ ਰਹਿੰਦੀ ਹੈ। ਆਧੁਨਿਕ ਯੁਗ ਵਿੱਚ ਵਿਆਹ ਦਾ ਇਹੀ ਰੂਪ ਸਭ ਤੋਂ ਜਿਆਦਾ ਪ੍ਰਚਲਿਤ ਹੈ।

2. **ਬਹੁਪਤਰੀ ਜਾਂ ਬਹੁ ਪਤਨੀ ਪ੍ਰਥਾ** (Polygamy) : ਇਕ ਇਸਤਰੀ ਦੇ ਦੋ ਜਾਂ ਜਿਆਦਾ ਪਤਨੀਆ, ਅਨੇਕ ਪੁਰਸ਼ਾਂ ਅਤੇ ਅਨੇਕ ਇਸਤਰੀਆਂ ਦੇ ਵਿੱਚ ਸਮੂਹਿਕ ਵਿਆਹ ਆਦਿ ਇਸਦੇ ਅਧੀਨ ਆਉਂਦੇ ਹਨ। ਬਹੁ-ਵਿਆਹ ਚਾਰ ਤਰ੍ਹਾਂ ਦੇ ਹੋ ਸਕਦੇ ਹਨ :
   (a) ਸਮੂਹ ਵਿਆਹ : ਇਕ ਪਰਿਵਾਰ ਦੇ ਸਾਰੇ ਭਰਾ ਦੂਸਰੇ ਪਰਿਵਾਰ ਦੀਆਂ ਸਾਰੀਆਂ ਭੈਣਾਂ ਨਾਲ ਜਾਂ ਪੁਰਸ਼ਾਂ ਦਾ ਇਕ ਸਮੂਹ ਇਸਤਰੀਆਂ ਦੇ ਇਕ ਸਮੂਹ ਨਾਲ ਵਿਆਹ ਕਰਕੇ ਸੁਤੰਤਰ ਜਿਨਸੀ ਸੰਬੰਧ ਸਥਾਪਿਤ ਕਰਦੇ ਹਨ। ਪ੍ਰਾਚੀਨ ਆਦਮ ਸਮਾਜਾਂ ਵਿੱਚ ਇਹੋ ਜਿਹੇ ਵਿਆਹ ਹੁੰਦੇ ਹਨ।

       ਅੱਜ ਕੱਲ ਭਾਰਤ ਵਿੱਚ ਵਿਆਹ ਦੀ ਇਹ ਕਿਸਮ ਬਹੁਤ ਘੱਟ ਮਾਤਰਾ ਵਿੱਚ ਵੇਖਣ ਨੂੰ ਮਿਲਦੀ ਹੈ।
   (b) ਬਹੁ ਪਤੀ ਵਿਆਹ (Polyandry) : ਵਿਆਹ ਦੇ ਇਸ ਰੂਪ ਵਿੱਚ ਇਕ ਇਸਤਰੀ ਦੇ ਦੋ ਜਾਂ ਜਿਆਦਾ ਪਤੀ ਹੁੰਦੇ ਹਨ। ਇਸਤਰੀਆਂ ਦੀ ਸੰਖਿਆ ਘੱਟ ਅਤੇ ਪੁਰਸ਼ਾਂ ਦੀ ਸੰਖਿਆ ਜਿਆਦਾ ਹੋਣ ਕਾਰਣ ਇਹ ਪ੍ਰਥਾ ਪਾਈ ਜਾਂਦੀ ਹੈ। ਆਰਥਿਕ ਦਸ਼ਾ ਖਰਾਬ ਹੋਣ ਕਰਕੇ ਵੀ ਕਈ ਪੁਰਸ਼ ਮਿਲਕੇ ਇਕ ਇਸਤਰੀ ਦੀ ਜਿੰਮੇਵਾਰੀ ਸੰਭਾਲਦੇ ਹਨ। ਵਿਆਹ ਦੀ ਇਹ ਕਿਸਮ ਬਹੁਤ ਘੱਟ ਪ੍ਰਚਲਿਤ ਹੈ।

       ਬਹੁ ਪਤਨੀ ਵਿਆਹ ਵੀ ਦੋ ਤਰ੍ਹਾਂ ਦਾ ਹੁੰਦਾ ਹੈ। ਭਾਰਤੀ ਬਹੁ ਪਤੀ ਪ੍ਰਥਾ, ਜਿਸ ਵਿੱਚ ਸਾਰੇ ਭਰਾ ਰਲ ਕੇ ਇਕ ਇਸਤਰੀ ਦੀ ਜਿੰਮੇਵਾਰੀ ਲੈਂਦੇ ਹਨ। ਦੂਜੀ ਪ੍ਰਥਾ ਵਿੱਚ ਭਰਾਵਾਂ ਤੋਂ ਇਲਾਵਾ ਕਈ ਪੁਰਸ਼ ਰਲ ਕੇ ਇਕ ਇਸਤਰੀ ਦੀ ਜਿੰਮੇਵਾਰੀ ਲੈਂਦੇ ਹਨ।
   (c) ਬਹੁ ਪਤਨੀ ਵਿਆਹ (Polygyny) : ਦੋ ਜਾਂ ਜਿਆਦਾ ਇਸਤਰੀਆਂ ਜਦੋਂ ਇਕ ਪੁਰਸ਼ ਨਾਲ ਵਿਆਹ ਕਰਦੀਆਂ ਹਨ ਤਾਂ ਬਹੁ ਪਤਨੀ ਵਿਆਹ ਕਿਹਾ ਜਾਂਦਾ ਹੈ। ਇਹ ਪ੍ਰਥਾ ਬਹੁਤ ਘੱਟ ਵਿਖਾਈ ਦਿੰਦੀ ਹੈ। ਗਰੀਬ ਪੁਰਸ਼ਾਂ ਵਿੱਚ ਬਹੁ ਪਤਨੀ ਵਿਆਹ ਨਹੀਂ ਦੇ ਬਰਾਬਰ ਹੁੰਦੇ ਹਨ। ਮੁਸਲਮਾਨਾਂ ਵਿੱਚ ਅੱਜ ਵੀ ਕਾਨੂੰਨੀ ਰੂਪ ਵਿੱਚ ਅਤੇ ਸਮਾਜਿਕ ਪਰੰਪਰਾ ਅਨੁਸਾਰ ਬਹੁ ਪਤਨੀ ਵਿਆਹ ਨੂੰ ਮਾਨਤਾ ਦਿੱਤੀ ਜਾਂਦੀ ਹੈ।
   (d) ਦੋ ਪਤਨੀ ਵਿਆਹ (Bigamy) : ਵਿਆਹ ਦੇ ਇਸ ਰੂਪ ਵਿੱਚ ਦੋ ਪਤਨੀਆਂ ਰੱਖਣ ਦਾ ਅਧਿਕਾਰ ਹੁੰਦਾ ਹੈ, ਇਸ ਤੋਂ ਜਿਆਦਾ ਨਹੀਂ।
3. **ਪ੍ਰਾਥਮਿਕਤਾ ਦੇ ਅਧਾਰ ਉੱਤੇ ਵਿਆਹ**

   ਇਸ ਪ੍ਰਕਾਰ ਦੇ ਵਿਆਹ ਵਿੱਚ ਆਪਣੇ ਲਹੂ ਸੰਬੰਧਾਂ ਨੂੰ ਪਹਿਲ ਦਿੱਤੀ ਜਾਂਦੀ ਹੈ। ਇਹੀ ਕਾਰਣ ਹੈ ਕਿ ਅਜਿਹੇ ਵਿਆਹਾਂ ਨੂੰ ਰਕਤ ਸੰਬੰਧੀ ਵਿਆਹ (Blood marriage) ਵੀ ਕਹਿੰਦੇ ਹਨ। ਇਸ ਤਰ੍ਹਾਂ ਦੇ ਵਿਆਹ ਨੂੰ ਚਾਰ ਭਾਗਾਂ ਵਿੱਚ ਵੰਡ ਸਕਦੇ ਹਾਂ।
   (a) ਦੇਵਰ ਭਾਬੀ ਵਿਆਹ (Levirate) : ਇਸ ਵਿਆਹ ਵਿੱਚ ਇਸਤਰੀ ਨੂੰ ਆਪਣੇ ਪਤੀ ਦੀ ਮੌਤ ਬਾਅਦ ਦੇਵਰ ਨਾਲ ਵਿਆਹ ਕਰਵਾਉਣ ਦਾ ਹੱਕ ਹੁੰਦਾ ਹੈ। ਕੁਝ ਸਮਾਜਾਂ ਵਿੱਚ ਤਾਂ ਵੱਡੇ ਭਾਈ ਦੇ ਵਿਆਹ ਤੋਂ ਬਾਅਦ ਸਾਰੇ ਛੋਟੇ ਭਾਈਆਂ ਨੂੰ ਵੀ ਆਪਣੀ ਭਾਬੀ ਨਾਲ ਯੌਨ ਸੰਬੰਧੀ ਅਧਿਕਾਰ ਪ੍ਰਾਪਤ ਹੋ ਜਾਂਦੇ ਹਨ।

       ਵੱਡੇ ਭਾਈ ਦੀ ਮੌਤ ਸਗਰੋਂ ਇਸਤਰੀ ਛੋਟੇ ਭਰਾ ਨਾਲ ਵਿਆਹ ਕਰ ਨਵੇ ਤਾਂ ਇਸ ਨੂੰ ਦੇਵਰ ਭਾਬੀ ਵਿਆਹ ਕਹਿੰਦੇ ਹਨ। ਜੇ ਛੋਟੇ ਭਰਾ ਦੀ ਮੌਤ ਹੋਣ ਤੇ ਉਸ ਦਾ ਵੱਡਾ ਭਰਾ ਛੋਟੇ ਭਰਾ ਦੀ ਘਰਵਾਲੀ ਨਾਲ ਵਿਆਹ ਕਰਦਾ ਹੈ ਤਾਂ ਉਸਨੂੰ ਜੇਠ ਭਾਬੀ ਵਿਆਹ ਕਹਿੰਦੇ ਹਨ। ਅਜਿਹੇ ਵਿਆਹਾਂ ਦਾ ਲਾਭ ਇਹ ਹੈ ਕਿ ਵਿਦਵਾਵਾਂ ਦੀ ਸੰਖਿਆ ਘੱਟ ਹੁੰਦੀ ਹੈ ਅਤੇ ਬੱਚਿਆਂ ਦਾ ਪਾਲਣ-ਪੋਸ਼ਣ ਠੀਕ ਹੁੰਦਾ ਹੈ ਇਕ ਦੂਜੇ ਦੇ ਰਿਸ਼ਤੇਦਾਰ ਹੋਣ ਕਰਕੇ ਪਰਿਵਾਰ ਤਣਾਉ ਵੀ ਘੱਟ ਹੁੰਦਾ ਹੈ ਇਸ ਦੀ ਹਾਨੀ ਇਹ ਹੈ ਕਿ ਜੋੜੇ ਦੀ ਉਮਰਾਂ ਦਾ ਬਹੁਤ ਫਰਕ ਹੁੰਦਾ ਹੈ।
   (b) ਸਾਲੀ-ਜੀਜਾ ਵਿਆਹ (Sororate) : ਅਪਣੀ ਪਤਨੀ ਦੀ ਭੈਣ ਨਾਲ ਵਿਆਹ ਕਰਨ ਨੂੰ ਜੀਜਾ ਸਾਲੀ ਵਿਆਹ ਕਹਿੰਦੇ ਹਨ। ਅਧਿਕਤਰ ਪਤਨੀ ਦੀ ਮੌਤ ਤੋਂ ਉਪਰੰਤ ਹੀ ਸਾਲੀ-ਜੀਜਾ ਵਿਆਹ ਕੀਤਾ ਜਾਂਦਾ ਹੈ। ਪਰੰਤੂ

ਕਈ ਸਮਾਜਾਂ ਵਿੱਚ ਆਪਣੇ ਵਿੱਚ ਮਿਲਣ ਵਾਲੇ ਕੰਨਿਆ ਦਾਨ ਦੀ ਜਗ੍ਹਾ ਸਾਲੀ ਵਿਆਹ ਕਿੱਤੀ ਜਾਂਦੀ ਹੈ ਜਿਸ ਨੂੰ ਕੰਨਿਆ ਦਾਨ ਨਹੀਂ ਕਰਨਾ ਪੈਦਾ ਹੈ।

(c) ਮੁਸੇਰੇ-ਫੁਫੇਰੇ ਭਾਈ-ਭੈਣਾਂ ਦਾ ਵਿਆਹ : ਭਾਈ ਅਤੇ ਭੈਣ ਦੇ ਬੱਚਿਆਂ ਵਿੱਚ ਜਿਹੜੇ ਵਿਆਹ ਹੁੰਦੇ ਹਨ। ਉਨ੍ਹਾ ਨੂੰ ਮੁਸੇਰੇ-ਫੁਫੇਰੇ ਭਾਈ ਭੈਣ ਵਿਆਹ ਕਹਿੰਦੇ ਹਨ। ਇਸ ਵਿੱਚ ਵਟਾਂਦਰ ਕੀਤਾ ਜਾਂਦਾ ਹੈ ਅਰਥਾਤ ਆਪਣੀ ਲੜਕੀ ਦੇਕੇ ਉਨ੍ਹਾਂ ਦੀ ਲੜਕੀ ਆਪਣੀ ਲੜਕੇ ਨੂੰ ਵਿਆਹੀ ਜਾਂਦੀ ਹੈ ਇਹ ਵਿਆਹ ਅੱਜ ਵੀ ਭਾਰਤ ਵਿੱਚ ਕਈ ਜਾਤੀਆਂ ਵਿੱਕ ਪ੍ਰਚਲਿਤ ਹੈ ਪਿਤਾ ਦੀ ਭੈਣ ਜਾਂ ਮਾਂ ਦੇ ਭਾਈ ਦੇ ਬੱਚਿਆਂ ਵਿੱਚ ਇਹ ਵਿਆਹ ਸੰਭਵ ਹੈ।

(d) ਸਮਾਂਤਰ ਚਚੇਰੇ ਭਾਈ-ਭੈਣਾਂ ਦਾ ਵਿਆਹ : ਇਸ ਵਿੱਚ ਭਾਈ ਦੇ ਬੱਚਿਆਂ ਦੇ ਵਿੱਚ ਜਾਂ ਭੈਣ ਦੇ ਬੱਚਿਆਂ ਵਿੱਚ ਜੋ ਵਿਆਹ ਹੁੰਦੇ ਹਨ ਉਨ੍ਹਾਂ ਨੂੰ ਸਮਾਂਤਰ ਚਚੇਰੇ ਭਾਈ-ਭੈਣ ਵਿਆਹ ਕਹਿੰਦੇ ਹਨ। ਇਸ ਵਿੱਚ ਚਚੇਰੇ ਲੜਕੇ ਜਾਂ ਲੜਕੀ ਜਾਂ ਮਾਮੀ ਦੇ ਲੜਕੇ ਜਾ ਲੜਕੀ ਨਾਲ ਵਿਆਹ ਕੀਤਾ ਜਾਂਦਾ ਹੈ। ਹਿੰਦੂਆਂ ਵਿੱਚ ਅਜਿਹੇ ਵਿਆਹ ਨਹੀਂ ਹੁੰਦੇ। ਮੁਸਲਿਮ ਧਰਮ ਵਿੱਚ ਇਸ ਪ੍ਰਕਾਰ ਦੇ ਵਿਆਹ ਆਮ ਹੁੰਦੇ ਹਨ।

ਵਿਆਹ ਦੀ ਮਨਾਹੀ (Prohibition of marriage) **:** ਵਿਆਹ ਨੂੰ ਕੰਟਰੋਲ ਕਰਨ ਲਈ ਹਰ ਸਮਾਜ ਵਿੱਚ ਵਿਆਹ ਦੀ ਮਨਾਹੀ ਦੀ ਮਨਜੂਰੀ ਹੁੰਦੀ ਹੈ। ਹਰ ਸਮਾਜ ਵਿੱਚ ਵਿਆਹ ਸੰਬੰਧੀ ਕੁਝ ਨਿਯਮ ਪ੍ਰਚਲਿਤ ਹਨ। ਜਿਨ੍ਹਾਂ ਨੂੰ ਮੰਨਣਾ ਜਰੂਰੀ ਹੈ। ਜਿਵੇਂ ਵਿਆਹ ਆਪਣੇ ਸਮੂਹਾਂ ਵਿੱਚ ਹੋਣਾ ਚਾਹੀਦਾ ਹੈ, ਜੀਵਨ ਸਾਥੀ ਪ੍ਰਾਪਤ ਕਰਦੇ ਸਮੇਂ ਕਿਹੜੀਆਂ ਗੱਲਾਂ ਦਾ ਗਿਆਨ ਹੋਣਾ ਚਾਹੀਦਾ ਹੈ। ਜਾਤ, ਵਰਗ, ਧਰਮ ਆਦਿ ਕਈ ਪਰਥਾਵਾਂ ਪ੍ਰਵਲਿਤ ਹਨ। ਸਮਾਜਿਕ ਪੱਧਰ ਤੇ ਹੇਠ ਲਿਖੇ ਰੂਪ ਵੇਖਣ ਵਿੱਚ ਆਉਦੇ ਹਨ।

ਸਗੋਤਰ ਵਿਆਹ (Endogamy)

ਇਸਤਰੀ ਪੁਰਸ਼ ਦਾ ਵਿਆਹ ਆਪਣੇ ਹੀ ਸਮੂਹ ਵਿੱਚ ਹੋਣਾ ਮੁੱਖ ਵਿਸ਼ੇਸਤਾ ਹੈ। ਦੂਜੇ ਸਮੂਹ ਵਿੱਚ ਵਿਆਹ ਕਰਨਾ ਬੁਰਾ ਸਮਝਿਆ ਜਾਂਦਾ ਹੈ। ਇਸ ਵਿੱਚ :

1. **ਅੰਤਰ-ਵਰਗ ਵਿਆਹ** (Class-endogamy) **:** ਮੁੱਖ ਰੂਪ ਵਿੱਚ ਸਮਾਜ ਨੂੰ ਤਿੰਨ ਵਰਗਾਂ ਵਿੱਚ ਵੰਡਿਆ ਜਾਂਦਾ ਹੈ, ਉੱਚ ਵਰਗ, ਮੱਧ ਵਰਗ ਤੇ ਨੀਵਾਂ ਵਰਗ।

   ਵਿਹ ਵਗਰਾਂ ਦਾ ਅਧਾਰ ਕਿੱਤਾ, ਯੋਗਤਾ, ਸਮਾਜਿਕ ਸਥਿਤੀ, ਸਿੱਖਿਆ, ਧਰਮ, ਜਾਤ ਕੁਝ ਵੀ ਹੋ ਸਕਦੇ ਹਨ। ਇਸ ਵਿੱਚ ਵਿਆਹ ਸੰਬੰਧੀ ਮੁੱਖ ਵਿਸ਼ੇਸਤਾ ਇਹ ਹੈ ਕਿ ਸਮਾਜ ਵਰਗ ਵੀ ਮਹੱਤਤਾ ਦਿੱਤੀ ਜਾਂਦੀ ਹੈ।

   ਆਧੁਨਿਕ ਯੁਗ ਵਿੱਚ ਪ੍ਰੇਮ ਵਿਆਹ ਦੇ ਕਾਰਨ ਵਰਗ ਭਾਵਨਾ ਨੂੰ ਅਧਿਕ ਮਹੱਤਵ ਨਹੀਂ ਦਿੱਤਾ ਜਾਂਦਾ। ਸਿੱਖਿਆ ਤੇ ਜਾਗ੍ਰਿਤੀ ਕਰਕੇ ਵੀ ਵਰਗ ਦਾ ਮਹੱਤਵ ਘੱਟ ਗਿਆ ਹੈ।

2. **ਸਜਾਤੀ ਵਿਆਹ :** (ਇਸ ਵਿੱਚ ਆਪਣੀ ਜਾਤੀ ਤੋਂ ਬਾਹਰ ਵਿਆਹ ਨੂੰ ਠੀਕ ਨਹੀਂ ਸਮਝਿਆ ਜਾਂਦਾ। ਭਾਰਤੀ ਸਮਾਜ ਸੰਗਠਨ ਵਿੱਚ ਅੱਜ ਵੀ ਸਜਾਤੀ ਵਿਆਹ ਦਾ ਬੋਲਬਾਲਾ ਹੈ ਅਨੇਕੋ ਯੁੱਗ ਵਿੱਚ ਨਵੀ ਲਿੱਖਿਆ, ਨੀਤੀ ਅਤੇ ਜਾਗ੍ਰਿਤੀ ਕਰਕੇ ਅੰਤਰ ਜਾਤੀ ਵਿਆਹ ਨੂੰ ਉਤਸਾਹ ਮਿਲ ਜਾਂਦਾ ਹੈ।

3. **ਸਹਿ-ਧਰਮੀ ਵਿਆਹ** (Religions Endogamy) **:** ਹਰ ਇਕ ਸਮਾਜ ਵਿੱਚ ਧਰਮ ਇੱਕ ਮਹੱਤਵਪੁਰਨ ਰੂਪ ਵਿੱਚ ਆਪਣੀ ਭੁਮਿਕਾ ਅਦਾ ਕਰਦਾ ਰਿਹਾ ਹੈ। ਵਿਆਹ ਵਿੱਚ ਧਰਮਾਂ ਦਾ ਖਾਸ ਸਥਾਨ ਹੈ। ਇਕੋ ਜਿਹੇ ਧਰਮਾਂ ਨੂੰ ਮਹੱਤਤਾ ਦਿੱਤੀ ਜਾਂਦੀ ਹੈ।

   ਅੱਜ ਕੱਲ ਦੂਜੇ ਧਰਮਾਂ ਵਿੱਚ ਵਿਆਹ ਤਾਂ ਹੋ ਰਹੇ ਹਨ ਪਰ ਆਮਤੌਰ ਤੇ ਵਿਆਹ ਤੋ ਬਾਅਦ ਔਰਤ ਨੂੰ ਪੁਰਸ਼ ਦਾ ਧਰਮ ਮੰਨਣਾ ਪੈਦਾ ਹੈ।

4. **ਰਾਸ਼ਟਰ ਦੇ ਅੰਦਰ ਵਿਆਹ** (National endogomy) : ਖੇਤਰੀ ਭਾਵਨਾ ਕਾਰਣ ਇਕੋ ਦੇਸ਼ ਦੇ ਵਾਸੀ ਹੀ ਆਪੋ ਵਿੱਚ ਵਿਆਹ ਕਰਨਾ ਠੀਕ ਸਮਝਦੇ ਹਨ। ਅਜਿਹੇ ਲੋਕ ਦੇਸ਼ ਤੋ ਬਾਹਰ ਵਿਆਹ ਨਹੀਂ ਕਰਦੇ। ਭੂਗੋਲਿਕ ਕਾਰਨਾਂ ਕਰਕੇ ਵੀ ਆਪਣੇ ਰਾਸ਼ਟਰ ਵਿੱਚ ਵਿਆਹ ਜਿਆਦਾ ਹੁੰਦੇ ਹਨ।
5. **ਆਪਣੀ ਨਸਲ ਵਿੱਚ ਵਿਆਹ** (Racial endogamy) : ਗੋਰੇ-ਕਾਲੇ ਅਰਥਾਤ ਭਿੰਨ-2 ਨਸਲਾਂ ਦੇ ਲੋਕ ਆਪਣੀ ਨਾਸਲੀ ਵਿੱਚ ਹੀ ਵਿਆਹ ਨੂੰ ਪਹਿਲ ਦਿੰਦੇ ਹਨ। ਅਮਰੀਕਾ ਦੇ ਗੋਰੇ, ਅਫਰੀਕਾ ਦੇ ਕਾਲੇ ਲੋਕਾਂ ਨਾਲ ਵਿਆਹ ਕਰਨਾ ਪਸੰਦ ਨਹੀਂ ਕਰਦੇ।

ਅਸਗੋਤਰ ਵਿਆਹ (Exogamy) : ਇਸ ਅਧੀਨ ਕੋਈ ਵੀ ਇਸਤਰੀ ਪੁਰਸ਼ ਆਪਣੀ ਸਮੂਹ ਵਿੱਚ ਵਿਆਹ ਨਹੀਂ ਕਰ ਸਕਦਾ। ਉਦਾਹਰਣ ਲਈ ਕਈ ਜਾਤਾਂ ਵਿੱਚ ਆਪਣੇ ਗੋਤਰਾ ਵਿੱਚ ਵਿਆਹ ਨਹੀਂ ਕੀਤਾ ਜਾਂਦਾ। ਕਈ ਜਾਤਾਂ ਵਿੱਚ ਮਾਤਾ-ਪਿਤਾ ਅਤੇ ਕਈ ਪੀੜੀਆਂ ਦੀਆਂ ਸੰਤਾਨਾਂ ਤੱਕ ਆਪਸ ਵਿੱਚ ਵਿਆਹ ਨੂੰ ਅਧਰਮ ਮੰਨਿਆ ਜਾਂਦਾ ਹੈ।

ਅਜੋਕੇ ਯੁਗ ਵਿੱਚ ਭੋਤਿਕਵਾਦੀ ਵਿਚਾਰਾਂ ਵਿੱਚ ਜਿਆਦਾ ਤਰੱਕੀ ਹੋਣ ਕਰਕੇ ਵਿਆਹ ਦੀ ਮਾਨਤਾਵਾਂ ਵਿੱਚ ਕਾਫੀ ਤਬਦੀਲੀਆਂ ਆ ਗਈਆਂ ਹਨ। ਅੱਜ-ਕੱਲ ਪੁਰਾਣੀਆਂ ਪ੍ਰਖਾਵਾਂ ਪ੍ਰੰਪਰਾਵਾਂ ਦੀ ਜਗ੍ਹਾ ਸਧਾਰਨ ਵਿਆਹ ਲੈ ਰਹੇ ਹਨ। ਜਿਸ ਵਿੱਚ ਲੜਕੇ ਲੜਕੀ ਦੀ ਰਜਾਮੰਦੀ ਤੇ ਯੋਗਤਾ ਨੂੰ ਤਰਜੀਹ ਦਿੱਤੀ ਜਾਂਦੀ ਹੈ। ਭਾਵੇ ਅਜੇ ਵੀ ਪੁਰਾਣੀਆਂ ਪਰੰਪਰਾਵਾਂ ਭਾਰ ਹਨ ਪਰ ਉਹ ਦਿਨ ਦੂਰ ਨਹੀਂ ਜਦੋਂ ਅਜਿਹੇ ਵਿਆਹਾਂ ਨੂੰ ਤਰਜੀਹ ਦਿੱਤੀ ਜਾਵੇਗੀ ਜਿਸਵਿੱਚ ਲੜਕੇ-ਲੜਕੀ ਦੀ ਮਰਜੀ ਨੂੰ ਵਧੇਰੇ ਮਾਨਤਾ ਪ੍ਰਾਪਤ ਹੋਵੇ।

ਬਾਲ ਵਿਆਹ (Child Marriage) : ਬਚਪਨ ਵਿੱਚ ਹੀ ਲੜਕੇ-ਲੜਕੀਆ ਦਾ ਵਿਆਹ ਹੋ ਜਾਣਾ ਬਾਲ ਵਿਆਹ ਅਖਵਾਉਂਦਾ ਹੈ। ਇਸ ਵਿੱਚ ਮੁੰਡੇ ਦੀ ਉਮਰੋਂ ਸਾਲ ਤੋਂ ਘੱਟ ਅਤੇ ਲੜਕੀ ਦੀ ਉਮਰ 18 ਸਾਲ ਤੋਂ ਘੱਟ ਹੁੰਦੀ ਹੈ।

ਕਾਰਨ

1. ਔਰਤਾਂ ਦੀ ਮੰਦੀ ਹਾਲਤ (Lower status of women)
2. ਆਪਣੀ ਜਾਤ ਤੋਂ ਬਾਹਰ ਵਿਆਹ ਕਰਾਉਣ ਦੀ ਮੰਨਾਹੀ।
3. ਸੰਜੁਕਤ ਪਰਿਵਾਰ ਪ੍ਰਣਾਲੀ।
4. ਵਰ ਮੁਲ ਪ੍ਰਥਾ।
5. ਜੀਵਨ ਸਾਥੀ ਚੁਨਣ ਦੇ ਸਿਮਤ ਖੇਤਰ।
6. ਸਤੀ ਪ੍ਰਥਾ।

ਬਾਲ ਵਿਆਹ ਨੂੰ ਖਤਮ ਕਰਣ ਦੇ ਉਪਾਅ (How to eliminate the system of child marriage) :

1. ਕਨੂੰਨੀ ਰੋਕ
2. ਚੁੱਕਣੀ ਸਿੱਖਿਆ ਦੀ ਵਿਵਸਥਾ
3. ਬਾਹਰ ਵਾਲੀ ਜਾਤ ਵਿੱਚ ਵਿਆਹ ਕਰਵਾਉਣ ਦੀ ਖੁੱਲ
4. ਵਰ ਮੁੱਲ ਪ੍ਰਥਾ ਦਾ ਅੰਤ
5. ਪ੍ਰਚਾਰ।

ਵਿਧਵਾ ਵਿਆਹ (Widow marriage) : ਹਿੰਦੂ ਪਰਿਵਾਰ ਨਾਲ ਸੰਬੰਧਤ ਦੂਜੀ ਸਮਸਿਆਵਾਂ ਵਿਚੋਂ ਇਕ ਵਿਧਵਾ ਵਿਆਹ ਵੀ ਹੈ। ਹਿੰਦੂਆਂ ਵਿੱਚ ਵਿਆਹ ਸੰਬੰਧ ਵਿੱਚ ਇਹ ਰੋਕ ਹੈ ਕਿ ਔਰਤ ਆਪਣੇ ਪਤੀ ਦੀ ਮੌਤ ਤੋਂ ਬਾਅਦ ਦੋਬਾਰਾ ਵਿਆਹ ਨਹੀਂ ਕਰ ਸਕਦੀ, ਪਰ ਪੂਰਸ਼ ਉੱਤੇ ਐਸੀ ਕੋਈ ਮਨਾਹੀ ਨਹੀਂ।

ਵਿਧਵਾ ਵਿਆਹ ਦੇ ਕਾਰਨ :

1. ਜਨਮ-ਜਨਮਾਂਤਰ ਦੇ ਬੰਧਨ ਦੀ ਧਾਰਣਾ
2. ਆਰਥਕ ਨਿਰਭਰਤਾ
3. ਕੰਨਿਆ ਕਾਨ ਦਾ ਆਦਰਸ਼
4. ਪਤੀ ਵਰਤਾ ਵਾਦੀ ਧਾਰਣਾ
5. ਖ਼ੂਨ ਦੀ ਸ਼ੁੱਧਤਾ ਤੇ ਜੋਰ
6. ਔਰਤ ਦੀ ਸਿੱਖਿਆ ਦੀ ਘਾਟ।

ਵਿਧਵਾ ਵਿਆਹ ਦੇ ਪੱਖ ਵਾਲੀਆਂ ਸਥਿਤੀਆਂ (Favourable conditions for widow marriage)

1. ਸਿੱਖਿਆ ਦਾ ਪਰਸਾਰ
2. ਸਮਾਜਿਕ ਗਤੀਸ਼ੀਲਤਾ (mobility) ਧਰਮ ਦਾ ਘੱਟ ਮਹਤਵ
3. ਆਰਿਆ ਸਮਾਜ ਅਤੇ ਬਾਹਮਣ ਸਮਾਜ ਦੇ ਯਤਨ
4. ਔਰਤ ਅੰਦੋਲਨ।

ਵਿਧਵਾ ਵਿਆਹ ਲਈ ਵਿਧਾਨਕ ਸੁਵਿਧਾਵਾਂ (Legal facilities in regard to widow marriage)

1. ਹਿੰਦੂ ਵਿਆਹ ਮੁੜ ਵਿਆਹ ਕਨੂੰਨ 1856
2. ਹਿੰਦੂ ਵਾਰਿਸ ਕਨੂੰਨ ਸਨ 1956

ਵਿਧਵਾ ਵਿਆਰ ਦਾ ਨੈਤਿਕ ਨਿਇਆ (Ethical justification of widow marriage)

1. ਵਿਧਵਾਵਾਂ ਦੀ ਤਰਸ ਯੋਗ ਹਾਲਤਾ
2. ਅਨੁਚਿਤ ਯੋਨ ਸੰਬੰਧਾਂ ਨੂੰ ਰੋਕਣ ਲਈ
3. ਵੇਸਵਾ ਬਿਰਤੀ ਅਤੇ ਧਰਮ ਬਦਲਾਅ ਰੋਕਣ ਲਈ
4. ਵਿਧਵਾਵਾਂ ਦੇ ਵਿਅਕਤੀਤਵ/ਹੋਂਦ ਦਾ ਵਿਕਾਸ ਕਰਨ ਲਈ
5. ਵਿਧਵਾਵਾਂ ਪਰਿਵਾਰ ਤੇ ਨਹੀ, ਰਾਸ਼ਟਰ ਉੱਤੇ ਬੋਝ ਹਨ
6. ਵਿਧਵਾਵਾਂ ਦੇ ਬੱਚਿਆਂ ਦੀ ਬਰਬਾਦੀ ਰੋਕਣ ਲਈ
7. ਇਹ ਸਮਸਿਆਂ ਸਮਾਜ ਦੇ ਇਕ ਵੱਡੇ ਭਾਗ ਦੀ ਸਮਸਿਆ ਹੈ।

ਦਾਜ ਦੀ ਰਸਮ (Dowry system)

ਦਾਜ ਦਾ ਉਪਹਾਰ ਜਾਂ ਧਨ ਹੈ ਜਿਹੜਾ ਵਿਆਹ ਸਮੇਂ ਧੀਆਂ ਦੇ ਮਾਪੇ ਆਪਣੀ ਇੱਛਾ ਅਨੁਸਾਰ ਲੜਕੀ ਨੂੰ ਸੁਗਾਤ ਵਜੋਂ ਪ੍ਰਾਚੀਨ ਕਾਲ ਸਮੇਂ ਤੋਂ ਦਿੰਦੇ ਆ ਰਹੇ ਹਨ। ਮਾਪੇ ਕੰਨਿਆਦਾਨ ਸਮੇਂ ਲੜਕੀ ਨੂੰ ਸੁਗਾਤ ਦੇ ਰੂਪ ਵਿੱਚ ਕਪੜੇ ਗਹਿਣੇ, ਘਰੇਲੂ ਵਰਤੋਂ ਵਿੱਚ ਆਉਣ ਵਾਲਾ ਸਮਾਨ ਆਦਿ ਦੇਂਦੇ ਰਹੇ ਹਨ। ਪਰ ਅੱਜ ਕਲ ਇਹ ਸੁਗਾਤ ਨਾ ਰਹਿ ਕੇ ਇਕ ਸਮਾਜਿਕ ਬੁਰਾਈ ਬਣ ਗਈ ਹੈ। ਇਸ ਦੇ ਵਿਕਰਾਲ ਰੂਪ ਨੂੰ ਵੇਖ ਕੇ ਮਨੁੱਖ ਨਾਲ ਸਨੇਹ ਰੱਖਣ ਵਾਲਾ ਹਰ ਵਿਅਕਤੀ ਕੰਬ ਉਠਦਾ ਹੈ।

ਦਾਜ ਦਾ ਆਰੰਭ ਦੇ ਕਾਰਨ

1. ਧਨ ਦਾ ਮਹੱਤਵ (Importance of money)
2. ਜੀਵਨ ਸਾਥੀ ਚੁਣਨ ਦਾ ਸਿਮਤ ਖੇਤਰ (Limit field of choosing mates)
3. ਆਣ-ਜਾਣ ਦੇ ਸਾਧਨਾਂ ਵਿੱਚ ਉਨੱਤੀ (Development of the means of transport)
4. ਬਾਲ ਵਿਆਹ (Child marriage)
5. ਸਿੱਖਿਆ ਅਤੇ ਵਿਅਕਤੀਗਤ ਮਾਣ ਸਨਮਾਨ ਦਾ ਮਹਤੱਵ (Importance of education and personal status)

ਸਮਸਿਆ ਦਾ ਹਲ (Remedial mesures)

ਦਾਜ ਪ੍ਰਥਾ ਸਰਮਾਏਦਾਰੀ ਨਿਜ਼ਾਮ ਦੀ ਪੈਦਾਵਾਰ ਹੈ। ਅੱਜ ਇਹ ਸਮਾਜਿਕ ਬੁਹਾਈ ਦੇ ਰੂਪ ਵਿੱਚ ਸਾਡੇ ਸਾਹਮਣੇ ਮੂੰਹ ਖੋਲੇ ਖੜੀ ਹੈ। ਇਸ ਪ੍ਰਥਾ ਨੂੰ ਖਤਮ ਕਰਨ ਲਈ ਹੇਠ ਲਿਖੇ ਯਤਨ ਕੀਤੇ ਜਾ ਰਹੇ ਹਨ :

1. **ਸਰਕਾਰੀ ਯਤਨ :** ਸਰਕਾਰ ਨੇ ਇਸ ਬੁਰਾਈ ਨੂੰ ਦੂਰ ਕਰਨ ਲਈ ਅਨੇਕਾਂ ਯਤਨ ਕੀਤੇ ਹਨ, ਕਾਨੂੰਨ ਬਣਾਏ ਹਨ ਅਤੇ ਸਰਕਾਰ ਵਲੋਂ ਪ੍ਰਚਾਰ ਵੀ ਕੀਤਾ ਜਾ ਰਿਹਾ ਹੈ ਕਿ ਦਾਜ ਦੇਣਾ ਅਤੇ ਲੈਣਾ ਕਾਨੂੰਨੀ ਜ਼ੁਰਮ ਹੈ। ਪੰਜਾਬ ਸਰਕਾਰ ਨੇ ਪਿੱਛੇ ਜਿਹੇ ਦਾਜ ਸੰਬੰਧੀ ਇਕ ਕਾਨੂੰਨ ਬਣਾ ਕੇ ਸ਼ਲਾਘਾਯੋਗ ਕਦਮ ਪੁਟਿਆ ਹੈ। ਇਸ ਕਨੂੰਨ ਦੇ ਅਨੁਸਾਰ ਬਰਾਤ ਵਿੱਚ ਵੱਧ ਤੋਂ ਵੱਧ 25 ਬੰਦੇ ਹੋ ਸਕਦੇ ਹਨ। ਦਾਜ ਨਹੀਂ ਦਿੱਤਾ ਜਾਵੇਗਾ। ਦਾਜ ਦੀ ਮੰਗ ਕਰਨ ਵਾਲੀਆਂ ਨੂੰ ਕਾਨੂੰਨੀ ਸਜਾ ਮਿਲੇਗੀ। ਪਰ ਇਸ ਦੇ ਨਾਲ-ਨਾਲ ਸਮਾਜਿਕ ਕਦਮ ਪੁਟਣੇ ਵੀ ਜਰੂਰੀ ਹਨ।
2. **ਸਮਾਜਿਕ ਅਤੇ ਸਭਿਆਚਾਰਕ ਅੰਦੋਲਨ :** ਦਾਜ ਪ੍ਰਥਾ ਇਕ ਸਮਾਜਿਕ ਬੁਰਾਈ ਹੈ। ਦਾਜ ਇਕ ਜਨਤਕ ਮਸਲਾ ਹੈ। ਇਸ ਤੋਂ ਛੁਟਕਾਰਾ ਪਾਉਣ ਲਈ ਸਮਾਜਿਕ ਬਦਲਾਅ ਦੀ ਲੋੜ ਹੈ। ਇਸ ਪ੍ਰਥਾ ਵਿਰੁਧ ਲੋਕ ਰਾਏ ਬਣਾਈ ਜਾਏ ਅਤੇ ਪ੍ਰਚਾਰ ਤੋਂ ਇਲਾਵਾ ਸਭ ਲੋਕ ਇਕਠੇ ਹੋ ਕੇ ਸਰਮਾਏਦਾਰੀ ਦੀ ਇਸ ਪੈਦਾਵਾਰ ਵਿਰੁਧ ਅੰਦੋਲਨ ਕਰਨ। ਇਸ ਦੇ ਨਾਲ ਹੀ ਅਗਾਂਹ ਵਧ ਵਿਚਾਰਾਂ ਵਾਲੇ ਲੋਕ ਦਾਜ ਨਾ ਦੇ ਕੇ ਅਤੇ ਨਾ ਲੈ ਕੇ ਦੂਜਿਆਂ ਸਾਹਮਣੇ ਉਦਾਹਰਣਾਂ ਪੇਸ਼ ਕਰਨ।
3. **ਸਾਹਿਤ ਅਤੇ ਫਿਲਮਾਂ :** ਸਾਹਿਤ ਸਮਾਜ ਦਾ ਦਰਪਣ ਹੈ। ਸਾਹਿਤਕਾਰਾਂ ਨੂੰ ਇਸ ਸਮਾਜਿਕ ਕੋਹੜ ਦੇ ਵਿਸ਼ੇ ਤੇ ਡਰਾਮੇ, ਲੇਖ ਕਹਾਣੀਆਂ, ਨਾਵਲ, ਕਵਿਤਾਵਾਂ ਆਦਿ ਲਿਖਣੇ ਚਾਹੀਦੇ ਹਨ ਜੋ ਇਸ ਸਮਾਜਿਕ ਬੁਰਾਈ ਤੋਂ ਮੁਕੱਤ ਹੋਣ ਦੀ ਪ੍ਰੇਰਣਾ ਦੇਣ।
4. ਅੰਤਰਜਾਤੀ ਵਿਆਹ ਨੂੰ ਪਰੋਤਸਾਹਨ ਦੇਣਾ (Encouragement of intercaste marriage)
5. ਕੁੜੀਆਂ ਨੂੰ ਸਿੱਖਿਅਤ ਕਰਨਾ (Female education)
6. ਲੜਕੇਆ ਨੂੰ ਆਪਣੇ ਪੈਰਾਂ ਉੱਤੇ ਖੜੇ ਹੋਣ ਦੇ ਯਤਨ ਕਰਨੇ (Efforts to settle the grooms will in life)

7.6 ਭਾਰਤ ਵਿੱਚ ਵਿਆਹ ਅਤੇ ਪਰਿਵਾਰ ਸੰਬੰਧੀ ਵਿਧਾਨ (Legislation on Family and Marriage in India)

ਭਾਰਤੀ ਵਿਧਾਨ ਰਾਜ ਸਰਕਾਰ ਦੁਆਰਾ ਪਾਰਤ ਕਨੂੰਨ ਹੈ। ਇਸ ਵਿਧਾਨ ਦੁਆਰਾ ਸਮਾਜ ਵਿੱਚ ਪ੍ਰਚਲਿਤ ਕੁਰੀਤੀਆਂ/ਬੁਰਾਈਆਂ ਨੂੰ ਖਤਮ ਕਰਣ ਲਈ ਸਮਾਜ ਕਲਿਆਣ ਦੇ ਦੁਆਰਾ ਸਮਾਜਿਕ ਨਿਅੰਤਰਣ ਕਰਣ ਅਤੇ ਵਿਘਟਣਾ ਨੂੰ ਘੱਟ ਕਰਣ ਲਈ ਵਿਧਾਨ ਬਣਾਏ ਗਏ। ਇਥੇ ਪਰਿਵਾਰ ਅਤੇ ਵਿਆਹ ਨਾਲ ਸੰਬੰਧਤ ਅਨੇਕ ਕਨੂੰਨ ਲਾਗੂ ਹਨ। ਇਨਾਂ ਵਿਧਾਨਾਂ ਦਾ ਮੁੱਖ ਉਦੇਸ਼ ਸਮਾਜ ਵਿੱਚ ਪ੍ਰਚਲਿਤ ਬੁਰਾਈਆਂ ਨੂੰ ਦੂਰ ਕਰਣਾ ਅਤੇ ਸਮਾਜ ਵਿੱਚ ਪਰਿਵਰਤਣ ਕਰਣਾ ਹੈ।

1. ਹਿੰਦੂ ਮੁੜ ਵਿਆਹ ਕਾਨੂੰਨ 1856 (Hindu widow remarriage Act 1856)

2. ਵਿਸ਼ੇਸ਼ ਵਿਆਹ ਕਨੂੰਨ 1954 (Special marriage Act 1954)
3. ਸਤੀ ਪ੍ਰਥਾ ਨਿਖੇਦ ਕਨੂੰਨ 1829 (Regulation No. XVII 1829)
4. ਹਿੰਦੂ ਵਿਆਹ ਕਨੂੰਨ 1955 (Hindu marriage Act 1955)
5. ਹਿੰਦੂ ਉਤਰਾਅਧਿਕਾਰੀ ਕਨੂੰਨ 1956 (Hindu succession Act 1956)
6. ਲੜਕੀਆਂ ਅਤੇ ਔਰਤਾਂ ਦੇ ਵਪਾਰ ਨਿਖੇਦ ਕਨੂੰਨ 1956
7. ਬਾਲ ਵਿਆਹ ਨਿਖੇਦ ਕਨੂੰਨ 1978
8. ਦਹੇਜ ਨਿਰੋਧ ਕਨੂੰਨ 1960
9. ਬਜ਼ੁਰਗ ਦੇਖਭਾਲ ਅਤੇ ਕਲਿਆਣ ਕਨੂੰਨ 2007
10. ਘਰੇਲੂ ਲੜਾਈ ਕਨੂੰਨ 2005
11. ਹਿੰਦੂ ਦੱਤਕ ਪਾਲਣ ਪੋਸ਼ਣ ਕਨੂੰਨ 1956।

REVIEW QUESTIONS

Short answer questions:

Q1. Socialisation ਦੀ ਪਰਿਭਾਸ਼ਾ ਲਿਖੋ।

Hint: ਵਿਸ਼ਾ 7.1.2 ਵੇਖੋ।

Q2. ਸਮਾਜਿਕ ਦਰਜੇਬੰਦੀ ਕੀ ਹੁੰਦੀ ਹੈ?

Hint: ਵਿਸ਼ਾ 7.4.1 ਵੇਖੋ।

Q3. ਪਰਿਵਾਰ ਦੇ ਕੰਮਾਂ ਬਾਰੇ ਦਸੋ।

Hint: ਵਿਸ਼ਾ 7.5.1 ਵੇਖੋ।

Q4. ਪਰਿਵਾਰ ਦੀਆਂ ਕਿਸਮਾਂ ਲਿਖੋ।

Hint: ਵਿਸ਼ਾ 7.5.1 ਵੇਖੋ।

Q5. ਜੀਵਨ ਸਾਥੀ ਚੋਣ ਪਦਤੀ ਲਿਖੋ।

Hint: ਵਿਸ਼ਾ 7.5.2 ਵੇਖੋ।

Long answer type questions:

Q1. Social startification ਬਾਰੇ ਦਸੋ।

Hint: ਵਿਸ਼ਾ 7.4.1 ਵੇਖੋ।

Q2. Tradition ਅਤੇ Custom ਦੇ ਸਿਹਤ ਉੱਤੇ ਪ੍ਰਭਾਵ ਬਾਰੇ ਦਸੋ।

Hint: ਵਿਸ਼ਾ 7.3 ਵੇਖੋ।

Q3. Caste ਅਤੇ Class ਸਿਹਤ ਉੱਤੇ ਕੀ ਪ੍ਰਭਾਅ ਪਾਉਂਦੇ ਹਨ?

Hint: ਵਿਸ਼ਾ 7.4.2 ਵੇਖੋ।

Q4. ਵਿਆਹ ਦੇ ਪ੍ਰਕਾਰ ਲਿਖੋ।

Hint: ਵਿਸ਼ਾ 7.5.2 ਵੇਖੋ।

Q5. ਦਾਜ ਸਮਸਿਆ ਦੇ ਹਲ ਬਾਰੇ ਲਿਖੋ।

Hint: ਵਿਸ਼ਾ 7.6 ਵੇਖੋ।

Multiple choice questions:

Q1. ਬਾਲ ਵਿਆਹ ਨਿਖੇਦ ਕਨੂੰਨ ਕਦੋ ਬਣਿਆ?

(a) 1980 (b) 1985

(c) 1978 (d) 1987

Q2. ਇਨਾਂ ਵਿਚੋਂ ਕਿਹੜੇ ਪੱਖ ਸਮਾਜਿਕ ਵੰਡ ਦੇ ਜੈਵਿਕ ਅਧਾਰ ਨਹੀਂ ਹਨ :

(a) ਉਮਰ (b) ਲਿੰਗ

(c) ਸਰੀਰਿਕ ਬਲ (d) ਧਾਰਮਿਕ ਸੱਤਾ

Q3. ਦਹੇਜ ਵਿਰੋਧ ਕਨੂੰਨ ਕਦੋਂ ਬਣਿਆ।

(a) 1949 (b) 1960

(c) 1950 (d) 1971

Q4. Pair marriage ਕੀ ਹੈ?

(a) ਪਤੀ ਪਤਨੀ ਦਾ ਜੋੜਾ (b) ਇਕ ਪਤਨੀ ਜਿਆਦਾ ਪਤੀ

(c) 1 ਪਤੀ ਜਿਆਦਾ ਪਤਨੀਆਂ (d) ਇਕ ਔਰਤ ਦੋ ਪੁਰਸ਼

Q5. ਬਜ਼ੁਰਗ ਕਲਿਆਣ ਅਤੇ ਦੇਖਭਾਲ ਕਨੂੰਨ ਕਦੋਂ ਬਣਿਆ?

(a) 2007 (b) 2001

(c) 2009 (d) 2005

ANSWERS (Multiple Choice Questions)

1. (c) 2. (d) 3. (b) 4. (a) 5. (a)

CHAPTER 8

ਕਮਿਉਨਟੀ ਨੀਡ ਅਸੇਸਮੈਂਟ
(Community need Assessment)

ਸ਼ਬਦਾਵਲੀ (Key Terms)

- **CNA :** ਕਮਿਉਨਟੀ ਨੀਡ ਅਸੇਸਮੈਂਟ
- **Survey :** ਸਰਵੇ ਦਾ ਮਤਲਬ ਹੁੰਦਾ ਹੈ ਜਾਂਚ-ਪੜਤਾਲ ਕਰਨਾ।
- **Census :** ਸਰਵੇ ਹਰ ਦਸ ਸਾਲ ਕੀਤਾ ਜਾਂਦਾ ਹੈ ਜਿਸ ਵਿੱਚ ਫੈਮਿਲੀ ਦੇ ਹਰ ਬੰਦੇ ਦੀ ਉਮਰ, ਨਾਂ, ਜਨਮ ਤਾਰੀਕ ਆਂਕੜੇ ਇਕੱਠੇ ਕੀਤੇ ਜਾਂਦੇ ਹਨ। ਇਹਨੂੰ census ਕਹਿੰਦੇ ਹਾਂ।
- **PLA :** Participatory learning for action
- **Community survey :** ਸਮਾਜ ਵਿੱਚ ਘਰ-ਘਰ ਜਾ ਕੇ ਜਾਣਕਾਰੀ ਵੇਰਵਾ ਲੈਣਾ।

8.1 Community Need Assessment

Community Need Assessment (CNA) : Family welfare programme ਦਾ ਮੁੱਖ ਟੀਚਾ ਦੇਸ਼ ਦੀ ਜਨਸੰਖਿਆ ਨੂੰ ਸਥਿਰ ਕਰਨ ਲਈ ਸਿੱਖਿਆ ਦੇਣਾ ਹੈ। ਇਹ ਮਹਿਸੂਸ ਕੀਤਾ ਗਿਆ ਹੈ ਕਿ ਪਰਿਵਾਰ ਭਲਾਈ ਸੇਵਾਵਾਂ ਦੀ ਪ੍ਰਾਪਤੀ ਕੀਤੀ ਜਾਵੇ ਅਤੇ ਲੋਕਾਂ ਦੀਆ ਅਸਲੀ ਜਰੂਰਤਾ ਦੇ ਆਧਾਰ ਤੇ ਜਨਮ ਵਿੱਚ ਵਿੱਥ ਪਾਊ ਮਾਪਨਾ ਦੀ ਵਰਤੋਂ ਨੂੰ ਉਤਸ਼ਾਹਿਤ ਕੀਤਾ ਜਾਵੇ ਨਾ ਕਿ ਲੋਕਾ ਦੇ ਨਿੱਜੀ ਸਿਹਤ ਪੱਧਰ ਨੂੰ ਉਚਾ ਚੁੱਕਣਾ ਹੈ।

CNA Approach : ਇਸ ਪਹੁੰਚ ਵਿੱਚ Household survey ਦੁਆਰਾ ਕਮਿਊਨਿਟੀ ਦੀਆ ਲੋੜਾ ਨੂੰ ਲੱਭਣ ਦੀ ਪ੍ਰਕਿਰਿਆ ਦਾ ਸੁਝਾਅ ਦਿੱਤਾ ਗਿਆ ਹੈ ਅਤੇ ਇਸਨੂੰ community ਦੇ ਲੋਕਾ ਅਤੇ ਹੋਰ community ਵਿੱਚ ਸ਼ਾਮਲ ਵਰਕਿੰਗ ਲੀਡਰਾ ਆਦਿ ਦੇ ਕੰਮ ਨਾਲ ਕੀਤਾ ਜਾਂ ਸਕਦਾ ਹੈ।

CNA **ਪਹੁੰਚ ਇਸ ਤਰਾ :**

1. Community ਦੀਆ ਲੋੜਾਂ ਤੇ ਆਧਾਰਿਤ ਹੈ।
2. ਸਾਰੇ ਸਬ ਸੈਂਟਰਾ ਨੂੰ ਨਾ ਕੇਵਲ Uniform target ਦਿੱਤੇ ਜਾਂਦੇ ਹਨ ਸਗੋ ਲੋਕਾ ਦੀਆ ਅਸਲ ਵਿਭਿੰਨ ਸੇਵਾਵਾਂ ਤੇ ਆਧਾਰਿਤ ਕੰਮ ਦਾ ਬੋਝ ਅਸਲ ਜਰੂਰਤਾ ਤੇ ਹੋਵੇ।
3. ਇਹ ਲੋਕਾਂ ਨੂੰ ਸ਼ਾਮਿਲ ਕਰਨ ਉਤੇ ਆਧਾਰਿਤ ਹੈ ਅਤੇ ਉਨਾਂ ਦੇ ਆਪਣੇ ਤਾਲਮੇਲ, ਸਹਿਯੋਗ ਨਾਲ ਵਧੀਆ ਸੇਵਾਵਾਂ ਪ੍ਰਦਾਨ ਕਰਨਾ ਹੈ।

CNA Scope

- ਟੀਕਾਕਰਨ
- ਜੱਚਾ-ਬੱਚਾ ਸੇਵਾਵਾਂ
- ਸਿਹਤ ਤੇ ਪਰਿਵਾਰ ਭਲਾਈ ਸੇਵਾਵਾਂ
- ਕਿਸ਼ੋਰ ਸਿਹਤ।

CNA **ਦੇ ਤਹਤ ਓਠਾਏ ਗਏ ਕਦੱਮ** : ਪੈਂਡੂ ਪਧੱਰ ਤੇ ਟੀਮ ਬਣਾਈ ਜਾਵੇ ਜਿਸ ਵਿੱਚ ਹੇਠ ਲਿਖੇ ਮੈਂਬਰ ਹੋਣ।

1. ਆਂਗਨਵਾੜੀ ਵਰਕਰ (A.W.W.)
2. ਅਸਥਾਈ ਜਨਮ ਸਹਾਇਕ ਦਾਈਆਂ (T.B.A.)
3. ਮਹਿਲਾ ਸਿਹਤ ਸੰਗਠਨ, ਜਾਂ ਮਹਿਲਾ ਮੰਡਲ
4. ਗ੍ਰਾਮ ਸੇਵਕ
5. ਯੁਵਾ ਸੰਗਠਨ ਨੇਤਾ।

ਇਹ ਸਾਰੇ ਮੈਂਬਰ ਲੋਕਾਂ ਦੇ ਘਰ-ਘਰ ਜਾ ਕੇ ਜਾਣਕਾਰੀ ਇਕੱਠੀ ਕਰਣਗੇ ਤੇ ਪਿੰਡਾਂ ਵਿੱਚ ਘੱਟਣ ਵਾਲੀਆਂ ਮੁੱਖ ਘਟਨਾਵਾਂ ਜਿਵੇਂ ਜਨਮ, ਮੌਤ ਵਿਆਹ, ਬੀਮਾਰੀ, ਮਹਾਮਾਰੀ ਦੇ ਆਂਕੜੇ ਇਕੱਠੇ ਕਰਣਗੇ। ਇਸ ਯੋਜਨਾ ਵਿੱਚ ਹੋਰ ਲੋਕਾਂ ਦੀ ਵੀ ਮਦਦ ਲੈ ਸਕਦੇ ਹਾਂ ਜਿਵੇਂ :

1. ਸਰਪੰਚ, ਪ੍ਰਧਾਨ, ਪੰਚਾਇਤ ਮੈਂਬਰ
2. ਸਕੂਲੀ ਮਾਸਟਰ
3. ਧਾਰਮਿਕ ਨੇਤਾ
4. ਗੈਰ-ਸਰਕਾਰੀ ਸੰਸਥਾ
5. ਸਿਹਤ ਸੰਬੰਧੀ ਡਾਕਟਰ।

ਇਨ੍ਹਾਂ ਸਾਰਿਆਂ ਦੀ ਮਦਦ ਨਾਲ ਜੋ ਜਾਣਕਾਰੀਆਂ ਇਕੱਠੀਆਂ ਹੋਈਆ ਉਨ੍ਹਾਂ ਤੇ ਇਕੱਠੇ ਬੈਠ ਕੇ ਗੌਰ ਕਰਨਾ ਤੇ ਇਨ੍ਹਾ ਨੂੰ ਹਲ ਕਰਨ ਦੀਆ ਨਵੀਆ ਯੋਜਨਾਵਾਂ ਬਣਾਉਣੀਆ।

8.2 Survey

ਅਰਥ (Meaning) **:** ਸਰਵੇ ਦਾ ਅਰਥ ਹੈ, ਨਿਰੀਕਸ਼ਨ ਕਰਨਾ ਤੇ ਜਾਂਚ ਕਰਨਾ। ਸਾਮਾਜਿਕ ਸਿਹਤ ਸਮੱਸਿਆਵਾਂ ਦੇ ਹਲ ਲਈ survey ਦੀ ਵਰਤੋਂ ਕੀਤੀ ਜਾਂਦੀ ਹੈ। ਇਨ੍ਹਾ ਦੇ ਦੁਆਰਾ ਪੂਰੀ ਆਬਾਦੀ ਦੀ ਸਿਹਤ ਅਤੇ ਬੀਮਾਰੀ ਦੇ ਆਕੜੇਇਆਂ ਨੂੰ ਇਕੱਠਾ ਕਿੱਤਾ ਜਾਂਦਾ ਹੈ। ਸਹਿਤ survey ਦੋ ਤਰ੍ਹਾਂ ਦਾ ਹੁੰਦਾ ਹੈ :

- ਸਾਧਾਰਨ
- ਵਿਸ਼ੇਸ

ਭਾਰਤ ਵਿੱਚ ਸਭ ਤੋ ਪਹਿਲਾ ਸਿਹਤ survey 1946 ਵਿੱਚ ਕੌਲਕੱਤਾ ਦਾ ਸੰਗਰੂਰ ਸ਼ਹਿਰ ਵਿੱਚ ਹੋਇਆ। ਵੱਖ-ਵੱਖ ਤਰ੍ਹਾਂ ਦੇ ਸਰਵੇਖਣ ਦੁਆਰਾ ਅਲਗ-ਅਲਗ ਟੀਚਿਆ ਲਈ ਜਾਣਕਾਰੀ ਇਕੱਠੀ ਕੀਤੀ ਜਾਂਦੀ ਹੈ। Survey ਪੂਰੀ ਆਬਾਦੀ ਦਾ ਹੋ ਸਕਦਾ ਹੈ ਜਾ ਇਕੱਠੇ ਕੀਤੇ ਗਏ ਨਮੂਨੇ ਵਾਲੀ ਆਬਾਦੀ ਦਾ ਹੋ ਸਕਦਾ ਹੈ।

ਸਾਧਾਰਨ ਪ੍ਰਕਾਰ ਦੇ survey ਇਸ ਤਰ੍ਹਾਂ ਹਨ :

1. ਆਰਥਿਕ ਸਾਮਾਜਿਕ survey
2. ਸਿਹਤ ਸਰਵੇਖਣ (Survey)
3. ਆਧਾਰ ਰੇਖਾ survery

ਸਿਹਤਕਰਮੀ ਦੁਆਰਾ ਪਿੰਡ ਅਤੇ ਪਰਿਵਾਰ ਸੰਬੰਧੀ ਆਂਕੜਿਆ ਦਾ ਇਕੱਠ। ਸਿਹਤ ਸਰਵੇਖਣ ਹੇਠਾਂ ਲਿਖੇ ਹਨ :

1. **ਖੁਰਾਕ** survey **:** ਇਹ ਸਮਾਜ ਦੇ ਖੁਰਾਕ ਪੱਧਰ ਦੀ ਜਾਣਕਾਰੀ ਪ੍ਰਾਪਤ ਕਰਨ ਲਈ ਕੀਤਾ ਜਾਂਦਾ ਹੈ।
2. **ਟੀਕਾਕਰਨ** survey **:** ਕਾਰਜਕਰਮ ਦੀ ਸਫਲਤਾ ਸੰਬੰਧੀ ਆਕੜੇ ਇਕੱਠੇ ਕਰਕੇ ਲੋਕਾਂ ਨੂੰ ਟੀਕਾਕਰਨ ਲਈ ਪ੍ਰੇਰਿਤ ਕਰਨਾ।
3. **ਪਰਿਵਾਰ ਨਿਯੋਜਨ** survey **:** ਇਸ ਦੇ ਅੰਦਰ ਆਧਾਰ ਰੇਖਾ survey ਦੇ ਆਂਕੜੇ ਵਿਅਕਤੀਗਤ ਸਿਹਤ ਪਤਰ ਦਾ, ਘਰ-ਮੁਲਾਕਾਤਾਂ ਦੇ ਦੌਰਾਨ ਇਕੱਠੇ ਕੀਤੇ ਜਾਂਦੇ ਹਨ।

ਹੋਰ Survey ਦੇ ਪ੍ਰਕਾਰ

1. ਸਰਕਾਰੀ survey
2. ਲਗਾਤਾਰ survey
3. ਆਬਾਦੀ (ਜਨਗੰਨਨਾ) survey
4. ਪ੍ਰਚਾਰ survey
5. ਸਮੁਦਾਏ survey

Survey Planning

Survey ਵਿੱਚ ਯੋਜਨਾ ਦੇ ਅਨੁਸਾਰ ਕੰਮ ਕਰਨਾ ਮਹੱਤਵਪੂਰਨ ਹੁੰਦਾ ਹੈ ਇਸ ਵਿੱਚ ਸਮਾਂ-ਸਾਧਨ ਅਤੇ ਧੰਨ ਦੇ ਦੁਆਰਾ ਉਦੇਸ਼ਾਂ ਨੂੰ ਪ੍ਰਾਪਤ ਕੀਤਾ ਜਾਂਦਾ ਹੈ। Survey ਵਿੱਚ ਉਦੇਸ਼, ਲੋੜਾਂ ਨੂੰ ਧਿਆਨ ਵਿੱਚ ਰੱਖ ਕੇ ਕੰਮ ਕਰਨਾ ਚਾਹੀਦਾ ਹੈ। Survey ਦੀ ਯੋਜਨਾ ਦੁਆਰਾ ਜੋ ਨਤੀਜੇ ਮਿਲਦੇ ਹਨ ਉਨ੍ਹਾਂ ਨਾਲ ਜਿਆਦਾ ਤੋ ਜਿਆਦਾ ਫਾਇਦਾ ਹੁੰਦਾ ਹੈ।

Survey Planning ਦੇ ਪੜਾਅ (Steps)

1. ਟੀਚੇ ਦੇ ਚੋਣ
2. Survey ਦੀ ਪਰਿਕਿਰਿਆ
3. ਸੈਂਪਲਿੰਗ
4. ਬਜਟ ਬਣਾਉਣਾ
5. ਤਕਨੀਕ ਦੀ ਚੋਣ
6. ਕਰਮਚਾਰੀਆਂ ਦੀ ਚੋਣ
7. Survey ਦਾ ਅਧਿਐਨ (ਪੜਾਈ)
8. ਤਥਾਂ ਦਾ ਮੁਲਾਂਕਨ ਕਰਨਾ
9. Survey ਨਤੀਜਾ
10. Survey ਰਿਪੋਰਟ।

8.3 Tools of Survey: Survey ਦੇ ਸਾਧਨ

ਇਸ ਦੇ ਚਾਰ ਸਾਧਨ ਹਨ :

1. **ਪ੍ਰਸ਼ਨਾਵਲੀ** (Questionnaries) **:** ਇਸ ਵਿੱਚ ਪ੍ਰਸ਼ਨਾ ਦੀ ਸੂਚੀ ਹੁੰਦੀ ਹੈ। ਇਸ ਦੇ ਦੁਆਰਾ ਲੋਕਾਂ ਨੂੰ ਸਵਾਲਾਂ ਦੇ ਆਧਾਰ ਤੇ ਉੱਤਰ ਦੇਣਾ ਹੁੰਦਾ ਹੈ। ਇਹ ਇੱਕ ਜੈਸੀ ਵਿਧਿ ਹੈ ਜਿਸ ਵਿੱਚ ਸਮੂਹ ਤੋਂ ਪੂਛੇ ਗਏ ਸਵਾਲਾਂ ਦਾ ਉੱਤਰ ਦਿੱਤਾ ਜਾਂਦਾ ਹੈ। ਜਿਸ ਨਾਲ ਪੂਰੀ ਜਾਣਕਾਰੀ ਮਿਲਦੀ ਹੈ।

   ਪ੍ਰਸ਼ਨਾਵਲੀ ਦੇ ਉਦੇਸ਼ (Objectives)

   (a) ਵਿਸਥਾਰ ਅਧਿਐਨ ਖੇਤਰ
   (b) ਅਧਿਐਨ ਵਿੱਚ ਆਸਾਨੀ
   (c) ਸੂਚਨਾਵਾਂ ਦੀ ਪ੍ਰਾਪਤੀ
   (d) ਘੱਟ ਸਮਾਂ ਵਾਲੀ ਤੇ ਘੱਟ ਖਰਚੀਲਾ ਤਰੀਕਾ
   (e) ਵਿਸ਼ਵਾਸ ਯੋਗ ਸੂਚਨਾ ਪ੍ਰਾਪਤ।

   ਪ੍ਰਕਾਰ (Types of Qustionnare)

   (a) ਤੱਥ ਸੰਬੰਧੀ ਪ੍ਰਸ਼ਨਾਵਲੀ
   (b) ਗਠਿਤ ਤੇ ਅਣਗਠਿਤ ਪ੍ਰਸ਼ਨਾਵਲੀ
   (c) ਬੰਦ ਅਤੇ ਖੁਲ੍ਹੀ ਪ੍ਰਸ਼ਨਾਵਲੀ (Open-closed)
   (d) ਮਿਲੀ-ਜੁਲੀ ਪ੍ਰਸ਼ਨਾਵਲੀ (Mixed)।

Technique : ਪ੍ਰਸ਼ਨਾਵਲੀ ਦੀ ਕਿਰਿਆ

1. ਪ੍ਰਸ਼ਨਾਵਲੀ ਬਣਾਉਣਾ
2. ਪ੍ਰਸਨਾਵਲੀ ਦੇ ਵਿਸ਼ੇ ਦੀ ਚੋਣ
3. ਪ੍ਰਸ਼ਨਾਵਲੀ ਦੇ ਪ੍ਰਸ਼ਨਾ ਦੀ ਸੋਖੀ ਭਾਸ਼ਾ
4. ਪ੍ਰਸ਼ਨਾਵਲੀ ਦੀ ਬਣਤਰ
5. ਪ੍ਰਸ਼ਨਾਵਲੀ ਬਣਾਉਦੇ ਸਮੇਂ ਸਾਵਧਾਨੀਆਂ
6. ਪ੍ਰਸ਼ਨਾਵਲੀ ਦਾ ਉੱਤਰ ਦੇਣ ਵਾਲੇ ਤੋ ਜਵਾਬ।

Interview: ਇਹ ਸ਼ਬਦ ਦੋ ਸ਼ਬਦਾ ਤੋ ਮਿਲ ਕੇ ਬਣਿਆ ਹੈ Inter + view, inter ਦਾ ਮਤਲਬ ਅੰਦਰ ਤੇ view ਦਾ ਮਤਲਬ ਵੇਖਣਾ। ਭਾਵ ਅੰਦਰ ਵੇਖਣਾ।

ਸਮਾਜ ਵਿੱਚ ਮਹਿਲਾ ਕਰਮਚਾਰੀ, interview ਦੇ ਦੁਆਰਾ ਲੋਕਾਂ ਨਾਲ ਗੱਲ ਬਾਤ ਕਰਕੇ ਉਨ੍ਹਾਂ ਦੀਆਂ ਸਮੱਸਿਆਵਾਂ ਹਲ ਕਰਦੀ ਹੈ।

Objectives of Interview ਟੀਚੇਂ

1. Interview ਦਾ ਮਹਤੱਵ ਸਮਝਣਾ
2. ਯੋਗਤਾ ਦਾ ਉਪਯੋਗ ਕਰਨਾ

3. ਲੋਕਾਂ ਨੂੰ ਸਹੀ ਫੈਸਲਾ ਲੈਣ ਵਿੱਚ ਮਦਦ ਕਰਨਾ
4. Interview ਨੂੰ ਪ੍ਰਭਾਵੀ ਬਣਾਉਣਾ।

8.4 Interview

1. **Greet the individual :** ਮਿਲਣ ਵਾਲੇ ਵਿਅਕਤੀ ਨਾਲ ਉਸ ਦੇ ਵਿਸ਼ਵਾਸ, ਧਰਮ, ਅਨੁਸਾਰ, ਸਤਿ ਸ੍ਰੀ ਅਕਾਲ, ਰਾਮ ਰਾਮ, ਸਲਾਮ ਆਦਿ ਨਾਲ ਸਾਂਝ ਪੈਦਾ ਕਰੋ।
2. **Find proper respondent :** ਜਿਸ ਵਿਅਕਤੀ ਨਾਲ ਗੱਲਬਾਤ ਕਰਨ ਆਏ ਹੋ, ਉਸ ਦੀ ਪੁੱਛ ਤੇ ਪਛਾਣ ਕਰੋ ਜਿਸ ਨਾਲ ਗੱਲ ਕਰ ਰਹੇ ਹੋ, ਉਹ ਲੋੜੀਦਾਂ ਵਿਅਕਤੀ ਹੈ।
3. **Give introduction :** ਜਾਣ ਪਛਾਣ ਵਜੋ ਆਪਣਾ ਨਾਂਅ, ਅਹੁਦਾ ਸੰਸਥਾ ਤੇ ਸਥਾਨ ਦਾ ਵੇਰਵਾ ਦੇ ਕੇ ਆਪਣੀ ਜਾਣਕਾਰੀ ਦਿਉ।
4. **Explain purpose of visit :** ਆਪਣੇ ਮਿਲਣ ਦਾ ਮੰਤਵ ਤੇ ਮਨੋਰਥ ਦੱਸੋ ਜਿਸ ਸੰਬੰਧ ਵਿੱਚ ਵਿਅਕਤੀ ਨੂੰ ਨਿੱਜੀ ਤੌਰ ਤੇ ਮਿਲਣ ਲਈ ਆਏ ਹੈ।
5. **Win confidence and stimulate interest :** ਵਿਅਕਤੀ ਦਾ ਵਿਸ਼ਵਾਸ ਜਿੱਤੋਂ ਤੇ ਉਸ ਵਿੱਚ ਵਿੱਚ ਵਿਸ਼ੇ ਪ੍ਰਤੀ ਦਿਲਚਸਪੀ ਜਗਾਉ ਤਾਂ ਜੋ ਤਹਾਡੇ ਨਾਲ ਵਿਸ਼ੇ ਪ੍ਰਤੀ ਖੁੱਲ੍ਹ ਕੇ ਗੱਲਬਾਤ ਕਰਦਿਆਂ ਵਿਚਾਰ ਸਾਂਝੇ ਕਰੇ।
6. **Praise him and respect his ideas :** ਵਿਅਕਤੀ ਨਾਲ ਇਸ ਪ੍ਰਕਾਰ ਪਿਆਰ ਤੇ ਸਾਂਝ ਪਾਉ ਕਿ ਉਹ ਤੁਹਾਨੂੰ ਆਪਣਾ ਹਮਦਰਦ ਸਮਝੇ ਉਸਦੇ ਨਾਲ ਗੱਲਬਾਤ ਕਰਦੇ ਸਮੇ ਗੱਲ ਦੀ ਤਹਿ ਤੱਕ ਜਾਉ।
7. **Encourage to talk and build rapport :** ਵਿਅਕਤੀ ਨਾਲ ਇਸ ਪ੍ਰਕਾਰ ਪਿਆਰ ਤੇ ਸਾਂਝ ਪਾਉ ਕਿ ਉਹ ਤੁਹਾਨੂੰ ਆਪਣਾ ਹਮਦਰਦ ਸਮਝੇ ਤੇ ਐਨਾ ਘੁਲ ਮਿਲ ਜਾਉ ਕਿ ਉਹ ਦਿਲ ਦੀ ਗੱਲ ਤੁਹਾਡੇ ਨਾਲ ਸਾਂਝੀ ਕਰੇ।
8. **Use simple understandable language :** ਸੋਖੀ ਤੇ ਸਧਾਰਨ ਬੋਲੀ ਅਤੇ ਸਬਦਾਵਲੀ ਵਰਤੋਂ ਤਾਂ ਜੋ ਵਿਅਕਤੀ ਤੇ ਤੁਹਾਡੇ ਵਿੱਚ ਕੋਈ ਫਰਕ ਜਾਂ ਦੂਰੀ ਨਾ ਰਹੇ ਤੇ ਵਿਚਾਰਾਂ ਨਾਲ ਰਚ ਮਿਚ ਸਕੇ।
9. **Adopt gross root approach :** ਇਹ ਨਾ ਸੋਚੋ ਕਿ ਹਰ ਵਿਅਕਤੀ ਨੂੰ ਪਹਿਲਾ ਗਿਆਨ ਪ੍ਰਾਪਤ ਹੈ, ਮੁੱਢ ਤੋਂ ਹੀ ਸਭ ਕੁਝ ਸਮਜਾਉ ਤੇ ਜਾਣਕਾਰੀ ਦਿਉ।
10. **Don't try too such teaching in one visit :** ਪਹਿਲੀ ਮਿਲਣੀ ਵਿੱਚ ਸਾਰੀ ਜਾਣਕਾਰੀ ਨਾ ਦਿਉ, ਉਤਨ੍ਹਾ ਹੀ ਦੱਸੋ, ਜਿਨ੍ਹਾਂ ਉਹ ਸਮਝ ਸਕੇ, ਤੇ ਮਨ ਵਿੱਚ ਵਸਾ ਸਕੇ। ਬਾਕੀ ਅਗਲੀ ਫੇਰੀ ਵਿੱਚ ਗਿਆਨ ਵਿੱਚ ਹੋਰ ਵਾਧਾ ਕਰੋ।
11. **Frame the questions to avoid yes or no :** ਵਿਅਕਤੀ ਨਾਲ ਇਸ ਪ੍ਰਕਾਰ ਦੇ ਪ੍ਰਸ਼ਨ ਕਰੋ ਜਿਨ੍ਹਾਂ ਦਾ ਉੱਤਰ ਹਾਂ ਜਾਂ ਨਾਂਹ ਵਿੱਚ ਨਾਂ ਹੋਵੇ ਤਾਂ ਉਸ ਨੂੰ ਵਿਸਥਾਰ ਸਹਿਤ ਉੱਤਰ ਦੇਣਾ ਪਵੇ। ਉਸ ਦੀ ਵਿਆਖਿਆਂ ਨਾਲ ਹੀ ਸਾਰੇ ਪਿਛੋਕੜ ਤੇ ਉਸ ਦੇ ਵਿਚਾਰਾਂ ਤੇ ਸੁਭਾਅ ਦੀ ਤੁਹਾਨੂੰ ਜਾਣਕਾਰੀ ਮਿਲੇਗੀ ਤੇ ਤੁਸੀ ਪ੍ਰੇਰਨਾਤਮਕ ਪ੍ਰਕਿਰਿਆ ਵੱਲ ਵੱਧ ਸਕੋਗੇ।
12. **Be courteous and give patient hearing :** ਧਿਆਨ ਸਤਿਕਾਰ ਸਹਿਤ ਵਿਅਕਤੀ ਦੇ ਵਿਚਾਰ ਸੁਣੋ ਤੇ ਉਸ ਦੀ ਸੋਚ ਅਤੇ ਵਿਚਾਰਾਂ ਪ੍ਰਤੀ ਹਮਦਰਦੀ ਨਾਲ ਵਿਚਰੋ ਤੇ ਮਨ ਜਿੱਤੋ।
13. **Use simple aids :** ਆਪਣੇ ਵਿਚਾਰਾ ਤੇ ਕਥਨੀ ਨੂੰ ਸੋਖਾ ਤੇ ਸਪੋਸ਼ਟ ਬਣਾਉਣ ਲਈ ਸਧਾਰਨ ਚਿੱਤਰ ਜਾਂ ਸੁਣ ਕਿੱਖ ਯੰਤਰ ਵਰਤੋਂ ਜੋ ਵਿਅਕਤੀ ਨੂੰ ਸਮਾਝਾਉਣ ਵਿੱਚ ਸਹਾਈ ਹੋਣ।
14. **Be a god listener :** ਵਿਚਾਰਾਂ ਦੀ ਸਾਂਝ ਸਮੇਂ ਆਪ ਘੱਟ ਬੋਲੋ। ਵਿਅਕਤੀ ਦੇ ਵਿਚਾਰਾਂ ਨੂੰ ਰਾਹ ਨਾਲ ਸੁਣੋ ਤੇ ਹਮਦਰਦੀ ਭਰੇ ਚੰਗੇ ਸਰੋਤੇ ਹੋਣ ਦਾ ਸਬੂਤ ਦਿਓ।

15. **Assure not to leak the secretes :** ਵਿਅਕਤੀ ਨੂੰ ਪੂਰਨ ਵਿਸ਼ਵਾਸ ਦਿਉ ਕਿ ਤੁਸੀ ਉਸ ਦੇ ਨਿੱਜੀ ਤੇ ਪਰਿਵਾਰਕ ਭੇਦ ਗੁਪਤ ਰੱਖੋਗੇ ਤੇ ਇਸ ਬਾਰੇ ਕਿਸੇ ਨਾਲ ਵੀ ਕੋਈ ਗੱਲਬਾਤ ਨਹੀਂ ਕਰੋਗੇ।
16. **Don't give own decision :** ਵਿਅਕਤੀ ਸਾਮਣੇ ਉਸ ਦਾ ਹੀ ਹੱਲ ਰੱਖੋ ਤੇ ਉਸ ਨੂੰ ਆਪ ਫੈਸਲਾ ਕਰਨ ਦਿਓ ਕਿਓਂ ਜੋ ਆਪਣੇ ਵਾਤਾਵਰਣ ਅਨੁਸਾਰ ਉਹ ਲਈ ਭਾਂਤੀ ਜਾਣਦਾ ਸਮਝਦਾ ਹੈ। ਆਪਣਾ ਫੈਸਲਾ ਨਾ ਥੋਪੋ ਕੇਵਲ ਸੁਝਾਅ ਦਿਓ ਤੇ ਫੈਸਲਾ ਕਰਨ ਦਾ ਹੱਕ ਉਸ ਨੂੰ ਦਿਓ।
17. **Plan future visit, give literature and thanks :** ਵਿਚਾਰ ਵਟਾਂਕਰਾ ਦੀ ਸੰਪੂਰਨਤਾ ਤੇ ਅਗਲੀ ਮਿਲਣੀ ਦੀ ਤਾਰੀਖ ਤੇ ਸਮਾਂ ਤੇ ਸਥਾਨ ਨਿਸਚਿਤ ਕਰੋ। ਮੇਲ ਖਾਂਧਾਂ ਕੋਈ ਸਾਹਿਤ ਜਾਂ ਸਮੱਗਰੀ ਹੈ ਤਾਂ ਦਿਓਂ ਅਤੇ ਲਏ ਸਮੇਂ ਤੇ ਸਹਿਯੋਗ ਲਈ ਧੰਨਵਾਦ ਕਰੋ ਤੇ ਤਹਿ ਦੀ ਸਾਂਝ ਪਾ ਕੇ ਅੱਗੇ ਵਿਚਰੋ।

8.5 ਆਂਕੜੇ ਇੱਕਠੇ ਕਰਨ ਲਈ Tools ਸੰਬੰਧੀ ਜਾਣਕਾਰੀ

1. **Census :** ਹਰ 10 ਸਾਲ ਬਾਅਦ ਸਰਵੇ ਕੀਤਾ ਜਾਂਦਾ ਹੈ। ਜਿਸ ਵਿੱਚ ਹਰ ਇਕ ਵਿਅਕਤੀ ਦਾ ਨਾਮ ਉਮਰ, ਲਿੰਗ, ਜਨਮ, ਧਰਮ, ਸਿੱਖਿਆ, ਵਿਵਹਾਰਿਕ ਕਰਦਾ, ਸੰਤਾਨ-ਸੰਜਮ, 0-1 ਸਾਲ ਦੇ ਬੱਚੇ, 1-5 ਸਾਲ ਦੇ ਬੱਚੇ ਅਤੇ 5-14 ਸਾਲ ਦੇ ਬੱਚੇ ਅਤੇ 14 ਸਾਲ ਤੋਂ ਉੱਪਰ, ਆਮਦਨ ਅਤੇ ਹੋਰ ਜਾਣਕਾਰੀ ਇਕੱਠੀ ਕੀਤੀ ਜਾਂਦੀ ਹੈ। ਇਹ ਸਰਵੇ national level ਤੇ ਕੀਤਾ ਜਾਂਦਾ ਹੈ।
2. **ਜਨਮ, ਮੌਤ ਅਤੇ ਵਿਆਹ ਦੇ ਰਜਿਸਟਰੇਸ਼ਨ :** ਜਨਮ ਅਤੇ ਮੌਤ, ਵਿਆਹ ਦੀ ਰਜਿਸਟਰੇਸ਼ਨ ਕੀਤੀ ਜਾਂਦੀ ਹੈ। ਜਿਸ ਵਿੱਚ ਹਰ ਸਾਲ ਪੈਦਾ ਹੋਏ ਬੱਚੇ ਅਤੇ ਮੌਤਾਂ, ਨਵੇਂ ਜਨਮੇ ਬੱਚਿਆਂ ਦੀ ਮੌਤਾਂ ਅਤੇ 1 ਸਾਲ ਤੋਂ ਛੋਟੇ ਬੱਚਿਆਂ ਦੀ ਮੌਤਾਂ, ਗਰਭ ਦੌਰਾਨ ਮਾਂ ਜਾਂ ਬੱਚੇ ਦੀ ਮੌਤ ਦਾ ਰਜਿਸਟਰੇਸ਼ਨ ਕੀਤਾ ਜਾਂਦਾ ਹੈ।
3. **ਛੂਤ ਦੇ ਰੋਗਾਂ ਦੀ ਨੋਟੀਫਿਕੇਸ਼ਨ :** ਜਦੋਂ ਕੋਈ ਮਹਾਂਮਾਰੀ ਫੈਲ ਜਾਂਦੀ ਹੈ ਤਾਂ ਕਿਸੇ ਵੀ ਮੈਡੀਕਲ ਸੰਸਥਾ ਤੇ ਇੱਸ ਦੀ ਨੋਟੀਫਿਕੇਸ਼ਨ ਕੀਤੀ ਜਾਂਦੀ ਹੈ। ਜਿਹੜੇ ਰੋਗਾਂ ਦੀ ਨੋਟੀਫਿਕੇਸ਼ਨ ਕੀਤੀ ਜਾਂਦੀ ਹੈ। ਇਹ ਰੋਗ ਹਨ : ਟਾਈਫਾਈਡ, ਤਪਦਿਕ ਕੋਹੜ, ਇਨਫਲੂਐਂਜਾ, ਡਿਪਥੀਰੀਆਂ, ਕਾਲੀ ਖ਼ਾਸੀ, ਪੋਲੀਓ, ਗਲਗੋਟੂ ਆਦਿ। ਇਸ ਦੌਰਾਨ ਹੋਈਆ ਮੌਤਾਂ ਤੋਵੀ ਅੰਕੜੇ ਇਕੱਠੇ ਕਰ ਸਕਦੇ ਹਾਂ।
4. **Records of health centre and hospital :** ਸਿਹਤ ਕੇਂਦਰ ਅਤੇ ਹਸਪਤਾਲਾਂ ਤੋਂ ਵੀ ਆਂਕੜੇ ਇਕੱਠੇ ਕੀਤੇ ਜਾਂਦੇ ਹਨ। ਹੈਲਥ ਸੈਂਟਰ ਤੇ ਰੱਖੇ ਜਿਹੜੇ ਰਿਕਾਡਾਂ ਤੋਂ ਅਸੀਂ ਸਿਹਤ ਅੰਕੜੇ ਇਕੱਠੇ ਕਰ ਸਕਦੇ ਹਾਂ ਉਹ ਹਨ, ਜਨਮ-ਮੌਤ ਦੇ ਰਿਕਾਰਡ, ਗਰਭਵਤੀ ਮਾਵਾਂ ਦੇ ਰਿਕਾਰਡ, ਨਵੇਂ ਜੰਮੇ ਬੱਚਿਆਂ ਦੇ ਰਿਕਾਰਡ, ਟੀਕਾਕਰਣ ਦੇ ਰਿਕਾਰਡ ਯੋਗ ਜੋੜਿਆ ਦੇ ਰਿਕਾਰਡ ਆਦਿ।
5. **ਹੈਲਥ ਸਰਵੇ :** ਅਸੀਂ ਹੈਲਥ ਸਰਵੇ ਤੋਂ ਵੀ ਆਂਕੜੇ ਪ੍ਰਾਪਤ ਕਰ ਸਕਦੇ ਹਾਂ, ਹੈਲਥ, ਸਰਵੇ ਵਿੱਚ ਲੋਕਾਂ ਦੀਆਂ ਸਿਹਤ ਪ੍ਰਤੀ ਲੋੜਾਂ ਲਈ ਇਹ ਸਰਵੇ ਕੀਤਾ ਜਾਂਦਾ ਹੈ।

8.6 ਕਾਰਜ-ਸੂਚੀ (Schedules)

ਕਾਰਜ-ਸੂਚੀ ਉਹ ਹੁੰਦੀ ਹੈ ਜਿਸ ਵਿੱਚ ਲਿੱਖੇ ਹੋਏ ਪ੍ਰਸ਼ਨਾ ਦੀ ਸੂਚੀ ਹੁੰਦੀ ਹੈ। ਜਿਸ ਵਿੱਚ survey ਦੀਆਂ ਸਮੱਸਿਆਵਾਂ ਦਾ ਵਿਸ਼ਾ ਤਿਆਰ ਹੁੰਦਾ ਹੈ। ਕਾਰਜ-ਸੂਚੀ ਪ੍ਰਸ਼ਨਾ ਦਾ ਇਸ ਤਰ੍ਹਾਂ ਦਾ ਸਮੂਹ ਹੈ ਜਿਸ ਵਿੱਚ interview ਲੈਣ ਵਾਲਾ ਦੂਜੇ ਵਿਅਕਤੀ ਨੂੰ ਆਮਣੇ-ਸਾਹਮਣੇ ਪ੍ਰਸ਼ਨ ਪੁਛਦਾ ਹੈ ਅਤੇ ਉਸ ਦਾ ਉੱਤਰ ਭਰਦਾ ਹੈ।

ਉਦੇਸ਼ (Objectives)

1. Face to face (ਆਮਣੇ-ਸਾਹਮਣੇ)

2. ਵਾਸਤਵਿਕ ਤੇ ਪਰਮਾਣਿਤ ਤਥਾਂ ਦੀ ਪ੍ਰਾਪਤੀ
3. ਪੱਖਪਾਤ ਰਹਿਤ ਪ੍ਰਣਾਲੀ
4. ਜਿਆਦਾ ਸੂਚਨਾ ਪ੍ਰਾਪਤ
5. ਮਹੱਤਵਪੂਰਨ ਤਥਾਂ ਦੀ ਪ੍ਰਾਪਤੀ
6. ਦੋਸ਼-ਭਰੇ ਸ਼ਬਦਾਂ ਤੋ ਸ਼ੁਟਕਾਰਾ
7. ਵਿਸ਼ਵਾਸ ਵਧਾਉਣਾ।

8.7 Community Survey

Community survey ਵਿੱਚ ਪੂਰੀ ਕਮਿਉਨਿਟੀ ਨੂੰ ਚੰਗੀ ਤਰ੍ਹਾਂ ਜਾਂਚਿਆ-ਪੜਤਾਲਿਆ ਜਾਂਦਾ ਹੈ। ਸਾਰੇ ਘਰਾਂ ਵਿੱਚ ਘਰ-ਘਰ ਜਾ ਕੇ ਸਰਵੈ ਕਰਨਾ ਇਸ ਤਕਨੀਕ ਦਾ ਸਭ ਤੋਂ ਉੱਤਮ ਕੱਮ ਹੈ। ਇਸ survey ਦੇ ਮੁਤਾਬਿਕ ਅਲਗ-ਅਲਗ ਆਂਕੜੇ ਇਕਠੇ ਕਿੱਤੇ ਜਾਂਦੇ ਹਨ। ਇਹ ਆਂਕੜੇ, ਗਰੀਬੀ, ਬੇਰੋਜਗਾਰੀ, ਅਨਪੜਤਾ, ਜਾਤੀਵਾਦ, ਨਾਲ ਸੰਬਧਿਤ ਹੁੰਦੇ ਹਨ।

Community survey **ਦੇ ਖੇਤਰ :**

- ਆਰਥਿਕ ਸਾਮਾਜਿਕ ਖੇਤਰ ਵਿੱਚ survey
- ਸਿਹਤ survey
- ਆਧਾਰ ਰੇਖਾ survey
- ਪੋਸ਼ਨ survey
- ਪਰਿਵਾਰ ਨਿਯੋਜਨ survey

Principles of Community Survey

Survey ਹੇਠ ਲਿਖੇ ਸਿਧਾਤਾਂ ਤੇ ਆਧਾਰਿਤ ਹੋਣੀ ਚਾਹੀਦੀ ਹੈ।

1. ਆਪਣੇ ਸੁਪਰਵਾਈਜਰ ਅਤੇ ਲੋੜੀਦੇਂ ਸਹਾਇਕ ਨਾਲ survey ਬਾਰੇ plan ਕਰੇ।
2. ਇਸ ਤੋਂ ਬਾਅਦ ਇਹ ਦੇਖੋ ਕਿ ਇੱਕ ਦਿਨ ਵਿੱਚ ਕਿੰਨੇ area ਦਾ survey ਕਰਨਾ ਹੈ।
3. ਜਦੋਂ ਵੀ survey ਕਰਨ ਜਾਣਾ ਹੋਵੇ ਤਾ ਸਮਾਂ ਨੋਟ ਕਰੋ ਤੇ ਸਹੀ ਸਮੇਂ ਤੇ ਹੀ ਵਾਪਸ ਪੁੱਜੇ।
4. Survey ਦੇ ਦੌਰਾਨ ਹਰੇਕ ਘਰ ਜਾਣ ਤੋਂ ਪਹਿਲਾਂ knock ਕਰਕੇ ਹੀ ਜਾਉ।
5. ਬਿਨ੍ਹਾਂ ਆਗਿਆ ਤੋਂ ਕਿਸੇ ਘਰ ਨਾਂ ਜਾਉ।
6. ਘਰ ਅੰਦਰ ਪ੍ਰਵੇਸ਼ ਕਰਨ ਤੋਂ ਬਾਅਦ ਇਹ ਦੇਖੋਂ ਕਿ ਕੋਈ ਕੰਮ ਤਾਂ ਨਹੀਂ ਕਰ ਰਿਹਾ, ਜੇਕਰ ਪਰਿਵਾਰ ਦੇ ਮੈਂਬਰ ਕਰ ਰਹੇ ਹੋਣ ਤਾਂ ਪਹਿਲਾ ਉਹਨਾਂ ਤੋਂ ਮਾਫੀ ਮੰਗੋ ਤੇ ਆਪਣੇ ਪ੍ਰਸ਼ਨ ਪੁੱਛਣੇ ਸ਼ੁਰੂ ਕਰੋ।
7. ਜਿਸ ਘਰ ਵਿੱਚ survey ਕਰ ਰਹੇ ਹੋ। ਉੱਥੇ ਦੇ ਮੈਂਬਰਾਂ ਦੇ ਨਿੱਜੀ ਮਾਮਲਿਆਂ ਵਿੱਚ ਦਖਲ ਨਾ ਦਿਓ।
8. ਘਰ ਦੇ ਮੈਂਬਰਾ ਦਾ ਵਿਸ਼ਵਾਸ ਜਿੱਤੋ।
9. Survey ਦੇ ਦੌਰਾਨ ਜੇਕਰ ਘਰ ਵਿੱਚ ਮੈਂਬਰ ਬੀਮਾਰ ਹੈ ਤਾਂ ਉਸ ਦੇ ਇਲਾਜ ਬਾਰੇ ਦੱਸੋ।
10. Survey ਦਾ ਮੁੱਖ ਮੰਤਵ ਇਹ ਵੀ ਹੁੰਦਾ ਹੈ ਕਿ ਲੋਕਾਂ ਦੀ ਆਰਥਿਕ ਤੇ ਸਮਾਜਿਕ ਸਥਿਤੀ ਵੀ ਦੇਖੀ ਜਾਵੇਂ।

Methods of Community Survey

1. ਆਂਕੜੇ ਇਕੱਠੇ ਕਰਨਾ
2. Interview survey
3. Focus ਸਮੂਹ
4. Case study

8.8 Case Study

ਜਦ ਅਸੀ ਕਿਸੇ ਇਕਾਈ ਨੂੰ ਉਸ ਦੀ ਸਾਮਾਜਿਕ ਸੰਸਕਿਰਤਕ ਅਵਸਥਾ ਵਿੱਚ ਰੱਖ ਕੇ ਅਧਿਐਨ ਕਰਦੇ ਹਾਂ ਤਾਂ ਉਸ ਨੂੰ case study ਕਹਿੰਦੇ ਹਾਂ। ਇਸ ਦੇ ਨਾਲ ਪਰਿਵਾਰ, ਸਮਾਜਿਕ ਸਮੂਹ, ਸਮੁਦਾਇ, ਵਿਅਕਤੀ ਵਿਸ਼ੇਸ ਦਾ ਅਧਿਐਨ ਕਰਦੇ ਹਾਂ।

Objectives **ਟੀਚੇ**

1. ਸੂਖਮ ਅਤੇ ਗਿਹਰਾ ਅਧਿਐਨ
2. ਫਾਇਦੇਮੰਦ ਕਲਪਨਾਵਾਂ ਨੂੰ ਬਣਾਉਣਾ
3. ਮਹਤੱਵਪੂਰਨ ਦਸਤਾਵੇਜ਼ ਇਕੱਠੇ ਕਰਨਾ
4. Sample ਪ੍ਰਾਪਤ ਕਰਨਾ
5. ਅਨੇਕਾਂ ਤਕਨੀਕਾਂ ਦਾ ਉਪਯੋਗ ਕਰਨਾ
6. ਸਮੱਸਿਆਵਾਂ ਨੂੰ ਸਮਝਣਾ
7. ਪੂਰੀ ਜਾਣਕਾਰੀ ਪ੍ਰਾਪਤ ਕਰਨਾ
8. ਵਿਅਕਤੀਗਤ ਵਿਚਾਰਾਂ ਦੀ ਜਾਣਕਾਰੀ ਪ੍ਰਾਪਤ ਕਰਨਾ
9. ਸਾਮਾਜਿਕ ਬਦਲਾਵ ਦੀ ਜਾਣਕਾਰੀ।

Sources of Case-study ਸਾਧਨ

1. Interview
2. Questionnares
3. ਮੌਖਿਕ ਪ੍ਰਸ਼ਨ
4. ਪੱਤਰ ਜਾਂ ਦਸਤਾਵੇਜ਼
5. ਵਿਅਕਤੀਗਤ ਡਾਇਰੀ (Diary)
6. ਸਰਕਾਰੀ ਜਾਂ ਗੈਰ-ਸਰਕਾਰੀ ਸੰਸਥਾ ਦੁਆਰਾ ਅਧਿਐਨ।

Procedure of Case Study (ਪਰਿਕਿਰਿਆ)

1. ਸਮੱਸਿਆ ਨੂੰ ਸਪਸ਼ਟ ਅਤੇ ਸਰਲ ਭਾਸ਼ਾ ਵਿੱਚ ਵਿਆਖਿਆ ਕਰਨਾ।
2. ਲਿਖਿਤ ਅਤੇ ਮੌਖਿਕ ਦੋਨਾਂ ਸਾਧਨਾਂ ਦੀ ਚੋਣ
3. ਸਮੱਸਿਆਵਾਂ ਦਾ ਇੱਕ ਨਿਸ਼ਚਿਤ ਸਮੇਂ ਵਿੱਚ ਬਦਲਾਵ

4. ਸਮਾਜ ਦੀ ਕਿਸੇ ਵਿਸ਼ੇਸ ਸਮੱਸਿਆ ਪ੍ਰਤੀ ਜਾਗਰੂਕਤਾ
5. ਕਾਰਨਾਂ ਦਾ ਪ੍ਰਭਾਵਸ਼ੀਲਤਾ ਨਾਲ ਪਤਾ ਲਗਾਉਣਾ
6. ਨਤੀਜਾ।

8.9 **ਪੜਤਾਲੀਆ ਸੂਚੀਆ** (Check list)

ਵੱਡੇ ਪ੍ਰੋਗਰਾਮਾਂ ਵਿੱਚ ਕੋਈ ਉਣਤਈ ਨਾ ਰਹਿ ਜਾਵੇ, ਇਸ ਲਈ ਇਕ ਪੜਤਾਲੀਆ ਸੂਚੀ ਤਿਆਰ ਕਰ ਕੇ ਰੱਖੀ ਜਾਵੇ। ਤਾ ਜੇ ਕੋਈ ਕਮੀ ਨਾ ਰਹੇ ਤੇ ਇਸ ਸੂਚੀ ਅਨੁਸਾਰ ਸਾਰੇ ਪ੍ਰਬੰਧ ਪੜਤਾਲ ਲਏ ਜਾਣ। ਕਈ ਵਾਰੀ ਮੌਕੇ ਮੁਤਾਬਿਕ ਬੁਲਾਰਿਆਂ ਵਿੱਚ ਤਬਦੀਲੀ ਕਰਨੀ ਪੈਂਦੀ ਹੈ ਜਾ ਅਚਨਚੇਤ ਕੋਈ ਵੀ.ਆਈ.ਪੀ. ਆ ਜਾਂਦਾ ਹੈ। ਉਹਨਾ ਦਾ ਧਿਆਨ ਰੱਖਣਾ। ਸਥਾਨਕ ਆਗੂਆ ਨੂੰ ਸਾਨ-ਸਨਮਾਣ ਦੇਣਾ। ਧੰਨਵਾਦ ਦੇ ਮਤੇ ਵਿੱਚ ਸਭ ਦਾ ਜਿਕਰ ਕਰਨਾ ਤੇ ਜੇ ਨਾਲ ਸੇਵਾਵਾਂ ਦਾ ਪ੍ਰਬੰਧ ਹੈ ਤੇ ਲੋਕਾਂ ਨੂੰ ਦਿੱਤੀਆ ਜਾਣ ਵਾਲੀਆ ਸੇਵਾਵਾ ਦੀ ਜਾਣਕਾਰੀ ਅਤੇ ਭਵਿੱਖ ਦੇ ਪ੍ਰੋਗਰਾਮਾ ਬਾਰੇ ਵੀ ਜਾਣਕਾਰੀ ਦੇਣਾ ਅਤੇ ਅੰਤ, ਤੇ ਕੋਈ ਮਤਾ ਪਾਸ ਕਰਨਾ ਵੀ ਸੂਚੀ ਵਿੱਚ ਸ਼ਾਮਲ ਹੋਣਾ ਚਾਹੀਦਾ ਹੈ।

8.10 **Focus Group Discussion**

2 ਤੋਂ 40-50 ਤੱਕ ਦੇ ਇਕੱਠੇ ਵਿੱਚ ਸਾਝੇ ਵਿਸ਼ੇ ਤੇ ਗਲਬਾਤ ਜਾ ਸੁਨੇਹੇ ਦੇ ਸੰਚਾਰ ਨੂੰ group discussion ਕਹਿੰਦੇ ਹਨ। Group discussion ਦੀ ਬਹੁਤ ਜਿਆਦਾ ਮਹੱਤਤਾ ਹੈ। ਇਸ ਵਿੱਚ ਵਿਚਾਰਾ ਦਾ ਅਦਾਨ-ਪ੍ਰਦਾਨ ਹੋ ਸਕਦਾ ਹੈ। ਇਸ ਵਿਧੀ ਵਿੱਚ ਖਰਚ ਵੀ ਨਹੀਂ ਆਉਂਦਾ। ਇਹ ਵਿਧੀ ਅਸਰਦਾਈ ਤੇ ਸਿੱਖਿਆ ਦੇਣ ਲਈ ਸਫਲ ਹੈ ਤੇ ਪ੍ਰੇਰਨਾ ਦਾ ਕਾਰਜ ਸੋਖਾ ਹੋ ਜਾਂਦਾ ਹੈ। ਗੁੱਟ ਮੀਟਿੰਗ, ਵਿਚਾਰ ਵਟਾਂਦਰਾ, ਮੀਟਿੰਗ ਵਿੱਚ ਵਿਚਾਰ ਵਟਾਂਦਗ, ਗੋਸ਼ਟੀ ਸੈਮੀਨਾਰ ਆਦਿ। Group discussion ਵਸ਼ੀਲ ਹਨ ਜਿਨਾ ਨੂੰ ਸਲਾਈਡ ਸ਼ੋਅ, ਮਾਡਲ ਚਾਰਟ, ਪੋਸਟਰ, ਫਲੈਸ਼ ਕਾਰਡਾ ਤੇ ਚਿੱਤਰਾ ਆਦਿ ਦੀ ਵਰਤੋ ਨਾਲ ਹੋਰ ਰੋਚਕ ਬਣਾਇਆ ਜਾ ਸਕਦਾ ਹੈ। ਇਹ ਤਰੀਕਾ ਸਭ ਤੋਂ ਪ੍ਰਭਾਵਸ਼ਾਲੀ ਹੈ, ਜਿਸ ਰਾਹੀ ਵਿਅਕਤੀ ਪ੍ਰੇਰਿਆ ਜਾ ਸਕਦਾ ਹੈ। ਵਿਅਕਤੀ ਦੀਆ ਗੁੱਪਤ ਤੇ ਨਿੱਜੀ ਔਕੜਾ ਦਾ ਹੱਲ ਲੱਭ ਕੇ ਉਸਨੂੰ ਪੱਕੇ ਪੈਰੀ ਪ੍ਰੇਰਿਆ ਜਾਂਦਾ ਹੈ। Group discussion ਪੁੱਛ ਪੜਤਾਲ ਤੇ ਮਨ ਬਣਾਉਣ ਤੱਕ ਵਿਅਕਤੀ ਦੇ ਮਨ ਨੂੰ ਅੱਗੇ ਤੋਰਦਾ ਹੈ। ਤੇ ਪ੍ਰਸਪਰ ਗੱਲਬਾਤ ਰਾਹੀ ਵਿਅਕਤੀ ਵਰਤੋ ਕਰਨ ਤੇ ਅਪਨਾਉਣ ਵੱਲ ਵੱਧਦਾ ਹੈ ਤੇ ਅੰਤ ਮਾਨਸਿਕ ਤੌਰ ਤੇ ਵਤੀਰਾ ਬਦਲਦਾ ਹੈ। Group discussion ਕਾਨਫਰੰਸਾ, ਵੱਡੀਆ ਮੀਟਿੰਗਾ, ਅਤੇ ਸਮਾਰੋਹ ਆਯੋਜਿਤ ਕਰ ਕੇ ਕੀਤੀ ਜਾ ਸਕਦੀ ਹੈ ਇਸ ਤਰ੍ਹਾ ਲੋਕਾ ਦੀਆ ਸਮੱਸਿਆਵਾ ਸੁਲਝਾਉਣ ਬਾਰੇ discussion ਕੀਤੀ ਜਾਂਦੀ ਹੈ। ਇਸ ਤਰ੍ਹਾ group discussion ਦੀ ਬਹੁਤ ਮਹੱਤਤਾ ਹੈ।

8.11 **ਕਾਰਜਸ਼ੀਲ ਸਹਿਭਾਗੀ ਕਿਰਿਆ** (Participatory Learning for Action)

ਸਿਹਤ ਪ੍ਰੋਗਰਾਮਾਂ ਨੂੰ ਸਫਲ ਬਣਾਊਣ ਲਈ ਸਮਾਜ ਦੀ ਭਾਗੇਦਾਰੀ ਦੀ ਲੋੜ ਹੁੰਦੀ ਹੈ। ਇਸ ਦੇ ਲਈ ਸਮਾਜ ਦੇ ਲੋਕਾਂ ਨੂੰ ਜਾਣਕਾਰੀ ਹੋਣੀ ਚਾਹੀਦੀ ਹੈ ਜਿਸ ਨਾਲ ਉਹ ਖੁਦੋਂ ਆਪਣੀਆ ਸਿਹਤ ਸਮੱਸਿਆਵਾਂ ਨੂੰ ਪਹਿਚਾਣ ਸਕਣ।

ਸਮਾਜ ਦੀਆਂ ਸਮੱਸਿਆਵਾਂ ਤੇ ਜਰੂਰਤਾਂ ਨੂੰ ਜਾਨਣ ਲਈ ਸਮਾਜ ਦੇ ਲੋਕਾਂ ਦੀ ਭਾਗੀਦਾਰੀ ਜਰੂਰੀ ਹੈ ਕਿਉਂਕਿ ਇਸ ਨਾਲ ਮੇਲ-ਜੋਲ ਵੱਧਦਾ ਹੈ।

Methods: PLA ਦੇ ਤਰੀਕੇ

1. ਪੈਂਡੂ survey
2. ਸਿਹਤ ਕਾਰਜਕਰਮ ਦਾ ਵਰਗੀਕਰਣ।

8.12 **ਤਥਾਂ ਦੀ ਜਾਂਚ** (Analysis of Data)

ਤਥਾਂ ਦੀ ਜਾਂਚ ਕਰਨ ਤੋਂ ਪਹਿਲਾਂ ਕੁਝ ਮੁਢੱਲੀ ਪ੍ਰਕਿਰਿਆਵਾਂ ਪੂਰੀਆਂ ਕਰਨੀਆਂ ਹੁੰਦੀਆ ਹਨ। ਤਥਾਂ ਦਾ ਏਕੀਕਰਣ, ਦਰਜੇਬੰਦੀ ਆਦਿ।

ਵਿਸ਼ੇਸਤਾਵਾਂ

1. ਤਥਾਂ ਦੀ ਜਾਂਚ ਕਰਨੀ
2. ਤਥਾਂ ਨੂੰ ਵਿਵਸਥ ਕਰਨਾ
3. ਤਥਾਂ ਨੂੰ ਚੁਣਨਾ
4. ਤਥਾਂ ਨੂੰ ਨਿਰਧਾਰਿਨ ਅਤੇ ਲਾਗੂ ਕਰਨਾ।

ਤਥਾਂ ਦੇ ਪ੍ਰਕਾਰ (Types)

1. Qualitative (ਗੁਣਾਤਮਕ ਜਾਂਚ)
2. Quantitative (ਨਤੀਜਾ ਜਾਂਚ)

8.13 **Preparation of Reports**

ਤਥਾਂ ਦੀ ਜਾਂਚ ਦੇ ਬਾਦ ਮਿਲੇ ਨਤੀਜੇ ਅਨੁਸਾਰ ਨਿਯਮ ਬਣਾਏ ਜਾਂਦੇ ਹਨ। ਜਿਸ ਨੂੰ ਤਥਾਂ ਦਾ ਸੁਧਾਰੀਕਰਣ ਕਹਿੰਦੇ ਹਾਂ। ਸੁਧਾਰੀਕਰਨ ਦੇ ਆਧਾਰ ਤੇ survey report ਤਿਆਰ ਕੀਤੀ ਜਾਂਦੀ ਹੈ। Report ਨੂੰ ਤਿਆਰ ਕਰਨ ਲਈ ਉਪਓਕਤ/ਯੋਗ farm ਜਾਂ ਪੱਤਰ ਵਿੱਚ ਭਰ ਕੇ ਤਿਆਰ ਕੀਤੀ ਜਾਂਦੀ ਹੈ।

Survey Report ਹੇਠ ਲਿੱਖੀ ਹੁੰਦੀ ਹੈ।

1. Report ਵਿਸ਼ਾ
2. Survey ਦਾ ਵਿਸ਼ਾ
3. ਵਿਸ਼ੇ ਦੀ ਪਰਿਭਾਸ਼ਾ
4. ਸਮੂਹ ਦੀ ਚੋਣ
5. Survey ਦੇ ਤਰੀਕੇ
6. Report ਦਾ ਨਤੀਜਾ।

REVIEW QUESTIONS

Short answer questions:

Q1. ਕਮਿਊਨਟੀ ਨੀਡ ਅਸੇਸਮੈਂਟ ਤੋ ਕੀ ਭਾਵ ਹੈ?

Hint: ਵਿਸ਼ਾ 8.1 ਵੇਖੋ।

Q2. Survey ਦੇ ਪ੍ਰਕਾਰ ਲਿਖੋ।

Hint: ਵਿਸ਼ਾ 8.2 ਵੇਖੋ।

Q3. PLA ਤੋ ਕੀ ਭਾਵ ਹੈ?

Hint: ਵਿਸ਼ਾ 8.11 ਵੇਖੋ।

Q4. Case study ਦੇ ਸਾਧਨ ਬਾਰੇ ਲਿਖੋ?

Hint: ਵਿਸ਼ਾ 8.8 ਵੇਖੋ।

Q5. Interview ਤੋ ਕੀ ਭਾਵ ਹੈ?

Hint: ਵਿਸ਼ਾ 8.4 ਵੇਖੋ।

Long answer type questions:

Q1. Check list ਬਾਰੇ ਸੰਬੰਧ ਵਿੱਚ ਲਿਖੋ?

Hint: ਵਿਸ਼ਾ 8.9 ਵੇਖੋ।

Q2. Community ਦੇ ਸਿਧਾਤਾਂ ਨੂੰ ਵਿਸਥਾਰ ਵਿੱਚ ਲਿਖੋ?

Hint: ਵਿਸ਼ਾ 8.7 ਵੇਖੋ।

Q3. Interview ਦੀਆਂ ਤਕਨੀਕਾ ਲਿਖੋ?

Hint: ਵਿਸ਼ਾ 8.4 ਵੇਖੋ।

Q4. PLA ਨੂੰ ਵਿਸਥਾਰ ਨਾਲ ਲਿਖੋ?

Hint: ਵਿਸ਼ਾ 8.11 ਵੇਖੋ।

Q5. ਕਮਿਉਨਟੀ ਨੀਡ ਅਮੇਸਮੈਂਟ ਨੂੰ ਵਿਸਥਾਰ ਨਾਲ ਲਿਖੋ?

Hint: ਵਿਸ਼ਾ 8.1 ਵੇਖੋ।

Multiple choice questions:

Q1. PLA ਤੋ ਕੀ ਭਾਵ ਹੈ?

(a) Participatory learning for aciton (b) Parliament legislative assembly
(c) Primary labour agency (d) Programme learning

Q2. Community survey ਦੇ ਕਿਹੜੇ method ਹਨ।

(a) Interview (b) Focus
(c) Only (a) (d) Both (a) and (b)

Q3. Group discussion ਵਿੱਚ ਕਿਸ ਚੀਜ਼ ਦੀ ਵਰਤੋਂ ਨਹੀਂ ਹੁੰਦੀ।

(a) ਮੋਬਾਇਲ ਫੋਨ (b) ਪੋਸਟਰ
(c) ਸਲਾਈਡ ਸ਼ੋਅ (d) ਫਲੈਸ਼ ਕਾਨਡ

Q4. CNA ਤੋਂ ਕੀ ਭਾਗ ਹੈ।

(a) Community Need Ability (b) Community Need Assessmbly
(c) Community Need Assessment (d) Common Non-assessmbly

Q5. Survey ਦੇ Tool ਕਿਹੜੇ ਹਨ :

(a) Qustionnaire (b) Interview
(c) Case study (d) All of above

ANSWERS (Multiple Choice Questions)

1. (a) 2. (d) 3. (a) 4. (c) 5. (d)

CHAPTER 9

ਸੰਚਾਰ ਦੇ ਤਰੀਕੇ ਅਤੇ ਮੀਡੀਆ
(Communication Method and Media)

ਸ਼ਬਦਾਵਲੀ (Key Terms)

- **Formal ਕਮਿਊਨੀਕੇਸ਼ਨ :** ਜਦੋਂ communication ਕਿਸੇ ਅਧਿਕਾਰੀ ਅਤੇ ਉਸ ਦੇ ਮੁਲਾਜ਼ਮ (ਕਰਮਚਾਰੀ) ਜਾ ਅਧਿਆਪਕ ਅਤੇ ਉਸ ਦੇ ਵਿਧਿਆਰਥੀਆਂ ਵਿੱਚ ਕੀਤੀ ਜਾਵੇ ਉਸ ਨੂੰ Formal communication ਕਹਿੰਦੇ ਹਨ।
- **Informal communication :** ਜਦੋਂ ਸੰਚਾਰ ਦਾ ਤਰੀਕਾ ਆਮ ਵਰਤੋ ਵਿੱਚ ਲਿਆਈਆ ਜਾਵੇ ਜਿਵੇਂ ਸਹੇਲੀਆਂ ਦਾ ਆਪਸ ਵਿੱਚ ਉਸ ਨੂੰ Informal communication ਕਹਿੰਦੇ ਹਨ।
- **Verbal communication :** ਜਦੋਂ ਸੰਚਾਰ ਦਾ ਤਰੀਕਾ verbal ਹੈ, ਯਾਨੀ ਕਿ ਮੂੰਹ ਨਾਲ ਕਿਸੇ ਭਾਸ਼ਾ ਦੀ ਵਰਤੋਂ ਕਰਕੇ, ਤਾਂ ਉਸ ਨੂੰ verbal communication ਕਹਿੰਦੇ ਹਨ।
- **AV aids :** "A" ਤੋਂ ਭਾਵ ਹੈ Audio (ਸੁਣਨ ਯੋਗ) "V" ਤੋਂ ਭਾਵ ਹੈ visual (ਵੇਖਣ ਯੋਗ) ਅਤੇ aids ਮਤਲਬ ਸਹਾਇਅਕ।

9.1 ਸੰਚਾਰ

ਪਰਿਭਾਸ਼ਾ : ਇਕ ਤੋਂ ਦੂਜੇ ਵਿਅਕਤੀ ਤਾਈਂ ਗਿਆਨ ਪਹੁੰਚਾਣ ਦੀ ਪ੍ਰਕਿਰਿਆ ਨੂੰ ਸੰਚਾਰ ਕਿਹਾ ਜਾਂਦਾ ਹੈ। ਸੂਚਨਾ ਦੇ ਆਦਾਨ ਪ੍ਰਦਾਨ ਨੂੰ ਸੰਚਾਰ ਕਿਹਾ ਜਾਂਦਾ ਹੈ।

ਸੰਚਾਰ ਤਿੰਨ ਪ੍ਰਕਾਰ ਦਾ ਹੁੰਦਾ ਹੈ :

1. ਪ੍ਰਤੱਖ ਸੰਚਾਰ (Direct communication)
2. ਅਪ੍ਰਤੱਖ ਸੰਚਾਰ (Indirect communication)
3. ਮਿਲੀ-ਜੁਲੀ ਸੰਚਾਰ (Mixed communication)

9.1.1 ਸਿਹਤ ਸਿੱਖਿਆ ਸੰਚਾਰ (Health Education Communication)

ਸਿਹਤ ਸੰਚਾਰ ਵਿੱਚ ਵੀ ਵਿਅਕਤੀ ਦੇ ਵਿਚਾਰਾਂ ਦਾ ਅਦਾਨ ਪ੍ਰਦਾਨ ਹੁੰਦਾ ਹੈ, ਸਿਹਤ ਸਿੱਖਿਆ ਦੁਆਰਾ ਸਿਹਤ ਸੰਦੇਸ਼ ਲੋਕਾਂ ਤੱਕ ਸੰਚਾਰ ਸਾਧਨ ਨਾਲ ਪਹੁੰਚਦਾ ਹੈ। ਇਸਦੇ ਅੰਤਰਗਤ ਸਿਹਤਕਰਮੀ ਅਤੇ ਸਮੁਦਾਏ ਦੇ ਲੋਕਾਂ ਵਿੱਚ ਚੰਗੇ ਸੰਬੰਧ ਬਣਦੇ ਹਨ। ਅਤੇ ਲੋਕ ਜਿਆਦਾ ਤੋਂ ਜਿਆਦਾ ਸੇਹਤ ਕਾਰਜਾਂ ਵਿੱਚ ਹਿੱਸਾ ਲੈਂਦੇ ਹਨ।

9.1.2 **ਸੰਚਾਰ ਕੇ ਸਿਧਾਂਤ** (Principle of Communication)

1. ਸੰਚਾਰ ਸੋਖੀ ਅਤੇ ਸਧਾਰਣ ਭਾਸ਼ਾ ਵਿੱਚ ਹੋਣਾ ਚਾਹੀਦਾ ਹੈ।
2. ਸੰਚਾਰ ਵਿੱਚ ਸੁਚਨਾ ਦਾ ਅਦਾਨ-ਪ੍ਰਦਾਨ ਹੁੰਦਾ ਹੈ।
3. ਸੰਚਾਰ ਸਪਸ਼ਟ ਹੋਣਾ ਚਾਹੀਦਾ ਹੈ ਤਾਂ ਜੋ ਸੰਦੇਸ਼ ਪਾਉਣ ਵਾਲੇ ਨੂੰ ਸਮਝ ਆਵੇ।
4. ਸੰਚਾਰ ਵਿੱਚ ਸੁਨੇਹੇ ਦੀ ਪ੍ਰਾਪਤ ਸੂਚਨਾ ਹੋਣੀ ਚਾਹੀਦੀ ਹੈ।

9.1.3 **Types, Methods of Communication**

- ਸੰਚਾਰ ਦੇ ਪ੍ਰਕਾਰ ਅਤੇ ਤਰੀਕੇ।
- ਸੰਚਾਰ ਦੀ ਵੰਡ ਦੋ ਭਾਗਾਂ ਵਿੱਚ ਵੰਡੀ ਗਈ ਹੈ।

1. ਸੰਬੰਧ ਦੇ ਆਧਾਰ ਤੇ (On the basis of relationship)
   - ਉਪਚਾਰਕ (formal)
   - ਅਨਉਪਚਾਰਕ (informal)
2. ਦਿਸ਼ਾ ਦੇ ਅਧਾਰ ਤੇ (on the basis of direction)
   - ਹੇਠਾਂ ਵਲ ਸੰਚਾਰ (Down ward communication) ਇਸ ਵਿੱਚ ਸੰਚਾਰ ਉਪਰੋਂ ਹੇਠਾਂ ਵਲ ਆਉਂਦਾ ਹੈ।
   - Upward communication ਉਪਰ ਵਲ ਸੰਚਾਰ : ਇਸ ਵਿੱਚ ਸੰਚਾਰ ਹੇਠਾਂ ਤੋਂ ਉਪਰ ਵੱਲ ਜਾਂਦਾ ਹੈ। ਜਿਵੇਂ ਸ਼ਿਕਾਈਤ, ਸੁਝਾਅ, ਸਮਝੋਤਾ ਆਦਿ।
3. ਹਾਵ ਭਾਵ ਦੇ ਅਧਾਰ ਤੇ (On the basic of expression)
   - **ਸ਼ਬਦ ਸੰਚਾਰ** (Verbal communication) ਇਸ ਸੰਚਾਰ ਵਿੱਚ ਸ਼ਬਦਾਂ ਦਾ ਉਪਯੋਗ ਹੁੰਦਾ ਹੈ ਭਾਵੇ ਇਹ ਲਿੱਖ ਕੇ ਹੋਵੇ ਜਾਂ ਬੋਲ ਕੇ।
   - **ਮੋਖਿਕ ਸੰਚਾਰ** (Oral communication) ਇਹ ਸੰਚਾਰ ਆਪਣੇ ਸਾਮਣੇ ਹੁੰਦਾ ਹੈ, ਆਪਸ ਵਿੱਚ ਵਿਚਾਰ ਵਟ-ਾਂਧਰੇ ਨਾਲ ਹੁੰਦਾ ਹੈ।
   - **ਲਿਖਿਤ ਸੰਚਾਰ** (Written) ਲਿਖਿਤ ਸੰਚਾਰ ਵਿੱਚ ਲਿਖ ਕੇ ਸੰਚਾਰ ਹੁੰਦਾ ਹੈ ਜਿਵੇਂ ਸਿਹਤ ਸੰਬੰਧੀ ਸੁਚਨਾਵਾਂ ਚਾਰਟ ਪੋਸ਼ਟਰ, ਅਖਬਾਰਾਂ ਦੁਆਰਾ ਕਿੱਤਾ ਜਾਂਦਾ ਹੈ।
   - **ਅਨਸ਼ਬਦਕ ਸੰਚਾਰ** (Non-verbal communication) : ਇਸ ਵਿੱਚ ਚੇਹਰੇ ਅਤੇ ਅੱਖਾ ਦੇ ਹਾਵ-ਭਾਵ ਦੁ-ਆਰਾ ਬਾਤਚੀਤ ਕਰਨਾ, ਸਰੀਰਕ ਹਾਵ-ਭਾਵ ਸ਼ਾਮਲ ਹਨ।

ਦੂਜੀ ਵੰਡ :

1. **ਇਕ ਪਾਸੜ** (One way) **:** ਇਕ ਪਾਸੜ ਸੰਚਾਰ ਉਹ ਹੁੰਦਾ ਹੈ ਜਿਸ ਵਿੱਚ ਇਕ ਪਾਸੇ ਸੁਨੇਹਾ ਦੇਣ ਵਾਲਾ ਵਿਅਕ-ਤੀ, ਗਰੁਪ ਜਾਂ ਬਹੁਤੇ ਲੋਕ ਸੁਨੇਹਾ ਪ੍ਰਾਪਤ ਕਰਦੇ ਹਨ ਪਰ ਸੁਨੇਹਾ ਦੇਣ ਵਾਲੇ ਨੂੰ ਮੋੜਵਾਂ ਉਤਰ ਜਾਂ ਸਵਾਲ ਨਹੀਂ ਕਰ ਸਕਦੇ ਤੇ ਕੇਵਲ ਸੁਨੇਹਾ ਪ੍ਰਾਪਤ ਹੀ ਕਰ ਸਕਦੇ ਹਨ। ਇਸ ਪ੍ਰਕਾਰ ਸ਼ੰਕਿਆਂ ਦੀ ਨਿਵਿਰਤੀ ਨਹੀਂ ਹੋ ਸਕਦੀ ਤੇ ਭੁਲੇਖੇ ਦੂਰ ਨਹੀਂ ਹੋ ਸਕਦੇ ਜਿਵੇਂ ਰੇਡੀਓ, ਅਖਬਾਰਾਂ, ਰਮਾਲੇ, ਟੀ.ਵੀ. ਸਿਨਮਾ ਸ਼ੋਅ ਆਦਿ।
2. **ਦੋ ਪਾਸੜ :** ਦੋ ਪਾਸੜ ਸੰਚਾਰਨ ਵਿੱਚ ਸੁਨੇਹੇ ਤੇ ਵਿਚਾਰਾਂ ਦਾ ਅਦਾਨ ਪ੍ਰਦਾਨ ਹੁੰਦਾ ਹੈ ਜਿਵੇਂ ਆਪਸੀ ਤੇ ਪਰਸਪਰ ਗੱਲਬਾਤ, ਵਿਚਾਰ ਵਟਾਂਦਰਾ, ਟੈਲੀਫੋਨ ਤੇ ਗੱਲਬਾਤ, ਗਰੁਪ ਮੀਟਿੰਗ ਆਦਿ ਦੋ ਪਾਸੜ ਸੰਚਾਰਨ ਵਧੀਆ ਅਤੇ ਤਰਪਰ ਮੰਨਿਆ ਜਾਂਦਾ ਹੈ। ਦੋ ਪਾਸੜ ਵਿਧੀ ਇਕ ਪਾਸੜ ਵਿਧੀ ਦੇ ਮੁਕਾਬਲੇ ਬਹੁਤ ਵਧੀਆ ਮੰਨੀ ਜਾਂਦੀ ਹੈ

ਕਿਉਂਕਿ ਇਸ ਰਾਹੀ ਸ਼ੰਕੇ ਜਾਂ ਭੁਲੇਖੇ ਆਦਿ ਦੀ ਨਿਟਿਰਤੀ ਹੋ ਸਕਦੀ ਹੈ। ਇਸ ਵਿਧੀ ਰਾਹੀ ਮੋੜਵੇਂ ਸਵਾਲ ਜਵਾਬ ਕੀਤੇ ਜਾ ਸਕਦੇ ਹਨ। ਇਕ ਦੂਜੇ ਤੋਂ ਵਿਸਥਾਰ ਦਿੱਤੇ ਲਏ ਜਾ ਸਕਦੇ ਹਨ। ਦੋ ਪਾਸੜ ਸੰਚਾਰ ਵਧੀਆ ਹੈ। ਵਿਅਕਤੀਆਂ ਦੇ ਮਨਾਂ ਵਿੱਚ ਕਿਸੇ ਵੀ ਪ੍ਰਕਾਰ ਦੇ ਸ਼ੰਕੇ ਹਨੀਂ ਰਹਿੰਦੇ। ਉਹ ਆਪਣੇ ਮਨਾਂ ਦੇ ਭੁਲੇਖੇ ਦੂਰ ਕਰ ਲੈਂਦੇ ਹਨ ਤੇ ਜਿਹੜੀ ਵੀ ਕੋਈ ਗੱਲ ਹੋਵੇ ਉਸ ਬਾਰੇ ਪਰਸਪਰ ਵੀ ਪੁੱਛ ਗਿਛ ਕਰ ਸਕਦੇ ਹਨ। ਇਸ ਤਰਾਂ ਦੋ ਪਾਸੜ ਸੰਚਾਰ ਵਧੀਆ ਹੈ।

3. **ਮੁਣ ਦਿਖ ਜਾਂ ਰਲੇ ਮਿਲੇ ਸੰਚਾਰ** (Auditory or visual or mixed communication) **:** ਸੁਨਣ ਅਤੇ ਵੇਖਣ ਵਾਲੇ ਜੰਤਰ ਜਿਹੜ ਸਿੱਖਿਆ ਦੇਣ ਵਿੱਚ ਸਹਾਈ ਹੁੰਦੇ ਹਨ ਇਸਦੇ ਸੰਚਾਰ ਦਾ ਭਾਗ ਹੁੰਦੇ ਹਨ। ਜਿਵੇਂ ਬਲੈਕ ਬੋਰਡ, ਫਲੈਸ਼ ਕਾਰਡ ਆਦਿ ਵੇਖਣ ਵਾਲੇ ਸੰਚਾਰ ਸਾਧਨ ਹਨ ਅਤੇ ਟੇਪਰਕਾਡਰ, ਲਾਉਡਸਪੀਕਰ ਸੁਨਣ ਵਾਲੇ ਅਤੇ ਟੀ.ਵੀ. ਰਲੇ ਮਿਲੇ ਸੰਚਾਰ ਦਾ ਉਦਾਰਣ ਹੈ।

9.1.4 **ਸੰਚਾਰਨ ਕਿਰਿਆ** (Communication Process)

ਸੰਚਾਰਨ ਉਹ ਪ੍ਰਕਿਰਿਆ ਹੈ, ਜਿਸ ਵਿੱਚ ਦੋ ਜਾਂ ਦੋ ਤੋਂ ਵੱਧ ਵਿਅਕਤੀ ਵਿਚਾਰਾਂ, ਤੱਥਾਂ ਅਨੁਭਵ ਜਾਂ ਪ੍ਰਭਾਵ ਦਾ ਵਿਚਾਰ ਵਟਾਂਕਰਾ ਇਸ ਪ੍ਰਕਾਰ ਕਰਦੇ ਹਨ ਕਿ ਸੁਨੇਹੇ ਪ੍ਰਤੀ ਦੋਵਾਂ ਦੇ ਵਿਚਾਰਾਂ ਵਿੱਚ ਇੱਕ ਸਾਰਤਾ ਤੇ ਇਕ ਸੁਰਤਾ ਬਣ ਜਾਂਦੀ ਹੈ ਭਾਵ ਕਹਿਣ ਤੇ ਸੁਣਨ ਵਾਲਾ ਦੋਵੇ ਕਿਸੇ ਵਿਸ਼ੇਸ ਸੁਨੇਹੇ ਪ੍ਰਤੀ ਇਕਸਾਰਤਾ ਦਾ ਪ੍ਰਗਟਾਵਾ ਕਰਦੇ ਹਨ।

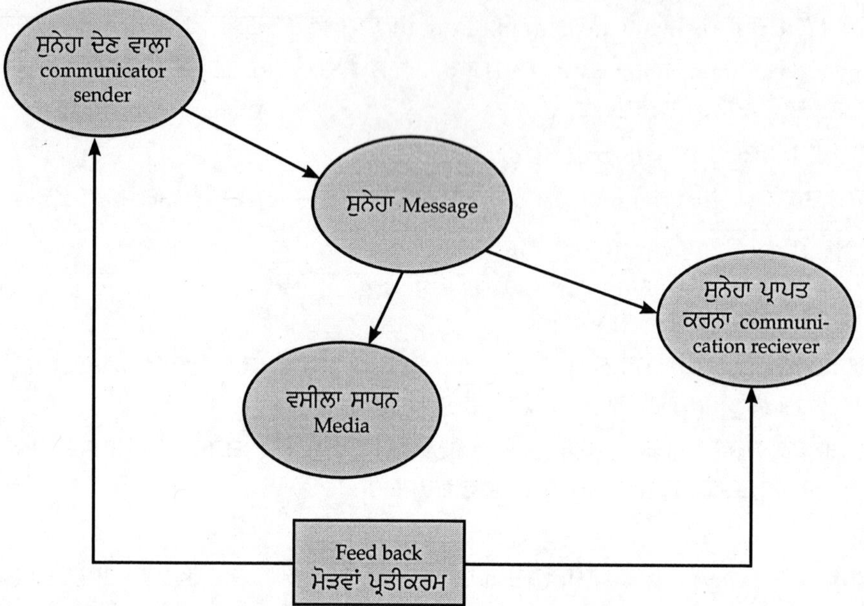

ਸਫਲ ਸੰਚਾਰਨ : ਕੋਣ ਕਿਸੇ ਨੂੰ ਕਿੰਨੇ ਪ੍ਰਭਾਵਸ਼ਾਲੀ ਢੰਗ ਨਾਲ ਕੀ ਕਹਿੰਦਾ ਹੈ।

1. **ਸੁਨੇਹਾ ਭੇਜਣ ਵਾਲਾ** (Senders) **:** ਇਹ ਕੋਈ ਵੀ ਵਿਅਕਤੀ ਲੇਖਕ, ਲੈਕਚਰਾਰ ਆਦਿ ਹੋ ਸਕਦਾ ਹੈ ਜਿਵੇਂ ਸਿਹਤ ਵਿਭਾਗ ਵਿੱਚ ਡਾਕਟਰ। ਇਸ ਵਿੱਚ ਸੁਚਨਾ ਜਾਂ ਵਿਚਾਰ ਦੁਸਰੇ ਤੱਕ ਪਹੁੰਚਦਾ ਹੈ।
2. **ਸੁਨੇਹਾ** (Message) **:** ਸੁਨੇਹਾ ਬੜੇ ਢੰਗ ਨਾਲ ਯੋਗ ਸ਼ਬਦਾਵਲੀ ਵਰਤਦਿਆਂ ਸਥਾਨਕ ਭਾਸ਼ਾ ਵਿੱਚ ਦੇਣਾ ਚਾਹੀਦਾ ਹੈ। ਅਤੇ ਸੰਚਾਰ ਦੀ ਵਿਸ਼ਾ ਵਸਤੂ ਹੁੰਦਾ ਹੈ।

3. **ਪ੍ਰਾਪਤ ਕਰਤਾ** (Reveiver) : ਆਮ ਤੌਰ ਤੇ ਸਰੋਤੇ ਹੀ ਸੁਨੇਹਾ ਲੈਂਦੇ ਹਨ। ਇਹ ਕੋਈ ਵੀ ਵਿਅਕਤੀ ਹੋ ਸਕਦੇ ਹਨ। ਆਮ ਜਨਤਾ, ਲੋਕ ਆਗੂ, ਹੈਲਥ ਗਾਈਡ ਪੰਚ, ਸਰਪੰਚ, ਸਿੱਖੀਆਂ-ਅਣਸਿਖੀਆਂ ਦਾਈਆਂ।
4. **ਵਸੀਲਾ ਸਾਧਨ** (Media) : ਰੇਡੀਓ, ਟੀ.ਵੀ. ਟੈਲੀਫੋਨ ਲਿੱਖਤ ਸੁਨੇਹਾ, ਸਰੀਰਕ ਹਾਵ-ਭਾਵ ਆਦਿ ਸੰਚਾਰ ਦੇ ਸਾਦਨ ਹਨ।
5. **ਮੋੜਵਾਂ ਪ੍ਰਤੀਕਰਮ** (Feed back) : ਇਸ ਤੋਂ ਭਾਵ ਕੀ ਸੰਦੇਸ਼ ਚੰਗੀ ਤਰ੍ਹਾਂ ਪੰਹੁਚਿਆ ਹੈ ਜਾਂ ਨਹੀਂ।

9.1.5 **ਸਫਲ ਸੰਚਾਰ** (Successful Communication)

- ਸੁਚਨਾਵਾਂ ਇਕਠੀਆਂ ਕਰਨੀਆ
- ਲੋੜ ਅਨੁਸਾਰ ਵਿਸ਼ੇ ਦੀ ਚੋਣ
- ਵਿਸ਼ਵਾਸ ਯੋਗ ਸੰਚਾਰ
- ਸੋਖੀ ਅਤੇ ਸਪਸ਼ਟ ਭਾਸ਼ਾ ਦਾ ਉਪਯੋਗ
- ਖੇਤਰੀ ਭਾਸ਼ਾ ਦੀ ਵਰਤੋਂ
- ਸਿਹਤ ਸਿੱਖਿਆ ਦਾ ਵਿਸ਼ਾ ਲੋੜਾਂ ਨੂੰ ਜਾਣਨਾ
- ਸਿਹਤ ਸੁਚਨਾ ਨੂੰ ਪਹਿਲ ਦੇਣੀ
- ਸੰਚਾਰ ਨੂੰ ਸਫਲਤਾ ਪੂਰਕ ਪਹੁਚਾਉਣਾ
- ਦੋ ਤਰਫਾਂ ਸੰਚਾਰ ਦਾ ਉਪਯੋਗ
- ਆਪਣੇ ਵਿਹਾਰ ਦਾ ਮੁਲਾਂਕਣ ਕਰਨਾ।

9.1.6 **ਸੰਚਾਰ ਰੁਕਾਵਟਾਂ** (Barriers to Communication)

ਸੰਚਾਰ ਵਿੱਚ ਕਈ ਪ੍ਰਕਾਰ ਦੇ ਵਿਘਣ, ਰੁਕਾਵਟਾਂ ਅਤੇ ਔਕੜਾਂ ਪੇਸ਼ ਆਉਂਦੀਆਂ ਹਨ। ਕੋਈ ਇਕ ਵੀ ਰੁਕਾਵਟ ਐਸੀ ਅੜਚਨ ਨੂੰ ਜਨਮ ਦਿੰਦੀ ਹੈ ਕਿ ਸੰਚਾਰ ਕਿਰਿਆ ਸਫਲ ਅਤੇ ਸੰਪੂਰਨ ਰੂਪ ਵਿੱਚ ਪ੍ਰਭਾਵਸ਼ਾਲੀ ਨਹੀਂ ਬਣਦੀ। ਕੁੱਝ ਰੁਕਾਵਟਾਂ ਦਾ ਸੰਖੇਪ ਵਰਣਨ ਇਸ ਪ੍ਰਕਾਰ ਹੈ :

1. **ਮਾਧਿਅਮ ਦਾ ਵਿਗਾੜ :** ਸੰਚਾਰ ਦਾ ਮਾਧਿਅਮ ਵਿਅਕਤੀ ਅਤੇ ਮਸੀਨਰੀ ਦੋਵੇਂ ਹੀ ਹੋ ਸਕਦੇ ਹਨ। ਦੋਵਾਂ ਤੋਂ ਕਿਸੇ ਇਕ ਦੀ ਖਰਾਬੀ ਜਾਂ ਵਿਗਾੜ ਸੰਚਾਰ ਵਿੱਚ ਰੁਕਾਵਟ ਪੈਦਾ ਕਰ ਸਕਦੇ ਹਨ। ਵਿਅਕਤੀ ਦੀ ਤਬੀਅਤ ਠੀਕ ਨਾ ਹੋਣਾ, ਮਸ਼ੀਨਰੀ ਭਾਵ ਲਾਉਡ ਸਪੀਕਰ ਦਾ ਵਿਘਨ ਜਾਂ ਹੋਰ ਵਰਤੇ ਜਾ ਰਹੇ ਸਾਧਨ ਵਿੱਚ ਨੁਕਸ ਪੈ ਜਾਣਾ, ਅਚਾਨਕ ਬਿਜਲੀ ਦਾ ਚਲੇ ਜਾਣਾ ਆਦਿ।
2. **ਬੋਲੀ ਤੇ ਵਿਦਿਆ ਪੱਧਰ :** ਸੁਨੇਹਾ ਦੇਣ ਵਾਲੇ ਅਤੇ ਪ੍ਰਾਪਤ ਕਰਤਾ ਵਿਚਕਾਰ ਬੋਲੀ, ਸ਼ਬਦਾਵਲੀ ਦੀ ਸਾਂਝ ਹੋਣੀ ਚਾਹੀਦੀ ਹੈ। ਖੇਤਰੀ ਭਾਸ਼ਾ ਦੀ ਆਪਸੀ ਸਾਂਝ ਨਾ ਹੋਣ ਕਾਰਨ ਸ਼ਬਦਾਵਲੀ ਦਾ ਅੰਤਰ ਸੰਚਾਰਨ ਵਿੱਚ ਸਪੱਸ਼ਟਤਾ ਨਹੀਂ ਆਉਣ ਦਿੰਦਾ। ਸੁਨੇਹਾ ਦੇਣ ਤੇ ਲੈਣ ਵਾਲਿਆਂ ਵਿਚਕਾਰ ਵਿਦਿਅਕ ਪੱਧਰ ਦਾ ਅੰਤਰ ਵੀ ਸੰਚਾਰ ਵਿੱਚ ਵਿਘਨ ਪਾਉਂਦਾ ਹੈ।
3. **ਸਮਾਜਿਕ ਰੁਕਾਵਟਾ :** ਮਾਡੀ ਸਮਾਜਿਕ ਬਣਤਰ ਵਿੱਚ ਜਾਤ ਪਾਤ, ਉੱਚ ਨੀਚ ਆਦਿ ਕਈ ਪ੍ਰਕਾਰ ਦੀਆਂ ਰੁਕਾਵਟਾਂ ਹਨ, ਜਿਸ ਕਾਰਨ ਸਾਰੇ ਲੋਕ ਕਈ ਵਾਰੀ ਸਾਂਝੀ ਥਾਂ ਤੇ ਇੱਕਤਰ ਹੋਣੋ ਕੰਨੀ ਕਤਰਾਉਂਦੇ ਹਨ। ਇਸ ਨਾਲ ਸੰਚਾਰ ਕਿੰਵੇ ਹੋ ਸਕੇਗਾ, ਸਫਲ ਸੰਚਾਰ ਤਾਂ ਬਾਅਦ ਤਾਂ ਬਾਅਦ ਦੀ ਗੱਲ ਹੈ।

4. **ਸਭਿਆਚਾਰਕ ਰੁਕਾਵਟਾਂ :** ਕਿਸੇ ਖਾਸ ਵਿਸ਼ੇ ਤੇ ਛੋਟਿਆਂ, ਵੱਡਿਆ ਦਾ ਪੁਰਸ਼ ਇਸਤਰੀਆਂ ਦਾ ਆਪਸ ਵਿੱਚ ਇਕੱਠੇ ਬੈਠ ਕੇ ਸੁਣਨ ਤੋਂ ਇਨਕਾਰੀ ਹੋਣਾ ਸੰਚਾਰ ਵਿੱਚ ਰੁਕਾਵਟ ਬਣ ਜਾਂਦਾ ਹੈ।
5. **ਆਰਥਿਕ ਰੁਕਾਵਟਾਂ :** ਸਮਾਜ ਵਿੱਚ ਆਰਥਕ ਵਿਤਕਰੇ ਤੇ ਵੰਡੀਆਂ ਬਣੀਆਂ ਹੋਈਆ ਹਨ। ਸੰਚਾਰਨ ਵਿੱਚ ਆ-ਰਥਕ ਮੱਤਰ ਤੇ ਸੰਚਾਰ ਰੁਕਾਵਟ ਬਣ ਜਾਂਦੀ ਹੈ।
6. **ਧਾਰਮਿਕ ਰੁਕਾਵਟਾਂ :** ਧਾਰਮਿਕ ਪੱਖ ਤੋਂ ਲੋਕਾਂ ਦੇ ਵਤੀਰੇ ਵੱਖੋ ਵੱਖਰੇ ਹੁੰਦੇ ਹਨ ਅਤੇ ਧਾਰਮਿਕ ਰੀਤੀ ਰਿਵਾਜਾਂ ਦੀ ਵੱਖ-ਵੱਖਰੀ ਬਣਤਰ ਅਤੇ ਸਥਾਨ ਹੁੰਦਾ ਹੈ। ਧਰਮ, ਸੋਚ ਅਤੇ ਰਹਿਣੀ ਸੰਚਾਰ ਵਿੱਚ ਔਕੜਾਂ ਤੇ ਅੜਚਨ ਪੈਦਾ ਕਰ ਸਕਦੀਆਂ ਹਨ।

9.2 **ਸਿਹਤ ਟੀਮ ਅਤੇ ਸਿਹਤ ਮੈਂਬਰਾਂ ਦੇ ਨਾਲ ਸੰਚਾਰ** (Communication with different Groups Health of Team Members)

ਸਿਹਤ ਟੀਮ ਵਿੱਚ ਹੋਣ ਵਾਲੇ ਸੰਚਾਰ ਹੇਠ ਲਿਖੇ ਹਨ :

1. ਅੰਦਰੂਨੀ (Internal)
2. ਬਾਹਰੀ (External)

ਸਿਹਤ ਸੰਚਾਰ ਕਾਰਜਕਰਮ, ਸਿਹਤ ਸਿੱਖਿਆ ਪ੍ਰੋਗਰਾਮ ਅਤੇ ਸਿਹਤ ਟੀਮ ਵਿੱਚ ਹੋਣ ਵਾਲੇ ਸੰਚਾਰ ਦੀ ਇਕ ਕਿਸਮ ਹੈ ਤੇ ਦੋਨਾਂ ਵਿੱਚ ਕੰਮ ਵੱਖ-ਵੱਖ ਤਰੀਕੇ ਨਾਲ ਹੁੰਦਾ ਹੈ। ਜੇਕਰ ਸੰਚਾਰ ਟੀਮ ਵਿਚਾਲੇ ਹੀ ਹੋਵੇ ਤਾਂ ਉਸ ਨੂੰ ਅੰਦਰੂਨੀ ਸੰਚਾਰ-ਕਹਿੰਦੇ ਹਨ ਅਤੇ ਜੇਕਰ ਪਰਸਾਰ ਪ੍ਰੋਗਰਾਮ ਹੋਵੇ ਤਾਂ ਉਸ ਨੂੰ ਬਾਹਰੀ ਕਹਿੰਦੇ ਹਨ।

ਸਿਹਤ ਟੀਮ ਵਿੱਚ ਸੰਚਾਰ ਲਈ ਅਨੇਕਾਂ ਪ੍ਰਕਾਰ ਦੇ ਸਾਧਨ ਵਰਤੇ ਜਾਂਦੇ ਹਨ ਜਿਵੇਂ ਕਿ ਗੱਲ ਬਾਤ, ਸਮੂਹਕ ਵਿਚਾਰ-ਵਟਾਂਕਰਾ, ਚਿੱਠੀ ਪੱਤਰ ਆਦਿ।

ਪਰਤੱਖ ਅਤੇ ਸਮੂਹਕ ਸੰਚਾਰ ਸਾਧਨ ਉਪਯੋਗ ਵਿੱਚ ਲਿਆਂਦੇ ਜਾਂਦੇ ਹਨ। ਸਿਹਤ ਟੀਮ ਦੁਆਰਾ ਟੈਲੀਫੋਨ ਅਤੇ ਹੋਰ ਸਾਧਨਾਂ ਦਾ ਉਪਯੋਗ ਕੀਤਾ ਜਾਂਦਾ ਹੈ।

ਸਿਹਤ ਟੀਮ ਦੇ ਪ੍ਰਕਾਰ ਦੋ ਹੁੰਦੀ ਹੈ :

1. ਛੋਟੀ ਜਾਂ ਸਧਾਰਨ ਟੀਮ
2. ਵੱਡੀ ਟੀਮ

ਸਧਾਰਨ ਟੀਮ ਵਿੱਚ ਸੰਚਾਰ ਦਾ ਸਾਧਨ ਵੀ ਸਧਾਰਨ ਹੀ ਹੁੰਦਾ ਹੈ। ਸੁਨੇਹਾ ਭੇਜਣ ਵਾਲਾ ਅਤੇ ਸੁਨੇਹਾ ਲੈਣ ਵਾਲਾ ਦੋਨਾਂ ਨੂੰ ਹੀ ਆਪੋ ਆਪਣੇ ਸਥਿਤੀ ਬਾਰੇ ਪਤਾ ਹੁੰਦਾ ਹੈ ਅਤੇ ਇਕ ਦੂਜੇ ਦਾ ਆਦਰ ਕਰਦੇ ਹਨ ਤਾਂ ਸੰਚਾਰ ਅਸਾਨ ਹੋ ਜਾਂਦਾ ਹੈ।

ਸੰਚਾਰ ਦੀ ਮੌਲਿਕ ਕਲਾਵਾਂ ਦੀ ਅਣਹੋਂਦ ਅਤੇ ਗਲਤ ਵਿਆਖਿਆ ਕਰਕੇ ਟੀਮ ਦੀ ਕਾਰਜ ਸ਼ਮਤਾ ਪ੍ਰਭਾਵਿਤ ਹੁੰਦੀ ਹੈ।

ਹਰ ਟੀਮ ਵਿੱਚ ਵੱਖ-ਵੱਖ ਪ੍ਰਕਾਰ ਦੇ ਸੰਚਾਰ ਪ੍ਰਯੋਗ ਵਿੱਚ ਲਿਆਏ ਜਾਂਦੇ ਹਨ। ਸਿਹਤ ਕਾਰਜ ਦੇ ਵਿਆਪਕ ਪੱਧਰ ਤੇ ਸੰਗਠਤ ਪਰੋਗਰਾਮਾਂ ਵਿੱਚ ਸੰਚਾਰ ਉਪਚਾਰਕ ਹੋ ਜਾਂਦਾ ਹੈ। ਇਨਾਂ ਕਾਰਜਕਰਮਾਂ ਵਿੱਚ ਘੱਟ ਮੋਖਿਕ ਅਤੇ ਜਿਆਦਾ ਲਿਖਿਤ ਸੰਚਾਰ ਹੁੰਦਾ ਹੈ।

9.2.1 Interpersonal Relationship

IPR ਸੰਬੰਧ ਉਹ ਸੰਬੰਧ ਹਨ ਜੋ ਕਿ ਦੋ ਜਾਂ ਦੋ ਤੋਂ ਵੱਧ ਲੋਕਾਂ ਨਾਲ ਗਲਬਾਤ ਕਰਨ ਨਾਲ ਪੈਦਾ ਹੁੰਦੇ ਹਨ। ਮਨੋਵਿਗਿਆਨਕ ਵਿਚਾਰ ਅਨੁਸਾਰ IP ਸੰਬੰਧ ਹੇਠ ਲਿਖੇ ਉੱਤੇ ਅਧਾਰਿਤ ਹੁੰਦੇ ਹਨ :

- ਆਪਸੀ ਸਮਝ ਕਹਿਣ ਦਾ ਭਾਵ ਇਕ ਦੂਜੇ ਦੀ ਗਲ ਦਾ ਕੀ ਮਤਲਬ ਸਮਝਿਆ ਜਾਂਦਾ ਹੈ।
- ਆਪਸੀ ਖਿੱਚ
- ਆਪਸੀ (repulsion) ਅਣਦੇਖਾਪਨ

ਇਸ ਤੋਂ ਭਾਵ ਇਹ ਹੈ ਕਿ IP ਸੰਬੰਧਾਂ ਲਈ ਇਕ ਦੂਜੇ ਨੂੰ ਜਾਨਣਾ, ਅਤੇ ਇਕ ਦੂਜੇ ਲਈ ਸੋਚਣਾ ਅਤੇ ਇਕ ਦੂਜੇ ਪ੍ਰਤੀ ਭਾਵਨਾਵਾਂ ਇਹਨਾਂ ਸੰਬੰਧਾਂ ਲਈ ਬਹੁਤ ਜਰੂਰੀ ਹੈ।

ਹੇਠ ਲਿੱਖੇ ਤੱਥ IP ਸੰਬੰਧ ਬਣਾਉਣ ਲਈ ਬਹੁਤ ਜਰੂਰੀ ਹਨ :

1. **ਸਰੀਰਕ ਨੇੜਤਾ :** ਸਰੀਰਕ ਨੇੜਤਾ ਦੋਸਤਾਂ ਦੇ ਛੋਟੇ group ਦਾ ਅਧਾਰ ਹੁੰਦੀ ਹੈ।
2. ਸਰੀਰਿਕ ਖਿੱਚ
3. ਸਮਰੂਪਤਾ

- ਯੋਗਤਾ।

ਪਸੰਦ ਅਤੇ ਨਾਪਸੰਦ, ਉਦੇਸ਼, ਗਰੂਪ, ਜਾਤ, ਸਮੁਦਾਏ, ਭਾਸ਼ਾ ਅਤੇ ਭਾਵਨਾਵਾਂ ਅਤੇ ਯਾਦ ਕਰਨਾ (learning) ਮੁੱਖ ਰੁੱਪ ਵਿੱਚ IP ਸੰਬੰਧ ਬਣਾਉਣ ਵਿੱਚ ਆਪਣਾ ਕਿਰਦਾਰ ਨਿਭਾਉਂਦੀ ਹੈ।

ਸਿਹਤ ਕਾਰਜਕਰਤਾ ਨੂੰ ਬਹੁਤ ਸਾਰੇ ਲੋਕਾਂ ਅਤੇ ਸਮੂਹਾਂ ਨਾਲ ਸਿਹਤ ਟੀਚੇ ਪਾਉਣ ਲਈ ਨਾਲ ਕੰਮ ਕਰਨਾ ਪੈਂਦਾ ਹੈ। ਇਕ ਤਰ੍ਹਾਂ ਲੋਕਾਂ ਦਾ ਵਿਸ਼ਵਾਸ ਹਾਸਲ ਕਰ ਕੇ ਟੀਚੇ ਪ੍ਰਾਪਤ ਕੀਤੇ ਜਾ ਸਕਦੇ ਹਨ।

ਸਿਹਤ ਕਰਮੀ ਦੁਆਰਾ IP ਸੰਬੰਧਾਂ ਨੂੰ ਵਿਕਸਿਤ ਕਰਨਾ :

- ਕੰਮ ਪ੍ਰਤੀ ਉਤਸ਼ਾਹਿਤ ਕਰਨਾ।
- ਵਿਅਕਤੀ ਨੂੰ ਸਮਝਣਾ।
- ਜਿੰਮੇਵਾਰੀ ਨਿਭਾਉਣਾ।
- ਲੋਕਾਂ ਦੀਆਂ ਗੱਲਾਂ ਨੂੰ ਸਨਮਾਣ ਦੇਣਾ।
- ਕੰਮ ਕਰਨ ਤੇ ਲੋਕਾਂ ਦੀ ਪ੍ਰਸੰਸਾ ਕਰਨਾ।
- ਲੋਕਾਂ ਦੇ ਵਿਚਾਰਾਂ ਨੂੰ ਪਹਿਲ ਦੇਣੀ।
- ਵਪਾਰਕ ਮਾਨਦੰਡਾਂ ਨੂੰ ਧਿਆਨ ਵਿੱਚ ਰੱਖਣਾ।
- ਔਖੇ ਵੇਲੇ ਸਹਾਰਾ ਦੇਣਾ।

IP ਸੰਬੰਧਾਂ ਨੂੰ ਸਥਾਪਿਤ ਕਰਨ ਲਈ ਸਿਹਤ ਕਰਮੀ ਨੂੰ ਆਪਣੇ ਵਿਵਹਾਰ, ਭਾਸ਼ਾ, ਕੰਮ ਲਈ ਵਿਸ਼ਵਾਸ ਅਤੇ ਵਪਾਰਕ ਮਾਨਦੰਡਾਂ ਨੂੰ ਪੂਰਾ ਕਰਕੇ ਆਪਣੇ ਕੰਮ ਕਰਨੇ ਚਾਹੀਦੇ ਹਨ।

9.3 Types and Use of A.V. Aids

9.3.1 A.V. Aids ਸੁਣ ਦਿੱਖ ਸਾਧਨ ਦੇ ਪ੍ਰਕਾਰ

ਸੁਣਨ ਅਤੇ ਵੇਖਣ ਵਾਲੇ, ਉਹ ਯੰਤਰ ਜਿਹੜੇ ਸਿੱਖਿਆ ਦੇਣ ਵਿੱਚ ਸਹਾਈ ਹੁੰਦੇ ਹਨ, ਜਿਵੇਂ ਬਲੈਕ ਬੋਰਡ, ਫਲੈਸ਼ ਕਾਰਡ, ਮਾਡਲ ਸਲਾਈਡਾਂ, ਚਾਰਟ, ਪੋਸਟਰ, ਫਲੈਨਲ ਚਾਰਟ ਆਦਿ ਨੂੰ ਏ.ਵੀ. ਐਡਸ ਕਿਹਾ ਜਾਂਦਾ ਹੈ।

9.3.2 A.V. Aids ਦੇ ਗੁਣ

A.V. Aids ਆਡੀਓ ਵਿਜ਼ੁਅਲ ਪ੍ਰਚਾਰ ਮਾਧਿਅਮ ਦੇ ਅਨੇਕਾਂ ਹੀ ਗੁਣ ਹਨ ਜਿਨਾਂ ਦੇ ਆਧਾਰ ਤੇ ਸਿੱਖਿਆ ਅਤੇ ਸੁਨੇਹੇ ਵਧੇਰੇ ਪ੍ਰਭਾਵਸ਼ਾਲੀ ਬਣ ਸਕਦੇ ਹਨ। ਇਨਾਂ ਗੁਣਾਂ ਨੂੰ ਹੇਠ ਲਿਖੇ ਅਨੁਸਾਰ ਦੋਹਰਾਇਆ ਜਾ ਸਕਦਾ ਹੈ :

1. **ਧਿਆਨ ਖਿਚਣ ਯੋਗ :** ਵਰਤੇ ਜਾਣ ਵਾਲੇ A.V. Aids ਧਿਆਨ ਖਿੱਚਣ ਯੋਗ ਹੁੰਦੇ ਹਨ। ਜੋ ਕਿ ਵੇਖਣ ਵਾਲਿਆਂ ਦੇ ਮਨਾਂ ਨੂੰ ਕੀਲ ਲੈਂਦੇ ਹਨ ਅਤੇ ਉਹਨਾਂ ਦੇ ਮਨ ਵਿੱਚ ਵਸ ਜਾਂਦੇ ਹਨ। ਕਿਉਂਕਿ ਧਿਆਨ ਖਿਚਣ ਵਾਲੀ ਚੀਜ਼ ਨੂੰ ਲੋਕ ਵੇਖਣਾ-ਸੁਣਨਾ ਵੀ ਪਸੰਦ ਕਰਦੇ ਹਨ।
2. **ਵਿਸ਼ੇ ਨਾਲ ਮੇਲ :** ਜਿਹੜੇ A.V. Aids ਵਿਸ਼ੇ ਨਾਲ ਮੇਲ ਖਾਂਦੇ ਹਨ ਉਹ ਵਧੇਰੇ ਪ੍ਰਭਾਵਸ਼ਾਲੀ ਸਿੱਧ ਹੁੰਦੇ ਹਨ। ਵਿਸ਼ੇ ਨਾਲ ਸੰਬੰਧਿਤ A.V. Aids ਦੀ ਵਰਤੋਂ ਨਾਲ ਲੋਕਾਂ ਤੇ ਵੀ ਚੰਗਾ ਪ੍ਰਭਾਵ ਪੈਦਾ ਹੈ ਤੇ ਉਹ ਦਿੱਤੀ ਜਾਣ ਵਾਲੀ ਸਿੱਖਿਆ ਨੂੰ ਵੀ ਬਹੁਤ ਧਿਆਨ ਨਾਲ ਸੁਣਦੇ ਹਨ ਤੇ ਸਿੱਖਿਆ ਪ੍ਰਭਾਵਸ਼ਾਲੀ ਸਿੱਧ ਹੁੰਦੀ ਹੈ।
3. **ਵਰਤਣੇ ਸੌਖੇ :** ਔਖੇ ਵਰਤੇ ਜਾਣ ਵਾਲੇ A.V. Aids ਵਧੇਰੇ ਪ੍ਰਭਾਵਸ਼ਾਲੀ ਸਿੱਧ ਨਹੀਂ ਹੁੰਦੇ ਕਿਉਂਕਿ ਕਈ ਵਾਰ ਇਹਨਾਂ ਨੂੰ ਵਰਤਣ ਵਿੱਚ ਵੀ ਰੁਕਾਵਟਾਂ ਆਉਂਦੀਆਂ ਹਨ ਅਤੇ ਸਹੀ ਢੰਗ ਨਾਲ ਸਿੱਖਿਆ ਨਹੀਂ ਦਿੱਤੀ ਜਾਂਦੀ। ਇਸ ਲਈ A.V. Aids ਸੌਖੇ ਵਰਤਣ ਵਾਲੇ ਹੀ ਵਧੇਰੇ ਠੀਕ ਹੁੰਦੇ ਹਨ ਅਤੇ ਸਿੱਖਿਆ ਨੂੰ ਪ੍ਰਭਾਵਸ਼ਾਲੀ ਬਣਾਉਂਦੇ ਹਨ।
4. **ਲੈ ਜਾਣਾ ਸੌਖਾ ਅਤੇ ਸਸਤਾ :** ਕਈ ਵਾਰ ਸਿਹਤ ਸਿੱਖਿਆ ਦੇਣ ਲਈ ਬਾਹਰ ਜਾਣਾ ਪੈਂਦਾ ਹੈ ਤੇ ਉੱਥੇ ਵੀ ਅਜਿਹੇ ਹੀ A.V. Aids ਵਰਤਣੇ ਤੇ ਲੈ ਜਾਣੇ ਚਾਹੀਦੇ ਹਨ ਜਿਹੜੇ ਸਸਤੇ ਹੋਣ ਤੇ ਅਸਾਨੀ ਨਾਲ ਪ੍ਰਾਪਤ ਹੋਣ। ਇਹ ਹੀ A.V. Aids ਦਾ ਗੁਣ ਹੈ ਕਿ ਇਹ ਅਸਾਨੀ ਨਾਲ ਪ੍ਰਾਪਤ ਹੁੰਦੇ ਹਨ ਤੇ ਲੈ ਜਾਣੇ ਵੀ ਸੌਖੇ ਹੁੰਦੇ ਹਨ ਤੇ ਸਸਤੇ ਹੁੰਦੇ ਹਨ। ਇਸ ਪ੍ਰਕਾਰ ਹਰ ਪੱਧਰ ਦੇ ਲੋਕ ਸਿਹਤ ਸਿੱਖਿਆ ਨੂੰ ਗ੍ਰਹਿਣ ਕਰ ਲੈਂਦੇ ਹਨ ਤੇ ਸਿੱਖਿਆ ਵੀ ਪ੍ਰਭਾਵਸ਼ਾਲੀ ਸਿੱਧ ਹੁੰਦੀ ਹੈ।
5. **ਸਰਲ ਭਾਸ਼ਾ ਵਿੱਚ ਹੋਣਾ :** ਸਰਲ ਭਾਸ਼ਾ A.V. Aids ਦਾ ਚੰਗਾ ਗੁਣ ਹੈ ਕਿਉਂਕਿ ਸਰਲ ਭਾਸ਼ਾ ਹੀ ਲੋਕ ਸਮਝ ਸਕਦੇ ਹਨ ਇਸ ਲਈ A.V. Aids ਸਰਲ ਭਾਸ਼ਾ ਵਾਲੇ ਹੀ ਹੋਣੇ ਚਾਹੀਦੇ ਹਨ। ਇਸ ਗੁਣ ਦੇ ਆਧਾਰ ਤੇ ਹੀ ਲੋਕ ਸਰਲ ਭਾਸ਼ਾ ਵਾਲੇ A.V. Aids ਤੋਂ ਸਿੱਖਿਆ ਅਸਾਨੀ ਨਾਲ ਗ੍ਰਹਿਣ ਕਰ ਲੈਂਦੇ ਹਨ ਤੇ ਇਹ ਸਿੱਖਿਆ ਪ੍ਰਭਾਵਸ਼ਾਲੀ ਹੁੰਦੀ ਹੈ।
6. **ਲੋਕਾਂ ਨੂੰ ਭਾਈਵਾਲ ਬਣਾਉਣਾ :** ਸਿਹਤ ਸਿੱਖਿਆ ਦੇਣ ਲਈ ਕੇਵਲ ਉਹ ਹੀ A.V. Aids ਸਹਾਇਕ ਹੁੰਦੇ ਹਨ ਜਿਹੜੇ ਲੋਕਾਂ ਨੂੰ ਭਾਈਵਲ ਬਣਾਉਦੇ ਹਨ। ਲੋਕ ਇਹਨਾਂ ਤੋਂ ਪ੍ਰਭਾਵਿਤ ਹੋ ਕੇ ਸਿਹਤ ਵਤੀਰੇ ਵਿੱਚ ਵੀ ਪਰਿਵਰਤਨ ਲਿਆਉਂਦੇ ਹਨ। ਤੇ ਸਿੱਖਿਆ ਗ੍ਰਹਿਣ ਕਰ ਲੈਂਦੇ ਹਨ।
7. **ਵਿਸ਼ੇ ਵਿੱਚ ਵਾਧਾ :** ਸਿਰਫ ਉਹ ਹੀ A.V. Aids ਸਹਾਇਕ ਹੁੰਦੇ ਹਨ ਜਿਹੜੇ ਵਿਸ਼ੇ ਵਿੱਚ ਵਾਧਾ ਕਰਦੇ ਹਨ। ਵਿਸੇ ਵਿੱਚ ਵਾਧਾ ਕਰਨ ਵਾਲੇ A.V. Aids ਵਰਤੋਂ ਨਾਲ ਲੋਕਾਂ ਵਿੱਚ ਸਿਹਤ ਸਿੱਖਿਆ ਪ੍ਰਤੀ ਦਿਲਚਸਪੀ ਪੈਦਾ ਹੁੰਦੀ ਹੈ ਤੇ ਉਹ ਅਸਾਨੀ ਨਾਲ ਸਿੱਖਿਆ ਨੂੰ ਗ੍ਰਹਿਣ ਵੀ ਕਰ ਲੈਂਦੇ ਹਨ।
8. **ਜੀਵਨ ਪੱਧਰ ਨਾਲ ਮੇਲ :** ਹਮੇਸ਼ਾ ਸਿਹਤ ਸਿੱਖਿਆ ਲੋਕਾਂ ਦੀਆਂ ਲੋੜਾਂ ਦੇ ਅਨੁਕੂਲ ਦਿੱਤੀ ਜਾਂਦੀ ਹੈ। ਇਸ ਲਈ ਅਜਿਹੇ A.V. Aids ਹੀ ਵਰਤਣੇ ਚਾਹੀਦੇ ਹਨ ਜੋ ਲੋਕਾਂ ਦੀਆਂ ਲੋੜਾਂ ਅਤੇ ਜੀਵਨ ਪੱਧਰ ਨਾਲ ਮੇਲ ਖਾਣ। ਜੀਵਨ ਪੱਧਰ ਅਤੇ ਮੇਲ ਖਾਣਾ ਇਸਦਾ ਗੁਣ ਹੈ।
9. **ਮਨ ਪ੍ਰਚਾਵਾ :** A.V. Aids ਦੀ ਵਰਤੋਂ ਕਰਨ ਨਾਲ ਲੋਕਾਂ ਵਿੱਚ ਇਕ ਪ੍ਰਕਾਰ ਦਾ ਮਨ ਪਰਚਾਵਾ ਵੀ ਕੀਤਾ ਜਾਂਦਾ ਹੈ ਇਸ ਤਰ੍ਹਾਂ A.V. Aids ਲੋਕਾਂ ਦਾ ਮਨ ਪਰਚਾਵਾ ਕਰਕੇ ਉਹਨਾਂ ਨੂੰ ਸਿੱਖਿਆ ਦੇਣ ਵਿੱਚ ਸਹਾਈ ਸਿੱਧ ਹੁੰਦਾ ਹੈ।
10. A.V. Aids ਦੀ ਵਰਤੋਂ ਨਾਲ ਹਰ ਪੱਧਰ ਦਾ ਵਿਅਕਤੀ ਸਿਹਤ ਸੰਬੰਧੀ ਅਤੇ ਹੋਰ ਵਿਸ਼ਿਆ ਸੰਬੰਧੀ ਸਿੱਖਿਆ ਅਸਾਨੀ ਨਾਲ ਗ੍ਰਹਿਣ ਕਰ ਸਕਦਾ ਹੈ ਜਿਹੜੇ ਵਿਅਕਤੀ ਸੁਣ ਨਹੀਂ ਸਕਦੇ ਉਹ ਚਿਤਰ ਵੇਖ ਕੇ ਹੀ ਸਿੱਖਿਆ ਗ੍ਰਹਿਣ ਕਰ

ਸਕਦੇ ਹਨ। ਇਸ ਪ੍ਰਕਾਰ A.V. Aids ਵਿੱਚ ਅਨੇਕਾਂ ਹੀ ਗੁਣਾਂ ਹਨ ਜਿਹਨਾਂ ਨਾਲ ਸਿੱਖਿਆ ਪ੍ਰਭਾਵਸ਼ਾਲੀ ਬਣਦੀ ਹੈ।

9.3.3 Teaching ਨੂੰ Effective (ਪ੍ਰਭਾਵਸ਼ਾਲੀ) ਬਣਾਉਣ ਲਈ A.V. Aids ਦਾ ਰੋਲ

Teaching ਨੂੰ effective ਬਣਾਉਣ ਲਈ A.V. Aids ਦਾ ਬਹੁਤ ਮਹਤਵਪੂਰਨ ਰੋਲ ਹੈ। A.V. Aids ਦੀ help ਨਾਲ health education ਨੂੰ ਜਿਆਦਾ ਅਸਰਦਾਇਕ ਬਣਾਇਆ ਜਾ ਸਕਦਾ ਹੈ। ਸਿੱਖਣ ਵਾਲੇ ਲਈ health education ਦਿਲਚਸਪ, ਸੁਨੇਹੇ ਨੂੰ ਚੰਗਾ ਸਮਝਦਾਰ, ਜਿਆਦਾ ਤੇਜ਼ੀ ਨਾਲ ਸਿੱਖਣ ਵਿੱਚ ਤੇ ਸੁਨੇਹੇ ਨੂੰ ਯਾਦ ਰੱਖਣ ਵਿੱਚ help ਕਰਦੀਆਂ ਹਨ। A.V. Aids ਭਾਸ਼ਾ ਦੀਆਂ ਰੁਕਾਵਟਾ ਨੂੰ ਦੂਰ ਕਰਦਾ ਹੈ। ਇਹ Group discussion ਵਿੱਚ ਵੀ help ਕਰਦਾ ਹੈ। A.V. Aids ਸਾਨੂੰ ਸੂਚਨਾ ਪ੍ਰਦਾਨ ਕਰਦਾ ਹੈ। A.V. Aids ਘੱਟ ਕੀਮਤ ਤੇ ਜਿਆਦਾ ਅਸਰਦਾਇਕ ਹੁੰਦਾ ਹੈ। ਇਸ ਨਾਲ ਅਸੀਂ ਪੱਖਪਾਤ ਨੂੰ ਦੂਰ ਕਰ ਸਕਦੇ ਹਾਂ। ਜਿਥੇ ਅਮੀਰੀ ਤੇ ਗਰੀਬੀ ਦੂਸਰਿਆਂ ਦੇ ਵਿਵਹਾਰ ਬਾਰੇ ਜਾਣ ਸਕਦੇ ਹਾਂ। ਸ਼ੱਕ, ਭਰਮ ਜਾਂ ਭੁਲੇਖੇ ਦੂਰ ਹੁੰਦੇ ਹਨ। ਇਸ ਨਾਲ ਹੁਨਰ ਅਤੇ ਯੋਗਤਾ ਦਾ ਵਿਕਾਸ ਹੁੰਦਾ ਹੈ ਤੇ ਗਿਆਨ ਵਿੱਚ ਵਾਧਾ ਹੁੰਦਾ ਹੈ A.V. Aids ਨਾਲ ਵਿਕਾਸ ਤੇ ਵਿਵਹਾਰ ਨੂੰ ਬਦਲ ਸਕਦੇ ਹਾਂ। ਨਵੇਂ ਖਿਆਲਾਂ ਰਾਹੀ ਵਿਉਂਤਾਂ ਨੂੰ ਪ੍ਰਦਰਸ਼ਿਤ ਕਰ ਸਕਦੇ ਹਾਂ।

A.V. Aids ਖੁਰਾਕ ਅਤੇ ਸਿਹਤ ਸੰਬੰਧੀ ਲੋਕਾਂ ਨੂੰ ਸੁਨੇਹੇ ਦਿੰਦਾ ਹੈ। A.V. Aids ਅਸੀਂ ਆਪਣੇ ਨਾਲ ਲਿਜਾ ਕੇ ਜਿਵੇਂ ਫਲਾਨੈਲ ਗਰਾਫ ਮੰਜੀ ਤੇ ਖੜਾ ਕਰ ਕੇ ਕਿਨਾਰਿਆ ਤੇ ਫਿਟ ਕਰ ਕੇ ਦਿਖਾ ਸਕਦੇ ਹਾਂ। ਐਪੀਡੈਮਿਕ ਦੇ ਕੇਸਾਂ ਵਿੱਚ ਵੀ A.V. Aids ਮਦਦ ਕਰਦਾ ਹੈ। ਟੀਕਾਕਰਣ ਵਿੱਚ ਵੀ A.V. Aids ਦਾ ਬਹੁਤ ਵੱਡਾ ਰੋਲ ਹੈ ਜਿਸ ਨਾਲ ਬੱਚਿਆਂ ਨੂੰ ਬੀਮਾਰੀਆਂ ਤੋਂ ਸੁੱਰਖਿਆ ਮਿਲਦੀ ਹੈ। ਖੁਰਾਕ ਤੇ ਇਲਾਜ ਬਾਰੇ ਤੇ home accident ਦੇ ਇਲਾਜ ਬਾਰੇ ਵੀ ਜਾਣਕਾਰੀ ਮਿਲਦੀ ਹੈ।

A.V. Aids ਰਾਹੀ ਅਸੀ ਜੋੜਿਆਂ ਨੂੰ ਪਰਿਵਾਰ ਨਿਯੋਜਨ ਬਾਰੇ ਪ੍ਰੇਰਿਤ ਕਰਦੇ ਹਾਂ। A.V. Aids ਨਾਲ ਅਸੀਂ ਲੋਕਾਂ ਨਾਲ ਸੰਬੰਧ ਪੈਦਾ ਕਰ ਸੁਨੇਹੇ ਪ੍ਰਾਪਤ ਕਰਨ ਲਈ ਉਤਸ਼ਾਹਿਤ ਕਰ ਸਕਦੇ ਹਾਂ। ਇਸ ਨਾਲ community ਮਨੋਰੰਜਨ ਵੀ ਕਰੇਗੀ ਤੇ ਸਿਹਤ ਸੰਬੰਧੀ ਸੁਨੇਹੇ ਵੀ ਪ੍ਰਾਪਤ ਕਰ ਸਕੇਗੀ।

A.V. Aids ਰਾਹੀ ਜਦੋਂ ਅਸੀ ਆਪਣੇ ਹਥੀ ਕਿਸੇ ਕੰਮ ਨੂੰ ਕਰਕੇ ਵਿਖਾਉਂਦੇ ਹਾਂ ਤਾਂ ਇਹ ਲੋਕਾਂ ਦੇ ਦਿਲ ਦਿਮਾਗ ਵਿੱਚ ਚੰਗੀ ਤਰਾਂ ਬੈਠ ਜਾਂਦਾ ਹੈ ਤੇ ਲੋਕ ਉਸ ਤੇ ਅਮਲ ਕਰਦੇ ਹਨ ਇਸ ਤਰਾਂ teaching ਨੂੰ (effective) ਅਸਰਦਾਰ ਬਣਾਉਣ ਲਈ A.V. Aids ਦਾ ਬਹੁਤ ਵੱਡਾ ਰੋਲ ਹੈ।

9.3.4 A.V. Aids ਦੇ ਪ੍ਰਕਾਰ

I. Audio **ਆਡੀਓ (ਸੁਣਨ) ਵਾਲੇ** Aids

1. **Tape recorder :** ਰਾਜ ਸਰਕਾਰ ਟੇਪ ਰਿਕਾਰਡਰ ਮੁਹਇਆ ਕਰਾਉਂਦੀ ਹੈ। ਇਸ ਵਿੱਚ ਸਿਹਤ ਮੁਚਨਾਵਾਂ ਰਿਕਾਰਡ ਕੀਤੀਆਂ ਜਾ ਸਕਦੀਆਂ ਹਨ ਅਤੇ ਰਾਜ ਸਰਕਾਰ ਦੁਆਰਾ ਸਿਹਤ ਸੰਬੰਧੀ ਸੂਚਨਾਵਾਂ ਅਤੇ ਜਾਣਕਾਰੀਆਂ ਕੈਸਟ ਦੁਆਰਾ ਭੇਜਿਆਂ ਜਾਂਦੀਆ ਹਨ।
2. **Amplifier :** ਇਹ ਵਿਸ਼ੇਸ਼/ਮੁੱਖ ਪ੍ਰੋਗਰਾਮਾਂ ਅਤੇ ਸਿਹਤ ਸੰਦੇਸ਼ਾਂ ਲਈ ਅਤੇ ਪ੍ਰਚਾਰ ਕਰਨ ਲਈ ਵਰਤੋਂ ਵਿੱਚ ਲਿ-ਆਦਾ ਜਾਂਦਾ ਹੈ।
3. **ਰੇਡਿਓ** (Radio) **:** ਪੇਂਡੂ ਇਲਾਕਿਆਂ ਵਿੱਚ ਰੇਡਿਓ ਬਹੁਤ ਪ੍ਰਚਲਿਤ ਹੈ। ਇਸਦੇ ਦੁਆਰਾ ਆਕਾਸ਼ਵਾਣੀ ਤੋਂ ਅਤੇ ਰਾਜ ਸਰਕਾਰ ਦੁਆਰਾ ਕਈ ਪ੍ਰੋਗਰਾਮ ਅਤੇ ਖਬਰਾਂ ਦਾ ਪ੍ਰਸਾਰਣ ਹੁੰਦਾ ਹੈ। ਰੇਡਿਓ ਦੁਆਰਾ ਵੀ ਪਰਿਵਾਰ ਨਿਯੋਜਨ,

ਮਾਂ ਦਾ ਦੁੱਧ, ਕੁਪੋਸ਼ਣ, ਟੀਕਾਕਰਣ ਅਤੇ ਹੋਰ ਪ੍ਰੋਗਰਾਮਾਂ ਬਾਰੇ, ਜਨਤਾ ਤੱਕ ਸੁਚਨਾਵਾਂ ਪਹੁੰਚਾਇਆ ਜਾਂਦੀਆ ਹਨ। ਰੇਡਿਓ ਦੁਆਰਾ ਸਿਹਤ ਪ੍ਰੋਗਰਾਮਾਂ ਜਿਵੇਂ ਕੋਹੜ ਰੋਗ, ਸਵਾਇਨ ਫਲੂ ਡੇਂਗੂ ਬੁਖਾਰ, ਚਿਕਨਗੂਨਿਆ ਦੇ ਬਾਰੇ ਅਤੇ ਬਚਾਅ ਸੰਬੰਧੀ ਉਪਾਅ-ਪ੍ਰਸਾਰਿਤ ਹੁੰਦੇ ਹਨ।

II. Visual Aids **ਸੁੱਣਦਿਖ ਸਰੋਤ**

1. **ਬਲੈਕ ਬੋਰਡ** (Black Board) **:** ਬਲੈਕ ਬੋਰਡ ਦਾ ਉਪਯੋਗ ਪ੍ਰਸਾਰ ਕਾਰਜ ਅਤੇ ਸਿਹਤ ਟੀਮ ਵਿੱਚ ਵਧੇਰੇ ਤੌਰ ਤੇ ਹੁੰਦਾ ਹੈ। ਇਹ ਸਾਧਾਰਣ ਅਤੇ ਟਿਕਾਊ ਹੁੰਦਾ ਹੈ। ਬਲੈਕ ਬੋਰਡ ਸਬ ਤੋਂ ਅਸਾਨ, ਉਪਯੋਗੀ ਅਤੇ ਘੱਟ ਖਰਚ ਅਤੇ ਹਰਮਨ ਪਿਆਰਾ ਸਾਧਨ ਹੈ। ਸੰਦੇਸ਼ ਦੇ ਨਾਲ ਸਧਾਰਣ ਚਿੱਤਰ ਵਿਆਖਿਆ ਚੌਕ ਦੁਆਰਾ ਬਲੈਕ ਬੋਰਡ ਉੱਤੇ ਅਸਾਨੀ ਨਾਲ ਬਣਾ ਸਕਦੇ ਹਾਂ। ਰੰਗੀਨ ਚੌਕ ਵੀ ਉਪਯੋਗ ਵਿੱਚ ਲਿਆਇਆ ਜਾ ਸਕਦਾ ਹੈ।

   ਲਕੜ ਦੇ ਕਾਲੇ ਕੀਤੇ ਬੋਰਡ ਜਾਂ, ਪੱਕੀ ਸੀਮਿੰਟ ਦੀ ਦਵਿਾਰ ਤੇ ਕਾਲਾ ਰੋਗਨ ਫੇਰ ਕੇ ਇਸ ਨੂੰ ਲਿਖਣ ਲਈ ਵਰਤਿਆ ਜਾਂਦਾ ਹੈ। ਅੱਜ ਕਲ ਚਲਦੇ ਫਿਰਦੇ ਫੋਲਡਿੰਗ ਬੋਰਡਾਂ ਨੂੰ ਵੀ ਵਰਤਿਆ ਜਾ ਰਿਹਾ ਹੈ।

   ਬਲੈਕ ਬੋਰਡ ਦੀ ਵਰਤੋਂ ਲਈ ਹੇਠ ਲਿਖੀਆਂ ਗਲਾਂ ਦਾ ਧਿਆਨ ਰਖਣਾ ਚਾਹੀਦਾ ਹੈ :

   (a) ਲਿਖਣ ਲਗਿਆਂ ਇਕ ਪਾਸੇ ਖੜੇ ਹੋ ਕੇ ਲਿਖਿਆ ਜਾਵੇ।
   (b) ਇਕ ਸ਼ਬਦ ਜਾਂ ਲੋੜੀਂਦਾ ਵਾਕ ਲਿਖੇ।
   (c) ਬਲੈਕ ਬੋਰਡ ਤੇ ਲਿਖਣ ਤੋਂ ਪਹਿਲਾਂ ਬੋਲਣਾ ਚਾਹੀਦਾ ਹੈ ਅਤੇ ਲਿਖਣ ਉਪਰੰਤ ਪੜੋ ਅਤੇ ਬੋਲੋ।
   (d) ਬਲੈਕ ਬੋਰਡ ਉੱਤੇ ਲਿਖਿਆ ਹੋਇਆ ਲਿਖਣ ਤੋਂ ਬਾਅਦ ਸਰੋਤਿਆਂ ਨਾਲ ਵਿਚਾਰੋ।
   (e) ਪਹਿਲੀ ਕਤਾਰ ਵਾਲੇ ਵਿਦਿਆਰਥੀ ਅਤੇ ਬਲੈਕ ਬੋਰਡ ਦੇ ਵਿਚਕਾਰ ਦਸ ਫੁੱਟ ਦੀ ਦੂਰੀ ਜਰੂਰ ਹੋਣੀ ਚਾਹੀਦੀ ਹੈ।
   (f) ਬੋਰਡ ਦਾ ਹੇਠਲਾ ਹਿੱਸਾ ਅੱਖਾਂ ਦੇ ਪੱਧਰ ਤੋਂ ਉਪਰ ਹੋਣਾ ਚਾਹੀਦਾ ਹੈ।
   (g) ਬੋਰਡ ਲਗਾਉਣ ਵਾਲੀ ਥਾਂ ਤੇ ਰੋਸ਼ਨੀ ਪੂਰੇ ਤਰੀਕੇ ਨਾਲ ਆਉਣੀ ਚਾਹੀਦੀ ਹੈ ਪਰ ਬਲੈਕ ਬੋਰਡ ਲਸ਼ਕੋਰਾ ਮਾਰਦਾ ਨਹੀਂ ਹੋਣਾ ਚਾਹੀਦਾ।
   (h) ਰੰਗਦਾਰ ਚਾਕਾਂ ਨਾਲ ਹੀ ਚਿੱਤਰ ਬਣਾਓ।
   (i) ਬੋਰਡ ਨੂੰ ਸਾਫ ਕਰਨ ਲਗਿਆ ਚਾਕ ਪਾਊਡਰ ਨਾ ਉਡੇ ਇਸ ਲਈ ਗਿੱਲਾ ਡਸਟਰ ਵਰਤੋ।

2. **ਫਲੈਸ਼ ਕਾਰਡ :** ਇਹ ਵੱਖ-2 ਪ੍ਰਕਾਰ ਦੇ ਹੁੰਦੇ ਹਨ ਫਲੈਸ਼ ਕਾਰਡਾਂ ਵਿੱਚ ਲੜੀਵਾਰ ਵਿਸ਼ੇ ਨੂੰ ਇਕ ਕਹਾਣੀ ਦੇ ਰੂਪ ਵਿੱਚ ਦਰਸ਼ਾਇਆ ਜਾਂਦਾ ਹੈ। ਇਹ ਫਲੈਸ਼ ਕਾਰਡ, ਕਾਰਡਾਂ ਤੇ ਚਿਤਰ ਬਣਾਕੇ ਉਨਾਂ ਵਿੱਚ ਉਭਾਰਵੇਂ ਰੰਗ ਭਰਕੇ ਬਣਾਏ ਜਾਂਦੇ ਹਨ ਤੇ ਚੁਕਵੇਂ ਸ਼ਬਦ ਲਿਖਦੇ ਲੋਕਾਂ ਤਾਈਂ ਸੁਨੇਹਾ ਪਹੁੰਚਾਇਆ ਜਾਂਦਾ ਹੈ। ਅਸੀਂ ਇਸ ਉਪਰ ਚਿਤਰ ਕੱਟਕੇ ਵੀ ਚਿਪਕਾ ਸਕਦੇ ਹਾਂ।

   ਛੋਟੇ ਗਰੁਪ ਲਈ ਕਾਰਡਾਂ ਦਾ ਸਾਈਜ 5" 7" ਹੀ ਕਾਫੀ ਹੁੰਦਾ ਹੈ ਤੇ ਵੱਡੇ ਗਰੁਪ ਲਈ 10" 20" ਰੰਗਦਾਰ ਕਾਰਡਾਂ ਉੱਤੇ ਵੀ ਉਭਰਵੇਂ ਰੰਗ ਦੇ ਚਿਤਰ ਅਤੇ ਸ਼ਬਦ ਲਿਖ ਕੇ ਅਸੀ ਫਲੈਸ਼ ਕਾਰਡ ਬਣਾ ਸਕਦੇ ਹਾਂ।

3. **ਦਰਸ਼ਨੀ ਫੱਟਾ ਤੇ ਚਾਰਟ :** ਇਸ ਨੂੰ ਅਸੀਂ ਘਰ ਵਿੱਚ ਬੈਠ ਕੇ ਕਪੜੇ, ਸ਼ਨੀਲ ਪਲਾਈ ਜਾਂ ਕਾਰਡ ਨਾਲ ਸਜਾ ਸਕਦੇ ਹਾਂ। ਇਸ ਉਪਰ ਲਿਖਤੀ ਚਿੱਤਰ ਲਗਾਏ ਜਾ ਸਕਦੇ ਹਨ, ਸਹੀ ਸੂਚਨਾਂ ਜਾਂ ਆਂਕੜੇ ਦਰਸਾਏ ਜਾ ਸਕਦੇ ਹਨ। ਲੋੜ ਅਨੁਸਾਰ ਅਸੀਂ ਤਸਵੀਰ ਤੇ ਫੋਟੋਆਂ ਤਬਦੀਲ ਵੀ ਕਰ ਸਕਦੇ ਹਾਂ। ਇਨ੍ਹਾਂ ਦੀ ਵਰਤੋਂ ਅਸੀਂ ਕੈਂਪਾਂ, ਸੈਮੀਨਾਰਾਂ, ਕਾਨਫਰੇਂਸਾਂ ਵਿੱਚ ਕਰ ਸਕਦੇ ਹਾਂ। ਚਾਰਟ ਸਾਦਾ ਅਤੇ ਸੋਖਾ ਅਤੇ ਸਮਝ ਆਉਣ ਵਾਲਾ ਹੁੰਦਾ ਹੈ। ਇਨਾਂ ਵਿੱਚ

ਅਸੀਂ ਸਹੀ ਅਤੇ ਸੱਚ ਸੂਚਨਾ ਦਰਸਾਉਂਦੇ ਜਾਂ ਤੇ ਦੀਵਾਰ ਤੇ ਲਟਕਾ ਸਕਦੇ ਹਾਂ। ਇਹ ਕਈ ਤਰਾਂ ਦੇ ਹੁੰਦੇ ਹਨ, ਬਾਰ, ਪਾਣੀ ਅਤੇ ਫਲੋ ਚਾਰਟ।

4. **ਫਲਿੱਪ ਬੁੱਕ ਅਤੇ ਫਲਿੱਪ ਚਾਰਟ :** ਇਨਾਂ ਨੂੰ ਅਸੀਂ ਅਸਾਨੀ ਨਾਲ ਘਰ ਵਿੱਚ ਬੈਠ ਕੇ ਤਿਆਰ ਕਰ ਸਕਦੇ ਹਾਂ। ਫਲੈਸ਼ ਕਾਰਡਾਂ ਨੂੰ ਜਿਲਦਬੰਦ ਕਰਕੇ ਜਾਂ ਸਪਰਿੰਗ ਬੰਦ ਕਰ ਲਈਏ ਤਾਂ ਫਲਿਪ ਬੁੱਕ ਬਣ ਜਾਂਦੀ ਹੈ। ਜੇ ਕਾਰਡਾਂ ਦਾ ਸਾਈਜ ਲੰਮਾ ਕਰਕੇ ਇਨ੍ਹਾਂ ਨੂੰ ਲਟਕਾ ਕੇ ਵਾਰੋ-ਵਾਰੀ ਪਰਤਕੇ ਵਰਤਣ ਯੋਗ ਬਣਾ ਲਈਏ ਤਾਂ ਫਲਿੱਪ ਚਾਰਟ ਬਣ ਜਾਂਦਾ ਹੈ।

   ਫਲਿੱਪ ਬੁੱਕ ਅਤੇ ਫਲਿੱਪ ਚਾਰਟ ਦੇ ਸਾਇਜਿ ਨੂੰ ਅਸੀਂ ਆਪਣੀ ਲੋੜ ਅਨੁਸਾਰ ਘਟਾ ਵਧਾ ਸਕਦੇ ਹਾਂ। ਇਹ ਸੁਨੇਹਾ ਪਹੁੰਚਾਣ ਦਾ ਇਕ ਪ੍ਰਭਾਵਸ਼ਾਲੀ ਸਾਧਨ ਹੈ। ਇਨਾਂ ਦਾ ਫਾਇਦਾ ਇਹ ਹੈ ਕਿ ਕਾਰਡਾਂ ਨੂੰ ਜਮਾਕਰਕੇ ਇਕ ਜਗ੍ਹਾ ਤੇ ਰਖਿਆ ਜਾ ਸਕਦਾ ਹੈ।

5. **ਪੋਸਟਰ :** ਇਹ ਮੂਣ ਦਿੱਖ ਯੰਤਰ ਵੀ ਵਿਅਕਤੀ ਆਪਣੀ ਕਲਾ ਤੇ ਹੁਨਰ ਅਨੁਸਾਰ ਘਰ ਬੈਠਕੇ ਮਨਭਾਉਂਦਾ ਤੇ ਦਿਲ ਖਿਚਵਾ ਬਣਾ ਸਕਦਾ ਹੈ। ਉਹ ਪੂਰੀ ਸੀਟ ਦੀ ਲੰਬਾਈ ਵਧਾ ਘਟਾ ਸਕਦਾ ਹੈ। ਪੋਸਟਰ ਇਕ ਨਜਰ ਵਿੱਚ ਪੜਿਆ ਜਾ ਸਕਦਾ ਹੈ। ਸ਼ਬਦ ਗਿਣਵੇਂ, ਘਟੋ-ਘੱਟ ਤੇ ਠੋਸ ਆਕਾਰ ਦੇ ਹੋਣ ਇਹ ਜਨਤਕ ਸਥਾਨਾਂ ਤੇ ਲਗਾਕੇ ਲੋਕਾਂ ਤੱਕ ਸੁਨੇਹਾ ਜਾਣਕਾਰੀ ਪਹੁੰਚਾਈ ਜਾ ਸਕਦੀ ਹੈ। ਪੋਸਟਰ ਲੋਕਾਂ ਦੇ ਧਿਆਨ ਨੂੰ ਖਿੱਚਦਾ ਹੈ ਤੇ ਪ੍ਰੇਰਦਾ ਹੈ।

6. **ਮਾਡਲ :** ਸਾਡਲ ਭਾਵ ਕਿਸੇ ਵੀ ਅਸਲ ਵਸਤੂ ਦੀ ਨਕਲ ਉਤਾਰਕੇ ਉਸਦੇ ਵਰਗੀ ਵਸਤੂ ਬਣਾਉਣੀ। ਇਸ ਨੂੰ ਬਣਾਉਣ ਲਈ ਅਸੀਂ ਕਪੜੇ, ਪਲਾਸਟਿਕ, ਲੋਹੇ ਅਤੇ ਲੱਕੜ ਆਦਿ ਕੁਝ ਵੀ ਵਰਤੋਂ ਵਿੱਚ ਲਿਆਇਆ ਜਾ ਸਕਦਾ ਹਾਂ। ਮਾਡਲ ਦਾ ਅਕਾਰ ਛੋਟਾ ਵੱਡਾ ਵੀ ਆਪਣੀ ਇਛਾ ਅਨੁਸਾਰ ਕਰ ਸਕਦੇ ਹਾਂ। ਪਰ ਅਸਲ ਸਾਈਜ਼ ਜਿਆਦਾ ਜਰੂਰੀ ਹੈ। ਮਾਡਲ ਵੇਖਕੇ ਲੋਕਾਂ ਤਾਈਂ ਸੁਨੇਹਾ ਜਲਦੀ ਪਹੁੰਚਦਾ ਹੈ।

7. **ਫਲਾਨੈਲ ਗਰਾਫ ਅਤੇ ਖਾਦੀ ਗਰਾਫ :** ਇਹਨਾਂ ਦੀ ਵਰਤੋਂ ਹਵਾਦਾਰ ਥਾਂ ਤੋਂ ਬਚਾਅ ਕੇ ਕਰਨੀ ਚਾਹੀਦੀ ਹੈ। ਫਲਾਨੈਲ ਜਾਂ ਖਦਰ ਦੇ ਕਪੜੇ ਦਾ ਇਕ ਚੌਖਟ ਤਿਆਰ ਕੀਤਾ ਜਾਂਦਾ ਹੈ ਜਿਸ ਤੇ ਕਹਾਣੀ ਰੂਪ ਵਿੱਚ ਲੜੀਵਾਰ ਚਿੱਤਰ ਇਕ-ਇਕ ਕਰਕੇ ਢੁਕਵੀ ਥਾਂ ਤੇ ਲਗਾਏ ਜਾਂਦੇ ਹਨ। ਚਿੱਤਰ ਖਦਰ ਦੇ ਰੰਗਦਾਰ ਜਾਂ ਮੋਟੇ ਕਾਗਜ ਤੇ ਬਣਾਏ ਜਾਂਦੇ ਹਨ ਤੇ ਪਿਛਲੇ ਪਾਸੇ ਰੰਗ ਮਾਰ ਦੇ ਟੁਕੜੇ ਚਿਪਕਾਏ ਹੋਣ ਕਾਰਨ ਕੱਪੜੇ ਅਤੇ ਫਲਾ ਲੈਣ ਤੇ ਪਕੜ ਕਰ ਲੈਂਦੇ ਹਨ ਤੇ ਟਿੱਕੇ ਰਹਿੰਦੇ ਹਨ।

   ਬੋਰਡ ਉੱਤੇ ਲਾਉਣ ਵਾਲੇ ਚਿੱਤਰ ਰਸਾਲਿਆਂ ਜਾਂ ਅਖਬਾਰਾਂ ਆਦਿ ਚੋਂ ਕੱਟ ਕੇ ਵਰਤੇ ਜਾ ਸਕਦੇ ਹਨ, ਪਰ ਇਨਾਂ ਦੇ ਪਿੱਛੇ ਲੜੀਵਾਰ ਨੰਬਰ ਲਗੇ ਹੋਣੇ ਚਾਹੀਦੇ ਹਨ। ਕਿਹੜਾ ਚਿੱਤਰ ਕਿੱਥੇ ਲਗਾਉਣਾ ਹੈ ਇਸ ਦਾ ਅਗੇਤਾ ਅਭਿਆਸ ਹੋਣਾ ਚਾਹੀਦਾ ਹੈ।

8. **ਕਿਤਾਬਚੇ, ਇਸ਼ਤਿਹਾਰ ਅਤੇ ਫੋਲਡਰ** (Pamphlets leafleats and Folders) **:** ਇਸ਼ਤਿਹਾਰ, ਫੋਲਡਰ ਅਤੇ ਕਿਤਾਬਚੇ ਆਮ ਜਨਤਾ ਨੂੰ ਵੰਡਣ ਲਈ ਛਾਪੇ ਜਾਂਦੇ ਹਨ। ਇਹਨਾਂ ਰਾਹੀ ਦਿੱਤੇ ਜਾਣ ਵਾਲੇ ਮੁਨੇਹੇ, ਸਪਸ਼ਟ, ਸੋਖੇ ਅਤੇ ਸਥਾਨਕ ਭਾਸ਼ਾ ਵਿੱਚ ਹੋਣੇ ਚਾਹੀਦੇ ਹਨ। ਸਿਰਲੇਖ ਦਿਲਖਚਵੇ ਅਤੇ ਸ਼ਬਦ ਬਹੁਤ ਬਰੀਕ ਨਹੀਂ ਹੋਣੇ ਚਾਹੀਦੇ। ਇਹਨਾਂ ਦੀ ਛਪਾਈ ਵਿਤ ਅਨੁਸਾਰ ਸਸਤੇ ਮਹਿੰਗੇ ਕਾਗਜ ਤੇ ਇਕ ਰੰਗੀ ਜਾਂ ਬਹੁਰੰਗੀ, ਇਬਾਰਤੀ ਜਾਂ ਚਿਤਰਮਈ ਕਿਸੇ ਪ੍ਰਕਾਰ ਦੀ ਵੀ ਹੋ ਸਕਦੀ ਹੈ।

   ਇਹਨਾਂ ਦਾ ਵਿਸ਼ਾ ਵਸਤੂ ਤੁਰੇ-ਤੁਰੇ ਜਾਂਦੇ ਪੜਿਆ ਜਾ ਸਕੇ ਤਾਂ ਇਹ ਸਫਲ ਤੇ ਅਸਰਦਾਈ ਹਨ।

   - **ਇਸ਼ਤਿਹਾਰ ਜਾਂ ਲੀਫਲੈਟ :** ਭਾਵ ਇਕ ਪਤਰੀ ਇਸ਼ਤਿਹਾਰ।
   - **ਕਿਤਾਬਚਾ :** 8-12-16 ਸਫਿਆਂ ਦੇ ਸੀਤੇ ਹੋਏ ਪੰਨਿਆਂ ਦੀ ਕਿਤਾਬ ਨੂੰ ਕਿਤਾਬਚਾ ਕਿਹਾ ਜਾਂਦਾ ਹੈ।

- **ਫੋਲਡਰ :** ਇਕ ਦੋ ਜਾਂ ਤਿੰਨ ਚਾਰ ਤਹਿ ਮਾਰ ਕੇ ਤਿਆਰ ਕੀਤੇ ਗਏ ਇਸ਼ਤਹਾਰ ਜਾਂ ਕਿਤਾਬਚੇ ਨੂੰ ਫੋਲਡਰ ਕਿਹਾ ਜਾਂਦਾ ਹੈ।

9. **Graph, Charts diagram :** ਗਰਾਫ, ਗਰਾਫ ਪੇਪਰ ਉਤੇ ਅਤੇ ਚਾਰਟ ਅਤੇ ਰੇਖਾ ਚਿਤਰ ਸਾਦੇ ਕਾਗਜ ਤੋਂ ਬਣਾਏ ਜਾਂਦੇ ਹਨ। ਇਨਾਂ ਸਰੋਤਾਂ ਦੁਆਰਾ ਵੱਖ-2 ਨੰਬਰਾਂ ਦੇ ਆਂਕੜੇ ਨੂੰ ਪੇਸ਼ ਕੀਤਾ ਜਾਂਦਾ ਹੈ। ਚਾਰਟ ਸਾਦਾ ਤੇ ਸੌਖਾ ਸਮਝ ਆ ਜਾਣ ਵਾਲਾ ਹੋਣਾ ਚਾਹੀਦਾ ਹੈ। ਇਹਨਾ ਵਿੱਚ ਸੱਚ ਅਤੇ ਸਹੀ ਸੂਚਨਾ ਦੱਸੀ ਜਾਵੇ ਅਤੇ ਦੀਵਾਰ ਤੇ ਲਟਕਾਏ ਜਾਣ ਸਿਹਤ ਪ੍ਰੋਗਰਾਮਾਂ ਦੇ ਵਿੱਚ ਵੱਖ-2 ਪ੍ਰਕਾਰ ਚਾਰਟ ਬਣਾ ਕੇ ਉਪਯੋਗ ਵਿੱਚ ਲਿਆਇਆ ਜਾ ਸਕਦਾ ਹੈ।

10. **ਪੁਤਲੀਆਂ :** ਪੁਤਲੀਆਂ ਬਣਾਉਣ ਲਈ ਕਾਗਜ, ਗੇਂਦ ਤੇ ਹੋਰ ਰੰਗ ਬਰੰਗੇ ਕਪੜਿਆਂ ਦੇ ਟੁਕੜਿਆਂ ਦੀ ਵਰਤੋਂ ਕੀਤੀ ਜਾਂਦੀ ਹੈ। ਗੇਂਦ ਨੂੰ ਮੂੰਹ ਅਤੇ ਸਿਰ ਦੀ ਥਾਂ ਵਰਤਿਆਂ ਰੰਹ ਨਾਲ ਮੋਟੀਆਂ ਅੱਖਾਂ ਅਤੇ ਨੱਕ, ਮੂੰਹ ਅਤੇ ਕੰਨ ਆਦਿ ਬਣਾ ਕੇ ਮਨੁੱਖੀ ਸ਼ਕਲ ਬਣਾਈ ਜਾਂਦੀ ਹੈ ਤੇ ਪਾਤਰ ਦੀ ਬਣਤਰ ਅਨੁਸਾਰ ਕਪੜੇ ਅਤੇ ਗਹਿਣੇ ਆਦਿ ਪਹਿਨਾ ਕੇ ਪੁਤਲੀਆਂ ਤਿਆਰ ਕੀਤੀਆਂ ਜਾਂਦੀਆ ਹਨ।

    ਪੁਤਲੀਆਂ ਦੀ ਵਰਤੋਂ ਇਕ ਕਲਾ ਹੈ ਜਿਸ ਨਾਲ ਗੀਤ-ਸੰਗੀਤ ਦਾ ਸੁਮੇਲ ਇਸ ਨੂੰ ਹੋਰ ਰੋਚਕ ਬਣਾਉਂਦਾ ਹੈ ਤੇ ਸੁਨੇਹੇ ਦੇਣ ਲਈ ਇਹ ਇਕ ਚੰਗਾ ਸਾਧਨ ਹੈ।

11. **ਸਲਾਈਡਾਂ ਅਤੇ ਫਿਲਮ ਟੁਕੜੀਆਂ** (Slides and film stripts) **:** ਸਲਾਈਡਾ ਅਤੇ ਫਿਲਮ ਟੁਕੜੀਆਂ ਲਈ ਪ੍ਰੋ-ਜੈਕਟਰ ਦੀ ਲੋੜ ਪੈਂਦੀ ਹੈ ਜੋ ਬਿਜਲੀ ਜਾਂ ਗੈਸ (Petromax) ਦੀ ਸਹਾਇਤਾ ਨਾਲ ਵਰਤਿਆ ਜਾ ਸਕਦਾ ਹੈ। ਸਲਾਈਡਾਂ ਜਾਂ ਫਿਲਮ ਸਟਰਿਪਸ ਨੂੰ ਇਕ-ਇਕ ਕਰਕੇ ਲੜੀ ਵਾਰ ਪ੍ਰੋਜੈਕਟਰ ਰਾਹੀ ਚਲਾਇਆ ਜਾਂਦਾ ਹੈ ਤੇ ਫੋਟੋ ਦਾ ਵੱਡਾ ਆਕਾਰ ਸਕਰੀਨ ਭਾਵ ਚਿੱਤਰਪਟ ਜਾਂ ਸਫੈਦ ਦੀਵਾਰ ਤੇ ਦਰਸ਼ਕਾਂ ਨੂੰ ਵਿਖਾਇਆ ਜਾਂਦਾ ਹੈ। ਚਿੱਤਰ ਦੇ ਨਾਲ ਲਿਖਤ ਵੀ ਦਿਖਾਈ ਜਾ ਸਕਦੀ ਹੈ। ਇਹ ਗਰੁਪ ਮੀਟਿੰਗ ਵਿੱਚ ਸਮਝਾਉਣ ਦਾ ਚੰਗਾ ਤਰੀਕਾ ਹੈ ਤੇ ਵਰਤਣ ਲਈ ਕਮਰੇ ਵਿੱਚ ਹਨੇਰਾ ਕਰਨਾ ਪੈਂਦਾ ਹੈ।

12. **ਉਵਰਹੈਡ** Projector **:** ਇਸ ਪ੍ਰੋਜੈਕਟਰ ਦੁਆਰਾ O.H.P. ਫਿਲਮ ਦੀ ਸਹਾਇਤਾ ਨਾਲ ਸਮੂਹ ਨੂੰ ਸਿੱਖਿਆ ਦਿੱਤੀ ਜਾਂਦੀ ਹੈ। ਪ੍ਰੋਜੈਕਟਰ ਉੱਤੇ ਟ੍ਰਾਂਸਪਰੈਂਸੀ ਰੱਖ ਕੇ ਬੋਰਡ ਉੱਤੇ ਦਿਖਾਇਆ ਜਾ ਸਕਦਾ ਹੈ।

13. **ਨਾਟਕ :** ਨਾਟਕ ਸੰਚਾਰ ਦਾ ਇਕ ਸਾਧਨ ਹੈ, ਜਿਸ ਵਿੱਚ ਕਲਾਕਾਰ ਕਹਾਣੀ ਨੂੰ ਰੂਪਮਾਨ ਕਰਦੇ ਹਨ, ਜਿਸ ਤੋਂ ਦਰਸ਼ਕ ਸਿੱਖਿਆ ਵਜੋਂ ਸੁਨੇਹੇ ਲੈਂਦੇ ਹਨ। ਇਹ ਬਹੁਤ ਹੀ ਰੋਚਕ ਅਤੇ ਪ੍ਰਭਾਵਸ਼ਾਲੀ ਹੈ। ਇਸ ਵਿੱਚ ਸਮਝਣਾ ਅਤੇ ਦੇਖਣਾ ਦੋਵਾਂ ਕਿਰਿਆਂਵਾਂ ਦਾ ਮੇਲ ਹੈ।

14. **ਰਵਾਇਤੀ ਸਾਧਨ :** ਪਿੰਡਾਂ ਵਿੱਚ ਗੀਤ, ਬੋਲੀਆਂ ਟਪੇ, ਭਜਨ, ਨਾਚ, ਕਹਾਣੀਆਂ, ਬੁਝਾਰਤਾਂ, ਕਵੀਸ਼ਰੀ ਤੇ ਵਾਰਾ ਆਦਿ ਪ੍ਰਚਲਿਤ ਹਨ? ਜਨਤਕ ਸਿੱਖਿਆ ਲਈ ਇਨਾਂ ਦੀ ਵਰਤੋਂ ਕੀਤੀ ਜਾ ਸਕਦੀ ਹੈ। ਇਹ ਮਨ ਪ੍ਰਚਾਵੇ ਨਾਲ ਸਿੱਖਿਆ ਦਾ ਸਰੋਤ ਵੀ ਹਨ।

III. **Combined Aids**

T.V. : ਟੈਲੀਵਿਜਨ ਆਧੁਨਿਕ ਵਿਗਿਆਨ ਦੀ ਇਕ ਅਨੋਖੀ ਕਾਢ ਹੈ ਇਸ ਵਿੱਚ ਰੇਡੀਓ ਸਿਨੇਮਾ ਦੋਵਾਂ ਦੇ ਗੁਣ ਸਮੋਏ ਹੋਏ ਹਨ। ਇਸ ਦਾ ਵੱਡਾ ਲਾਭ ਤਾਜੀਆਂ ਵਾਪਰੀਆਂ ਖਬਰਾਂ ਦੀ ਜਾਣਕਾਰੀ ਦੇਣਾ ਹੈ ਤੇ ਪ੍ਰੱਸਖ ਚੈਨਲਾਂ ਟੀ.ਵੀ. ਰਾਹੀ ਸਿਹਤ ਸੰਬੰਧੀ ਜਾਣਕਾਰੀ ਦਿੱਤੀ ਜਾਂਦੀ ਹੈ ਕਿ ਕਿਸ ਤਰ੍ਹਾਂ ਸਿਹਤ ਨੂੰ ਤੰਦਰੁਸਤ ਰਖਿਆ ਜਾ ਸਕਦਾ ਹੈ।

Mobile, computer : ਇਸੇ ਤਰਾਂ ਸਿਹਤ ਜਾਗਰੂਕਤਾ ਫੈਲਾਣ ਵਿੱਚ mobile ਅਤੇ computer ਦਾ ਆਪਣਾ ਯੋਗਦਾਨ ਹੈ। SMS ਦੁਆਰਾ ਅਤੇ e-mail ਦੁਆਰਾ ਅਸੀ ਸਿਹਤ ਸੰਬੰਦੀ ਜਾਣਕਾਰੀ ਅਤੇ ਸੁਨੇਹੇ ਆਮ ਜਨਤਾ ਨੂੰ ਭੇਜ ਸਕਦੇ ਹਾਂ।

9.4 **ਸਿਹਤ ਸੁਨੇਹੇ ਅਤੇ ਪ੍ਰਚਾਰ-ਪ੍ਰਸਾਰ ਵਿੱਚ ਖੇਤਰੀ ਲੋਕ ਤਰੀਕਿਆਂ ਦਾ ਉਪਯੋਗ** (Use of Local Folk Methods and Media for Disseminating Health Messages)

ਭਾਰਤ ਇਕ ਸਭਿਆਚਾਰਕ ਪ੍ਰਦਾਨ ਦੇਸ਼ ਹੈ ਇਖੇ ਹਰ ਪ੍ਰਕਾਰ ਦੇ ਵੱਖ-ਵੱਖ ਧਰਮ ਮੌਜੂਦ ਹਨ। ਇਹ ਕਈ ਜਾਤੀਆਂ ਦਾ ਸੁਮੇਲ ਹੈ। ਜਿਨਾਂ ਦੇ ਆਪੋ-ਆਪਣੇ ਲੋਕ ਗੀਤ, ਲੋਕ ਸਭਿਆਚਾਰ ਅਤੇ ਲੋਕ ਗੀਤ ਹੁੰਦਾ ਹੈ। ਇਨਾ ਦੁਆਰਾ ਸਿਹਤ ਸੰਦੇਸ਼ ਪ੍ਰਸਾਰਿਤ ਹੁੰਦਾ ਹੈ। ਲੋਕ ਭਜਨ, ਗੀਤ ਨਾਚ, ਕਹਾਣੀਆਂ, ਨਾਟਕ, ਲੋਕਗੀਤ ਗਾ ਕੇ ਮੰਨੋਰੀਜਨ ਕਰਦੇ ਹਨ। ਪੇਂਡੂ ਇਲਾਕਿਆਂ ਵਿੱਚ ਕਹਾਨਿਆਂ ਸੁਣਨਾ, ਨਾਟਕ, ਨੁਕੜ ਨਾਟਕ, ਸੁਨੇਹੇ ਵਾਲੇ ਗੀਤ ਕਠਪੁਤਲਿਆਂ ਦੁਆਰਾ ਸਿਹਤ ਸਿਖਿਆ ਦਿੱਤੀ ਜਾਂਦੀ ਹੈ।

- **ਕੋਨਾ/ਨੁਕੜ ਨਾਟਕ** (Nukkad Natak) : ਇਸਦੇ ਲਈ ਲੋਕਾਂ ਦੀ ਨਵੀਂ ਕਲਪਨਾਵਾਂ, ਵਿਚਾਰਾਂ ਨਾਲ, ਪਛਾਣ ਕਰ-ਾਈ ਜਾਂ ਸਕਦੀ ਹੈ। ਨੁਕੜ ਨਾਟਕ ਪੇਂਡੂ ਇਲਾਕਿਆਂ ਵਿੱਚ ਜਿਆਦਾ ਪ੍ਰਚਲਤ ਹੈ। ਇਸਦੇ ਵਿੱਚ ਪਰਿਵਾਰ ਨਿਯੋਜਨ ਅਤੇ ਟੀਕਾਕਰਣ, ਕਪੋਸ਼ਣ ਅਤੇ ਹੋਰ ਸਿਹਤ ਸਮਸਿਆਵਾਂ ਦਾ ਸੁਨੇਹਾ ਇਸ ਦੇ ਰਾਹੀ ਸਮੁਦਾਏ ਤੱਕ ਪਹੁੰਚਾਈਆ ਜਾਂਦਾ ਹੈ।
- **ਮੁਨੇਹਾ ਭਰਪੂਰ ਗੀਤ** (Song with message) : ਇਸ ਵਿੱਚ ਲੋਕਾਂ ਨੂੰ ਸੁਨੇਹਾ ਦੇਣ ਵਾਲੇ ਗੀਤ ਸੁਣਾਏ ਜਾਂਦੇ ਹਨ।
- **ਕਠਪੁਤਲੀਆਂ** : ਇਹ ਇਕ ਵਧੀਆ ਤੇ ਪ੍ਰਭਾਵਸ਼ਾਲੀ ਸਾਧਨ ਹੈ। ਜਿਸ ਵਿੱਚ ਕੰਮ ਅਤੇ ਬਾਤਚੀਤ ਦੋਵੇਂ ਨਾਲ-2 ਚਲਦੀਆਂ ਹਨ। ਇਕ ਵਾਰ ਸਟੇਜ ਉੱਤੇ 3 ਤੋਂ ਵੱਧ ਕਠਪੁਤਲੀਆਂ ਦਾ ਪ੍ਰਦਸ਼ਨ ਨਹੀਂ ਕਰਨਾ ਚਾਹੀਦਾ। ਖੇਤਰੀ ਨਾਂ ਅਤੇ ਚਾਲ-ਚਲਨ (ਚਾਰਿਤਰ) ਦੇ ਅਧਾਰ ਤੇ ਪਰਦਰਸ਼ਨ ਕੀਤਾ ਜਾਂਦਾ ਹੈ।

  ਸਟੇਜ ਉੱਤੇ ਕਲੀਨਿਕ ਦਾ ਸੀਨ ਬਣਾ ਕੇ ਡਾਕਟਰ ਅਤੇ ਨਰਸ ਨੂੰ ਬੈਠੇ ਹੋਣੇ ਅਤੇ ਉਨ੍ਹਾਂ ਕੋਲ ਗਰਭਵਤੀ ਔਰਤ ਨੂੰ ਸਲਾਹ ਲਿੰਦੇ ਦਿਖਾਇਆ ਜਾਂਦਾ ਹੈ। ਇਸ ਪ੍ਰਕਾਰ ਜਣੇਪੇ ਤੋਂ ਪਹਿਲਾਂ ਦੇਖਭਾਲ ਅਤੇ ਮਾਤ ਕਲਾ ਦੀ ਸਲਾਹ ਦੀਤੀ ਜਾਂਦੀ ਹੈ।

ਸਮੁਦਾਏ ਨੂੰ ਵਿਕਲਾਂਗਾਂ ਪ੍ਰਤੀ ਸਿੱਖਿਅਤ ਕਰਨਾ (Educate Community towards Handicaps)

ਸਮੁਦਾਏ ਵਿੱਚ ਵਿਕਲਾਗਾਂ ਦੇ ਲਈ ਯੋਗ ਸਾਧਨ ਉਪਲੱਬਧ ਕਰਵਾਉਣੇ ਚਾਹੀਦੇ ਹਨ। ਵਿਕਲਾਂਗਤਾ ਦੇ ਪ੍ਰਤੀ ਵਿਅਕਤੀ, ਪਰਿਵਾਰ ਦੇ ਨਾਲ-2 ਸਮੁਦਾਏ ਨੂੰ ਸਿੱਖਿਆ ਦੇਣੀ ਚਾਹੀਦੀ ਹੈ ਤਾਂ ਜੋ ਸਮੁਦਾਏ ਦੇ ਲੋਕ ਵੀ ਉਨ੍ਹਾਂ ਸਮਸਿਆਵਾਂ ਦਾ ਨਿਪਟਾਰਾ ਕਰ ਸਕਣ ਇਸੇ ਲਈ ਪੂਨਰਵਾਸ ਲਈ ਸਮੁਦਾਇਕ ਜਾਗਰੂਕਤਾ ਬਣਾਏ ਰੱਖਣਾ ਚਾਹੀਦਾ ਹੈ।

- ਵਿਕਲਾਂਗ ਵਿਅਕਤੀਆਂ ਨੂੰ ਸਮਾਜ ਵਿੱਚ ਯੋਗ ਪੱਧਰ ਤੇ ਸਨਮਾਨ ਪ੍ਰਦਾਨ ਕਰਕੇ ਉਨ੍ਹਾਂ ਨੂੰ ਉਤਸ਼ਾਹਿਤ ਕਰਨਾ ਚਾਹੀਦਾ ਹੈ। ਉਨ੍ਹਾਂ ਨੂੰ ਰੋਜਗਾਰ ਅਤੇ ਹੋਰ ਯੋਜਨਾਵਾਂ ਬਾਰੇ ਜਾਣਕਾਰੀ ਦੇਣੀ ਚਾਹੀਦੀ ਹੈ।

  ਵਿਕਲਾਂਗ ਕਲਿਆਣ ਕਾਰਜਕਰਮਾਂ, ਕੈਂਪ ਅਤੇ ਯੋਜਨਾਵਾਂ ਲਈ ਉਤਸ਼ਾਹਿਤ ਕਰਨਾ ਚਾਹੀਦਾ ਹੈ।
- ਕੇਂਦਰ ਸਰਕਾਰ ਵਿਕਲਾਂਗਾਂ ਦੇ ਲਈ ਸਨ 2006 ਵਿੱਚ ਨੀਤਿ ਐਲਾਨ ਕੀਤੀ ਗਈ ਅਤੇ ਸਮਾਜ ਨੂੰ ਉਸ ਨੀਤਿ ਬਾਰੇ ਦੱਸਿਆ ਗਿਆ।

  ਸਮੁਦਾਏ ਵਿੱਚ ਸੁਚਨਾ, ਸਿੱਖਿਆ, ਸੰਚਾਰ ਸੇਵਾਵਾਂ ਦੁਆਰਾ ਵੀ ਜਾਣਕਾਰੀ ਉਪਲਬੱਦ ਕਰਾਣਾ।

  ਹਰ ਸਾਲ 3 ਦਸੰਬਰ ਨੂੰ "ਵਿਸ਼ਵ ਵਿਕਲਾਂਗ ਦਿਨ" ਦੇ ਕਾਰਜ ਕਰਜਾਂ ਵਿੱਚ ਹਰ ਸਮੁਦਾਏ ਨੂੰ ਜਾਗਰੂਕ ਕਰਨਾ ਹੈ।

9.5.1 **ਵਿਵਹਾਰ ਬਦਲਾਅ ਸੰਚਾਰ** (Behaviour Change Communication)

ਵਿਵਹਾਰ ਬਦਲਾਅ ਸੰਚਾਰ ਇਕ ਐਸੀ ਸੰਚਾਰ ਪ੍ਰਣਾਲੀ ਹੈ ਜਿਸਦੇ ਦੁਆਰਾ ਵਿਅਕਤੀ ਦੇ ਵਿਵਹਾਰ ਵਿੱਚ ਬਦਲਾਅ ਅਤੇ ਸੁਧਾਰ ਲਿਆਇਆ ਜਾਂਦਾ ਹੈ। ਇਹ ਸਿਹਤ ਦੇ ਖੇਤਰ ਵਿੱਚ ਨਵੀਂ ਤਕਨੀਕ ਹੈ ਇਹ ਇਕ ਐਸੀ ਕਿਰਿਆ ਹੈ ਜਿਸ ਵਿੱਚ ਵਿਅਕਤੀ ਨੂੰ ਸਿਹਤ ਵਿਵਹਾਰ ਅਪਣਾਉਣ ਲਈ ਪ੍ਰੇਰਿਤ ਕੀਤਾ ਜਾਂਦਾ ਹੈ।

ਇਹ ਸਿਹਤ ਸਿੱਖਿਆ ਦੇ ਰੂਪ ਵਿੱਚ ਉਨ੍ਹਾਂ ਨੂੰ ਚੰਗੇ ਵਿਹਾਰ ਦੇ ਬਾਰੇ ਵਿੱਚ ਦੱਸਿਆ ਜਾਂਦਾ ਹੈ।

ਬੀ.ਸੀ.ਸੀ. ਦੇ ਉਪਯੋਗ ਨਾਲ ਵਿਅਕਤੀ ਦਾ ਸਿਹਤ ਵਿਕਾਸ ਅਤੇ ਸਿਹਤ ਦਾ ਪੱਧਰ ਉੱਚਾ ਵੱਧਦਾ ਹੈ। ਇਸ ਵਿੱਚ ਵਿਅਕਤੀ ਸਵਛਤਾ, ਮਾਤਰਤਾ ਅਤੇ ਸ਼ਿਸ਼ੂ ਸਿਹਤ ਪ੍ਰੋਗਰਾਮ, ਪਰਿਵਾਰ ਨਿਯੋਜਨ ਪ੍ਰੋਗਰਾਮ ਆਦਿ ਸ਼ਾਮਿਲ ਹਨ ਅਤੇ ਲਾਗ ਰੋਗਾਂ ਤੋਂ ਬਚਾਅ ਬਾਰੇ ਦੱਸਿਆ ਅਤੇ ਇਲਾਜ ਬਾਰੇ ਜਾਣਕਾਰੀ ਦਿੱਤੀ ਜਾਂਦੀ ਹੈ।

1. **ਵਿਸ਼ਾ ਜਾਂ ਸੰਦੇਸ਼ ਦੇ ਚੋਣ** (Selecting message or subject) **:**
   - ਸਮੂਹ ਦਾ ਵਰਤਮਾਨ ਗਿਆਨ ਅਤੇ ਸਿਹਤ ਆਦਤਾਂ।
   - ਚੋਣਵੇਂ ਸਮੂਹ ਦੀ ਲੋੜ ਅਤੇ ਰੂਚੀ।
   - ਉਮਰ, ਲਿੰਗ ਅਤੇ ਸਿੱਖਿਆ।
   - ਸਮੁਦਾਏ ਦੀ ਸਿਹਤ ਸੱਮਸਿਆਵਾਂ।

   ਇਸਦੇ ਵਿੱਚ ਸੁਨੇਹਾ ਸਾਧਾਰਣ ਢੁਕਵਾਂ ਅਸਾਨੀ ਨਾਲ ਸਮਝ ਆਉਣ ਵਾਲਾ ਹੋਣਾ ਚਾਹੀਦਾ ਹੈ।

   ਉਦਾਰਣ ਲਈ : ਮਾਤਾਵਾਂ ਨੂੰ ਸਿੱਖਿਆਕ ਕਰਨਾ ਕੀ ਸ਼ਿਸ਼ੂਆਂ ਦੀ ਕਿਵੇਂ ਦੇਖਭਾਲ ਕੀਤੀ ਜਾਵੇ :
   - ਬੱਚਿਆਂ ਨੂੰ ਕੁਪੋਸ਼ਣ ਦੇ ਬਚਾਅ ਅਤੇ ਉਪਾਅ
   - ਬੱਚਿਆਂ ਵਿੱਚ ਬੀਮਾਰੀਆਂ ਦੀ ਰੋਕ
   - ਮਾਂ ਦੇ ਦੁੱਧ ਦੇ ਫਾਇਦੇ
   - ਬੱਚਿਆਂ ਨੂੰ ਮਾਂ ਦੇ ਦੁੱਧ ਪਿਆਉਣ ਦਾ ਸਹੀ ਤਰੀਕਾ ਦਸਣਾ।
2. **ਉਦੇਸ਼ ਨਿਰਧਾਰਨ ਕਰਨੇ** (Deciding objectives)

   ਇਸ ਵਿੱਚ ਮੁੱਖ ਉਦੇਸ਼ ਸਿਹਤ ਸੰਬੰਦੀ ਪ੍ਰੋਗਰਾਮ ਦੇ ਦੁਆਰਾ ਸਮੁਦਾਏ ਨੂੰ ਸਿਹਤ ਪੱਧਰ ਅਤੇ ਸਿਹਤ ਸੰਬੰਧੀ ਆਦਤਾਂ ਵਿੱਚ ਬਦਲਾਅ ਲਿਆਉਣਾ :
   - ਕਾਰਜਕਰਮਾਂ ਦੀ ਯੋਜਨਾ ਬਣਾਉਣਾ
   - ਨਿਰਧਾਰਿਤ ਟੀਚੇ ਅਤੇ ਉਦੇਸ਼ ਦਾ ਕੰਮ ਕਰਨਾ
   - ਸਮੂਹ ਦੀਆਂ ਲੋੜਾਂ ਅਤੇ ਵਿਚਾਰ ਧਿਆਨ ਵਿੱਚ ਰੱਖਣਾ
   - ਸਿਹਤ ਸਿੱਖਿਆ ਦਾ ਆਯੋਜਨ।
3. **ਤਰੀਕੀਆਂ ਦੀ ਚੋਣ ਅਤੇ ਵਿਕਾਸ** (Selecting of method and development)

   ਇਸਦੇ ਵਿੱਚ ਸਿਹਤ ਕਰਮੀ ਨੂੰ ਸਮੂਹ ਅਤੇ ਲੋਕਾਂ ਨਾਲ ਮਿਲਣ ਜੁਲਣ ਅਤੇ ਉਨਾਂ ਨੂੰ ਸਿੱਖਿਅਤ ਕਰਨਾ ਆਦਿ ਸ਼ਾਮਿਲ ਹੈ। ਇਹ ਦੋ ਤਰਫਾ ਸੰਚਾਰ ਜਾਂ ਆਪਸ ਵਿੱਚ ਬਾਤਚੀਤ, ਇਕ ਹੀ side ਤੋਂ ਹੋਣ ਵਾਲੇ ਸੰਚਾਰ ਵਿੱਚ ਜਿਆਦਾ ਪ੍ਰਭਾਵੀ ਅਸਰਦਾਰ ਹੁੰਦਾ ਹੈ ਕਿਉਂਕਿ ਜੇ ਲੋਕ ਖੁੱਦ ਕੰਮ ਕਰੰਨਗੇ ਤਾਂ ਉਹ ਆਪਣੇ ਵਿਵਹਾਰ (behaviour) ਨੂੰ ਬਦਲ ਸਕਣਗੇ।
   - ਸਮੂਹ ਲਈ ਸੁਨੇਹੇ ਅਤੇ ਸੰਚਾਰ ਸਮਗਰੀ ਦੀ ਚੋਣ ਕਰਨਾ।
4. **ਕਾਰਵਾਈ ਯੋਜਨਾ** (Plan of operation)
   - ਲੋਕਾਂ ਦੇ ਪ੍ਰਸ਼ਨਾਂ ਦੇ ਉੱਤਰ ਦੇਣੇ
   - ਲੋਕਾਂ ਦੇ ਸੁਝਾਅ ਲਈ ਲੋਕਾਂ ਨੂੰ ਉਤਸ਼ਾਹਤ ਕਰਨਾ
   - ਪ੍ਰੋਗਰਾਮ ਦੀਆਂ ਹਲਚਲਾਂ ਦਾ ਪ੍ਰਬੰਧ

- ਲੋੜ ਤੋਂ ਵੱਧ ਜਾਣਕਾਰੀ ਦੇਣਾ
- ਵਿਸ਼ੇ ਦੀ ਜਾਣਕਾਰੀ ਹੋਣਾ
- ਪ੍ਰਸਾਰਣ ਯੋਜਨਾ ਤਿਆਰ ਕਰਨਾ।

5. **ਮੁਲਾਂਕਣ** (Evaluation)
   - ਮੁਲਾਂਕਣ ਦੇ ਅਧਾਰ ਉੱਤੇ ਵਿਵਹਾਰ ਬਦਲਾਅ ਸੰਚਾਰ ਪ੍ਰੋਗਰਾਮਾਂ ਦਾ ਮੁੜ ਅਵਲੋਕਣ ਕਰਨਾ।
   - ਨਿਰਧਾਰਤ ਟੀਚੇ ਦੀ ਕਿੰਨੀ ਪੂਰਤੀ ਹੋਈ ਹੈ?
   - ਪ੍ਰੋਗਰਾਮਾਂ ਵਿੱਚ ਬਦਲਾਅ ਕੀਤੇ ਜਾਣ ਜਾਂ ਨਹੀਂ।
   - ਸੂਚਨਾ ਦੇ ਪ੍ਰਭਾਵ/ਨਤੀਜੇ ਦਾ ਨਿਰਧਾਰਣ।

9.5.2 **ਸੂਚਨਾ, ਸਿੱਖਿਆ ਅਤੇ ਸੰਚਾਰ ਦੀ ਧਾਰਣਾ** (IEC a Concept) (Information, Education, Communication)

- ਸੂਚਨਾ, ਸਿੱਖਿਆ ਪ੍ਰਦਾਨ ਕਰਣ ਦਾ ਸਾਧਨ ਹੈ। ਸੰਚਾਰ ਅਤੇ ਸਿੱਖਿਆ ਨਾਲ ਸਮੁਦਾਏ ਦੇ ਵਿਅਕਤੀਆਂ ਵਿੱਚ ਬਦਲਾਅ ਲਿਆਇਆ ਜਾਂਦਾ ਹੈ। ਸੂਚਨਾ ਸਿੱਖਿਆ ਅਤੇ ਸੰਚਾਰ ਇਕ ਦੂਜੇ ਨਾਲ ਸੰਬੰਧਿਤ ਹੁੰਦੇ ਹਨ। ਇਸ ਦੇ ਲਈ ਵਿਅਕਤੀ ਦੀ ਚੋਣ ਕਰਕੇ ਉਨਾਂ ਦੇ ਸਿਹਤ ਵਿਵਹਾਰ ਵਿੱਚ ਬਦਲਾਅ ਕਰਕੇ ਸਿਹਤ ਪੱਧਰ ਨੂੰ ਵਧਾਉਣਾ। ਇਸ ਵਿੱਚ ਯੋਜਨਾ ਬਣਾਉਣਾ ਹੋਂਦ ਵਿੱਚ ਲਿਆਉਣਾ, ਸੁਪਰੁਵਿਜਨ ਅਤੇ ਮੁਲਾਂਕਣ ਕਰਨਾ ਆਉਂਦਾ ਹੈ।

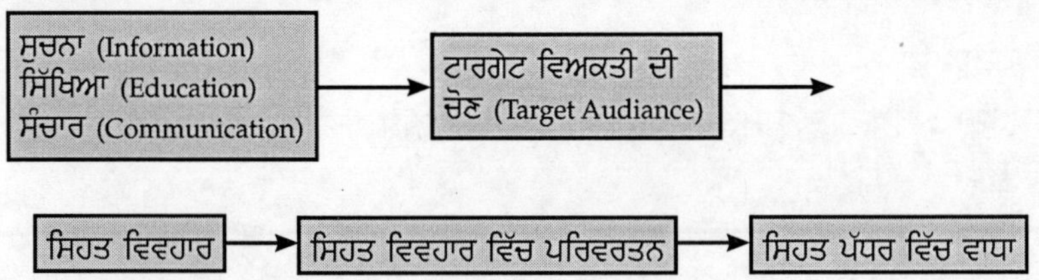

9.5.3 **ਆਈ.ਈ.ਸੀ. ਦੇ ਉਦੇਸ਼ ਅਤੇ ਖੇਤਰ** (IEC Aims and Scope)

ਉਦੇਸ਼ : ਵਿਅਕਤੀ, ਪਰਿਵਾਰ, ਸਮੂਹ ਸੰਸਥਾ ਸੰਗਠਨ ਦੇ ਨਾਲ ਸਿਹਤ ਵਿਵਹਾਰ ਵਿੱਚ ਬਦਲਾਅ ਲਿਆਉਣਾ।

- ਸਿਹਤ ਵਿਵਹਾਰ ਵਿੱਚ ਬਦਲਾਅ ਦੀ ਯੋਜਨਾ ਬਣਾਉਣਾ।
- ਸਮੁਦਾਏ ਅਤੇ ਸਮਾਜ ਦੇ ਨਿਯਮਾਂ ਵਿੱਚ ਪਰਿਵਰਤਨ।
- ਸਮੁਦਾਏ ਵਿੱਚ ਸਿੱਖਿਆ ਪ੍ਰਦਾਨ ਕਰਕੇ ਉਨਾਂ ਦੀਆਂ ਆਦਤਾਂ ਵਿੱਚ, ਵਿਵਹਾਰ ਵਿੱਚ ਬਦਲਾਅ ਕਰਨਾ।

9.5.4 **ਆਈ.ਈ.ਸੀ. ਦਾ ਖੇਤਰ** (Scope of I.E.C.)

- ਜਣੇਪਾ ਸਿਹਤ
- ਲਾਗ ਰੋਗਾਂ ਉੱਤੇ ਕੰਟਰੋਲ
- ਮੁੱਢਲੀ ਸਿਹਤ ਦੇਖਭਾਲ
- ਮਾਤਰਕ ਅਤੇ ਸ਼ਿਸ਼ੂ ਸਿਹਤ
- ਪਰਿਵਾਰ ਕਲਿਆਣ
- ਵਿਅਕਤੀ ਸਫਾਈ
- ਖੁਰਾਕ ਸੇਵਾਵਾਂ
- ਕਿਸ਼ੋਰ ਸਿਹਤ ਸੇਵਾਵਾਂ।

9.5.5 **ਆਈ.ਈ.ਸੀ. ਦੀ ਪਹੁੰਚ** (Approaches of I.E.C.)

ਆਈ.ਈ.ਸੀ. ਹੇਠਾ ਇਲੈਕਟ੍ਰੋਨਿੰਗ ਸਿੱਖਿਆ ਦੇ ਸਾਧਨ ਹੁੰਦੇ ਹਨ। ਜਿਵੇਂ ਰੇਡਿਓ, ਟੈਲੀਵਿਜਨ, ਪ੍ਰਿੰਟ ਮਿਡਿਆ ਪੋਸਟਰਸ, ਚਿੱਠੀਆ, ਪੰਪਲੇਟ।

ਆਈ.ਈ.ਸੀ. ਦੀ ਪਹੁੰਚ :

- ਜਨ ਸਿੱਖਿਆ
- ਪ੍ਰਸਾਰਣ ਦੁਆਰਾ
- ਵਿਵਹਾਰ ਦੁਆਰਾ
- ਸੋਸ਼ਲ ਮਾਰਕੀਟਿੰਗ
- ਨਿਰਦੇਸ਼ ਆਤਮਕ
- ਡਿਜਾਈਨਿੰਗ।

9.6 Teaching Learning Process, Methods and Evaluation

ਸਿੱਖਣਾ ਤੇ ਸਿੱਖਾਉਣਾ ਹੁਣ ਪੁਰਾਣੀ ਰਵਾਇਤ ਅਨੁਸਾਰ ਨਹੀਂ, ਅਜੱਕਲ ਇਹ ਦੁਪਾਸੜ ਕਿਰਿਆ ਬਣ ਚੁਕੀ ਹੈ। ਵਿਗਿਆਨਕ ਪ੍ਰਗਤੀ ਰਾਹੀਂ ਨਵੇਂ ਗਿਆਨ ਵਸੀਨੇ ਅਤੇ ਸਾਧਨਾ ਦੀ ਉਪਲਬਧੀ ਨਾਲ ਸਵੈ ਸਿੱਖਿਆ ਵਿੱਚ ਵੱਡੀ ਪੱਧਰ ਤੇ ਵਿਸਥਾਰ ਹੋ ਚੁਕਿਆ ਹੈ।

ਪ੍ਰਸਿਖਿਆ ਦੌਰਾਨ ਤਜਰਬੇ ਦੇ ਅਧਾਰ ਤੇ ਵਿਚਾਰਾਂ ਦਾ ਆਦਾਨ ਪ੍ਰਦਾਨ ਨੂੰ ਅਤੇ ਵਿਵਹਾਰ ਵਿੱਚ ਆਏ ਬਦਲਾਅ ਨੂੰ ਸਿੱਖਿਆ ਪ੍ਰਾਪਤੀ ਜਾਂ ਸਿਖਣਾ ਕਹਿੰਦੇ ਹਾਂ। ਸਿੱਖਣਾ ਉਹ ਦਿਮਾਗੀ ਕਿਰਿਆ ਹੈ ਜਿਸ ਦੇ ਦੁਆਰਾ ਗਿਆਨ, ਕੁਸ਼ਲਤਾ ਵਿਵਹਾਰ ਜਾਂ ਆਚਰਣ ਵਿੱਚ ਬਦਲਾਅ ਹੁੰਦੇ ਹਨ। ਨਵੇਂ ਗਿਆਨ ਅਤੇ ਤਜਰਬੇ ਪ੍ਰਾਪਤ ਹੋਣ ਵਿੱਚ ਬਦਲਾਅ ਆਉਂਦਾ ਹੈ।

ਸਿੱਖਿਆ ਪ੍ਰਾਪਤੀ ਪੜਾਅ :

1. **ਵੇਖਣਾ ਤੇ ਸਮਝਣਾ :** ਵੇਖਣਾ ਤੇ ਸਮਝਣਾ ਪਹਿਲਾ ਪੜਾਅ ਹੈ ਜਿਸ ਰਾਹੀ ਦਿਲਚਸਪੀ ਪੈਦਾ ਹੁੰਦੀ ਹੈ ਤੇ ਵਿਸਥਾਰ ਨਾਲ ਚਾਹਨਾ ਉਪਜਦੀ ਹੈ।
2. **ਸਮਝਣਾ ਤੇ ਸੋਚਨਾ :** ਦੂਜਾ ਪੜਾਅ ਵਿਚਾਰਨ ਅਤੇ ਘੋਖਣ ਦਾ ਹੈ। ਬੰਦਾ ਸੋਚ ਕੇ ਅਗੇ ਵੱਧਦਾ ਹੈ ਜਾਂ ਛੱਡ ਦਿੰਦਾ ਹੈ।
3. **ਕਰਨਾ/ਅਪਣਾਉਣਾ :** ਬੰਦਾ ਭਾਵ ਵਿਦਿਆਰਥੀ ਕੰਮ ਕਰਨ ਲਗ ਜਾਂਦਾ ਹੈ ਤੇ ਲਗਾਤਾਰ ਕਰਨ ਨਾਲ ਮਾਨਸਿਕ ਤੌਰ ਤੇ ਆਪਣਾ ਲੈਂਦਾ ਹੈ ਤੇ ਹੋਲੀ-ਹੋਲੀ ਮੁਹਾਰਤ ਹਾਸਿਲ ਕਰ ਲੈਂਦਾ ਹੈ।

ਸਿੱਖਿਆ ਦੇ ਤਰੀਕੇ :

1. **ਸੁਚਨਾ :** ਸੁਣਨ ਰਾਹੀ ਬੰਦਾ 20% ਸਿੱਖਦਾ ਹੈ, ਕਿਉਂਕਿ ਸੁਣੀ ਹੋਈ ਗੱਲ ਭੁੱਲ ਜਾਂਦੀ ਹੈ।
2. **ਪੜਨਾ :** ਪੜਿਆ ਹੋਇਆ ਵੀ ਸਦਾ ਲਈ ਯਾਦ ਨਹੀਂ ਰਹਿੰਦਾ। ਸੋ ਪੜੇ ਵਿਚੋਂ ਲੋੜੀਂਦੇ ਭਾਗ ਨੂੰ ਨਿਸ਼ਾਨ ਲਗਾ ਲੈਣੇ ਚਾਹੀਦੇ ਹਨ ਤਾਂ ਜੋ ਲੋੜ ਸਮੇਂ ਸੰਬੰਧਤ ਭਾਗ ਫਿਹ ਪੜ ਸਕੀਏ।
3. **ਨਵੀਂ ਕਾਢ :** ਸਿੱਖਿਆ ਦੌਰਾਨ ਸਿੱਖਿਆਰਥੀ ਆਪਣੀਆਂ ਗਲਤੀਆਂ ਆਪੇ ਲਭ ਕੇ ਸੁਧਾਰ ਕਰਦਾ ਹੈ ਤੇ ਨਵੀਆਂ ਰਾਹਾਂ ਦੀ ਭਾਲ ਕਰ ਲੈਂਦਾ ਹੈ ਤੇ ਨਵੀਆਂ ਕਾਢਾਂ ਕੱਢ ਲੈਂਦਾ ਹੈ।
4. **ਅਭਿਆਸ :** ਵਾਰ-ਵਾਰ ਕੰਮ ਕਰਨ ਨਾਲ ਅਭਿਆਸ ਹੋ ਜਾਂਦਾ ਹੈ ਅਭਿਆਸ ਰਾਹੀ ਸਿੱਖਿਆਰਥੀ ਨਿਪੁੰਨ ਹੋ ਜਾਂਦਾ ਹੈ।
5. **ਵਿਚਾਰ-ਵਟਾਂਦਰਾ :** ਵਿਚਾਰ ਵਟਾਂਦਰਾ ਸਿੱਖਿਆ ਦਾ ਸੋਮਾ ਹੈ ਤੇ ਖਾਮੀਆਂ ਦੂਰ ਕਰਨ ਦਾ ਵਧੀਆ ਵਸੀਲਾ ਹੈ।
6. **ਭਾਈਵਾਲ/ਸਾਂਝ ਪਾਉਣੀ :** ਜਨਤਕ ਔਕੜਾਂ ਲਭਣ ਲਈ ਹਿੱਸਾ ਪਾਓ। ਯੋਜਨਾਂ ਬਣਾਓ, ਵਸੀਲੇ ਲਭੋ, ਲੋਕਾਂ ਨੂੰ ਨਾਲ ਲਵੋਂ ਤੇ ਮਿਲ ਕੇ ਕਾਰਜ ਕਰੋ।

ਸਿੱਖਿਆ ਮੁਲਾਂਕਣ : ਸਿੱਖਣ ਵਿੱਚ ਕਿੰਨੀ ਦਿਲਚਸਪੀ ਲਈ ਕਿੰਨੀ ਪ੍ਰਾਪਤ ਹੈ, ਇਸ ਦਾ ਗਿਆਨ ਮੁਲਾਂਕਣ ਰਾਹੀ ਹੋ ਸਕਦਾ ਹੈ। ਇਸ ਪਰਖ ਲਈ ਵਰਤੇ ਜਾਣ ਵਾਲੇ ਵਸੀਲੇ ਇਸ ਪ੍ਰਕਾਰ ਹਨ।

ਇਮਤਿਹਾਨ ਅਤੇ ਟੈਸਟ : ਇਮਤਿਹਾਨ ਤੋਂ ਸਭ ਡਰਦੇ ਹਨ। ਹੁਣ ਲੰਬੇ ਚੌੜੇ ਪਰਚਿਆਂ ਦਾ ਯੁਗ ਬੀਤ ਗਿਆ ਹੈ। ਨਵੇਂ ਪ੍ਰਸ਼ਨ ਇਸ ਪ੍ਰਕਾਰ ਦੇ ਪਾਏ ਜਾਂਦੇ ਰਹੇ ਹਨ।

ਇਹਨਾਂ ਦਾ ਅਭਿਆਸ ਕਰਾਓ :

1. (a) Multiple choice question ਬਹੁਉਤੱਰੀ ਚੋਣ ਪ੍ਰਸ਼ਨ।
   (b) Matching type ਮੇਲ ਜੋੜ ਪ੍ਰਸ਼ਨ।
   (c) Fill in the blanks ਖਾਲੀ ਥਾਵਾਂ ਭਰੋ।
   (d) Very short answers ਛੋਟੇ ਉੱਤਰੀ ਪ੍ਰਸ਼ਨ।
   (e) Yes or No anwers ਹਾਂ ਜਾਂ ਨਾਂ ਉੱਤਰੀ ਪ੍ਰਸ਼ਨ।
2. **Open book test :** ਕਿਤਾਬ ਵਿਚੋਂ ਜਵਾਬ ਲਭ ਕੇ ਦਰਜ ਕਰਨੇ।
3. **ਆਪਸੀ ਪੜਚੋਲ :** ਇਕ ਦੂਜੇ ਦੇ ਪੇਪਰ ਪੜਨੇ ਤੇ ਚੈਕ ਕਰਨ।

ਪ੍ਰੈਕਟੀਕਲ ਕਾਰਜ ਮੁਲਾਂਕਣ

1. Practical note books marking
2. Demonstration ਕਾਰਜ ਕਰਕੇ ਵਿਖਾਉਣਾ।
3. Viva voce and labelling ਮੂੰਹ ਜ਼ਬਾਨੀ ਉੱਤਰ ਦੇਣੇ ਤੇ ਵਸਤਾਂ ਦੀ ਭਾਲ ਕਰਨੀ।

9.6.1 Methods/Factors of Effective Learning

1. **ਨਕਲ ਰਾਹੀ ਸਿੱਖਣਾ** (Learning through Imitation) **:** ਇਹ ਇਕ learning process ਹੈ। ਇਸ ਵਿੱਚ ਸਿਖਣ ਵਾਲਾ ਦੂਜੇ ਦੀ ਕਿਰਿਆ ਨੂੰ ਚੰਗੀ ਤਰਾਂ ਵੇਖਦਾ ਹੈ ਤੇ ਉਸੇ ਤਰ੍ਹਾਂ ਹੀ ਕੋਸ਼ਿਸ਼ ਕਰਦਾ ਹੈ ਜਿਸ ਤਰ੍ਹਾਂ ਵੱਡਿਆ ਦੀ ਦੇਖਾਦੇਖੀ ਵਿੱਚ ਬੱਚਾ ਵੀ ਸਮਝਦਾ ਹੈ। ਖਾਣ-ਪੀਣ ਦੇ ਤਰੀਕੇ ਨੂੰ ਤੇ ਹੋਰ ਹਰਕਤਾਂ ਨੂੰ ਸਿੱਖਦਾ ਹੈ। ਇਸ ਦੀਆਂ ਮੁੱਖ ਵਿਸ਼ੇਸ਼ਤਾਵਾਂ ਇਹ ਹਨ ਕਿ ਜਿਹੜਾ ਵੀ ਮਨੁੱਖ ਨਕਲ ਕਰਦਾ ਹੈ, ਉਹ ਪਹਿਲਾਂ ਤੋਂ ਹੀ ਉਸ ਕਿਰਿਆ ਨੂੰ ਨਹੀਂ ਜਾਣਦਾ। ਜਿਹੜੀ ਉਸਦੇ ਸਾਹਮਣੇ ਹੁੰਦੀ ਹੈ। ਉਹ ਉਸੇ ਤਰ੍ਹਾਂ ਕਰਨ ਦੀ ਕੋਸ਼ਿਸ਼ ਕਰਦਾ ਹੈ ਇਸ ਵਿੱਚ ਕਿਸੇ ਵੀ ਕਿਰਿਆ ਨੂੰ ਬਿਨਾਂ ਸੋਚੇ ਸਮਝੇ ਨਕਲ ਕੀਤੀ ਜਾਂਦੀ ਹੈ। ਮਨੁੱਖ ਵਿੱਚ ਇਹ ਕਿਰਿਆ ਬਹੁਤ ਲਾਭਦਾਇਕ ਹੈ। ਕਿਉਂਕਿ ਇਸ ਤਰ੍ਹਾਂ ਕਰਨ ਨਾਲ ਸਿੱਖਿਆ ਹੋਇਆ ਮਨੁੱਖ ਬਹੁਤ ਘੱਟ ਭੁਲਦਾ ਹੈ।
2. **ਹੱਥੀਂ ਕੰਮ ਕਰਕੇ ਸਿੱਖਣਾ :** ਇਹ ਇਕ ਪ੍ਰਭਾਵਸ਼ਾਲੀ ਤਰੀਕਾ ਹੈ। ਕਿਉਂਕਿ ਹੱਥੀ ਕਰਦੇ ਤਜਰਬੇ ਨਾਲ ਹੀ ਅਸੀਂ ਹਰ ਕੰਮ ਵਿੱਚ ਨਿੰਪੁਨ ਹੋ ਸਕਦੇ ਹਾਂ। ਇਸਦੇ ਵਿੱਚ ਹੱਥੀਂ ਕੰਮ ਕਰਕੇ ਜਿਵੇਂ Bed making, bed bath ਆਉਂਦੇ ਹਨ practical ਕਰਕੇ ਸਾਨੂੰ ਪੂਰੀ ਤਰ੍ਹਾਂ ਪੱਤਾ ਲੱਗ ਜਾਂਦਾ ਹੈ।
3. **ਅੰਦਰੂਨੀ ਸੂਝ-ਬੂਝ ਨਾਲ ਵੇਖਣਾ :** ਇਸ ਤਰੀਕੇ ਨਾਲ ਅਸੀਂ ਆਪਣੀ ਸੂਝ-ਬੂਝ ਨਾਲ ਪ੍ਰੋਬਲਮ ਸੁਲਝਾ ਸਕਦੇ ਹਾਂ।
4. **ਪਰਖ ਕੇ ਦਸੱਣਾ :** ਇਸ ਤਰੀਕੇ ਨਾਲ ਸਿੱਖਣਾ ਪ੍ਰਭਾਵਸ਼ਾਲੀ ਹੁੰਦਾ ਹੈ। ਇਸ ਤਰੀਕੇ ਦੇ ਨਾਲ ਗਿਆਨ ਦੇ ਵਿੱਚ ਵਾਧਾ ਹੁੰਦਾ ਹੈ। ਸਿੱਖਿਆ ਤਦ ਹੀ ਪ੍ਰਾਪਤ ਹੁੰਦੀ ਹੈ ਜਦੋਂ ਕਰਨ ਵਾਲਾ ਮੁਣੇ ਵੀ ਅਤੇ ਮਹਿਸੂਸ ਵੀ ਕਰੇ। ਸਿੱਖਣ ਵਾਲੇ ਨੂੰ ਹਮੇਸ਼ਾ ਤਿਆਰ ਰਹਿਣਾ ਚਾਹੀਦਾ ਹੈ।

5. **ਸੁਣਨਾ :** ਲੈਕਚਰ ਜਾਂ ਗੱਲਬਾਤ ਇਹ ਇਕੱਠਾ ਕਾਫੀ ਨਹੀਂ। ਅਸੀਂ ਜੋ ਸੁਣਦੇ ਹਾਂ, ਉਸ ਵਿੱਚ 20% ਤੋਂ ਜਿਆਦਾ ਯਾਦ ਨਹੀਂ ਰੱਖ ਸਕਦੇ।
6. **ਪੜਨਾ :** ਸਾਨੂੰ ਸਿੱਖਣ ਲਈ ਬਹੁਤ ਪੜਨ ਦੀ ਲੋੜ ਹੈ। ਪਰ ਇਸ ਢੰਗ ਨੂੰ ਦੁਹਰਾਉਣਾ ਤੇ ਸਾਰਾ ਯਾਦ ਰੱਖਣ ਦੀ ਕੋਸ਼ਿਸ਼ ਕਰਨਾ। ਸਾਰਾ ਹਿੱਸਾ ਸ਼ਬਦਾਂ ਤੋਂ ਬਿਨਾਂ ਸਹੀ ਸਮਝਣ ਲਈ ਅਸੀਂ practice or reference books ਜਾਂ ਦੁਸਰੀਆਂ ਵਸਤਾਂ ਜਿਨ੍ਹਾਂ ਦੀ ਸਾਨੂੰ ਲੋੜ ਹੈ, ਵਰਤੋਂ ਕਰਨੀ ਚਾਹੀਦੀ ਹੈ।
7. **ਖੋਜ :** ਇਕ ਬੱਚਾ ਨਕਲ ਨਾਲ ਸਿੱਖਦਾ ਹੈ ਤੇ ਵਿਦਿਆਰਥੀ ਵਿਗਿਆਨਿਕ, ਤੱਥਾਂ ਤੇ ਤਜਰਬਿਆਂ ਨਾਲ ਸਿੱਖਦੇ ਹਨ। ਕੁਝ ਨਵਾਂ ਕਰਨ ਦੀ ਕੋਸ਼ਿਸ਼ ਕਰਨਾ ਵੀ ਲਾਭਦਾਇਕ ਹੈ। ਜਿਵੇਂ, ਜੇਕਰ ਤੁਸੀ ਫੇਲ ਹੋਵੇ ਤਾਂ ਤੁਸੀ ਆਪਣੀਆਂ ਗਲਤੀਆਂ ਤੋਂ ਸਿੱਖਦੇ ਹੋ।
8. **ਵਿਚਾਰ ਵਟਾਂਦਰਾ :** ਜੋ ਅਸੀਂ ਪੜਦੇ ਜਾਂ, ਉਸਨੂੰ ਵੇਖਣਾ, Group ਦੇ ਵਿੱਚ ਆਪਣੇ ਵਿਚਾਰ ਸਾਂਝੇ ਕਰਨਾ ਸਾਨੂੰ ਸਭ ਕੁਝ ਸੋਚਣ ਯੋਗ ਬਣਾਉਂਦਾ ਹੈ। ਅਸੀਂ ਇਕ ਦੂਜੇ ਤੋਂ great deal ਨਾਲ ਸਿਖਦੇ ਹਾਂ।
9. **ਸੁਪਰਵਿਜਨ ਦੇ ਹੇਠ ਲਿਖੇ ਤਰੀਕਿਆਂ ਦਾ ਅਭਿਆਸ :** ਜਦੋਂ ਅਸੀਂ ਸੁਣਨ ਦੀ ਬਜਾਏ ਹੋਰ ਕੰਮ ਕਰਦੇ ਹਾਂ ਜਿਵੇਂ ਪੜਨਾ ਤੇ observe ਕਰਨਾ। ਸਾਨੂੰ ਜਿਆਦਾ ਯਾਦ ਰੱਖਣਾ ਅਤੇ ਅਭਿਆਸ ਦਾ ਮਤਲਬ ਹੈ ਦੁਹਰਾਉਣ। ਜਦੋਂ ਤੱਕ ਆਦਤ ਨਾ ਬਣ ਜਾਵੇ ਇਹ ਕਰਦੇ ਰਹਿਣਾ ਚਾਹੀਦਾ ਹੈ।
10. **ਦੇਖਣਾ :** ਜੋ ਅਸੀਂ ਕੁੱਝ ਥਾਵਾਂ ਤੇ ਨਵਾਂ ਵੇਖਦੇ ਹਾਂ ਤੇ ਉਹ ਸਾਡੇ ਧਿਆਨ ਨੂੰ ਖਿੱਚਦਾ ਹੈ ਜਾਂ ਜੇਕਰ ਅਸੀਂ ਕੁੱਝ ਹੁੰਦਾ ਦੇਖਦੇ ਹਾਂ ਤਾਂ ਸਾਨੂੰ ਦਿਲਚਸਪੀ ਹੁੰਦੀ ਹੈ ਤੇ ਅਸੀਂ ਜਾਣਨਾ ਚਾਹੁੰਦੇ ਹਨ।
11. **ਸੋਚਣਾ ਜਾਂ ਸਮਝਣਾ :** ਅਸੀ ਉਸ ਨਾਲ ਜੁੜਦੇ ਹਾਂ ਜੋ ਅਸੀਂ ਹੁਣ ਵੇਖ ਰਹੇ ਹਾਂ ਜਾਂ ਜੋ ਅਸੀ ਪਹਿਲਾਂ ਸਿੱਖਿਆ ਹੈ ਸਾਡੀ ਸਥਿਤੀ ਵਿੱਚ ਭਾਵਨਾਵਾਂ ਆਈਆਂ। ਅਸੀਂ ਇਸ ਬਾਰੇ ਸੋਚਕੇ ਭਾਵਨਾਂ ਰਖਦੇ ਹਾਂ। ਅਸੀਂ ਨਵੇਂ Ideas ਨੂੰ Reject ਕਰਦੇ ਹਾਂ ਜਾਂ ਕੁਝ ਹੋਰ ਖੋਜ ਕਰਨ ਦੀ ਕੋਸ਼ਿਸ਼ ਕਰਦੇ ਹਾਂ।
12. **Action of doing :** ਸਿਖਣ ਦਾ ਕੰਮ ਤਜਰਬੇ ਤੇ ਅਭਿਆਸ ਨਾਲ ਪੂਰਾ ਹੁੰਦਾ ਹੈ। ਜਦੋਂ ਅਸੀਂ ਵਾਰ-ਵਾਰ ਕੰਮ ਨੂੰ ਕਰਦੇ ਹਾਂ ਤਾਂ ਸਿੱਖ ਜਾਂਦੇ ਹਾਂ।

9.6.2 **ਸਿੱਖਣ ਸੰਬੰਧੀ ਧਾਰਣਾਵਾਂ** (Concept of Learning)

ਸਿਖਣ ਦਾ ਮਤਲਬ ਸੋਚਨਾ, ਸਮਝਣਾ ਜਾਂ ਕਰਣ ਦੇ ਤਰੀਕਿਆਂ ਵਿੱਚ ਬਦਲਾਅ ਤੋਂ ਹੈ। ਸਿਖਣ ਤੋਂ ਭਾਵ ਇਕ ਸੁਨੇਹੇ ਨੂੰ ਸੁਣਨਾ ਜਾ ਲਿਖਣ ਤੋਂ ਬਾਅਦ ਯਾਦ ਕਰਨਾ ਨਹੀਂ ਹੁੰਦਾ ਹੈ। ਇਕ ਕਹਾਵਤ ਦੇ ਅਨੁਸਾਰ, "ਜੇਕਰ ਮੈਂ ਸੁਣਦਾ ਹਾਂ ਤੇ ਭੁੱਲ ਜਾਂਦਾ ਹਾਂ, ਜੇ ਮੈਂ ਦੇਖਦਾ ਹਾਂ ਤੇ ਮੈਂ ਯਾਦ ਰਖਦਾ ਹਾਂ" ਤੇ ਜੇ ਮੈਂ ਕਰਦਾ ਹਾਂ ਤੇ ਮੈਂ ਜਾਣਦਾ ਹਾਂ। ਇਸ ਲਈ ਕਰਕੇ ਸਿਖਣਾ (Learning by doing) ਸਿਖਣ ਦੀ ਉਤਮ ਓਕਨੀਕ ਹੈ।

ਇਹ ਕਹਾਵਤ ਕਰਨ ਅਤੇ ਸਿਖਣ ਦੇ ਮਹੱਤਵ ਨੂੰ ਦੱਸਦੀ ਹੈ। ਸੁਨੇਹਾ ਨਾ ਸਿਰਫ ਲਿਆ ਜਾਂਦਾ ਹੈ ਤੇ ਨਾਲ ਹੀ ਵਿਵਹਾਰ ਵਿੱਚ ਬਦਲਾਅ ਵੀ ਹੁੰਦਾ ਹੈ।

9.6.3 **Characteristics of Learning**

1. Learning ਜੀਵਨ ਦੀ ਮੌਲਿਕ ਕਿਰਿਆ ਹੈ। ਜੋ ਕਿ ਲਗਾਤਾਰ ਪੂਰੇ ਜੀਵਨ ਵਿੱਚ ਚਲਦੀ ਰਹਿੰਦੀ ਹੈ।
2. Learning ਸਾਡੇ ਵਿਵਹਾਰ ਦੇ ਹਰ ਪੱਖ ਨੂੰ ਪ੍ਰਭਾਵਿਤ ਕਰਦੀ ਹੈ।
3. Learning ਵਿੱਚ ਵਿਵਹਾਰ ਵਿੱਚ ਹੋਏ ਚੰਗੇ ਅਤੇ ਮਾੜੇ ਬਦਲਾਅ ਵੀ ਸ਼ਾਮਿਲ ਹੁੰਦੇ ਹਨ।

4. Learning ਕਿਸੇ ਵਿਅਕਤੀ ਦਾ ਕਿਸੇ ਹਲਾਤ ਪ੍ਰਤੀ ਵਰਤਾਅ ਵੀ ਹੁੰਦੀ ਹੈ।
5. ਇਹ ਪੂਰੇ ਜੀਵਨ ਕਾਲ ਵਿੱਚ ਚਲਦੀ ਰਹਿੰਦੀ ਹੈ।
6. ਸਿੱਖਣਾ, ਪ੍ਰਤੱਖ ਅਤੇ ਤਜਰਬੇ ਨਾਲ ਪ੍ਰਾਪਤ ਹੁੰਦਾ ਹੈ।
7. ਸਿੱਖਣ ਨਾਲ ਪ੍ਰੇਰਣਾ ਅਤੇ ਟੀਚੇ ਨੂੰ ਪ੍ਰਾਪਤ ਕਰਨ ਦੀ ਇਛਾ ਪੈਦਾ ਹੁੰਦੀ ਹੈ।
8. ਸਿੱਖਣ ਲਈ ਕਿਤਾਬਾਂ, ਨਵੇਂ ਯੰਤਰ ਜਿਵੇਂ ਰੇਡਿਓ, ਟੀ.ਵੀ. ਵੇਖਣਾ ਸਿਨਮਾ ਵੇਖਣਾ, ਟੇਪ ਰਿਕਾਰਡਰ ਦਾ ਉਪਯੋਗ ਕੀਤਾ ਜਾ ਸਕਦਾ ਹੈ।
9. ਹਰ ਵਿਅਕਤੀ ਅਲਗ-ਅਲਗ ਤਰੀਕਿਆਂ ਨਾਲ ਸਿੱਖਦੇ ਹਨ, ਕੁੱਝ ਜਲਦੀ ਸਿੱਖ ਲੈਂਦੇ ਹਨ ਅਤੇ ਕੁੱਝ ਹੋਲੀ ਹੋਲੀ।
10. ਸਿੱਖਣਾ ਟੀਚਾ ਅਧਾਰਿਤ ਅਤੇ ਸ਼ੁੱਧ ਕਿਰਿਆ ਹੈ।

9.6.4 **ਸਿੱਖਣ ਪ੍ਰਕਿਰਿਆ ਦੇ ਪੜਾਅ** (Steps in the Learning Process)

1. **ਟੀਚਾ** (Goal) : ਸਿੱਖਣ ਵਾਲਾ ਪ੍ਰੇਰਤ ਹੋ ਕੇ ਇਕ ਟੀਚਾ ਨਿਰਧਾਰਤ ਕਰਦਾ ਹੈ। ਉਹ ਉਸ ਦੇ ਪ੍ਰਭਾਵ ਪ੍ਰਾਪਤ ਕਰਨਾ ਚਾਹੁੰਦਾ ਹੈ। ਵਿਅਕਤੀ ਦਾ ਜਾਨਣ ਵਾਲਾ ਮੁਡਾਅ ਉਸ ਨੂੰ ਹਮੇਸ਼ਾ ਨਵੀਆਂ ਗੱਲਾਂ ਅਤੇ ਯੋਗਤਾ ਇਕੱਠੀ ਕਰਨ ਲਈ ਪ੍ਰੇਰਤ ਕਰੇਗਾ।
2. **ਪ੍ਰੇਰਣਾ** (Stimulus) : ਸਿੱਖਣ ਵਾਲੇ ਨੂੰ ਕਿਸੇ ਬਾਹਰੀ ਸਾਧਨ ਦੁਆਰਾ ਸਲਾਹ ਮਾਰਗ ਦਰਸ਼ਨ ਮਿਲਦਾ ਹੈ।
3. Perception : ਸਿੱਖਣ ਵਾਲਾ ਪ੍ਰੇਰਨਾਵਾਂ ਦੀ ਵਿਆਖਿਆ ਕਰਕੇ ਪਿਛਲੇ ਤਜਰਬਿਆਂ ਤੋਂ ਉਨ੍ਹਾਂ ਦਾ ਸੰਬੰਧ ਸਥਾਪਿਤ ਕਰਦੀ ਹੈ ਅਤੇ ਜੇਕਰ ਉਸ ਨੂੰ ਪ੍ਰੇਰਤ ਕੀਤਾ ਜਾਵੇ ਤਾਂ ਉਹ ਕਈ ਪ੍ਰਤਿਕਿਰਿਆਵਾਂ ਦੇ ਨਤੀਜੇ ਬਾਰੇ ਸੋਚਦਾ ਹੈ।
4. **ਪ੍ਰਤਿਕਿਰਿਆ** (Response) : ਸਿੱਖਣ ਵਾਲਾ ਪ੍ਰੇਰਨਾਵਾਂ ਅਤੇ ਉਤਸ਼ਾਹ ਦੇ ਪ੍ਰਤੀ ਪ੍ਰਤਿਕਿਰਿਆ ਉਸ ਰੂਪ ਵਿੱਚ ਕਰਦਾ ਤਾਂ ਉਸ ਨੂੰ ਯੋਗ ਅਤੇ ਸਬਰ ਸੰਤੋਖ ਹੁੰਦਾ ਹੈ। ਉਹ ਆਪਣੇ ਵਰਤਮਾਨ ਕੰਮ ਵਿੱਚ ਉਸ ਨੂੰ ਪਿਛਲੇ ਪ੍ਰਾਪਤ ਗਿਆਨ ਅਤੇ ਸਮਝਦਾਰੀ ਨੂੰ ਸ਼ਾਮਲ ਕਰਦਾ ਹੈ।
5. **ਨਤੀਜਾ** (Result) : ਇਸ ਵਿੱਚ ਪ੍ਰਤਿਕਿਰਿਆ ਜਾਂ ਤਾ ਸਵੀਕਾਰ ਕਰ ਲਈ ਜਾਂਦੀ ਹੈ ਜਾਂ ਛੱਡ ਦਿੱਤੀ ਜਾਂਦੀ ਹੈ। ਜੇਕਰ ਪ੍ਰਤੀਕਿਰਿਆ ਸਿੱਖਣ ਵਾਲੇ ਨੂੰ ਸੰਤੁਸ਼ਟੀ ਵਾਲੀ ਲਗੀ ਤਾਂ ਉਹ ਆਪਣੇ ਕੰਮ ਦੇ ਨਵੇਂ ਪ੍ਰਕਾਰ ਨੂੰ ਪੂਰਾ ਬਣਾਉਣ ਲਈ ਉਸਦੇ ਦੁਆਰਾ ਪਿਛਲੇ ਸਮੇਂ ਕੀਤੇ ਗਏ ਕੰਮਾਂ ਤੋਂ ਜਿਆਦਾ ਸ਼ਕਤੀ ਪ੍ਰਦਾਨ ਕਰੇਗਾ।

   ਜੇਕਰ ਪ੍ਰਤੀਕਿਰਿਆ ਸੰਤੋਖਨਜਕ ਨਹੀਂ ਹੈ ਤਾਂ ਉਹ ਆਪਣੇ ਅਪ ਨੂੰ ਰੁੱਕਿਆ ਹੋਇਆ ਮਹਸੂਸ ਕਰੇਗਾ ਅਤੇ ਕਈ ਨਵੀਆਂ ਗੱਲਾਂ ਸੋਚ ਕੇ ਉਹ ਉਸ ਨੂੰ ਸਵੀਕਾਰ ਕਰ ਲਵੇਗਾ।
6. **ਏਕੀਕਰਣ** (Integration) : ਇਹ ਇਕ ਦੂਜੇ ਪ੍ਰਤੀ ਪਿਛਲੇ ਸਮੇਂ ਵਿੱਚ ਪ੍ਰਾਪਤ ਜਾਂ ਨਵੇਂ ਤਜਰਬਿਆਂ ਦੇ ਨਾਲ ਪ੍ਰਤੀਕਿਰਿਆ ਦਾ ਏਕੀਕਰਣ ਹੁੰਦਾ ਹੈ।

9.6.5 **ਲਰਨਰ** (Learner) **ਦੀਆਂ ਵਿਸ਼ੇਸ਼ਤਾਵਾਂ**

ਇਕ ਸਧਾਰਨ ਵਿਅਕਤੀ ਸਾਰੀ ਜਿੰਦਗੀ ਕੁੱਝ ਨਾ ਕੁੱਝ ਸਿੱਖਦਾ ਰਹਿੰਦਾ ਹੈ। ਲੋਕਾਂ ਵਿੱਚ ਸਿੱਖਣਾ ਦੇ ਢੰਗ ਵੱਖੋ ਵੱਖਰੇ ਹੁੰਦੇ ਹਨ। ਕਈ ਤਾਂ ਜਲਦੀ ਸਿੱਖ ਜਾਂਦੇ ਹਨ ਅਤੇ ਕਈ ਹੋਲੀ ਹੋਲੀ ਸਿੱਖਦੇ ਹਨ। ਸ਼ਹਿਰੀ ਲੋਕ ਕਿਤਾਬਾਂ ਪੜ ਕੇ ਰੇਡਿਓ ਮੁਣਕੇ, ਟੀ.ਵੀ. ਅਤੇ ਫਿਲਮਾਂ ਦੇਖ ਕੇ ਕਈ ਤਰ੍ਹਾਂ ਨਾਲ ਹਰ ਗੱਲ ਸੁਣ ਕੇ ਸਿੱਖ ਜਾਂਦੇ ਹਨ।

ਸ਼ਹਿਰੀ ਗੰਦੀ ਬਸਤੀਆਂ ਅਤੇ ਝੁੱਗੀਆਂ ਝੋਪੜੀਆਂ ਵਾਲੇ ਲੋਕਾਂ ਨੂੰ ਸਿੱਖਣ ਦੀ ਪ੍ਰਕਿਰਿਆ ਬਾਰੇ ਘੱਟ ਜਾਣਕਾਰੀ ਹੁੰਦੀ ਹੈ। ਉਨ੍ਹਾਂ ਦਾ ਵਿਵਹਾਰ ਕਈ ਵਾਰ ਠੀਕ ਨਹੀਂ ਹੁੰਦਾ, ਤਾਂ ਉਹ ਸਿਖਾਉਣ ਵਾਲੇ ਨਾਲ ਸਹਿਯੋਗ ਨਹੀਂ ਕਰਦੇ।

ਪਿੰਡ ਵਿੱਚ ਰਹਿਣ ਵਾਲੇ ਲੋਕ ਘੱਟ ਪੜ੍ਹੇ ਲਿਖੇ ਹੋਣ ਦੇ ਬਾਵਜੂਦ ਵੀ ਕਈ ਅਜਿਹੀਆਂ ਗੱਲਾਂ ਜਾਣਦੇ ਹਨ, ਜੋ ਕਿ ਸ਼ਹਿਰਾਂ ਵਾਲੇ ਨਹੀਂ ਸਿੱਖੇ ਹੁੰਦੇ ਜਿਵੇਂ : ਬੀਜਾਈ ਕਰਨਾ ਅਤੇ ਪਸ਼ੂਆਂ ਨੂੰ ਪਾਲਣ ਦੀ ਵਿਧੀ। ਪਿੰਡਾਂ ਦੇ ਲੋਕਾਂ ਦੇ ਕਈ ਰੀਤੀ ਰਿਵਾਜ਼, ਵਿਸ਼ਵਾਸ ਹੁੰਦੇ ਹਨ, ਜੋ ਕਿ ਉਹਨਾਂ ਨੂੰ ਨਵੀਆਂ ਗੱਲਾਂ ਸਿੱਖਣ ਅਤੇ ਸਮਝਣ ਵਿੱਚ ਸਦਦ ਕਰਦੇ ਹਨ।

ਬਾਲਗ : ਬਾਲਗ ਪੁਰਾਣੀਆਂ ਵਿਧੀਆਂ ਤੋਂ ਬਹੁਤ ਕੁਝ ਸਿੱਖਦੇ ਹਨ, ਕਈ ਵਾਰ ਉਹ ਹੱਥੀਂ ਕੰਮ ਕਰਕੇ ਬਹੁਤ ਕੁਝ ਸਿੱਖਦੇ ਹਨ। ਕਈ ਤਰ੍ਹਾਂ ਦੇ ਵਿਸ਼ਵਾਸ ਜਿਨਾਂ ਨਾਲ ਪਿੰਡਾਂ ਦੇ ਲੋਕ ਜੁੜੇ ਹੁੰਦੇ ਹਨ ਉਨ੍ਹਾਂ ਵਿੱਚ ਕੁਝ ਹੋਰ ਮਿਲਾ ਕੇ ਜੇ ਸਿਹਤ ਸਿੱਖਿਆ ਦਿੱਤੀ ਜਾਂਦੀ ਤਾਂ ਉਹ ਅਸਾਨੀ ਨਾਲ ਸਿੱਖ ਜਾਂਦੇ ਹਨ। ਬਾਲਗਾਂ ਦੀਆਂ ਕਈ ਆਪਣੀਆ ਰੁਚੀਆਂ ਹੁੰਦੀਆਂ ਹਨ, ਜਿਸ ਤੋਂ ਪਤਾ ਚਲਦਾ ਹੈ ਕਿ ਉਹ ਕੀ ਕਰਨਾ ਚਾਹੁੰਦੇ ਹਨ। ਉਹ ਸਮਝ ਸਕਦੇ ਹਨ ਜੇਕਰ ਉਨਾਂ ਨੂੰ ਸਿੱਖਿਆ ਦੇਣ ਲਈ face to face ਸੰਚਾਰਨ ਵਿਧੀ ਅਪਣਾਈ ਜਾਵੇ।

ਬੱਚੇ : ਬੱਚੇ ਖੇਡ-ਖੇਡ ਵਿੱਚ ਕਈ ਵਿਧੀਆਂ ਕਰਨੀਆਂ ਸਿੱਖ ਜਾਂਦੇ ਹਨ, ਉਹਨਾਂ ਵਿੱਚ ਖੇਡਾਂ ਵਿੱਚ ਭਾਗ ਲੈਣ ਨਾਲ ਅਤੇ ਮੁਕਾਬਲੇ ਵਿੱਚ ਭਾਗ ਲੈਣ ਨਾਲ ਕਾਫੀ ਕੁਝ ਸਿੱਖ ਜਾਂਦੇ ਹਨ। ਸਿੱਖਣ ਤੋਂ ਭਾਵ ਹੈ ਕਿ ਕਿਸੇ ਦੀ ਸੋਚ, ਕੰਮ ਕਰਨ ਦੀ ਸੰਭਾਵਨਾ, ਵਿੱਚ ਬਦਲਾਅ ਆਉਣਾ। ਜੋ ਵੀ ਸਿੱਖਿਆਕਾਰ ਚੰਗੀ ਤਰ੍ਹਾਂ ਕੰਮ ਸਿੱਖਦਾ ਹੈ, ਉਹ ਆਪਣੇ ਤੇ ਲਾਗੂ ਕਰਦਾ ਹੈ ਅਤੇ ਆਪਣੇ ਵਿਵਹਾਰ ਬਦਲ ਲੈਂਦਾ ਹੈ।

9.7 Principles of Effective Teaching/Education

ਆਮ ਲੋਕਾਂ ਨੂੰ ਸਿੱਖਿਆ ਪ੍ਰਦਾਨ ਕਰਨ ਦੇ ਕੁਝ ਅਸੂਲ ਹਨ, ਜਿਹਨਾ ਤੇ ਅਮਲ ਕਰਦਿਆਂ ਸਿੱਖਿਆ ਦੇਣ ਵਿੱਚ ਸੋਖ ਰਹਿੰਦੀ ਹੈ ਤੇ ਲੋਕਾਂ ਨੂੰ ਪ੍ਰਭਾਵਸ਼ਾਲੀ ਢੰਗ ਨਾਲ ਸਿੱਖਿਆ ਦਿੱਤੀ ਜਾ ਸਕਦੀ ਹੈ। ਸਿਹਤ ਸਿੱਖਿਆਕਾਰ ਨੂੰ ਇਹ ਹੇਠ ਲਿਖੇ ਅਸੂਲ ਅਪਣਾਉਣ ਦੀ ਲੋੜ ਹੈ :

1. **Dont give too much information at a time :** ਇਕ ਹੀ ਸਮੇਂ ਤੇ ਜਿਆਦਾ ਜਾਣਕਾਰੀ ਨਾ ਦਿਓ, ਜਿਸ ਨੂੰ ਸਰੋਤੇ ਯਾਦ ਨਾ ਰੱਖ ਸਕਣ ਅਤੇ ਮਨ ਵਿੱਚ ਨਾ ਵਸਾ ਸਕਣ।
2. **ਯੋਗ ਸਮਾਂ** (Convient time) **:** ਸਿਹਤ ਸਿੱਖਿਆ ਦੇਣ ਲਈ ਯੋਗ ਸਮੇਂ ਦੀ ਚੋਣ ਕਰਨ ਦੀ ਲੋੜ ਹੈ। ਜਦੋਂ ਸਿੱਖਿਆ ਪ੍ਰਾਪਤ ਕਰਤਾ ਆਪਣੀ ਸਹੂਲਤ ਅਨੁਸਾਰ ਸਮਾਂ ਕੱਢ ਸਕੇ ਤਾਂ ਹੀ ਉਹ ਤੁਹਾਡੇ ਵਿਚਾਰ ਅਤੇ ਸਿੱਖਿਆ ਇਕ ਮਨ ਹੋ ਕੇ ਇਕਾਗਰਤਾ ਨਾਲ ਸੁਣ ਸਕੇਗਾ। ਸਿੱਖਿਆਕਾਰ ਜੇਕਰ ਆਪਣੀ ਸਹੂਲਤ ਅਨੁਸਾਰ ਚਲੇਗਾ ਤਾਂ ਗੱਲਬਾਤ ਪ੍ਰਭਾਵਸ਼ਾਲੀ ਨਹੀਂ ਹੋ ਸਕੇਗੀ। ਸਿੱਖਿਆ ਪ੍ਰਾਪਤ ਕਰਤਾ ਕਿਸ ਸਮੇਂ ਵਿਹਲਾ ਹੁੰਦਾ ਉਦੋਂ ਉਹ ਤੁਹਾਡੇ ਵਿਚਾਰਾਂ ਨੂੰ ਸੁਖਾਵੇ ਵਾਤਾਵਰਣ ਵਿੱਚ ਖੁਲੇ ਮਨ ਨਾਲ ਸੁਣੇਗਾ।
3. **ਸਰਲ ਭਾਸ਼ਾ ਦੀ ਵਰਤੋਂ :** ਵਿਚਾਰਾਂ ਦਾ ਪ੍ਰਗਟਾਵਾ ਕਰਨ ਸਮੇਂ ਅਤੇ ਪ੍ਰਸ਼ਨਾਂ ਦੇ ਉਤਰ ਦੇਣ ਸਮੇਂ ਲੋਕ ਸਿੱਖਿਆਕਾਰ ਦੇ ਸਹੀ ਪ੍ਰਭਾਵ ਲੈਣ। ਜੇ ਗੱਲ ਸਮਝ ਆਵੇਗੀ ਤਾਂ ਹੀ ਸਮਝ ਵਿੱਚ ਉਤਰੇਗੀ ਤੇ ਉਹ ਅਮਲ ਕਰਨ ਦੇ ਯੋਗ ਹੋਵੇਗਾ।
4. **ਬਹੁਮੁੱਖੀ ਸਾਧਨਾਂ ਦੀ ਵਰਤੋਂ :** ਕੇਵਲ ਲੈਕਚਰ ਅਤੇ ਗੱਲਾਂ ਬਾਤਾਂ ਬਹੁਤ ਸਮੇਂ ਤੱਕ ਸਰੋਤੇ ਨੂੰ ਨਹੀਂ ਕੀਲ ਸਕਦੀਆਂ ਭਾਵ ਕੁਝ ਸਮੇਂ ਮਗਰੋਂ ਉਸ ਦਾ ਧਿਆਨ ਉਖੜ ਜਾਂਦਾ ਹੈ। ਸਰੋਤੇ ਦਾ ਧਿਆਨ ਖਿੱਚਣ ਅਤੇ ਦਿਲਚਸਪੀ ਬਣਾਏ ਰੱਖਣ ਲਈ ਸਮਝਾਉਣ ਦੇ ਵਸੀਲੇ ਬਦਲ-2 ਕੇ ਅਪਣਾਉਣ ਦੀ ਲੋੜ ਹੈ।
5. **ਸੁਣ ਦਿੱਖ ਜੰਤਰਾਂ ਦੀ ਵਰਤੋਂ :** ਸਿੱਖਿਆ ਨੂੰ ਸਜੀਵ ਬਣਾਉਣ ਲਈ ਸੁਣ ਦਿੱਖ ਯੰਤਰਾ ਦੀ ਵਰਤੋਂ ਕਰੋ, ਇਹ ਕਹੀ ਗੱਲ ਨੂੰ ਸਮਝਾਉਣ ਵਿੱਚ ਸਹਾਈ ਹੁੰਦੇ ਹਨ ਅਤੇ ਦਿਲਚਸਪੀ ਪੈਦਾ ਕਰਕੇ ਸਰੋਤੇ ਦਾ ਧਿਆਨ ਵੀ ਖਿਚਦੇ ਹਨ ਤੇ ਗਲਬਾਤ ਅਸਰਦਾਈ ਤੇ ਪ੍ਰਭਾਵਸ਼ਾਲੀ ਬਣ ਜਾਂਦੀ ਹੈ।
6. **Involve learner share experience and skills :** ਗੱਲਬਾਤ ਵਿੱਚ ਸਿੱਖਿਆ ਨੂੰ ਸ਼ਾਮਿਲ ਕਰੋ, ਉਹਨਾਂ ਨਾਲ ਤਜਰਬੇ ਤੇ ਹੁਨਰ ਸਾਂਝੇ ਕਰੋ। ਇਸ ਪ੍ਰਕਾਰ ਤੁਹਾਨੂੰ ਉਹਨਾਂ ਦੀ ਪਹਿਲੀ ਜਾਣਕਾਰੀ ਦੇ ਪੱਧਰ ਦਾ ਗਿਆਨ ਹੋ

ਜਾਵੇਗਾ। ਤੇ ਲੋੜ ਅਨੁਸਾਰ ਅਗਲੀ ਜਾਣਕਾਰੀ ਦੇਣ ਪ੍ਰਤੀ ਕਦਮ ਪੁੱਟ ਸਕੋਗੇ ਤੇ ਉਹਨਾਂ ਦੀ ਜਾਣਕਾਰੀ ਅਤੇ ਹੁਨਰ ਤੋਂ ਤੁਹਾਡੇ ਗਿਆਨ ਖੇਤਰ ਵਿੱਚ ਵੀ ਵਾਧਾ ਹੋਵੇਗਾ।

7. **Avoid sharp criticism :** ਤਿੱਖੀ ਨੁਕਤਾਚਿਨੀ ਤੋਂ ਬੱਚੋ। ਵਿਚਾਰ ਵਟਾਂਦਰੇ ਦੌਰਾਨ ਕਈ ਵਾਰ ਵਿਚਾਰ ਮੇਲ ਨਹੀਂ ਖਾਂਦੇ ਤੇ ਕੁੜਤਨ ਪੈਦਾ ਹੋ ਜਾਂਦੀ ਹੈ ਇਸ ਲਈ ਅਜਿਹੀ ਸਥਿਤੀ ਉਤਪਨ ਨਾ ਹੋਣ ਦਿਓ। ਵਿਚਾਰ ਵਟਾਂਦਰੇ ਦਾ ਮਹੌਲ ਸੁਖਾਵਾਂ ਰੱਖੋ, ਨੁਕਤਾਚੀਨੀ ਵਾਲੀ ਗੱਲ ਦਾ ਰੁੱਖ ਬਦਲੋ ਜਾਂ ਟਾਲ ਦਿਓ।
8. **ਗੁੱਸਾ ਨਹੀਂ ਕਰਨਾ :** ਵਿਚਾਰਾਂ ਦੇ ਮੇਲ ਨਾ ਖਾਣ ਤੇ ਜਾਂ ਕੁੜਤਨ ਪੈਦਾ ਹੋ ਜਾਣ ਤੇ ਵੀ ਸਿੱਖਿਆਕਾਰ ਨੂੰ ਗੁੱਸੇ ਵਿੱਚ ਆ ਕੇ ਆਪੇ ਤੋਂ ਬਾਹਰ ਨਹੀਂ ਹੋਣਾ ਚਾਹੀਦਾ ਤੇ ਮਾਨਸਿਕ ਸੰਤੁਲਨ ਬਣਾ ਕੇ ਰੱਖਣਾ ਚਾਹੀਦਾ ਹੈ, ਕਿਉਂਕਿ ਸਿਖਿਆਕਾਰ ਤਾਂ ਸਿੱਖਿਆ ਦੇਣ ਹਿੱਤ ਲੋਕਾਂ ਭਾਵ ਸਰੋਤਿਆਂ ਨੂੰ ਜੋੜਨ ਲਈ ਪਹੁੰਚ ਕਰਦਾ ਹੈ, ਤੋੜਨ ਲਈ ਨਹੀਂ। ਗੁੱਸਾ ਤੇ ਗਿਲੇ ਆਪਸੀ ਨਫਰਤ ਪੈਦਾ ਕਰਦੇ ਹਨ ਤੇ ਇਕ ਦੂਜੇ ਨੂੰ ਦੂਰ ਕਰਕੇ ਹਨ। ਨੇੜਤਾ ਰੱਖਣ ਲਈ ਗੁੱਸਾ ਨਹੀਂ ਕਰਨਾ ਤੇ ਹੱਸਦਿਆਂ-2 ਅਗਲੇ ਦੀ ਹਾਲ ਸੁਣਨੀ ਤੇ ਸੰਤਲਨ ਬਣਾ ਕੇ ਰੱਖਣਾ ਹੈ।
9. **ਗੱਲਬਾਤ ਬਹੁਤੀ ਨਾ ਲਮਕਾਓ :** ਲੋੜ ਅਨੁਸਾਰ ਅਰਥ ਭਰਪੂਰ ਗੱਲਬਾਤ ਕਰੋ। ਗਲਬਾਤ ਬਹੁਤ ਲੰਬੀ ਕਰਨ ਨਾਲ ਵਿਚਾਰ ਲੜੀ ਲਮਕ ਜਾਂਦੀ ਹੈ। ਤੇ ਪ੍ਰਭਾਵਸ਼ਾਲੀ ਨਹੀਂ ਰਹਿੰਦੀ। ਜਿਸ ਨਾਲ ਸਰੋਤਿਆਂ ਦੀ ਦਿਲਚਸਪੀ ਘੱਟ ਜਾਂਦੀ ਹੈ ਤੇ ਪ੍ਰਭਾਵਸ਼ਾਲੀ ਨਹੀਂ ਰਹਿੰਦੀ ਤੇ ਅਸਲ ਕਾਰਨ ਦਾ ਮੰਤਵ ਤੇ ਮਨੋਰਥ ਹੀ ਖਤਮ ਹੋ ਜਾਂਦਾ ਹੈ। ਲੱਮਕਾ ਨਾਲ ਗੱਲਬਾਤ ਦਾ ਪ੍ਰਭਾਵ ਫਿਕਾ ਪੈ ਜਾਂਦਾ ਹੈ ਤੇ ਪੇਸ਼ ਕਾਰੀ ਪ੍ਰਭਾਵਹੀਣ ਹੋ ਕੇ ਰਹਿ ਜਾਂਦੀ ਹੈ।
10. **ਸਰੋਤਿਆਂ ਦੇ ਮਨ ਨੂੰ ਭਾਂਪੋ :** ਸਿੱਖਿਆਰਥੀ ਨੂੰ ਚਾਹੀਦਾ ਹੈ ਕਿ ਸਰੋਤਿਆਂ ਦੇ ਮਨਾਂ ਨੂੰ ਵਿਚਾਰਾਂ ਨਾਲ ਜੋੜ ਕੇ ਰਖੇ, ਜੇ ਸਰੋਤੇ ਅੱਕੇ ਤੇ ਥੱਕੇ ਅਨੁਭਵ ਕਰ ਰਹੇ ਹਨ, ਤਾਂ ਵਿਚਾਰ ਲੜੀ ਵਿੱਚ ਨਵੀਨਤਾ ਤੇ ਦਿਲਚਸਪੀ ਲਿਆਓ ਜੋ ਸਰੋਤਿਆਂ ਦੇ ਮਨ ਨੂੰ ਚੰਗੀ ਲਗੇ ਕੋਈ ਹਾਸਰਸ ਪੈਦਾ ਕਰੋ ਜਾਂ ਚੁਟਕਲੇ ਆਦਿ ਸੁਣਾ ਕੇ ਧਿਆਨ ਕੇਂਦਰਿਤ ਕਰੋ।
11. **ਜਰੂਰੀ ਗੱਲਾਂ ਅਤੇ ਵਿਚਾਰਾਂ ਨੂੰ ਦਹੁਰਾਓ :** ਆਪਣੀ ਗੱਲਬਾਤ ਤੇ ਵਿਚਾਰ ਵਟਾਂਦਰੇ ਦੇ ਮੁੱਖ ਅਤੇ ਜਰੂਰੀ ਨੁਕਤਿਆਂ ਜਾਂ ਕਾਰਜਾਂ ਨੂੰ ਦਹੁਰਾਓ ਤੇ ਜੋਰ ਦੇ ਕੇ ਅਪਣਾਉਣ ਲਈ ਦ੍ਰਿੜਤਾ ਸਹਿਤ ਕਹੋ ਤਾਂ ਜੋ ਉਹ ਯਾਦ ਰੱਖਣ।
12. **ਸਥਾਨਕ ਰਸਮਾਂ ਰੀਤਿ ਰਿਵਾਜਾਂ ਤੇ ਅਧਾਰਤ ਸਿੱਖਿਆ ਦਿਓ :** ਲੋਕਾਂ ਨਾਲ ਵਿਚਾਰ ਸਾਂਝੇ ਕਰਨ ਅਤੇ ਸਿਹਤ ਸਿੱਖਿਆ ਦੇਣ ਸਮੇਂ ਸਥਾਨਿਕ ਰੀਤੀ ਰਿਵਾਜਾਂ, ਧਰਮਾਂ, ਰਸਮਾਂ ਆਦਿ ਨੂੰ ਮਨ ਵਿੱਚ ਰੱਖੋ ਤਾਂ ਜੋ ਗੱਲਬਾਤ ਦਾ ਤੱਤਸਾਰ ਸਥਾਨਿਕ ਹਾਲਾਤ ਨਾਲ ਮੇਲ ਖਾਵੇ।

9.7.1 Teaching/Educating ਦੇ ਤਰੀਕੇ (Methods)

1. **ਇਕ ਪੁਰਖੀ ਸਿੱਖਿਆ ਸਾਧਨ** (Individual teaching methods) :
   (a) **ਵਿਚਾਰ-ਵਟਾਂਦਰਾ** (Dialogue) : ਦੋ ਵਿਅਕਤੀਆਂ ਦੀ ਆਪਸੀ ਗੱਲਬਾਤ, ਵਿਚਾਰ-ਵਟਾਂਦਰਾ ਸਵਾਲ ਜਵਾਬ ਦੀ ਸ਼ਕਲ ਵਿੱਚ।
   (b) **ਕਰਕੇ ਦਿਖਾਉਣਾ** (Demonstration) : ਕਿਸੇ ਕਾਰਜ ਨੂੰ ਕਰਕੇ ਪ੍ਰਦਰਸ਼ਤ ਕਰਨਾ ਜਾਂ ਕਿਸੇ ਚੀਜ਼ ਦੀ ਵਰਤੋਂ ਕਰਕੇ ਵਿਖਾਉਣੀ।
2. **ਗੁੱਟ ਸਿੱਖਿਆ ਤਰੀਕੇ** (Group teaching methods) :
   (a) **Talks :** ਲੈਕਚਰ, ਭਾਸ਼ਣ ਦੇ ਉਪਰੰਤ ਵਿਚਾਰ ਵਟਾਂਦਰਾ।
   (b) **ਗੁੱਟ ਵਿਚਾਰ ਵਟਾਂਦਰਾ** (Group discussion) : ਸਭ ਨੂੰ ਭਾਈਵਾਲ ਬਣਾ ਕੇ ਸ਼ਾਮਿਲ ਕਰਦਿਆਂ ਹੋਇਆਂ ਵਿਚਾਰ ਵਟਾਂਦਰਾ ਕਰਨਾ।
   (c) **ਭਾਸ਼ਣ ਪ੍ਰਤੀਯੋਗਤਾ** (Debates) : ਇਸ ਅਧੀਨ ਬੁਲਾਰੇ ਵਿਸ਼ੇ ਦੇ ਸਮਰਥਨ ਅਤੇ ਵਿਰੋਧ ਵਿੱਚ ਆਪੋ ਆਪਣੇ ਵਿਚਾਰ ਪੇਸ਼ ਕਰਦੇ ਹਨ।

(d) **ਖੇਤਰੀ ਦੌਰਾ** (Field trip) : ਇਸ ਸਾਧਨ ਅਧੀਨ ਅਸਲ ਅਸਥਾਨ ਤੇ ਪੁੱਜਕੇ ਅਸਲ ਰੂਪ ਵਿੱਚ ਮੌਕੇ ਤੇ ਕੀਤੇ ਜਾ ਰਹੇ ਕੰਮ ਦਾ ਨਿਰੀਖਣ ਕੀਤਾ ਜਾਂਦਾ ਹੈ ਤੇ ਸਮਝਿਆ ਜਾਂਦਾ ਹੈ, ਜਿਸ ਨੂੰ ਵੇਖ ਕੇ ਸਿੱਖਿਆਰਥੀ ਪ੍ਰਭਾਵਤ ਹੁੰਦੇ ਹਨ।

(d) **ਸਮਝਣਾ** (Observation) : ਵਿਅਕਤੀ ਨੂੰ ਕੰਮ ਕਰਦੇ ਦੇਖਣਾ, ਸਮਝਣਾ ਤੇ ਉਸ ਨੂੰ ਬਿਆਨ ਕਰਨ ਦੀ ਸਮਰੱਥਾ ਪ੍ਰਾਪਤ ਕਰਨਾ ਹੈ।

(d) **ਕਰਕੇ ਵਿਖਾਉਣਾ** (Demonstration) : ਕੰਮ ਜਾਂ ਕਿਰਿਆ ਨੂੰ ਅਸਲ ਵਾਂਗ ਕਰਕੇ ਵਿਖਾਉਂਣਾ ਤੇ ਬਿਆਨ ਕਰਨਾ। ਇਹ ਕਾਰਜ ਵਿੱਚ ਕਿਸੇ ਮੰਡਲ ਤੇ ਵੀ ਕਰਕੇ ਵਿਖਾਇਆ ਜਾ ਸਕਦਾ ਹੈ, ਪਰ ਅਸਲ ਵਰਗੀ ਸਥਿਤੀ ਬਣਾਉਣੀ ਹੁੰਦੀ ਹੈ।

(e) **ਨਕਲ ਉਤਾਰਨੀ** (Role play) : ਅਸਲ ਵਰਗੀ ਨਕਲ ਕਰਕੇ ਵਿਖਾਉਣੀ ਇਸ ਵਿੱਚ ਗੱਲਬਾਤ, ਬੋਲਚਾਲ ਰਾਹੀ ਨਾਟਕੀ ਢੰਗ ਅਪਣਾ ਕੇ ਅਸਲ ਵਰਗਾ ਵਾਤਾਵਰਣ ਪੈਦਾ ਕਰਦਿਆਂ ਦੂਜਿਆਂ ਨੂੰ ਭਾਵ ਸਰੋਤਿਆਂ ਨੂੰ ਪ੍ਰਭਾਵਤ ਕੀਤਾ ਜਾਂਦਾ ਹੈ।

(f) **ਪੁਤਲੀ ਤਮਾਸ਼ਾ** (Puppet show) : ਪੁਤਲੀਆਂ ਬਣਾ ਕੇ ਅਸਲ ਵਾਂਗ ਕਹਾਣੀ ਰੂਪ ਵਿੱਚ ਪ੍ਰਦਰਸ਼ਨ ਕਰਨਾ।

(g) **ਨਮੂਨੇ ਦਾ ਕੰਮ** (Project) : ਛੋਟੇ ਪੱਧਰ ਤੇ ਵੱਡੇ ਕਾਰਜ ਨੂੰ ਨਮੂਨੇ ਦੇ ਤੌਰ ਤੇ ਕਰਕੇ ਦੇਖਣਾ ਤੇ ਗਫਲਤਾ ਉਪਰੰਤ ਸੋਧ ਕਰਕੇ ਤਜਰਬੇ ਦੇ ਅਧਾਰ ਤੇ ਉਸ ਨੂੰ ਲਾਗੂ ਕਰਨਾ।

(h) **ਨਾਟਕ** (Drama) : ਕਲਾਕਾਰਾਂ ਰਾਹੀ ਸਵਾਂਗਾ ਬਣ ਕੇ ਨਾਟਕੀ ਰੂਪ ਵਿੱਚ ਕਹਾਣੀ ਨੂੰ ਰੂਪਮਾਨ ਕਰਨਾ ਤੇ ਪਾਤਰਾਂ ਅਤੇ ਘਟਨਾਵਾਂ ਦੇ ਅਧਾਰ ਤੇ ਸਿੱਖਿਆ ਦੇਣੀ। ਇਸ ਕਾਰਜ ਲਈ ਸਿਹਤ ਕਰਮਚਾਰੀਆ, ਨੋਜਵਾਨ ਸਭਾਵਾਂ ਅਤੇ ਸਵੈ-ਸੇਵੀ ਸੰਸਥਾਵਾਂ ਦਾ ਸਹਿਯੋਗ ਦੇਣਾ। ਇਸ ਕਾਰਜ ਲਈ ਸਿਹਤ ਕਰਮਚਾਰੀਆਂ, ਨੋਜਵਾਨ ਸਭਾਵਾਂ ਅਤੇ ਸਵੈ-ਸੇਵੀ ਸੰਸਥਾਵਾ ਦਾ ਸਹਿਯੋਗ ਲਿਆ ਜਾ ਸਕਦਾ ਹੈ।

(i) **ਗੀਤ, ਸੰਗੀਤ ਤੇ ਨਾਚ** (Song, dance and music) : ਗਾਇਨ, ਮੰਚ, ਗੀਤ, ਸੰਗੀਤ ਤੇ ਨਾਚ ਦੀਆਂ ਕਲਾਵਾਂ ਦੇ ਪ੍ਰਦਰਸ਼ਨ ਤੇ ਪੇਸ਼ਕਾਰੀ ਰਾਹੀ ਸਿਹਤ ਸੁਨੇਹਾ ਦਾ ਸੰਚਾਰਨ ਕਰਨਾ ਵੀ ਇਕ ਗੁੱਟ ਸਿੱਖਿਆ ਦਾ ਵਸੀਲਾ ਹੈ।

(j) **ਕਹਾਣੀ ਸੁਨਾਉਣਾ** (Story telling) : ਕਹਾਣੀ ਸੁਨਾਉਣੀ, ਬਾਤਾਂ ਪਾਉਣੀਆਂ ਬੁਝਾਰਤਾਂ ਆਦਿ ਵੀ ਸਿਹਤ ਸਿੱਖਿਆ ਦਾ ਸਫਲ ਵਸੀਲਾ ਹਨ।

(k) **ਖੇਡਾਂ ਅਤੇ ਕਸਰਤ** (Learning exercise and games) : ਖੇਡ ਕੱਲਬਾਂ ਰਾਹੀ, ਕਸਰਤ ਕਰਨੀ, ਯੋਗਾ ਆਦਿ ਰਾਹੀ ਸਿਹਤ ਸਿੱਖਿਆ ਦੇਣੀ ਤੇ ਖੇਡਾ ਦੇ ਸਿਹਤ ਪ੍ਰਤੀ ਲਾਭ ਅਨੁਭਵ ਕਰਾਉਣੇ।

3. **ਸਮੂਹਕ ਸਿੱਖਿਆ ਸਾਧਨ** (Mass teaching methods) :

(i) **ਸਮਾਗਮ, ਗੋਸ਼ਟੀਆਂ ਅਤੇ ਜਨਤਕ ਇਕਠ** (Conferences, seminars and public meetings) : ਇਨ੍ਹਾਂ ਇਕੱਠਾਂ ਵਿੱਚ ਭਾਸ਼ਨ ਦਿੱਤੇ ਜਾਂਦੇ ਹਨ ਤੇ ਵਿਚਾਰ ਬਹੁਤੇ ਲੋਕਾਂ ਤਾਂਈ ਪਹੁੰਚਾਏ ਜਾਂਦੇ ਹਨ, ਸੁਨੇਹੇ ਵੱਡੇ ਪੱਧਰ ਤੇ ਬਹੁਤੇ ਲੋਕਾਂ ਤਾਈ ਪੁਜ ਜਾਂਦੇ ਹਨ ਤੇ ਸਾਧਨ ਸਮਤੇ ਪੈਂਦੇ ਹਨ ਤੇ ਥੋੜੇ ਸਮੇਂ ਵਿੱਚ ਵਧੇਰੇ ਲੋਕਾਂ ਤਾਈ ਸਿਹਤ ਸੁਨੇਹੇ ਪਹੁੰਚਾਏ ਜਾ ਸਕਦੇ ਹਨ।

(ii) **ਅਕਾਸ਼ਵਾਣੀ ਰਾਹੀ** (Broadcasts) : ਰੇਡਿਓ ਪ੍ਰਸਾਰਣ ਰਾਂਹੀ ਵਧੇਰੇ ਲੋਕਾਂ ਤਾਈ ਵਖੋ-ਵਖੋ ਕਲਾਵਾਂ ਰਾਹੀ ਲੈਕਚਰ, ਨਾਟਕ, ਗੀਤਾਂ ਆਦਿ ਰਾਹੀ ਸਿਹਤ ਸੁਨੇਹੇ ਪਹੁੰਚਾਏ ਜਾ ਸਕਦੇ ਹਨ। ਮੂਹਾਂ ਦੇ ਨਾਲ ਸੰਗੀਤ ਸਾਧਨ ਦੀ ਵਰਤੋਂ ਹੋ ਸਕਦੀ ਹੈ।

(iii) **ਦੂਰਦਰਸ਼ਨ** (T.V.) : ਰੇਡਿਓ ਤੇ ਕੇਵਲ ਅਵਾਜ ਤੇ ਸੰਗੀਤ ਦਾ ਸੁਮੇਲ ਹੁੰਦਾ ਹੈ, ਟੀ.ਵੀ. ਪ੍ਰਸਾਰਨ ਰਾਹੀ ਅੱਖਾਂ ਅੱਗੇ ਸਾਰੇ ਸੀਨ ਦਰਸ਼ਾਏ ਜਾਂਦੇ ਹਨ। ਇਸ ਮਾਧਿਅਮ ਰਾਹੀ ਅਵਾਜ, ਸੰਗੀਤ ਤੇ ਚਿਤਰ ਦਾ ਸੁਮੇਲ ਪੇਸ਼

ਕੀਤਾ ਜਾਂਦਾ ਹੈ। ਇਹ ਸਾਧਨ ਸਭ ਤੋਂ ਵੱਧ ਪ੍ਰਭਾਵਸ਼ਾਲੀ ਸਿੱਧ ਹੋ ਰਿਹਾ ਹੈ। ਇਹ ਨਵੀਨ, ਅਸਰਦਾਈ ਅਤੇ ਮੰਨੋਰੰਜਕ ਸਾਧਨ ਹੈ ਤੇ ਹਰਮਨ ਭਾਉਂਦਾ ਹੈ। ਇਹ ਸਾਧਨ ਬੜੇ ਵੱਡੇ ਪੱਧਰ ਤੇ ਸੁਨੇਹੇ ਦੇ ਕੇ ਬਹੁਤ ਹੀ ਸ਼ਫਲ ਸਿੱਧ ਹੋ ਰਿਹਾ ਹੈ, ਕਿਉਂਕਿ ਇਸ ਤੋਂ ਹਰ ਉਮਰ ਦਾ ਪੜਿਆ, ਅਨਪੜ ਵਿਅਕਤੀ ਪ੍ਰਭਾਵਤ ਹੋ ਸਕਦਾ ਹੈ।

(iv) **ਸਿਨੇਮਾ** (Film show) : ਟੀ.ਵੀ. ਨਾਲੋਂ ਸਿਨੇਮਾ ਦੀ ਸਕਰੀਨ ਵੱਡੀ ਹੋਣ ਕਾਰਨ ਇਸ ਨੂੰ ਵਧੇਰੇ ਲੋਕ ਇਕੋ ਸਮੇਂ ਵੇਖ ਸਕਦੇ ਹਨ। ਪਰ ਟੀ.ਵੀ. ਤੇ ਸਾਰੇ ਸੰਸਾਰ ਵਿੱਚ ਇਕਸਾਰਤਾ ਪੈਦਾ ਕੀਤੀ ਜਾ ਸਕਦੀ ਹੈ। ਜਦੋਂ ਕਿ ਸਿਨੇਮਾ ਸ਼ੋਅ ਦਾ ਖੇਤਰ ਐਨਾ ਨਹੀਂ ਤੇ ਇਕ ਸਾਰਤਾ ਦੇ ਪੱਖੋ ਟੀ.ਵੀ. ਦੀ ਰੀਸ ਨਹੀਂ ਕਰ ਸਕਦਾ। ਕਲਾ ਤੇ ਪੇਸ਼ਕਾਰੀ ਪਖੋ ਦੋਵਾ ਦੀ ਪਹੁੰਚ ਇਕੋ ਜਿਹੀ ਹੈ।

(v) **ਪ੍ਰਦਰਸ਼ਨੀ** (Exhibition) : ਤਸਵੀਰਾਂ, ਫੋਟੋਆਂ, ਅੰਕੜਿਆ, ਮਾਡਲਾਂ ਅਤੇ ਸਵਾਰਾਂ ਦੇ ਅਧਾਰ ਤੇ ਸਿਹਤ ਸਿੱਖਿਆ ਦਾ ਇੱਕ ਮੰਨੋਰੰਜਕ ਸਾਧਨ ਹੈ। ਜੋ ਕਿਸੇ ਖਾਸ ਸਥਾਨ ਤੇ ਅਯੋਜਿਤ ਕੀਤੀ ਜਾਂਦੀ ਹੈ ਲੋਕ ਇਸ ਨੂੰ ਵੇਖਣ ਲਈ ਪੁਜੱਦੇ ਹਨ। ਬਣੇ ਪੈਨਲਾਂ ਅਤੇ ਬੋਰਡਾਂ ਤੇ ਰੋਸ਼ਨੀ ਨਾਲ ਵੀ ਕਈ ਪ੍ਰਭਾਵ ਦਿੱਤੇ ਜਾਂਦੇ ਹਨ ਤੇ ਇਸ ਇਕੱਤਰਤਾ ਵਿੱਚ ਸਿਹਤ ਸਾਹਿਤ ਵੰਡ ਵੀ ਕੀਤੀ ਜਾ ਸਕਦੀ ਹੈ।

9.7.2 **ਸਿਹਤ ਸਿੱਖਿਆ ਪ੍ਰਦਾਨਗੀ ਪੜਾਅ** (Steps of Health Educaiton)

ਸਿਹਤ ਸਿੱਖਿਆ ਪ੍ਰਾਪਤ ਕਰਕੇ ਲੋਕਾਂ ਨੇ ਸਵੈ-ਯਤਨਾਂ ਨਾਲ ਆਪਣੀ ਸਿਹਤ ਦੀ ਰੱਖਿਆ ਕਰਨੀ ਹੁੰਦੀ ਹੈ ਸੋ ਸਿਹਤ ਸਿੱਖਿਆ ਦੀ ਪ੍ਰਦਾਨਗੀ ਸਮੇਂ ਸਿੱਖਿਆਕਾਰ ਵਲੋਂ ਇਹ ਕਦਮ ਪੁੱਟਣੇ ਬਣਦੇ ਹਨ। ਜਿਸ ਦੇ ਸਿੱਟੇ ਵਜੋ ਸਿੱਖਿਆ ਪ੍ਰਾਪਤ ਕਰਤਾ ਨੂੰ ਅਪਣਾਉਣ ਵਿੱਚ ਸੋਖ ਰਹਿੰਦੀ ਹੈ ਤੇ ਸਿੱਖਿਆਕਾਰ ਦਾ ਪ੍ਰਸ਼ਿਖਿਆ ਕਾਰਜ ਵੀ ਸਹਿਜ ਸੁਭਾਅ ਨੇਪਰੇ ਚੜ ਜਾਂਦਾ ਹੈ।

1. **Help people to develop interest in improving their own condition, let them feel need for it :** ਲੋਕਾਂ ਵਿੱਚ ਆਪਣੀ ਸਿਹਤ ਪੱਧਰ ਸੁਧਾਰਨ ਪ੍ਰਤੀ ਦਿਲਚਕਪੀ ਜਗਾਓ ਤਾਂ ਜੋ ਗਿਆਨ ਵਿੱਚ ਵਾਧਾ ਹੋਣ ਕਾਰਨ ਉਹ ਇਸ ਪਰਿਵਰਤਨ ਦੀ ਲੋੜ ਅਨੁਭਵ ਕਰਨ।
2. **Encourage people participation and sustain their own interest :** ਲੋਕਾਂ ਨੂੰ ਉਤਸ਼ਾਹਤ ਕਰੋ ਤਾਂ ਕਿ ਉਹ ਹਰ ਸਿਹਤ ਕਾਰਜ ਅਤੇ ਪ੍ਰਕਿਰਿਆ ਵਿੱਚ ਭਾਗ ਲੈਣ ਤੇ ਉਹਨਾਂ ਦੀ ਦਿਲਚਸਪੀ ਬਣਾਈ ਰੱਖੋ।
3. **Know to unknown gross route approach :** ਗਿਆਨ ਦੇਣ ਦੀ ਗੱਲ ਮੁੱਢ ਤੋਂ ਆਰੰਭ ਕਰੋ ਤੇ ਜਾਣਕਾਰੀ ਵਿੱਚ ਵਾਧਾ ਇਸ ਪ੍ਰਕਾਰ ਕਰੋ ਕਿ ਜਿਨਾਂ ਗੱਲਾਂ ਤੋਂ ਉਹ ਜਾਣੂੰ ਹਨ, ਉਹਨਾਂ ਤੋਂ ਆਰੰਭ ਕਰਕੇ ਗੱਲ ਹੋਰ ਅੱਗੇ ਤੋਰਦਿਆਂ ਉਹ ਗਿਆਨ ਦਿੱਉ ਜਿਸ ਬਾਰੇ ਉਹਨਾਂ ਨੂੰ ਪਹਿਲਾਂ ਤੋਂ ਜਾਣਕਾਰੀ ਨਹੀਂ ਹੈ। ਇਸ ਪ੍ਰਕਾਰ ਉਹਨਾਂ ਨੂੰ ਗਿਆਨ ਵਿੱਚ ਵਾਧੇ ਕਾਰਣ ਨਵੀਨਤਾ ਮਿਲੇਗੀ ਤੇ ਦਿਲਚਸਪੀ ਬਣੀ ਰਹੇਗੀ।
4. **Use local language, cultural background :** ਵਿਚਾਰ ਵਟਾਂਦਰਾ ਤੇ ਗੱਲਬਾਤ ਸਥਾਨਕ ਸਭਿਆਚਾਰ ਅਤੇ ਲੋਕਾਂ ਦੀ ਪਿਛੋਕੜ ਨੂੰ ਮਨ ਵਿੱਚ ਰੱਖੋ ਅਤੇ ਵਿਚਾਰੋ।
5. **Reinforce your message by different methods and media :** ਆਪਣੇ ਵਲੋਂ ਦਿੱਤੇ ਗਏ ਸਿਹਤ ਸੁਨੇਹੇ ਨੂੰ ਵੱਖ-ਵੱਖ ਸਮਝਾਉਣ ਲਈ ਤਰੀਕਿਆਂ ਅਤੇ ਸਾਧਨਾਂ ਰਾਹੀ ਪੱਕਾ ਕਰੋ ਤੇ ਨਿਸ਼ਚਿਤ ਬਣਾਓ ਕਿ ਤੁਹਾਡੀ ਦਿੱਤੀ ਸਿੱਖਿਆ ਨੂੰ ਸਰੋਤੇ ਸਹੀ ਅਰਥਾਂ ਵਿੱਚ ਇਨ-ਬਿਨ ਸਮਝ ਗਏ ਹਨ ਅਤੇ ਕੋਈ ਸ਼ੰਕੇ ਆਦਿ ਵਾਲੀ ਗੱਲ ਤਾਂ ਨਹੀਂ ਰਹੀ।
6. **Help the people who desire to change attitude and behaviour :** ਗਿਆਨ ਪ੍ਰਾਪਤ ਕਰਨ ਉਪਰੰਤ ਜਿਹੜੇ ਲੋਕ ਆਪੜੀ ਸੋਚ ਤੇ ਵਤੀਰਾ ਬਦਲਣਾ ਚਾਹੁੰਦੇ ਹਨ ਉਹਨਾਂ ਵੱਲ ਉਚੇਚਾ ਧਿਆਨ ਦੇ ਕੇ ਸਹਾਈ ਹੋਵੇ।

7. **Provide opportunities to learn by doing :** ਜਿਹੜੇ ਲੋਕ ਸਿਹਤ ਸਿੱਖਿਆ ਅਨੁਸਾਰ ਆਪਣੀ ਸੋਚ ਵਿੱਚ ਤਬਦੀਲੀ ਲਿਆਉਣ ਉਪਰੰਤ ਸਿਹਤਸੰਦ ਰਾਹ ਤੇ ਚੱਲਣ ਲਈ ਤਿਆਰ ਹਨ, ਉਹਨਾਂ ਨੂੰ ਇਨਾਂ ਰਾਹਾਂ ਤੇ ਚੱਲਣ ਦੇ ਅਵਸਰ ਪ੍ਰਦਾਨ ਕਰੋ ਤਾਂ ਜੋ ਉਹ ਪ੍ਰਪਕਤਾ ਪ੍ਰਾਪਤ ਕਰ ਸਕਣ।

9.8 **ਸਿਹਤ ਸਿੱਖਿਆ ਗਤੀਵਿਧਿਆ ਦੀ ਯੋਜਨਾ** (Planning Health Education Activities)

1. **Health Education ਦਾ Diagnose ਕਰਣਾ :** ਸਿਹਤ ਸਮਸਿਆਵਾਂ ਅਤੇ ਲੋੜਾਂ ਲੱਭੋ। ਇਲਾਕੇ ਵਿੱਚ ਕਿਹੜੇ-2 ਰੋਗ ਪ੍ਰਚਲਿਤ ਹਨ ਅਤੇ ਇਨਾਂ ਦੇ ਕੀ-ਕੀ ਕਾਰਨ ਹਨ। ਇਨਾਂ ਰੋਗਾਂ ਪ੍ਰਤੀ ਲੋਕਾਂ ਦੀ ਕੀ ਵਿਚਾਰਧਾਰਾ ਹੈ ਤੇ ਕੀ ਵਤੀਰਾ ਹੈ ਕਿਹੜਾ ਵਰਗ ਇਨ੍ਹਾਂ ਰੋਗਾਂ ਤੋਂ ਪ੍ਰਭਾਵਿਤ ਹੈ।
2. **ਸਿਹਤ ਸਿੱਖਿਆ ਸੰਬੰਧੀ ਸਮੁਦਾਏ ਦੇ ਸਾਧਨਾ ਨੂੰ ਪਛਾਨਣਾ** (Identify community resources for health education) **:** ਉਪਲਬੱਧ ਸੁਵਿਧਾਵਾਂ ਅਤੇ ਸਾਧਨਾਂ ਦੀ ਭਾਲ ਕਰੋ ਜਿਵੇਂ-ਜਨਤਕ ਸੰਗਠਨ ਵਿੱਚ ਸਿੱਖਿਆ ਸਿਹਤ ਸਿੱਖਿਆ, ਖੇਤਰ ਜਿਸ ਲਈ ਪ੍ਰੋਗਰਾਮ ਉਲੀਕਣਾ, ਉਸਦੀ ਪ੍ਰਬੰਧਕੀ ਬਣਤਰ ਕਰਨਾ ਜਿਵੇਂ ਪੰਚਾਇਤ ਵਲੋਂ, ਕਬੀਲੇ ਦਾ ਸਰਦਾਰ, ਸਕੂਲਾਂ ਵਿੱਚ ਅਧਿਆਪਕ ਦੁਆਰਾ ਵਿਧਿਆਰਥੀਆਂ ਤੇ ਉਨਾਂ ਦੇ ਪਰਿਵਾਰਾਂ ਨੂੰ ਸਿੱਖਿਆ ਦੇਣ ਜਨਤਕ ਹੁਨਰ ਤੇ ਕਲਾਕਾਰੀ ਵਿੱਚ ਯੋਗਦਾਨ ਪਾਉਣ ਵਾਲੇ ਖੇਤਰੀ ਲੈਕਚਰਾਰ, ਬੁਲਾਰੇ, ਕਵਿ ਲੇਖਕ ਸਾਜ ਵਜਾਉਣ ਵਾਲੇ ਵਿਅਕਤੀ।
3. **ਉਦੇਸ਼ ਨਿਸ਼ਚਿਤ ਕਰਨਾ** (Setting of objectives) **:** (ਮਨੋਰਥ ਨਿਸ਼ਚਿਤ ਕਰਨੇ) ਸਿਹਤ ਸਿੱਖਿਆ ਪ੍ਰੋਗਰਾਮ ਦੇ ਮਨੋਰਥ, ਟੀਚੇ ਜਾਂ ਨਿਸ਼ਾਨੇ ਸਿੱਖਣ ਲਈ ਸਿਹਤ ਟੀਮ ਦੇ ਮੈਂਬਰ ਜਨਤਕ ਆਗੂਆਂ ਦੀ ਰਾਏ ਤੇ ਜਨਤਕ ਸਾਂਝ ਨਾਲ ਹੀ ਸਿੱਖੇ ਜਾਣੇ ਚਾਹੀਦੇ ਹਨ ਤਾਂ ਜੋ ਨਿਸ਼ਾਨੇਆਂ ਦੀ ਪ੍ਰਾਪਤੀ ਲਈ ਇਹਨਾਂ ਨੂੰ ਵਚਨ ਬੱਧ ਕਰਕੇ ਨਾਲ ਲਿਆਂਦਾ ਜਾ ਸਕੇ। ਉਨ੍ਹਾਂ ਨੂੰ ਉਨ੍ਹਾਂ ਦੀ ਜ਼ਰੂਰਤ ਮੁਤਾਬਿਕ ਸਿੱਖਿਆ ਦੇ ਕੇ ਉਨਾਂ ਦੀਆਂ ਲੋੜਾਂ ਦੀ ਪੂਰਤੀ ਕਰਨਾ ਜਿਵੇਂ hygiene ਪ੍ਰਤੀ।
4. **ਜੋ ਕਰਨੀ ਹੈ ਉਸ ਦੇ ਵਿਸ਼ੇ ਦੀ ਚੋਣ** (Selecting the message to be conveyed) **:** ਸਿਹਤ ਸੁਨੇਹਿਆਂ ਦੀ ਚੋਣ ਕਰਨੀ। ਇਹ ਲੋਕਾਂ ਦੀਆਂ ਲੋੜਾਂ ਤੇ ਅਧਾਰਤ ਹੋਣ। ਲੋਕਾ ਦੀਆਂ ਆਦਤਾਂ ਨੂੰ ਮੁੱਖ ਰੱਖ ਕੇ ਘੜੇ ਜਾਣ। ਉਮਰ ਲਿੰਗ ਵਿੱਦਿਅਕ ਪੱਧਰ ਨੂੰ ਵਿਚਾਰਦਿਆਂ ਬਣਾਏ ਜਾਣ। ਸੁਨੇਹੇ ਤਿਆਰ ਕਰਨ ਲਗਿਆਂ ਲੋਕਾਂ ਦੇ ਧਰਮ ਤੇ ਸਭਿਆਚਾਰ ਦਾ ਖਿਆਲ ਕੀਤਾ ਜਾਵੇ। ਸੁਨੇਹੇ ਸਥਾਨਿਕ ਭਾਸ਼ਾ ਵਿੱਚ ਹੋਣੇ ਚਾਹੀਦੇ ਹਨ ਤੇ ਸੌਖੇ ਪ੍ਰਵਾਨੇ ਜਾਣ ਵਾਲੇ ਹੋਣ ਜਿਵੇਂ ਆਪਣੇ ਬੱਚੇ ਨੂੰ ਛਾਤੀ ਦਾ ਦੁੱਧ ਪਿਲਾਓ। ਪੰਜ ਸਾਲ ਦੇ ਬੱਚੇ ਨੂੰ ਪੋਲੀਓ ਬੂੰਦਾਂ ਪਿਲਾਓ ਖਾਣਾ ਖਾਣ ਤੋਂ ਪਹਿਲਾਂ ਹੱਥ ਸਾਫ ਕਰੋ।
5. **ਤਰੀਕੇ, ਰਸਤਾ ਅਤੇ ਸਿੱਖਿਆਂ ਦੇ ਯੋਗ ਸਾਧਨਾਂ ਦੀ ਚੋਣ** (Selection of method, approach and A.V. Aids) **:**
   (a) ਸਿਹਤ ਸਿੱਖਿਆ ਦੇਣ ਲਈ ਕਿਹੜੇ ਗਰੁਪ ਜਾਂ ਲੋਕਾਂ ਲਈ ਕਿਹੜਾ ਸਾਧਨ ਵਰਤੋਗੇ। ਇਸ ਦਾ ਫੈਂਸਲਾ ਤੇ ਚੋਣ ਪਹਿਲਾਂ ਤੋਂ ਕਰੋ।
   (b) ਸਿਹਤ ਸਿੱਖਿਆ ਲਈ ਹੈਲਥ ਦਾਈਆਂ, ਵਿਸ਼ਵਾਸ ਆਗੂਆਂ ਦਾ ਕਿੱਥੇ-2 ਸਹਿਯੋਗ ਲਵੋਗੇ। ਗੱਲ ਬਾਤ ਲਈ ਗੁੱਟ ਪਹੁੰਚ ਅਪਣਾਓਗੇ ਜਾਂ ਪ੍ਰਸਪਰ ਗੱਲਬਾਤ ਕਰੋਗੇ ਨਿਸ਼ਚਿਤ ਕਰੋ। ਗੱਲਬਾਤ ਦੌਰਾਨ ਕਿਹੜੇ ਸੁਣ ਦਿੱਖ ਯੰਤਰਾਂ ਦੀ ਵਰਤੋਂ ਕਰੋਗੇ। ਕਿਹੜੇ ਸਮੇਂ ਤੇ ਗੱਲਬਾਤ ਵਧੇਰੇ ਪ੍ਰਭਾਵਸ਼ਾਲੀ ਹੋਵੇ ਸਮਾਂ ਨਿਸ਼ਚਿਤ ਕਰੋ।
6. **ਕਿਸੀ ਕਾਰਵਾਈ ਯੋਜਨਾ ਦਾ ਵਿਕਾਸ ਕਰਨਾ** (Developing and plan of operation) **:** ਕਾਰਜ ਯੋਜਨਾ ਤਿਆਰ ਕਰਨੀ। ਇਕੋ ਸਮੇਂ ਬਹੁਤੀਆਂ ਸੂਚਨਾਵਾ ਨਾ ਦਿਓ। ਲੋਕਾਂ ਨਾਲ ਰਚ ਮਿਚ ਕੇ ਖੁਲ ਕੇ ਗੱਲ ਬਾਤ ਕਰਨੀ। ਦੂਜਿਆਂ ਦੇ ਵਿਚਾਰ ਸੁਣੋ ਅਤੇ ਵਿਚਾਰੋ, ਕਾਰਵਾਈ ਦੀ ਜਾਂਚ ਕਰਕੇ ਨਵੇਂ ਵਿਸ਼ਿਆਂ ਦੀ ਚੋਣ ਕਰੋ।

Health Education Process

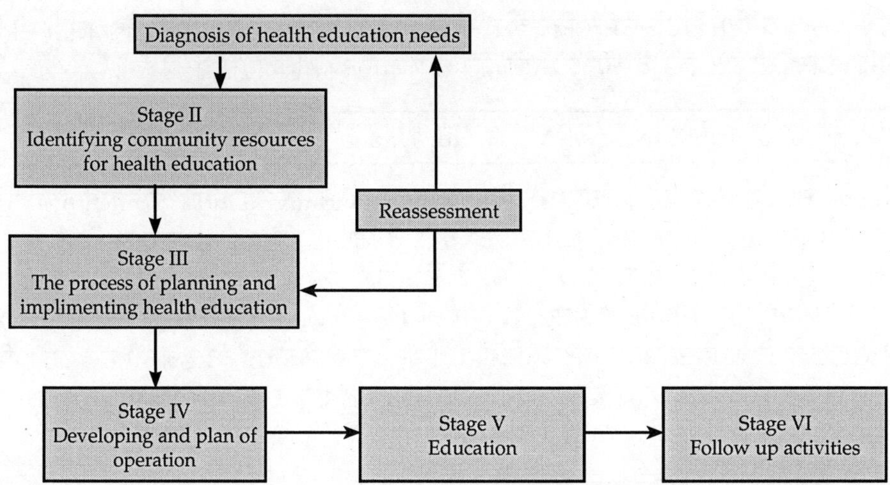

7. **ਮੁਲਾਂਕਣ** (Evaluation) **:** ਇਸ ਲਈ ਸਵਾਲ-ਜਵਾਬ ਅਧਾਰਤ ਪ੍ਰਫਾਰਮੇ ਤਿਆਰ ਕਰੋ ਤੇ ਭਰਨ ਤੋਂ ਮਗਰੋਂ ਉਹਨਾਂ ਦਾ ਸਾਰਾਂਸ਼ ਕਰੋ। ਕਿੰਨੀ ਗਿਆਨ ਪ੍ਰਾਪਤੀ ਹੋਈ, ਸੁਧਾਰ ਲਈ ਸੁਝਾ ਦੇਣਾ, ਦੇਖਣਾ ਕੀ, ਕੀ ਲੋਕ ਅਮਲ ਕਰ ਰਹੇ ਹਨ। ਗਿਆਨ ਦੇਣ ਦਾ ਕਿਹੜਾ ਸਾਧਨ ਸਫਲ ਤੇ ਲਾਹੇਵੰਦ ਰਹੇਗਾ।
8. **ਪੈਰਵੀ ਕਾਰਜ** (Follow up; Activities) **:** ਸਿਹਤ ਸਿੱਖਿਆ ਰਾਹੀ ਦਿੱਤੇ ਗਿਆਨ ਦੀ ਪੈਰਵੀ ਕਰੋ ਤੇ ਪਤਾ ਲਗਾਓ ਕਿ ਲੋਕ ਕਿਥੋਂ ਤੱਕ ਅਮਲ ਕਰ ਰਹੇ ਹਨ। ਕੀ ਹੋਰ ਸਮਝਾਉਣ ਦੀ ਲੋੜ ਹੈ। ਅਨੁਮਾਨ ਲਗਾਓ।

9.8.1 **ਪਹੁੰਚ** (Approaches used in Health Eductions)

ਲੋਕਾਂ ਦੀਆਂ ਸਮਸਿਆਵਾਂ ਨੂੰ ਹਲ ਕਰਨ ਲਈ ਸਿਹਤ ਸਿੱਖਿਆ ਮਹੱਤਵਪੂਰਨ ਰੋਲ ਅਦਾ ਕਰਦੀ ਹੈ। ਸਿਹਤ ਸਿੱਖਿਆ ਪ੍ਰਭਾਵਸ਼ਾਲੀ ਬਣਾਉਣ ਲਈ ਹੇਠ ਲਿਖੇ ਢੰਗਾਂ ਨੂੰ ਵਰਤ ਸਕਦੇ ਹਾਂ ਤਾਂ ਜੋ ਲੋਕਾਂ ਨੂੰ ਆਸਾਨੀ ਨਾਲ ਸਮਝ ਆ ਸਕਣ :

1. **Mass communication :** ਸਮੂਹ ਸਿੱਖਿਆ ਵਡੀ ਪੱਧਰ ਤੇ ਵੱਡੇ ਇਕੱਠ ਵਿੱਚ ਦਿੱਤੀ ਜਾਂਦੀ ਹੈ। ਜਿਸ ਰਾਹੀ ਇਕੋ ਸਮੇਂ ਬਹੁਤ ਸਾਰੇ ਲੋਕਾਂ ਨੂੰ ਸਿਹਤ ਸਿੱਖਿਆ ਦੇ ਕੇ ਜਾਗਰੂਕ ਕਰ ਸਕਦੇ ਹਾਂ। ਪਰ ਸ਼ੰਕੇ ਆਦਿ ਦੀ ਨਿਵਰਿਤੀ ਨਹੀਂ ਕੀਤੀ ਜਾ ਸਕਦੀ ਹੈ। ਇਹ ਸਿਹਤ ਸਿੱਖਿਆ ਇਕ ਪਾਸੜ ਵਿੱਧੀ ਹੈ ਇਸ ਰਾਹੀ ਅਸੀ ਗਿਆਨ ਤਾਂ ਪ੍ਰਾਪਤ ਕਰ ਸਕਦੇ ਹਾਂ ਪਰ (ਗਿਆਨ ਵਿਸਥਾਰ ਨਹੀਂ ਮਿਲਦਾ)। ਕਾਨਫਰੰਸਾਂ, ਸਮਾਰੋਹ, ਵਿਸ਼ਾਲ ਇਕੱਠ ਇਸਦੇ ਨਮੂਨੇ ਹਨ। ਫਿਲਮਾਂ ਅਖਬਾਰ ਅਤੇ ਰਸਾਲੇ, ਬੋਰਡ, ਪ੍ਰਸਾਰਨ, ਭਾਸ਼ਨ ਆਦਿ ਸਿੱਖਿਆ ਸਾਧਨ ਹਨ। ਪਰ ਇਹ ਇੱਕ ਪਸਸੜ ਘੱਟ ਖਰਚ ਵਾਲੇ ਅਤੇ ਕੇਵਲ ਜਾਣਕਾਰੀ ਤੱਕ ਸੀਮਿਤ ਹਨ।
2. **Group communication :** 2 ਤੋਂ 40-50 ਤੱਕ ਦੇ ਇੱਕਠ ਵਿੱਚ ਸਿਹਤ ਸਿੱਖਿਆ ਦੇਣ ਦਾ ਢੰਗ ਗੁੱਟ ਸੰਚਾਰਨ ਹੈ। ਇਹ ਦੋ ਪਾਸੜ ਵਿਧੀ ਹੈ। ਜੋ ਲੋਕਾਂ ਨੂੰ ਅਸੀਂ ਸਿੱਖਿਆ ਦਿੰਦੇ ਹਾਂ ਜੇਕਰ ਉਹਨਾਂ ਨੂੰ ਇਸ ਸਿਹਤ ਸਿੱਖਿਆ ਵਿੱਚ ਕੋਈ ਸ਼ਕ ਹੋਵੇ ਜਾਂ ਸਮਝ ਨਾ ਆਈ ਹੋਵੇ ਤਾਂ ਆਪਣੇ ਸ਼ਕ ਨੂੰ ਦੁਬਾਰਾ ਪੁੱਛ ਸਕਦੇ ਹਨ। ਇਹ ਸਿਹਤ ਸਿੱਖਿਆ ਦੇਣ ਲਈ ਅਸਰਦਾਰ ਤੇ ਸਫਲ ਹੈ ਤੇ ਪ੍ਰੇਰਨਾ ਕਾਰਜ ਸੋਖਾ ਹੋ ਜਾਂਦਾ ਹੈ। ਸਲਾਈਡ ਸ਼ੋਅ, ਮਾਡਲ ਚਾਰਟ, ਫਲੈਸ਼ ਕਾਰਡਾਂ ਉੱਤੇ ਚਿਤਰਾਂ ਦੀ ਵਰਤੋਂ ਕਰਕੇ ਅਸੀਂ ਸਿਹਤ ਸਿੱਖਿਆ ਲੋਕਾਂ ਨੂੰ ਰੋਚਕ ਤੇ ਸੁਚਜੇ ਢੰਗ ਨਾਲ ਦੇ ਸਕਦੇ ਹਾਂ।

3. **Individual communication :** ਇਹ ਤਰੀਕਾ ਸਭ ਤੋਂ ਪ੍ਰਭਾਵਸ਼ਾਲੀ ਤੇ ਅਸਰਦਾਈ ਹੈ। ਜਿਸ ਰਾਹੀ ਵਿਅਕਤੀ ਨਾਲ ਨਿੱਜੀ ਸਾਂਝ ਕਾਇਮ ਕਰਕੇ ਉਸਨੂੰ ਵਿਸ਼ਵਾਸ ਸਹਿਤ ਸਿਹਤ ਸਿੱਖਿਆ ਦੇ ਸਕਦੇ ਹਾਂ, ਵਿਅਕਤੀ ਦੀਆਂ ਗੁਪਤ ਤੇ ਨਿੱਜੀ ਔਕੜਾਂ ਦਾ ਹੱਲ ਲੱਭ ਕੇ ਉਸਨੂੰ ਸੁਚਜੇ ਢੰਗ ਨਾਲ ਸਿਹਤ ਸਿੱਖਿਆ ਦੇ ਸਕਦੇ ਹਾਂ।

9.9 Role and Responsibilities of ANM's Health Works

Health worker ਦਾ ਵਿਅਕਤੀ ਦੇ ਵਿਵਹਾਰ ਦੇ ਵਿੱਚ Health education ਦੇ ਬਹੁਤ ਤਬਦੀਲੀ ਲਿਆਉਣ ਵਿੱਚ ਮਹਤਵਪੂਰਨ ਰੋਲ ਹੈ ਕਿਉਂਕਿ ਇਹ ਲੋਕਾਂ ਦੇ ਮੁਤਾਬਿਕ ਅਤੇ ਉਹਨਾਂ ਦੇ ਗਿਆਨ ਅਨੁਸਾਰ ਸਿੱਖਿਆ ਦੇ ਸਕਦੀ ਹੈ ਕਿਉਂਕਿ ਉਹ ਉਹਨਾਂ ਦੇ ਲੋਕਾਂ ਦੇ ਪੱਧਰ ਨੂੰ ਅਤੇ ਗਿਆਨ ਤੋਂ ਚੰਗੀ ਤਰ੍ਹਾਂ ਜਾਣੂ ਹੁੰਦੀ ਹੈ। ਇਸ ਤੋਂ ਇਲਾਵਾ ਹੈਲਥ ਵਰਕਰ ਉਨਾਂ ਦੀ ਭਾਸ਼ਾ ਵਿੱਚ ਸਿੱਖਿਆ ਦੇ ਸਕਦੀ ਹੈ ਉਂਜ ਵੀ Health worker ਦਾ ਲੋਕਾਂ ਨਾਲ ਨੇੜੇ ਦਾ ਸੰਬੰਧ ਹੁੰਦਾ ਹੈ ਕਿਉਂਕਿ ਉਹ ਲੋਕਾਂ ਦੇ ਘਰਾਂ ਦਾ ਦੋਰਾ ਕਰਦੀ ਰਹਿੰਦੀ ਹੈ ਜਿਸ ਕਾਰਨ ਲੋਕ ਹਰ ਇੱਕ ਗਲ ਮੰਨਦੇ ਹਨ। ਇਸ ਤਰ੍ਹਾਂ Health worker ਹੇਠ ਲਿਖੇ ਕੰਮ ਕਰਕੇ ਵਰਤਾਅ ਵਿੱਚ ਬਦਲਾਅ ਲਿਆਉਣ ਲਈ ਸਿੱਖਿਆ ਦੇਣ ਵਿੱਚ ਰੋਲ ਅਦਾ ਕਰਦੀ ਹੈ :

1. ਲੋਕਾਂ ਨਾਲ ਦੋਸਤੀ ਕਾਇਮ ਕਰਕੇ ਉਹਨਾਂ ਦਾ ਦਿਲ ਜਿਤੱਦੀ ਹੈ।
2. ਹੈਲਥ ਵਰਕਰ ਲੋਕਾਂ ਨਾਲ ਗਲ ਬਾਤ ਕਰਕੇ ਸਿਹਤ ਪੱਧਰ ਨੂੰ ਉੱਚਾ ਚੁਕਣ ਲਈ ਦਿਲਚਸਪੀ ਪੈਦਾ ਕਰਦੀ ਹੈ।
3. ਚੋਣਵੇਂ ਸਮੂਹ ਦੀ ਲੋੜ ਅਤੇ ਰੂਚੀ ਅਨੁਸਾਰ ਉਨਾਂ ਨੂੰ ਸਿੱਖਿਆ ਦਿੰਦੀ ਹੈ।
4. ਹੈਲਥ ਵਰਕਰ ਲੋਕਾਂ ਨੂੰ ਨਵੇਂ ਜੀਵਿਤ ਢੰਗ ਨਾਲ ਅਤੇ ਆਦਤਾਂ ਨੂੰ ਬਦਲਣ ਲਈ ਪ੍ਰੇਰਿਤ ਕਰਦੀ ਹੈ ਅਤੇ ਲੋਕਾਂ ਨੂੰ ਦਿੱਤੀਆ ਜਾ ਰਹੀਆਂ ਸਿਹਤ ਸੇਵਾਵਾਂ ਦਾ ਲਾਭ ਲੈਣ ਲਈ ਉਤਸ਼ਾਹਿਤ ਕਰਦੀ ਹੈ।
5. ਸਾਰੇ ਲੋਕਾਂ ਨੂੰ ਸਿਹਤ ਦਾ ਵਿਕਾਸ ਅਤੇ ਸਿਹਤ ਪੱਧਰ ਨੂੰ ਉੱਚਾ ਚੁੱਕਣ ਉਹਨਾਂ ਦੀ ਆਪਣੀ ਜਿੰਮੇਵਾਰੀ ਦਾ ਅਹਿਸਾਸ ਦਿਵਾਂਉਂਦੀ ਹੈ।
6. ਹੈਲਥ ਵਰਕਰ Health education ਲਈ ਮਿਲੇ ਮੋਕਿਆਂ ਨੂੰ ਹੱਥੋ ਨਹੀਂ ਗਵਾਂਉਂਦੀ।
7. ਉਹ ਸਕੂਲ ਵਿੱਚ ਸਿੱਖਿਆ ਦੇਣ ਲਈ ਅਧਿਆਪਕਾਂ ਨਾਲ ਤਾਲਮੇਲ ਕਰਦੀ ਹੈ ਤੇ ਬੱਚਿਆਂ ਨੂੰ ਉਹਨਾਂ ਦੀ ਲੋੜ ਅਤੇ ਉਮਰ ਮੁਤਾਬਿਕ ਸਿਹਤ ਸਿੱਖਿਆ ਦਿੰਦੀ ਹੈ।
8. ਸੰਚਾਰ ਪ੍ਰਭਾਵਸ਼ਾਲੀ ਬਣਾਉਣਾ।
9. ਬੀ.ਸੀ.ਸੀ. ਦੇ ਵਿਅਕਤੀਆਂ ਦੀ ਪਹਿਚਾਣ ਕਰਣਾ।
10. ਸੁਨੇਹੇ ਪ੍ਰਭਾਵਸ਼ਾਲੀ ਰੂਪ ਨਾਲ ਦਸਣਾ।
11. ਇਹ ਗਰਭਵਤੀ ਮਾਵਾਂ ਨੂੰ antinatal ਚੈਕਅੱਪ ਕਰਵਾਉਣ ਲਈ ਉਤਸ਼ਾਹਿਤ ਕਰਦੀ ਹੈ।
12. ਉਹ ਟੀਕਾਕਰਣ ਬਾਰੇ ਮਾਂਵਾਂ ਨੂੰ ਜਾਣਕਾਰੀ ਦਿੰਦੀ ਹੈ ਤਾਂ ਜੋ ਬੱਚਿਆਂ ਨੂੰ ਭਿਆਨਕ ਬੀਮਾਰੀਆਂ ਤੋਂ ਬਚਾਇਆ ਜਾ ਸਕਦਾ ਹੈ।
13. Health worker ਲੋਕਾਂ ਨੂੰ ਪਾਣੀ ਅਤੇ ਵਾਤਾਵਰਣ ਨੂੰ ਸਾਫ ਰਖਣ ਦੀ ਮਹਤੱਤਾ ਬਾਰੇ ਦੱਸਦੀ ਹੈ।
14. ਉਹ ਸਮੇਂ-ਸਮੇਂ ਤੇ ਫੈਲ ਰਹੀਆਂ ਛੂਤ ਦੀਆਂ ਬੀਮਾਰੀਆ ਦੇ ਚਿੰਨ ਤੇ ਲੱਛਣ ਦੱਸ ਕੇ ਬਹੁਤ ਸਾਰੇ ਲੋਕਾਂ ਨੂੰ ਬੀਮਾਰੀਆਂ ਤੋਂ ਬਚਣ ਲਈ ਪ੍ਰੇਰਿਤ ਕਰਦੀ ਹੈ।
15. ਲੋਕਾਂ ਦੇ ਸੁਝਾਅ ਬਾਰੇ ਪੁਛਦੀ ਹੈ ਤੇ ਲੋਕਾਂ ਦੇ ਪ੍ਰਸ਼ਨਾਂ ਦੇ ਉੱਤਰ ਦਿੰਦੀ ਹੈ।

REVIEW QUESTIONS

Short answer questions:

Q1. Verbal ਅਤੇ Non-verbal communication ਵਿੱਚ ਕੀ ਅੰਤਰ ਹੈ?

Hint: ਵਿਸ਼ਾ 9.1.3 ਵੇਖੋ।

Q2. Communication process ਦੇ ਪੜਾਅ ਕਿਹੜੇ ਹਨ ਉਨ੍ਹਾਂ ਦੇ ਨਾ ਲਿੱਖੋ।

Hint: ਵਿਸ਼ਾ 9.1.4 ਵੇਖੋ।

Q3. A.V. aids ਤੋਂ ਕੀ ਭਾਵ ਹੈ ਅਤੇ ਉਸ ਦੀਆਂ ਕਿੰਨੀ ਕਿਸਮਾਂ ਹਨ?

Hint: ਵਿਸ਼ਾ 9.3.1 ਵੇਖੋ।

Q4. Interpersonal relationship ਤੋਂ ਕੀ ਭਾਵ ਹੈ?

Hint: ਵਿਸ਼ਾ 9.2.1 ਵੇਖੋ।

Q5. Learning ਸੰਬਧਤ ਧਾਰਣਾਵਾਂ ਬਾਰੇ ਦੱਸੋ।

Hint: ਵਿਸ਼ਾ 9.6.2 ਵੇਖੋ।

Long answer type questions:

Q1. Communication ਦੀਆਂ ਕਿਸਮਾਂ ਅਤੇ ਤਰੀਕਿਆਂ ਬਾਰੇ ਵਿਸਤਾਰ ਵਿੱਚ ਦੱਸੋ।

Hint: ਵਿਸ਼ਾ 9.1.3 ਵੇਖੋ।

Q2. ਸੰਚਾਰ ਵਿੱਚ ਆਉਣ ਵਾਲੀਆਂ ਰੁਕਾਵਟਾਂ ਤੇ ਚਾਨਣ ਪਾਓ।

Hint: ਵਿਸ਼ਾ 9.1.6 ਵੇਖੋ।

Q3. Teaching ਦੇ ਸਿਧਾਂਤਾਂ ਬਾਰੇ ਆਪਣੇ ਵਿਚਾਰ ਦੱਸੋ।

Hint: ਵਿਸ਼ਾ 9.7.1 ਵੇਖੋ।

Q4. A.V. aids ਬਾਰੇ ਵਿਸਤਾਰ ਵਿੱਚ ਲਿੱਖੋ।

Hint: ਵਿਸ਼ਾ 9.3.1 ਵੇਖੋ।

Q5. ANM ਦਾ ਰੋਲ ਅਤੇ responsibilities ਬਾਰੇ ਦੱਸੋ।

Hint: ਵਿਸ਼ਾ 9.9 ਵੇਖੋ।

Multiple choice questions:

Q1. ਇਨ੍ਹਾਂ ਵਿੱਚੋਂ ਕਿਹੜਾ comminication process ਦਾ ਹਿੱਸਾ ਨਹੀਂ ਹੈ :

(a) ਸੈਨਡਰ (b) ਸੁਨੇਹਾ

(c) ਰਿਸੀਵਰ (d) ਨਰਸ

Q2. ਸਫਲ ਸੰਚਾਰ ਦਾ ਇੱਕ ਤਰੀਕਾ :

(a) ਸਮਾਜਿਕ ਤੱਤ (b) ਬੰਦ ਕਮਰਾ

(c) ਲੋੜ ਅਨੁਸਾਰ ਵਿਸ਼ਾ (d) ਤੇਜ ਅਵਾਜਾਂ

Q3. ਇਹ ਇੱਕ visual aid ਹੈ?

(a) FM (b) ਪੋਸਟਰ

(c) ਰੇਡੀਓ (d) ਟੇਪ ਰਿਕਾਰਡ

Q4. ਇਹ I.E.C. ਦੀ approach ਹੈ :

(a) ਜਨ ਸਿੱਖਿਆ (b) ਜਣੇਪਾ

(c) ਮੁੱਢਲੀ ਸਿੱਖਿਆ (d) ਖ਼ੁਰਾਕ ਸੇਵਾਵਾਂ

Q5. ਚੰਗੀ ਤਰ੍ਹਾਂ ਸਿੱਖਣ ਦਾ ਤਰੀਕਾ (method of learning) ਨਹੀਂ ਹੈ :

(a) ਇੱਕੋ ਵਾਰੀ ਪੜ੍ਹ ਕੇ (b) ਹੱਥੀ ਕੰਮ ਕਰਕੇ

(c) ਨਕਲ ਰਾਹੀ (d) ਪੜ੍ਹਨ ਨਾਲ

ANSWERS (Multiple Choice Questions)

1. (d) 2. (c) 3. (b) 4. (a) 5. (a)

CHAPTER 10

ਕਾਉਨਸਲਿੰਗ (Counseling)

ਸ਼ਬਦਾਵਲੀ (Key Terms)

- **Client :** ਮਰੀਜ਼।
- **Counsellor :** ਕਾਉਨਸਲਿੰਗ ਕਰਣ ਵਾਲਾ ਵਿਅਕਤੀ।
- **High risk factors :** ਜੋਖਿਮ ਕਾਰਕ।
- **6 killer diseases :** ਬੱਚਿਆਂ ਨੂੰ ਹੋਣ ਵਾਲੀਆਂ 6 ਭਿਆਨਕ ਬਿਮਾਰੀਆਂ।
- **ਪਰਿਵਾਰ ਨਿਯੋਜਨ ਪ੍ਰੋਗਰਾਮ :** ਇਹ ਸਰਕਾਰ ਵਲੋਂ ਚਲਾਇਆ ਇੱਕ ਪ੍ਰੋਗਰਾਮ ਹੈ ਜਿਸ ਵਿੱਚ ਅਬਾਦੀ ਨਿਰੰਤਰ ਕਰਣ ਲਈ ਵੱਖ-ਵੱਖ ਉਪਰਾਲੇ ਕੀਤੇ ਜਾਂਦੇ ਹਨ।

10.1 ਸਲਾਹ-ਮਸਵਰਾ ਦਾ ਵਿਸ਼ਾ (Concept of Counselling)

ਸਲਾਹ-ਮਸ਼ਵਰਾ ਇੱਕ ਇਸ ਤਰ੍ਹਾਂ ਦਾ ਵਿਸ਼ਾ ਹੈ ਜਿਸ ਵਿੱਚ ਦੋ ਆਦਮੀ ਮਿਲ ਕੇ ਇਸ ਨੂੰ ਸਫਲ ਬਣਾਉਦੇ ਹਨ। Counslling ਇੱਕ ਉਹ ਵਿਧੀ ਹੈ ਜਿਸ ਵਿੱਚ ਇਨਸਾਨ ਆਪਣੀਆਂ ਮੁਸ਼ਕਿਲਾਂ, ਵਿਚਾਰਨ ਉਨ੍ਹਾਂ ਬਾਰੇ ਸੋਚਣ ਤੇ ਗਿਆਨ ਪ੍ਰਾਪਤ ਕਰਨ ਤਾਂ ਕਿ ਉਹ ਸਹੀ ਤਰੀਕੇ ਨਾਲ ਉਹਨਾਂ ਮੁਸ਼ਕੀਲਾਂ ਦਾ ਹਲ ਲੱਭਣ ਤੇ ਉਨ੍ਹਾਂ ਮੁਸ਼ਕਿਲਾਂ ਨੂੰ ਹੱਲ ਕਰਨ ਵਾਸਤੇ ਸਹੀ ਤਰੀਕਾ ਅਪਣਾ ਸਕਣ।

Counselling ਵਿੱਚ ਇੱਕ ਸਲਾਹ ਲੈਣ ਵਾਲਾ ਹੁੰਦਾ ਹੈ ਅਤੇ ਦੂਜਾ ਸਲਾਹ ਦੇਣ ਵਾਲਾ ਹੁੰਦਾ ਹੈ। ਉਦਾਹਰਨ ਤੌਰ ਤੇ ਜਿਵੇਂ ਕਿਸੇਂ ਨਵੇ-ਵਿਆਏ ਜੋੜੇ ਨੂੰ ਫੈਮਿਲੀ ਪਲਾਨਿੰਗ ਬਾਰੇ ਸਲਾਹ-ਮਸ਼ਵਰਾ ਦੇਣਾ।

ਸਿਹਤ ਪ੍ਰਤੀ ਲੋਕਾਂ ਨੂੰ ਸਲਾਹ-ਮਸ਼ਵਰਾ ਦੇਣਾ ਹਰ ਸਿਹਤ ਕਰਮਚਾਰੀ ਦਾ ਮੁੱਖ ਕੰਮ ਹੈ। ਲੋਕਾਂ ਨੂੰ ਸਿਹਤ ਮਸ਼ਵਰਾ ਦੇ ਕੇ ਉਨ੍ਹਾਂ ਦੀ ਸਿਹਤ ਨੂੰ ਰੋਗਾਂ ਤੋਂ ਬਚਾਇਆ ਜਾ ਸਕਦਾ ਹੈ। ਮਾਰਗ-ਦਰਸ਼ਨ ਤਕਨੀਕ ਵੀ ਸਲਾਹ-ਮਸ਼ਵਰਾ ਤਕਨੀਕ ਦਾ ਹੀ ਪਹਲੂ ਹੈ। ਇਨ੍ਹਾਂ ਦੋਨਾਂ ਦਾ ਅਹਮ ਟੀਚਾਂ ਲੋਕਾਂ ਨੂੰ ਸਹੀ ਸਲਾਹ ਦੇਣੀ ਅਤੇ ਉਨ੍ਹਾਂ ਦੀਆ ਮੁਸ਼ਕਿਲਾ ਨੂੰ ਦੂਰ ਕਰਨਾ। ਇਸ ਤਕਨੀਕ ਵਿੱਚ ਲੋਕੀ ਆਪਣੀਆ ਮੁਸ਼ਕਲਾਂ ਨੂੰ counseller (ਸਲਾਹਕਾਰ) ਦੇ ਸਾਹਮਣੇ ਹੱਖਦੇ ਹਨ ਅਤੇ ਕਾਉਂਸਲਰ ਉਨ੍ਹਾਂ ਦੀ ਮੁਸ਼ਕਲ ਧਿਆਨ ਨਾਲ ਸੁਣ ਕੇ ਸੁਲਝਾਂਦਾ ਹੈ। Community ਵਿੱਚ ਲੋਕਾਂ ਦੀ counselling ਹਰ ਇੱਕ ਹੈਲਥ ਵਰਕਰ ਦਾ ਕੰਮ ਹੈ। Counselling ਵਿੱਚ ਇੱਕ ਦਿਲਚਸਪ ਗੱਲ ਹੁੰਦੀ ਹੈ ਕਿ ਵੱਖਰੇ-ਵੱਖਰੇ ਲੋਕਾਂ ਨਾਲ ਵਖਰੀਆਂ-ਵਖਰੀਆਂ ਮੁਸ਼ਕਿਲਾਂ ਵਿੱਚ ਅਸੀਂ counselling ਕਰਦੇ ਹਾਂ ਅਸੀਂ ਦੁਬਾਰਾ ਇਹ ਕਹਿ ਸਕਦੇ ਹਾਂ ਕਿ counselling ਕਰਨਾ ਇੱਕ ਆਪਸ ਵਿੱਚ ਇੱਕਠਿਆ ਹੋਣਾ ਹੀ ਨਹੀਂ ਬਲਕਿ ਆਪਸ ਵਿੱਚ ਇੱਕ ਚੰਗਾ ਸੰਬੰਧ ਕਾਇਮ

ਕਰਨਾ ਹੈ ਅਤੇ client ਨਾਲ ਆਪਣਾ ਵਿਸ਼ਵਾਸ ਬਣਾਈ ਰੱਖਣਾ। ਉਸਦੀਆਂ ਮੁਸ਼ਕਲਾਂ ਦਾ ਹੱਲ ਲੱਭਣ। ਇੱਕ ਵਾਰੀ counselling ਕਰਨ ਨਾਲ ਹੀ ਮੁਸ਼ਕਿਲ ਦਾ ਹੱਲ ਨਹੀਂ ਲੱਭਦਾ ਬਲਕਿ ਵਾਰ-ਵਾਰ counselling ਲੈਣ ਲਈ visit ਕਰਨੀ ਪੈਂਦੀ ਹੈ। Counselling ਦੇ ਪ੍ਰਤੀ ਇਹ ਵਿਚਾਰਧਾਰਾ ਹੈ ਕਿ ਵਾਰ-ਵਾਰ ਸਲਾਹ ਦੇਣ ਨਾਲ ਇਨਸਾਨ ਆਪਣਾ behaviour ਬਦਲ ਲੈਂਦਾ ਹੈ।

ਪਰਿਭਾਸ਼ਾ (Definition of Counselling)

ਸਲਾਹ-ਮਸ਼ਵਰਾ ਤਕਨੀਕ ਤੋਂ ਭਾਵ ਹੈ ਕਿ ਪਰਸਪਰ ਗੱਲਬਾਤ ਕਰਨਾ ਜਿਸ ਨਾਲ ਹਰ ਪ੍ਰਕਾਰ ਦੇ ਸ਼ਕ ਤੇ ਗਲਤ ਫਹਿਮਈਆਂ ਦੂਰ ਹੋ ਜਾਂਦੀਆ ਹਨ। ਸਲਾਹ ਮਸ਼ਵਰਾ ਤਕਨੀਕ ਰਾਹੀ ਆਪਸੀ ਸਾਂਝ ਬਣ ਜਾਂਦੀ ਹੈ। ਵਿਅਕਤੀ ਆਪਣੀਆ ਗੁਪਤ ਗੱਲ ਵੀ ਸਾਝੀਆਂ ਕਰ ਲੈਂਦੇ ਹਨ।

10.1.1 **ਸਿਧਾਂਤ** (Principles)

Counselling ਦੇ ਹੇਠ ਲਿਖੇ ਸਿਧਾਂਤ ਹਨ ਜਿਨ੍ਹਾਂ ਨੂੰ ਮੁੱਖ ਰੱਖ ਕੇ counselling ਕਰਨੀ ਚਾਹੀਦੀ ਹੈ :

1. ਜਿੱਥੇ counselling ਕਰਨੀ ਹੋਵੇ ਉਥੋਂ ਦਾ ਆਲਾ-ਦੁਆਲਾ ਸਾਫ-ਸੁਥਰਾ ਹੋਣਾ ਚਾਹੀਦਾ ਹੈ ਜਿਥੇ ਕੀ ਮਰੀਜ, client ਆਪਣੇ ਆਪ ਨੂੰ relax ਮਹਿਸੂਸ ਕਰ ਸਕੇ।
2. ਮਰੀਜ ਨਾਲ ਦੋਸਤਾਨਾ ਵਿਵਹਾਰ ਦਰੋ ਤਾਂ ਕਿ ਉਹ ਆਪਣੇ-ਆਪਨੂੰ ਆਰਾਮਦਾਇਕ ਮਹਿਸੂਸ ਕਰੇ।
3. ਇਹ ਵੀ ਯਕੀਨ ਬਣਾ ਲਵੋ ਕਿ ਤੁਹਾਡਾ ਮਰੀਜ ਪੂਰੀ ਤਰ੍ਹਾਂ relax ਹੋਂ ਤੁਹਾਡੇ ਤੇ ਪੂਰੀ ਤਰ੍ਹਾਂ ਯਕੀਨ ਰੱਖਦਾ ਹੈ।
4. ਸਲਾਹਕਾਰ ਨੂੰ ਮਰੀਜ ਦੀ ਗੱਲ ਬੜੇ ਧਿਆਨ ਨਾਲ ਸੁਣਨ ਚਾਹੀਦੀ ਹੈ।
5. ਸਲਾਹਕਾਰ ਨੂੰ ਇਨਸਾਨ ਨੂੰ ਦਿਮਾਗੀ ਤੌਰ ਤੇ ਸਮਝਣਾ ਚਾਹੀਦਾ ਹੈ ਅਤੇ ਮਨੋਵਿਗਿਆਨਕ ਸਥਿਤੀ ਬਾਰੇ ਜਾਣਨਾ ਚਾਹੀਦਾ ਹੈ।
6. ਬਿਲਕੁਲ ਸਪਸ਼ਟ ਬੋਲਣਾ ਚਾਹੀਦਾ ਹੈ ਕਿ ਆਵਾਜ਼ ਆਸ਼ਾਨੀ ਨਾਲ ਸੁਣਨ ਵਾਲੀ ਹੋਣੀ ਚਾਹੀਦੀ ਹੈ।
7. ਸਲਾਹਕਾਰ ਨੂੰ ਪਿਆਰ ਨਾਲ ਬੋਲਣਾ ਚਾਹੀਦਾ ਹੈ ਖਾਸ ਤੌਰ ਤੇ ਬੱਚਿਆ ਦੇ ਨਾਲ।
8. Dress ਹਮੇਸ਼ਾ ਚੰਗੀ ਹੋਣੀ ਚਾਹੀਦੀ ਹੈ, ਇਲਾਕੇ ਦੇ ਮਾਹੋਲ ਜਾ ਸਥਿਤੀ ਦੇ ਮੁਤਾਬਿਕ।
9. ਬਿਨ੍ਹਾਂ ਵੱਧ-ਘੱਟ ਬੋਲੇ ਨਿਪੁੰਨਤਾ ਦੇ ਨਾਲ counselling ਕਰਨੀ ਚਾਹੀਦੀ ਹੈ। ਇਸ ਦਾ ਮਤਲਬ ਹੈ ਕਿ ਜਦੋਂ ਮਰੀਜ ਆਪਣੇ ਬਾਰੇ ਦਸ ਰਿਹਾ ਹੋਵੇ ਤਾਂ ਉਸ ਦੀ ਗੱਲ ਨੂੰ ਕਟਨਾ ਨਹੀਂ ਚਾਹੀਦਾ ਤੇ ਉਹ ਆਪਣੀ ਗੱਲ ਖ਼ੁੱਲ ਕੇ ਕਹਿ ਸਕੇ।
10. Counselling ਕਦੇ ਵੀ ਇੱਕ ਦਮ ਮਿਲਣ ਤੇ ਸ਼ੁਰੂ ਨਹੀਂ ਕਰਨੀ ਚਾਹੀਦੀ। ਉਦੋਂ ਤਕ ਮਰੀਜ ਨੂੰ ਬੋਲਣ ਤੋਂ ਮਨ੍ਹਾਂ ਨਹੀਂ ਕਰਨਾ ਚਾਹੀਦਾ ਜਦੋਂ ਤੱਕ ਤੁਸੀ ਹੋਰ ਕੋਈ ਜਾਣਕਾਰੀ ਲੈਣ ਤੋਂ ਬੰਦ ਨਹੀਂ ਕਰਦੇ। ਕਦੇ ਵੀ ਅਖੀਰ ਵਿੱਚ ਧੰਨਵਾਦ ਕਹਿਣਾ ਨਾ ਭੁੱਲੋ ਤੇ ਉਸਦੀਆਂ ਮੁਸ਼ਕਿਲਾ ਨੂੰ share ਕਰਨ ਵਿੱਚ ਹਿੱਸਾ ਪਾਉ।

10.1.2 **ਸਲਾਹ ਮਸ਼ਵਰਾ ਤਕਨੀਕਾਂ** (Counselling techniques)

1. **ਆਪਣਾ ਧਿਆਨ ਕੇਂਦਰਿਤ ਕਰਨਾ :** Counselling ਸ਼ੁਰੂ ਕਰਦੇ ਸਮੇਂ ਸਾਰਾ ਧਿਆਨ ਸਰੋਤਿਆਂ ਤੇ ਕੇਂਦਰਿਤ ਹੋਣਾ ਚਾਹੀਦਾ ਹੈ। ਉਸ ਪਹਿਲੂ ਬਾਰੇ ਪਤਾ ਹੋਣਾ ਚਾਹੀਦਾ ਹੈ ਜਿਸ ਬਾਰੇ ਗੱਲਬਾਤ ਕਰਨੀ ਹੈ।
2. **ਵਿਚਾਰਾਂ ਨੂੰ ਸੁਣਨਾ ਤੇ ਮਨਜ਼ੂਰੀ ਦਿਵਾਉਣਾ :** ਸਰੋਤਿਆ ਦੇ ਵਿਚਾਰਾਂ ਨੂੰ ਧਿਆਨ ਨਾਲ ਸੁਣਨਾ, ਉਨ੍ਹਾਂ ਦੇ ਵਿਚਾਰਾਂ ਦਾ ਆਕਰ (ਸਨਮਾਨ) ਕਰਨਾ। ਉਨ੍ਹਾਂ ਦੀ ਕਿਸੇ ਗੱਲ ਨੂੰ ਰੋਕਣ-ਟੋਕਣ ਦੀ ਬਜਾਣੇ ਸੁਣ ਕੇ ਉਨ੍ਹਾਂ ਦੀਆਂ ਸਮੱਸਿਆਵਾਂ ਦਾ ਹੱਲ ਲੱਭਣ ਦੀ ਕੋਸ਼ਿਸ ਕਰਨਾ।

3. **ਹਮਦਰਦੀ :** ਲੋਕਾਂ ਨਾਲ ਹਮਦਰਦੀ ਭਰਿਆ ਵਿਵਹਾਰ ਕਰਨਾ ਚਾਹੀਦਾ ਹੈ। ਕਈ ਵਾਰ ਕਿਸੇ ਗੱਲ ਤੇ ਨੁਕਤਾਚੀਨੀ ਹੁੰਦੀ ਹੈ ਤਾਂ ਕੌਂਸਲਿਰ ਨੂੰ ਗੁੱਸੇ ਨਹੀਂ ਹੋਣਾ ਚਾਹੀਦਾ ਸਗੋਂ ਉਨ੍ਹਾਂ ਨੂੰ ਚੰਗੀ ਤਰ੍ਹਾਂ ਸਲਾਹ ਦੇ ਕੇ ਸਹੀ ਕੰਮ ਦੌ ਚੋਣ ਕਰਵਾਉਣੀ ਚਾਹੀਦੀ ਹੈ।
4. **ਚੰਗੀ ਤਰ੍ਹਾਂ ਛਾਣਬੀਣ ਕਰਨਾ :** ਕੌਂਸਲਿੰਗ ਦੇ ਵਿੱਚ ਪ੍ਰਸ਼ਨ-ਉੱਤਰਾ ਦਾ ਸਿਲਸਿਲਾ ਹੋਣਾ ਚਾਹੀਦਾ ਹੈ। ਇਸਦੇ ਨਾਲ ਅੱਗੇ ਰਖੇ ਗਏ ਟੋਪਿਕ ਦੀ ਹੱਦ ਤੱਕ ਜਾਇਆ ਜਾ ਸਕਦਾ ਹੈ। ਛਾਣਬੀਣ ਕਰਨ ਤੇ ਜਿਆਦਾ ਸੁਚਨਾਵਾਂ ਪ੍ਰਾਪਤ ਹੋਣਗੀਆਂ।
5. **ਸਲਾਹ ਦੇਣਾ :** ਲੋਕਾਂ ਦੀਆਂ ਔਕੜਾਂ ਨੂੰ ਸਮਝਣਾਂ। ਕਿਹੜੀ ਐਕੜ ਨੂੰ ਪਹਿਲ ਦੇਣੀ ਹੇ-ਉਸ ਬਾਰੇ ਲੋਕਾਂ ਨੂੰ ਸਹੀ ਸਲਾਹ ਦੇਣੀ।
6. **ਵਿਆਖਿਆ ਕਰਨੀ :** ਵਿਆਖਿਆ ਵਿੱਚ ਸਾਧਾਰਨ ਤੌਰ ਤੇ ਉਹ ਦੁਹਰਾਇਆ ਜਾਂਦਾ ਹੈ ਜੋ ਮਰੀਜ ਜਾਂ ਕੋਈ ਵਿਅਕਤੀ ਕਹਿੰਦਾ ਹੈ ਵਿਆਖਿਆ ਸਮੇਂ ਸ਼ੱਕ ਜਾ ਗਲਤ ਪ੍ਰਭਾਵਾਂ ਨੂੰ ਦੂਰ ਕਰਨਾ ਚਾਹੀਦਾ ਹੈ।
7. **ਸੰਬੰਧਤਾ ਕਰਨਾ :** ਕੌਂਸਲਿੰਗ, ਵਿੱਚ ਸਾਹਮਣੇ ਆਏ ਸਾਰੇ ਜਰੂਰੀ points ਤੇ ਵਿਚਾਰ ਵਿਟਾਦਰਾਂ ਕਰਨਾ ਚਾਹੀਦਾ ਹੈ।

ਤਕਨੀਕ ਨੂੰ ਉਪਯੋਗ ਵਿੱਚ ਲਿਆਉਣਾ (How to use Technique)

1. **ਪਹਿਲਾ ਰੋਗੀ ਨਾਲ ਚੰਗੀ ਤਰ੍ਹਾ ਤਾਲਮੇਲ ਯਾ ਸੰਬੰਧ ਸਥਾਪਿਤ ਕਰਨਾ** (Establishing relationship) **:** ਇਸ ਵਿੱਚ ਸਲਾਹ-ਮਸ਼ਵਰਾ ਸ਼ੁਰੂ ਕਰਨ ਤੋ ਪਹਿਲਾਂ ਰੋਗੀ ਨੂੰ ਆਪਣੇ ਬਾਰੇ ਦੱਸਣਾ ਅਤੇ ਉਸ ਦਾ ਨਾਂ ਧਿਆਨ ਨਾਲ ਸੁਣਨਾ ਤੇ ਉਸ ਨੂੰ ਗੱਲਬਾਤ ਵਿੱਚ ਉਸ ਦੇ ਨਾਂ ਤੋਂ ਬਲਾਉਣਾ। ਉਸ ਨੂੰ ਗੱਲਬਾਤ ਸਮੇਂ ਆਰਾਮਦਾਇਕ (Comfortable) feel ਕਰਾਉਣਾ। ਜਿਸ ਵਕਤ ਰੋਗੀ ਬੋਲ ਰਿਹਾ ਹੋ ਉਸ ਵਕਤ counseller ਨੂੰ ਉਸ ਨੂੰ ਕੱਟਨਾ ਨਹੀਂ ਚਾਹੀਦਾ। Counseller ਨੂੰ ਪੂਰਾ ਧਿਆਨ ਉਸ ਵੱਲ ਕੇਂਦਹਿਤ ਕਰਨਾ ਚਾਹੀਦਾ ਹੈ।
2. **ਜਾਂਚ-ਪੜਤਾਲ ਕਰਨੀ** (Assessment) **:**
   - ਇਸ ਵਿੱਚ ਆਪਸ ਵਿੱਚ ਤਾਲ-ਮੇਲ ਬਣਾਉਣ ਤੋਂ ਬਾਅਦ counseller ਰੋਗੀ ਨੂੰ ਕੁੱਝ ਪ੍ਰਸ਼ਨ ਪੁੱਛਦਾ ਹੈ ਜਿਸ ਦੀ ਮਦਦ ਨਾਲ ਹੁਹ ਰੋਗੀ ਬਾਰੇ ਪੁਰੀ ਜਾਣਕਾਰੀ ਲੈਂਦਾ ਹੈ।
   - Counseller ਰੋਗੀ ਨੂੰ ਚੰਗੀ ਤਰਾਂ ਵੇਖ ਕੇ, ਉਸ ਦੇ ਵਿਚਾਰਾਂ ਨੂੰ ਸੁਣਦਾ ਹੈ, ਅਤੇ ਰੋਗੀ ਨੂੰ ਇਜਾਜਤ ਦਿੰਦਾ ਹੈ ਕਿ ਉਹ ਆਪਣੀ ਮੁਸ਼ਕਲ ਨੂੰ ਖੋਲ ਕੇ ਉਸ ਦੇ ਸਾਮਣੇ ਰੱਖੇ ਤਾਕਿ ਉਹ ਉਸ ਨੂੰ ਸਮਝ ਕੇ ਚੰਗੀ ਤਰ੍ਹਾਂ ਹਲ ਕਰ ਸਕੇ।
3. **ਟੀਚੇ ਨਿਰਧਾਰਿਤ ਕਰਨੇ** (Setting golas) **:** ਇਸ ਵਿੱਚ ਰੋਗੀ ਦੀ ਪਰੇਸ਼ਾਨੀ ਸੁਣਨ ਤੋ ਬਾਅਦ counseller ਉਸ ਵਾਸਤੇ ਕਈ ਟੀਚੇ ਨਿਸ਼ਚਿਤ ਕਰਦਾ ਹੈ ਜੋ ਕਿ ਉਸ ਦੀ ਸਮਸੱਆ ਨੂੰ ਹਲ ਕਰ ਸਕਣ।
4. **ਵਰਤੋਂ ਵਿੱਚ ਲਿਆਉਣਾ** (Intervention) **:** ਇੱਹ ਉਹ ਪੱਧਰ ਹੁੰਦਾ ਹੈ ਜਿਸ ਵਿੱਚ counseller ਨੂੰ ਰੋਗੀ ਬਾਰੇ ਜੋ ਟੀਚੇ ਨਿਸ਼ਚਿਤ ਕਿਤੇ ਹੁੰਦੇ ਹਨ ਉਨ੍ਹਾਂ ਨੂੰ ਰੋਗੀ ਲਈ ਵਰਤੋਂ ਵਿੱਚ ਲਿਆਉਣਾ। ਇਹ ਟੀਚ ਰੋਗੀ, ਰੋਗੀ ਦੀ ਮੁਸ਼ਕਲ ਅਤੇ counseller ਵਰਤੋਂ ਵਰਤੀ ਗਈ ਤਕਨੀਕ ਤੇ depend ਕਰਦੇ ਹਨ।

10.2 ਕਮਿਊਨਟੀ ਵਿੱਚ ਸਲਾਹ ਮਸ਼ਵਰਾ ਦੀ ਜਰੂਰਤ ਤੇ ਖੇਤਰਾਂ ਨੂੰ ਪਹਿਚਾਨਣਾ (Identifying Needs and Areas for Counselling to the Community)

ਕਮਿਊਨਟੀ ਵਿੱਚ ਸਲਾਹ-ਮਸ਼ਵਰਾ ਵਾਲੇ ਅਨੇਕ ਖੇਤਰ ਹਨ ਜਿਨ੍ਹਾਂ ਵਿੱਚ ਰੋਗੀ ਤੇ ਉਸਦੇ ਪਰਿਵਾਰ ਨੂੰ ਸਲਾਹ ਦੇਣੀ ਪੈਂਦੀ ਹੈ ਜਿਵੇਂ :

- ਪਰਿਵਾਰ ਨਿਯੋਜਨ ਪ੍ਰੋਗਰਾਮ ਬਾਰੇ
- ਗਰਭ-ਅਵਸਥਾ ਨਾਲ ਸੰਬੰਧਿਤ ਸਮੱਸਿਆਵਾਂ ਬਾਰੇ
- ਕੁਪੋਸ਼ਨ ਬਾਰੇ
- ਯੁਵਤ-ਯੁਵਤਿਆ ਦੀਆ ਸਮੱਸਿਆਵਾਂ
- Reproduction ਪ੍ਰਜਨਨ ਆਦਿ ਸਮੱਸਿਆਵਾਂ ਬਾਰੇ ਲੋਕਾਂ ਨੂੰ ਸਲਾਹ ਮਸ਼ਵਰਾ ਦਿੱਤਾ ਜਾਂਦਾ ਹੈ ਜਿਸ ਦੇ ਨਾਲ community ਵਿੱਚ ਲੋਕਾਂ ਦਾ ਸਿਹਤ ਪੱਧਰ ਵਧੀਆ ਬਣਿਆ ਰਹੇ ਤੇ ਮਦਰ ਮੈਰਟੇਲਿਟੀ ਰੇਟ (Mother mortaility rate) ਤੇ ਚਾਇਲਡ ਮੋਰਟੇਲਿਈ ਰੇਟ (Child mortality rate) ਵਿੱਚ ਕਮੀ ਲਿਆਈ ਜਾ ਸਕੇ। ਜਿਸ ਨਾਲ community ਵਿਚ ਲੋਕਾਂ ਦਾ ਜੀਵਨ ਖੁਸ਼ਹਾਲ ਬਣਿਆ ਰਹੇ।

Community ਵਿੱਚ ਇਹ ਖੇਤਰ ਹਨ ਜਿਨ੍ਹਾਂ ਨੂੰ ਸਲਾਹ ਮਸਵਰੇ ਦੀ ਲੋੜ ਹੈ-

1. ਗਰਭਵਤੀ ਮਹਿਲਾਵਾਂ ਦੇ ਪਤੀਆਂ ਨੂੰ ਜਿਨ੍ਹਾਂ ਦੀਆਂ ਪਤਨੀਆਂ ਜੋਖਿਮ ਚ ਹਨ :
   - ਸਾਵਧਾਨੀਆਂ ਬਾਰੇ
   - ਜੋਖਿਮਾਂ ਬਾਰੇ (High risk)
   - ਸਮੇ ਉੱਤੇ ਜਾਂਚ-ਪੜਤਾਲ ਬਾਰੇ ਪੁੱਛਨਾ
   - Emergency ਵਕਤ ਤੇ ਇਲਾਜ ਦੀ ਜਾਨਕਾਰੀ ਦੇਣਾ।
2. ਅਲਗ-ਅਲਗ ਗਰਭ-ਨਿਰੋਧਕ ਤਰੀਕੇ ਬਾਰੇ ਮਹਿਲਾਵਾਂ ਨੂੰ ਸਲਾਹ ਦੇਣੀ :
   - ਅਲਗ ਗਰਭ-ਨਿਰੋਧਕ ਤਰੀਕਿਆਂ ਦੇ ਨੁਕਸਾਨ ਤੇ ਫਾਅਦੇ
   - ਨਸਬੰਦੀ ਬਾਰੇ ਲੋਕਾਂ ਦੇ ਗਲਤ-ਵਿਚਾਰਾਂ ਨੂੰ ਦੂਰ ਕਰਨਾ।
3. ਯੁਵਤ-ਯੁਵਤੀਆ ਦੇ ਨਾਲ :
   - ਲੜਕਾ-ਲੜਕੀ ਨੂੰ ਉਨ੍ਹਾਂ ਦੀ ਉਮਰ ਵੱਧਣ ਦੇ ਨਾਲ ਸ਼ਰੀਰ ਚ ਆਉਣ ਵਾਲੀਆ ਸਮੱਸਿਆਵਾਂ ਬਾਰੇ ਦੱਸਣਾ।
   - ਵਿਆਹ ਤੋ ਪਹਿਲਾਂ ਜਾਂ ਨਸੁਰਖਿਅਤ ਯੌਨ ਸੰਬੰਧਾ ਬਾਰੇ ਜਾਨਕਾਰੀ ਦੇਣਾ।
   - ਵਿਆਹ ਦੀ ਸਹੀ ਉਮਰ ਬਾਰੇ ਸਲਾਹ ਦੇਣਾ।
   - ਪਰਿਵਾਰ ਨਿਯੋਜਨ ਬਾਰੇ ਦੱਸਣਾ।
4. ਬੱਚਿਆ ਦੀ ਵਧੀਆ ਪਰਵਰਿਸ਼ ਵਾਸਤੇ ਮਾਂ-ਬਾਪ ਨੂੰ ਸਿੱਖਿਆ ਦੇਣੀ :
   - ਟੀਕਾਕਰਨ ਬਾਰੇ ਦੱਸਣਾ
   - ਵਧੀਆ ਖੁਰਾਕ ਦੇਣ ਬਾਰੇ ਦੱਸਣਾ
   - ਮਾਂ ਦੇ ਦੁੱਧ ਦੀ ਮਹਤੱਤਾ ਦੱਸਣਾ
   - ਬੱਚਿਆ ਦੀਆ ਬੀਮਾਰੀਆ ਤੇ 6 killler disease ਜਾਨਲੇਵਾ ਬੀਮਾਰੀਆ ਬਾਰੇ ਦੱਸਣਾ
   - ਵਧੀਆ ਸਿਆਣੇ doctor ਕੋਲ ਜਾਣ ਦੀ ਸਲਾਹ ਦੇਣਾ।

10.3 **ਸਲਾਹਕਾਰ ਦੀ ਭੂਮਿਕਾ** (Role of Counseller)

ਕਮਿਊਨਿਟੀ ਵਿੱਚ ਮਹਿਲਾ ਕਰਮਚਾਰੀ ਇੱਕ ਸਲਾਹਕਾਰ (Counceller) ਦੀ ਭੂਮਿਕਾ ਨਿਭਾਉਦੀ ਹੈ। ਉਸ ਨੂੰ ਸਿਹਤ ਨਾਲ ਸੰਬੰਧਿਤ ਸਮੱਸਿਆਵਾਂ ਦਾ ਖਾਤਮਾ ਕਰਨਾ ਚਾਹੀਦਾ ਹੈ।

– ਉਸ ਦੀ ਇਹ duty ਹੁੰਦੀ ਹੈ ਕਿ ਉਹ ਲੋਕਾਂ ਨੂੰ ਸਹੀ ਅਤੇ ਪੂਰੀ ਜਾਨਕਾਰੀ ਦੇਵੇ ਤਾਕਿ ਲੋਕਾਂ ਨੂੰ ਕੋਈ ਵੀ ਫੈਸਲਾ ਲੈਣ ਵਿੱਚ ਮੁਸਕਿਲ ਨਾ ਹੋਵੇ।
– ਸਲਾਹਕਾਰ ਆਪਣੀ ਸਲਾਹ ਨੂੰ ਦੁਜਿਆਂ ਤੇ ਜਬਰਦਸਤੀ ਥੋਪ ਨਹੀਂ ਸਕਦਾ।
– ਸਲਾਹਕਾਰ ਨੂੰ ਬਿਨਾਂ ਕਿਸੇ ਨਿਜੀ ਫਾਇਦੇ ਤੋ ਆਪਣੇ ਰੋਗੀ ਨੂੰ ਸਵੀਕਾਰ ਕਰਨਾ ਚਾਹੀਦਾ ਹੈ।
– ਸਲਾਹਕਾਰ ਦੇ ਵਿੱਚ ਪੂਰਾ ਸਵੈਂ-ਭਰੋਸਾ (self-confidence) ਹੋਣਾ ਚਾਹੀਦਾ ਹੈ ਕਿ ਉਹ ਦੁਜਿਆਂ ਨੂੰ ਆਪਣੀ counselling ਨਾਲ ਮਦਦ ਕਰ ਸਕੇ।
– ਸਲਾਹਕਾਰ ਨੂੰ ਪੁੱਛੇ ਗਏ ਸਵਾਲਾਂ ਦਾ ਜਵਾਬ ਵਧੀਆ ਤਰੀਕੇ ਨਾਲ ਦੇਣਾ ਚਾਹੀਦਾ ਹੈ ਜਿਵੇਂ ਅਗਰ ਕੋਈ ਪਰਿਵਾਰ ਨਿਯੋਜਨ ਦੇ ਤਰੀਕੇ ਬਾਰੇ ਪੁਛਦਾ ਹੈ ਤੇ ਸਲਾਹਕਾਰ ਉਸ ਨੂੰ ਪੂਰੀ ਤਰਹ ਉਸ ਦੇ ਫਾਇਦੇ ਤੇ ਨੁਕਸਾਨ ਬਾਰੇ ਦੱਸਣਾ ਚਾਹੀਦਾ ਹੈ ਤੇ ਉਹਨਾਂ ਨੂੰ ਕਿਹੜਾ ਤਰੀਕਾ ਵਧੀਆ ਰਹੇਗਾ, ਇਸ ਬਾਰੇ ਸਮਝਾਨਾ ਚਾਹੀਦਾ ਹੈ।

10.4 Role of ANM/Female Health Worker as Counsller

ਮਹਿਲਾ ਸਿਹਤ ਕਰਮਚਾਰੀ ਸਲਾਹਕਾਰ ਦੀ ਭੂਮਿਕਾ ਵਿੱਚ : ਮਹਿਲਾ ਸਿਹਤ ਕਰਮਚਾਰੀ ਨੂੰ ਪਿੰਡ ਦੀ ਮੁੱਢਲੀ ਸਿਹਤ ਸੇਵਾਵਾਂ ਦੀ ਮੁੱਖ ਇਕਾਈ ਮੰਨਦੇ ਹਨ ਤੇ ਨਾਲ ਹੀ ਊਸ ਨੂੰ ਇਕ ਵਧੀਆ ਸਲਾਹਕਾਰ ਵੀ ਹੋਣਾ ਜਰੂਰੀ ਹੈ ਕਿਉਂਕਿ ਉਸ ਨੂੰ ਅਪਨੇ ਖੇਤਰ ਵਿੱਚ ਲੋਕਾਂ ਨੂੰ ਕਈ ਮਾਮਲਿਆਂ ਵਿੱਚ ਸਲਾਹ ਦੇਣ ਦੀ ਜਿੰਮੇਵਾਰੀ ਵੀ ਨਿਬਾਨੀ ਪੈਂਦੀ ਹੈ। ਉਸ ਨੂੰ ਸਲਾਹ ਮਸ਼ਵਰੇ ਦੇ ਤਰੀਕੇ ਤੇ ਇਸ ਨੂੰ ਕਿਵੇਂ ਵਧੀਆ ਤਰਹ ਪਰਭਾਵੀ ਬਣਾਇਆ ਜਾਵੇ ਇਸ ਬਾਰੇ ਪਤਾ ਹੋਣਾ ਚਾਹੀਦਾ ਹੈ। ਸਲਾਹਕਾਰ ਦੇ ਰੂਪ ਵਿੱਚ ਸੇਹਤ ਕਰਮਚਾਰੀ ਦੀ ਭੂਮਿਕਾ ਇਸ ਤਰਹ ਹੈ।

ਸਲਾਹ-ਮਸ਼ਵਰਾ ਦੇਣ ਦੇ ਤਰੀਕੇ

ਸਲਾਹ-ਕਾਰ ਨੂੰ ਸਲਾਹ-ਮਸ਼ਵਰੇ ਦੇਣ ਦੇ ਸਾਰੇ ਤਰੀਕੇ ਪਤਾ ਹੋਣੇ ਚਾਹੀਦੇ ਹਨ।

1. ਅੱਖਾ ਨਾਲ ਸੰਪਰਕ ਬਣਾਈ ਰੱਖਣਾ
   – ਚਿਹਰੇ ਦਾ ਯੋਗ-ਭਾਵ
   – ਸ਼ਰੀਰ ਦੀ ਸਹੀ positiion (ਸ਼ਿਥਤੀ)
   – ਵਿੱਚ-ਵਿੱਚ ਵਾਕਾਂ ਦਾ ਪ੍ਰਯੋਗ।
2. ਸਲਾਹ ਦੇਣਾ।
3. ਸਲਾਹ ਦੇਣ ਦੇ ਤਰੀਕੇ ਚੁਣਨਾ।
4. ਜੋਖਿਮ ਸਮੱਸਿਆਂ ਵਾਲੇ ਰੋਗਿਆ ਨੂੰ ਡਾਕਟਰ ਕੋਲ ਭੇਜਨਾ ਯਾਂ ਮਨੋਵਿਗਿਆਨਿਕ ਕੋਲ ਭੇਜਨਾ।

REVIEW QUESTIONS

Short answer questions:

Q1. ਕਾਉਨਸਲਿੰਗ ਕੀ ਹੈ ਅਤੇ ਇਸਦੇ ਸਿਧਾਂਤ ਲਿਖੋ।

Hint: ਵਿਸ਼ਾ 10.1 ਵੇਖੋ।

Q2. ਸਲਾਹ ਮਸ਼ਵਰਾ ਦੀਆਂ ਕਤਨੀਕਾਂ ਬਾਰੇ ਲਿਖੋ।

Hint: ਵਿਸ਼ਾ 10.1.2 ਵੇਖੋ।

Q3. ਕੰਮਿਉਨਟੀ ਨਿੱਚ ਕਾਉਨਸਲਿੰਗ ਦੀ ਜਰੂਰਤਾਂ ਅਤੇ ਖੇਤਰਾਂ ਨੂੰ ਕਿਵੇਂ ਪਹਿਚਾਣਿਆ ਜਾ ਸਕਦਾ ਹੈ?

Hint: ਵਿਸ਼ਾ 10.2 ਵੇਖੋ।

Q4. ਸਲਾਹਕਾਰ (counsellor) ਦੀ ਭੂਮਿਕਾ ਬਾਰੇ ਲਿਖੋ।

Hint: ਵਿਸ਼ਾ 10.3 ਵੇਖੋ।

Q5. ਮਹਿਲਾ ਸਿਹਤ ਕਰਮਚਾਰੀ ਦੀ ਕਾਉਨਸਲਿੰਗ ਵਿੱਚ ਭੂਮਿਕਾ ਬਾਰੇ ਲਿਖੋ।

Hint: ਵਿਸ਼ਾ 10.4 ਵੇਖੋ।

Long answer type questions:

Q1. ਕਾਉਨਸਲਿੰਗ ਬਾਰੇ ਵਿਸਥਾਰ ਨਾਲ ਲਿਖੋ।

Hint: ਵਿਸ਼ਾ 10.1.1, 10.1.2 ਵੇਖੋ।

Q2. ਤਕਨੀਕਾਂ ਨੂੰ ਉਪਯੋਗ ਵਿੱਚ ਲਿਆਉਣ ਤੇ ਤਰੀਕੇ ਲਿਖੋ?

Hint: ਵਿਸ਼ਾ 10.1.2 ਵੇਖੋ।

Q3. ਸਲਾਹਕਾਰ ਦੀ ਭੂਮਿਕਾ ਨੂੰ ਵਿਸਥਾਰ ਨਾਲ ਲਿਖੋ?

Hint: ਵਿਸ਼ਾ 10.3 ਵੇਖੋ।

Q4. ANM ਜਾਂ Health worker ਨੂੰ ਸਲਾਹਕਾਰ ਦੇ ਰੂਪ ਵਿੱਚ explain ਕਰੋ?

Hint: ਵਿਸ਼ਾ 10.4 ਵੇਖੋ।

Multiple choice questions:

Q1. ਕੌਂਸਲਿੰਗ ਵਿੱਚ ਕਿੰਨ੍ਹੇ ਜਾਨਿਆਂ ਵਿੱਚ ਗਲਬਾਤ ਹੁੰਦੀ ਹੈ।

(a) ਇੱਕ (b) ਸਾਰੇ ਗਰੂਪ ਦੀ
(c) ਦੋ (d) ਦਰਜਨ

Q2. ਕੌਂਸਲਿੰਗ ਵਿੱਚ ਲੋਕਾਂ ਨਾਲ ਕਿਧਾ ਕਾ ਵਿਹਾਰ ਕਰਨਾ ਚਾਹੀਦਾ ਹੈ।

(a) ਸ਼ਕੀ ਭਰਿਆ (b) ਹਮਦਰਦੀ ਭਰਿਆਂ
(c) ਭੇਦ-ਭਰਿਆ (d) ਅਨਜਾਨ-ਪਣ

Q3. ਬੱਚਿਆ ਦੀ ਵਧੀਆ ਪਰਵਰਿਸ਼ ਲਈ ਕਿਸ ਨੂੰ ਸਹੀ ਜਾਣਕਾਰੀ ਦੇਣੀ ਚਾਹੀਦੀ ਹੈ।

(a) ਮਾਂ ਨੂੰ (b) ਦੋਨਾਂ ਨੂੰ
(c) ਬਾਪ ਨੂੰ (d) ਗੁਆਂਡੀਆਂ ਨੂੰ

Q4. Counselling ਕਰਦੇ ਸਮੇਂ ਸਾਰਾ ਧਿਆਨ ਕਿੱਥੇ ਕੇਂਦਰਿਤ ਹੋਣਾ ਚਾਹੀਦਾ ਹੈ।

(a) ਕੱਪੜਿਆ ਤੇ (b) ਆਲੇ-ਦੁਆਲੇ ਤੇ
(c) ਸਰੋਤਿਆਂ ਤੇ (d) ਪੈਰਾਂ ਤੇ

Q5. Community ਵਿਚੋ ਕਿਹੜੇ ਖੇਤਰਾਂ ਨੂੰ counselling ਦੀ ਲੋੜ ਜਿਆਦਾ ਹੈ।

(a) ਬੱਚਿਆ ਨੂੰ (b) ਖਿਡਾਰੀਆ ਨੂੰ
(c) ਗਰਭਵਤੀ ਮਹਿਲਾਵਾਂ High risk ਵਿੱਚ ਹਨ (d) ਬੁਢਿਆ ਨੂੰ

ANSWERS (Multiple Choice Questions)

1. (c) 2. (b) 3. (b) 4. (c) 5. (c)

CHAPTER 11

ਕਮਿਉਨਟੀ ਬੇਸਡ ਰੀਹੈਬਿਲਿਟੇਸ਼ਨ (Community based Rehabilitaiton)

ਸ਼ਬਦਾਵਲੀ (Key Terms)

- **ਸੋਸ਼ਨ ਡਰਾਮਾ :** ਸਮਾਜ ਵਿੱਚ ਸਿਹਤ ਸਿੱਖਿਆ ਲਈ ਕੀਤਾ ਜਾਣ ਵਾਲਾ ਨਾਟਕ।
- **ਰੀਹੈਬਿਲਿਟੇਸ਼ਨ :** ਪੂਨਰਵਾਸ ਨੂੰ rehabilitation ਕਹਿੰਦੇ ਹਨ।
- **Occupation therapist :** ਉਹ ਚਿਕਿਤਸਕ ਜਿਹੜੇ ਵਿਵਸਾਇਕਾ ਟ੍ਰੇਨਿੰਗ ਦਿੰਦੇ ਹਨ।
- **Bed sores :** ਲੰਬੇ ਸਮੇ ਲਈ ਬਿਸਤਰ ਤੇ ਪਏ ਮਰੀਜ਼ਾ ਨੂੰ ਹੋਣ ਵਾਲੇ ਫੋੜੇ।
- **ਮੈਨੰਨਜਾਈਟਸ :** ਦਿਮਾਗ ਦੀ ਤਹਿ ਦੀ ਸੋਜ।

ਪੂਨਰਵਾਸ ਸਿਹਤ ਇਕਾਈ ਹੈ। ਇਹ nursing ਦੇ ਮੁੱਖ ਅਤੇ ਮਹਤਵਪੂਰਨ ਭਾਗ ਹਨ। ਹਸਪਤਾਲਾਂ ਵਿੱਚ ਪੂਨਰਵਾਸ ਕੇਂਦਰ ਖੁੱਲੇ ਹਨ। ਸਮੁਦਾਏ ਵਿੱਚ ਪੂਨਰਵਾਸ ਕੇਂਦਰ ਹੁੰਦੇ ਹਨ। ਮਹਿਲਾ ਸਿਹਤ ਕਰਤਾ ਦਾ ਪੂਨਰਵਾਸ ਕੇਂਦਰਾਂ ਵਿੱਚ ਮੁੱਖ ਕੰਮ ਹੁੰਦਾ ਹੈ।

ਪੂਨਰਵਾਸ ਦਾ ਅਰਥ ਹੈ ਬੀਮਾਰੀ ਅਤੇ ਦੁਰਘਟਨਾਂ ਦੇ ਉਪਚਾਰ ਕਰਨ ਦੇ ਬਾਅਦ ਉਹੀ ਸਥਿਤੀ ਵਿੱਚ ਲਿਆਉਣਾ ਜਿਸ ਵਿੱਚ ਵਿਅਕਤੀ ਸਿਹਤਮੰਦ ਹੁੰਦਾ ਹੈ ਇਸ ਵਿੱਚ ਬੀਮਾਰ ਵਿਅਕਤੀ ਨੂੰ ਇਲਾਜ ਤੋਂ ਬਾਅਦ ਚੰਗਾ ਜੀਵਨ ਜਿਉਣ ਦੇ ਯੋਗ ਬਣਾਇਆ ਜਾਂਦਾ ਹੈ।

11.1 **ਪਰਿਭਾਸ਼ਾ** (Definition of Rehabilitation)

ਪੂਨਰਵਾਸ ਦੀ ਪਰਿਭਾਸ਼ਾ ਤਿੰਨ ਯੂਨਇਟਡ ਨੇਸ਼ਨ ਅਜੰਨਸਿਆਂ-ਅੰਤਰਰਾਸ਼ਟਰੀ ਕਾਮਾ ਸੰਗਠਨ (ILO), ਯੂਨੈਸਕੋ (UN-ESCO), ਵਿਸ਼ਵ ਸੇਹਤ ਸੰਗਠਨ ਦੇ ਅਨੁਸਾਰ ਪੂਨਰਵਾਸ ਇਲਾਜ, ਅਤੇ ਸਮਾਜਿਕ ਉਪਾਅ ਦਾ ਮਿਲਿਆ-ਜੁੱਲਿਆ ਰੂਪ ਹੈ ਜਿਸ ਵਿੱਚ ਲੋਕਾਂ ਦਾ ਸਮੂਦਾਇਕ ਰੂਪ ਵਿੱਚ ਵਿਕਾਸ ਹੁੰਦਾ ਹੈ। ਪੂਨਰਵਾਸ ਵਿਕਲਾਂਗ ਅਤੇ ਕਮਜੋਰ ਵਿਅਕਤੀਆਂ ਲਈ ਉਹ ਸਾਰੇ ਉਪਰਾਲੇ ਕਰਦਾ ਹੈ ਜਿਸ ਨਾਲ ਪ੍ਰਭਾਵਿਤ ਵਿਅਕਤੀ ਰੋਜਾਨਾ ਦੇ ਕੰਮ ਕਾਜ ਅਸਾਨੀ ਨਾਲ ਕਰ ਸਕਦਾ ਹੈ। ਇਸ ਵਿੱਚ ਪਰਿਵਾਰ ਅਤੇ ਸਮੂਦਾਏ ਵਿੱਚ ਰਹਿ ਕੇ ਸਿਹਤ, ਸਿੱਖਿਅਕ ਅਤੇ ਸਮਾਜਿਕ ਸੇਵਾਵਾਂ ਪ੍ਰਾਪਤ ਕਰ ਸਕੇ।

ਪੂਨਰਵਾਸ ਦੇ ਉਦੇਸ਼ (Aims of Rehabilitation)

1. ਕਮਜੋਰ ਅਤੇ ਵਿਕਲਾਂਗ ਲੋਕਾਂ ਦੇ ਸਹਾਇਤਾ ਕਰਨਾ।

2. ਬੀਮਾਰੀ ਦੇ ਬਾਅਦ ਲੋਕਾਂ ਦੀ ਨਾਰਮਲ (ਆਮ) ਜਿੰਦਗੀ ਜੀਉਣ ਵਿੱਚ ਸਹਾਇਤਾ ਕਰਨੀ।
3. ਰੋਗੀ ਆਪਣੇ ਅੰਤਰਗਤ ਕੰਮ ਆਪ ਕਰ ਸਕੇ ਅਤੇ ਆਪਣੀਆਂ ਲੋੜਾਂ ਪੂਰੀਆਂ ਕਰ ਸਕੇ।
4. ਰੋਗੀ/ਵਿਅਕਤੀ ਸਰੀਰਿਕ, ਮਾਨਸਿਕ (ਦਿਮਾਗੀ) ਸਮਾਜਿਕ ਅਤੇ ਵਿਵਹਾਰਿਕ ਰੂਪ ਵਿੱਚ ਆਮ ਜੀਵਨ ਜੀ ਸਕੇ।
5. ਵਿਅਕਤੀ ਨੂੰ ਉਸਦੀ ਯੋਗਤਾ ਦੇ ਉਪਯੋਗ ਵਿੱਚ ਸਹਿਯੋਗ ਕਰਨਾ।
6. ਵਿਅਕਤੀ ਨੂੰ ਸਮਾਜ ਵਿੱਚ ਰਹਿਣ ਦੇ ਯੋਗ ਬਣਾਉਣਾ।

Scope of Rehabilitation : ਪੂਨਰਵਾਸ ਦੇ ਖੇਤਰ ਵਿੱਚ ਪੂਨਰਵਾਸ nursing ਮਾਹਿਰਾਂ ਦੀ ਲੋੜ ਹੁੰਦੀ ਹੈ ਪੂਨਰਵਾਸ ਸੇਵਾਵਾਂ ਵਿੱਚ physiotherapist ਹੁੰਦਾ ਹੈ ਜਿਸ ਦਾ ਮੁੱਖ ਰੋਲ ਹੈ।

ਪੂਨਰਵਾਸ nursing **ਦੇ ਖੇਤਰ ਹੇਠ ਲਿਖੇ ਹਨ :**

1. ਸਮਾਜਿਕ ਵਿਕਾਸ
2. ਮਾਨਸਿਕ ਵਿਕਾਸ
3. ਵਿਵਸਾਇਕ ਵਿਕਾਸ
4. ਸਿਹਤ ਵਿਕਾਸ
5. ਵਿਹਾਰਕ ਵਿਕਾਸ
6. ਭੌਤਿਕ ਵਿਕਾਸ
7. ਬੋਲੀ ਵਿਕਾਸ।

ਪੂਨਰਵਾਸ ਦੀਆ ਕਿਸਮਾਂ :

1. ਚਕਿਤਸਾ/ਇਲਾਜ ਪੂਨਰਵਾਸ (Medical rehabilitation)
2. ਮਨੋਵਿਗਿਆਨ ਪੂਨਰਵਾਸ (Psychological rehabilitation)
3. ਸਮਾਜਿਕ ਪੂਨਰਵਾਸ (Social rehabilitation)
4. ਵਿਵਸਾਇਕ ਪੂਨਰਵਾਸ (Vocational rehabilitation)।

ਪੂਨਰਵਾਸ ਟੀਮ ਦੇ ਮੈਂਬਰ (Team members and rehabilitation)

1. ਫਜਿਸ਼ਿਅਨ (Physician)
2. ਮਨੋਚਕਿਤਸਕ (Psychiatrist)
3. ਵਿਵਸਾਇਕ ਚਕਿਤਸਕ (Occupational therapist)
4. ਬੋਲੀ ਚਕਿਤਸਕ (Speech language therapist)
5. ਸਰਜਨ (Surgen)
6. ਫੀਜਿਓਥੈਰਾਪਿਸਟ (Physiotherapist)
7. ਸਮਾਜਿਕ ਕਾਰਜਕਰਤਾ (Social worker)
8. ਆਰਥੋਟਿਸਟ/ਪ੍ਰੋਸਥੋਟਿਸਟ (Orthotist, prothotist)
9. ਮਹਿਲਾ ਸਿਹਤ ਕਾਰਜਕਰਤਾ
10. ਪੂਨਰਵਾਸ ਇੰਜੀਨਿਅਰ
11. ਨਰਸ।

11.1.1 **ਸਿਹਤ ਸਥਿਤਿਆਂ-ਪੂਨਰਵਾਸ ਦੀ ਲੋੜ** (Health Condition needing Rehabilitation)

ਸਿਹਤ ਕਾਰਜਕਰਤਾ ਜੋ ਵਿਕਲਾਂਗ ਰੋਗਿਆ ਦੇ ਨਾਲ ਕੰਮ ਕਰਦਾ ਹੈ ਉਸਦਾ ਮੁੱਖ ਕੰਮ ਹੈ ਕਿ ਵਿਕਲਾਂਗ ਜੀਵਨ ਦੇ ਨਾਲ ਸਮਯੋਜਤ ਕਰਨ ਵਿੱਚ ਰੋਗੀ ਅਤੇ ਉਸਦੇ ਪਰਿਵਾਰ ਦੀ ਸਹਾਇਤਾ ਕਰਨਾ ਉਸਦੀ ਜਿੰਮੇਵਾਰੀ ਹੈ ਪੂਨਰਵਾਸ ਦੇ ਦੌਰਾਨ nursing ਦੇਖਭਾਲ ਦੀ ਅਤੇ ਚੰਗੀ ਮੁਢਲੀ ਚਕਿਤਸਾ/ਇਲਾਜ ਦੁਆਰਾ ਵਿਕਲਾਂਗਤਾ ਦੀ ਰੋਕ ਲਾਉਣੀ ਅਤੇ ਘੱਟ ਕਰਨਾ।

ਪੂਨਰਵਾਸ ਨਾਲ ਸੰਬਧਤ ਲੋੜਾਂ ਨਾਲ ਸੰਬੰਧਿਤ ਹਾਲਾਤ ਹੇਠ ਲਿਖੇ ਹਨ :

- ਸਿਹਤ ਹਾਲਾਤ ਦੀ ਵਿਕਲਾਂਗਤਾ
- ਨਜਰ ਸੰਬੰਧੀ
- ਮਾਨਸਿਕ ਹਾਲਾਤ
- ਮਾਨਸਿਕ ਵਿਕਲਾਂਗਤਾ
- ਬੋਲੀ ਸੰਬੰਧੀ
- ਨਿਸ਼ਕਤੀ/ਵਿਕਲਾਂਗਤਾ

1. **ਵਿਕਲਾਂਗਤਾ :** ਜਦ ਸਰੀਰ ਦੀ ਗਤੀ ਵਿੱਚ ਜਨਮਜਾਤ ਸਮਾਨਤਾ ਨਾ ਹੋਣੀ, ਹੋਗ ਜਾਂ ਸੱਟ, ਹੱਡੀ, ਜੋੜਾਂ, ਹੱਡਿਆਂ ਮਾਸਪੇਸ਼ਿਆ ਸਨਾਯੂ ਤੱਤਰ ਜਾਂ ਮੇਰੂਦੰਡ ਵਿੱਚ ਸੱਟ ਦੇ ਕਾਰਨ ਜਿਹੜੇ ਵਿਕਾਰ ਹੁੰਦੇ ਹਨ, ਇਸ ਨਾਲ ਵਿਅਕਤੀ ਦੀ ਗਤੀਸ਼ੀਲਤਾ/ਹਿਲਜੁਲ ਸੰਬੰਧੀ ਵਿਕਲਾਂਗਤਾ ਆ ਜਾਂਦੀ ਹੈ।
   - ਜਨਮ ਤੋਂ ਹੀ ਬੱਚੇ ਦਾ ਸਮਾਨ ਰੂਪ ਵਿੱਚ ਨਾ ਹੋਣਾ (Congenital abnormality)
   - ਅਦਰੰਗ (Paralysis)
   - ਹੱਡੀ ਜੋੜ ਦਾ ਵਿਕਾਰ, ਹੱਡੀ ਦਾ ਟੁੱਟਣਾ
   - ਦਿਮਾਗੀ ਵਿਕਲਾਂਗਤਾ (Mantally handicap)
   - ਦੁਰਘਟਨਾਵਾਂ (Accidents)
   - ਪਰਮਸਤਕੀ ਅੱਧਰੰਗ (Cerebral palsy)
   - ਬਿਸਤਰੀ ਫੋੜਾ (Bedsores)
2. **ਨਜਰ ਸੰਬੰਧੀ ਵਿਕਲਾਂਗਤਾ** (Visual disability)
   - ਜਨਮ ਤੋਂ ਹੀ ਨਜਰ ਵਿਕਾਰ
   - ਅੱਖ ਰੋਗ
   - ਕੁਪੋਸ਼ਣ
   - ਦੁਰਘਟਨਾ
   - ਅੱਖ ਹਾਲਾਤ (ਮੋਤਿਆ ਬਿੰਦ)।
3. **ਦਿਮਾਗੀ ਵਿਕਲਾਂਗਤਾ** (Mental retardation)
   - ਅਣੁਵਾਂਸ਼ਕ ਕਾਰਨ (ਕ੍ਰੋਮੋਸੋਮ ਸੰਬੰਧੀ)
   - ਕੁਪੋਸ਼ਣ
   - ਦਿਮਾਗੀ ਰੋਗ
   - ਲਾਗ

4. **ਬੋਲੀ ਸੰਬੰਧੀ** (Speech diability) : ਇਹ ਰੋਗ ਜਨਮ ਤੋਂ ਹੀ ਵਿਕਾਰ ਜਾ ਸੱਟ ਦੇ ਕਾਰਣ ਉਸ ਦੀ ਬੋਲਣ ਸਕਤੀ ਖਤਮ ਹੋ ਜਾਂਦੀ ਹੈ। ਬਹਿਰੇ ਪਨ ਦੇ ਕਾਰਣ :
   - ਜਨਮ ਤੋਂ ਹੀ ਵਿਕਾਰ
   - ਅਣਵਾਂਸ਼ਕ
   - ਬੋਲਾ ਪਨ
   - ਮਾਨਸਿਕ ਵਿਕਲਾਂਗਤਾ
   - ਅਧਰੰਗ
   - ਸਨਾਯੂ ਤੱਤਰ ਦੀ ਸੱਟ
5. **ਸੁਣਨ ਸੰਬੰਧੀ ਵਿਕਲਾਂਗਤਾ ਦੇ ਕਾਰਣ :**
   - ਜਿਆਦਾ ਦਵਾਈਆਂ ਦਾ ਉਪਯੋਗ
   - ਰੁਬੇਲਾ ਲਾਗ
   - ਮੈਹਿਬਰਲ ਪਾਲਸੀ
   - ਗਰਭ ਅਵਸਥਾ ਦੌਰਾਨ ਬੁਖਾਰ
   - ਘੱਟ ਭਾਰ ਵਾਲੇ ਬੱਚੇ
   - ਸਾਹ ਸੰਬੰਧੀ ਵਿਕਾਰ
   - ਪੀਲਿਆ
   - ਮੈਨੰਨਜਾਇਟਸ
   - ਅਣੁਵਾਂਸ਼ਕ
   - ਜਣੇਪੇ ਦੌਰਾਨ ਸੱਟ ਲਗੱਣਾ।

ਵਿਕਲਾਂਗ ਲੋਕਾਂ ਦੀਆਂ ਮੁਢਲੀਆਂ ਲੋੜਾਂ :

ਵਿਕਲਾਂਗਾਂ ਦੀਆਂ ਮੁੱਢਲੀਆਂ ਲੋੜਾ ਦੇ ਅਧਾਰ ਤੇ ਰੋਜਾਨਾ ਦੇ ਕੰਮ ਹੇਠ ਲਿਖੇ ਹਨ ਵਿਕਲਾਂਗ ਵਿਅਕਤੀ ਦੇ ਲਈ ਰੋਜਾਨਾ ਜੀਵਨ ਲਈ ਸਵੇਰੇ ਜਾਗਣ ਤੋਂ ਲੈ ਕੇ ਰਾਤ ਸੌਣ ਤੱਕ ਬਹੁਤ ਕੰਮ ਕਰਨੇ ਪੈਂਦੇ ਹਨ। ਇਸ ਦੇ ਉਹਨਾਂ ਨੂੰ ਬਹੁਤ ਮਿਹਨਤ ਕਰਨੀ ਪੈਂਦੀ ਹੈ। ਅਤੇ ਦੂਜਿਆ ਦੀ ਸਹਾਇਤਾ ਲੈਣੀ ਪੈਂਦੀ ਹੈ।

- **ਹਿਲ ਜੁਲ** (Mobility) : ਖੁਦ ਉਠ ਕੇ ਬੈਠਨਾ → ਪੌੜਿਆ ਚੜਨਾ, ਉਤਰਨਾ → ਸਮਾਨ ਉਠਾਣਾ → ਗੱਡੀ ਚਾ-ਲਉਣਾ

  → ਪਖਾਨਾ ਜਾਣਾ → ਇਸ਼ਨਾਨ ਕਰਨਾ → ਵਾਲ ਵਾਹੁਣਾ

  → ਮੂੰਹ ਦੀ ਸਫਾਈ → ਖੁਦ ਕਪੜੇ ਬਦਲਨਾ → ਖਾਣਾ ਬਣਾਉਣ ਦੀ ਸ਼ਮਤਾ
- **ਰੋਜਗਾਰ ਸੰਬੰਧੀ** (Employment related) : ਚਿਤਰਕਾਰੀ, ਪੇਂਟਿੰਗ ਅਤੇ ਮਾਡਲ ਬਣਾਉਣਾ

  → ਕਪੱੜਾ ਬੁਣਨਾ → ਬੁਣਾਈ, ਕਢਾਈ ਅਤੇ ਸਲਾਈ ਕਰਨਾ
- **ਸੰਚਾਰ** (Communication) :

  → ਪੜਾਈ ਲਖਾਈ ਸਿੱਖਣਾ → ਟੀ.ਵੀ. ਸਿਨੇਮਾ ਵੇਖਣਾ

  → ਟੈਲੀਫੋਨ ਅਤੇ ਸੁਨੇਹਾ ਦੇਣਾ ਅਤੇ ਸੁਣਨਾ

→ ਸੁਨੇਹੇ ਨੂੰ ਸਮਝਣਾ → ਰੇਡਿਓ ਸੁਣਨਾ

→ ਬਾਤਚੀਤ ਕਰਨਾ

- **ਘਰ ਦਾ ਕੰਮ** (Work at Home)

  → ਝਾੜੂ ਪੋਚਾ ਕਰਨਾ → ਯੋਨ ਲੋੜਾਂ ਦੀ ਪੂਰਤੀ

  → ਖਾਣਾ ਬਣਾਉਣਾ → ਪਰਿਵਾਰ ਦੀ ਜਿੰਮੇਵਾਰੀ ਨਿਭਾਉਣਾ

  → ਪਰਿਵਾਰ ਦੇ ਬਜੁਰਗਾਂ ਦੀ ਦੇਖਭਾਲ

- **ਵਿਕਲਾਂਗ ਬੱਚਿਆਂ ਦੀ ਭਾਵਨਾਤਮਕ ਲੋੜਾਂ** (Emotional needs of disabled children)

  → ਲਾਡ, ਪਿਆਰ ਅਤੇ ਸੁਰਖਿਆ → ਧਿਆਨ ਖਿਚਣਾ

  → ਪ੍ਰਸੰਸਾ ਅਤੇ ਉਤਸ਼ਾਹਿਤ ਕਰਨਾ

- **ਵਿਕਲਾਂਗ ਜਵਾਨਾਂ ਦੀ ਮੁੱਖ ਲੋੜਾਂ** (Adults basic needs)

  → ਲਾਡ ਪਿਆਰ ਅਤੇ ਪਰਿਵਾਰ, ਸਮਾਜ ਵਲੋਂ ਮਾਨਤਾ

  → ਪ੍ਰਸੰਸਾ ਅਤੇ ਉਤਸ਼ਾਹਿਤ ਕਰਨਾ

  → ਸਰੀਰਿਕ ਰੂਪ ਤੋਂ ਆਤਮ ਨਿਰਭਰ → ਵਿਆਹ ਅਤੇ ਯੋਨ ਲੋੜਾਂ

  → ਆਰਖਿਕ ਸੁਤੰਤਰਤਾ → ਪਹਿਚਾਣ ਮਿਲਣਾ।

11.2 ਵਿਕਲਾਂਗ ਵਿਅਕਤੀ ਦੇ ਲਈ ਉਪਲਬਦ ਸਮੁਦਾਇਕ ਸੰਸਾਧਨ (Community Resources Avaliable for Disabled Person)

ਵਿਕਲਾਂਗ ਵਿਅਕਤੀ ਦਾ ਪੁਨਰਵਾਸ ਕਰਨਾ ਸਮੁਦਾਏ ਦਾ ਮੁੱਖ ਕਰਤੱਵ/ਜਿੰਮੇਵਾਰੀ ਹੈ। ਪੂਨਰਵਾਸ ਲਈ ਕਈ ਯੋਜਨਾਵਾਂ ਰਾਜ ਅਤੇ ਕੇਂਦਰ ਸਰਕਾਰ ਦੁਆਰਾ ਚਲਾਈਆਂ ਗਈਆਂ ਹਨ। ਵਿਕਲਾਂਗ ਵਿਅਕਤੀ ਦੇ ਲਈ ਸਾਰੀਆਂ ਸੁਵਿਧਾਵਾਂ ਅਤੇ ਸਾਧਨ ਉਪਲੱਬਦ ਕਰਾਉਂਦੀ ਹੈ।

1. **ਸਿੱਖਿਅਕ ਸੰਸਾਧਨ** (Educational resources) :
   - ਵਿਕਲਾਂਗਾਂ ਲਈ ਖੁਰਾਕ ਅਤੇ ਹੋਸਟਲ ਦੀ ਮੁਫਤ ਸੁਵਿਦਾ ਦੇਣਾ।
   - ਗੁੰਗੇ, ਬੋਲੇ ਅਤੇ ਮਾਨਸਿਕ ਰੋਗੀ ਨਾਲ ਪਿੜਿਤ ਬੱਚਿਆਂ ਦੇ ਲਈ ਸਕੂਲ ਅਤੇ ਪ੍ਰਸ਼ਿਕਸ਼ਣ ਕੇਂਦਰ।
   - ਵਿਸ਼ੇਸ਼ ਵਜੀਫੇ ਉਪਲੱਬਧ ਕਰਾਉਣਾ।
   - ਵਿਕਲਾਂਗ ਬੱਚਿਆਂ ਲਈ ਕਿਤਾਬਾਂ, ਪੈਨ, ਪੈਂਸਿਲ, ਚਾਰਟ, ਟੇਪ, ਹੈਡਫੋਨ, ਸੁਨਨ ਵਾਲੀ ਮਸ਼ੀਨ, ਸਲੇਟ ਸਾਰਾ ਕੁਝ ਮੁਫਤ ਉਪਲੱਬਧ ਕਰਾਉਣਾ।
2. **ਸਰੀਰਿਕ ਪੂਨਰਵਾਸ ਅਤੇ ਭੌਤਿਕ ਸੰਸਾਧਨ** (Resources for physical rehabilitation) :
   - ਵਿਕਲਾਂਗ ਲੋਕਾਂ ਦੇ ਲਈ ਮੁਫਤ ਜਾਂ ਘੱਟ ਕੀਮਤ ਵਾਲੇ ਸਾਧਨ ਉਪਲੱਬਧ ਕਰਨਾ।
   - ਹਸਪਤਾਲਾਂ ਵਿੱਚ ਪੁਨਰਵਾਸ ਕੇਂਦਰ।
   - ਵਿਸ਼ੇਸ਼ ਕੇਂਪਾਂ ਅਤੇ ਸ਼ਿਵਰਾਂ ਦਾ ਆਯੋਜਨ ਕਰਨਾ।
   - ਸਰੀਰਿਕ ਵਿਕਲਾਂਗ ਲੋਕਾਂ ਦੇ ਲਈ ਵਹੀਲ ਚੇਅਰ, ਬੈਸਾਖੀ, ਟਰਾਈਸਾਈਕਲ ਵਾਕਰ ਆਦਿ ਦੇਣਾ।
3. **ਯਾਤਾਜਾਤ ਸੁਵਿਧਾਵਾਂ** (Travel facilities) :
   - ਬਸ ਦੁਆਰਾ : ਸੀਟ ਰਾਖਵੀਂ ਰਹਿੰਦੀ ਹੈ।

- ਵਿਕਲਾਂਗਾਂ ਲਈ ਰੋਡਵੇਜ ਬਸਾਂ ਵਿੱਚ ਕਿਰਾਇਆ ਨਹੀਂ ਲਗਦਾ।
- ਰੇਲ ਦੁਆਰਾ ਯਾਤਰਾ : ਟਿਕਟਾਂ ਵਿੱਚ ਛੋਟ
- ਰੇਲਵੇ ਸਟੇਸ਼ਨ ਉੱਤੇ ਪੀਣ ਦੇ ਪਾਣੀ ਦੀ ਅਲੱਗ ਸੁਵਿਧਾ।
- ਜਹਾਜ ਯਾਤਰਾ : ਟਿਕਟਾਂ ਵਿੱਚ ਛੋਟ
- ਏਅਰਪੋਰਟ ਉੱਤੇ ਉਹਨਾਂ ਨੂੰ ਬਾਹਰੀ ਟੈਕਸੀ ਵਿੱਚ ਜਾਣ ਦੀ ਸੁਵਿਧਾ ਦੇਣਾ।

4. **ਪੁਨਰਵਾਸ ਦੀਆਂ ਹੋਰ ਸੁਵਿਧਾਵਾਂ** (Other facilities of rehabilitation) :
   - ਆਮਦਨ ਕਰ ਵਿੱਚ ਛੋਟ
   - ਰਿਹਇਸ਼, ਫਲੈਟ ਅਤੇ ਮਕਾਨ, ਦੁਕਾਨ ਵਿੱਚ ਰਾਖਵਾਕਰਨ
   - ਸਰਕਾਰੀ ਅਵਾਸ ਵਿੱਚ ਰਾਖਵਾਕਰਨ।

ਭਾਰਤ ਵਿੱਚ ਪੁਨਰਵਾਸ ਕੇਂਦਰ (Rehab centres in India)

- ਸੂਚਨਾ ਅਤੇ ਪ੍ਰਸਾਰਣ ਮੰਤਰਾਲਾ
- ਮਾਨਵ ਸੰਸਾਧਨ ਵਿਕਾਸ ਮੰਤਰਾਲਾ
- ਲੇਬਰ/ਮਜਦੂਰੀ ਮੰਤਰਾਲਾ

} ਕੇਂਦਰ ਅਤੇ ਰਾਜ ਪੱਧਰ ਤੇ

- ਵਪਾਰਕ ਚਕਿਤਸਾ ਕੇਂਦਰ
- ਭਾਰਤੀ ਪੁਨਰਵਾਸ ਕੇਂਦਰ
- ਅਖਿਲ ਭਾਰਤੀ ਭੌਤਿਕ ਚਕਿਤਸਾ ਅਤੇ ਅਨੁਸਾਧਨ ਕੇਂਦਰ
- ਜਿਲਾ ਅਤੇ ਖੇਤਰ ਪੁਨਰਵਾਸ ਕੇਂਦਰ।

11.2.1 ਸਿਹਤ ਸਿੱਖਿਆ ਦੇਣ ਲਈ ਕਮਿਊਨਟੀ ਵਿੱਚ ਵਰਤੇ ਜਾਂਦੇ ਸਾਧਨ

1. **Group teaching method :** ਗੱਲਬਾਤ ਇਕ ਮਹਤਵਪੂਨਰ ਤੇ ਸਮਾਂ ਬਚਾਉਣ ਲਈ ਮਹੱਤਵਪੂਰਣ ਤਰੀਕਾ ਹੈ ਜਿਸ ਵਿੱਚ ਕਿਸੇ ਬਾਰੇ ਸੂਚਨਾ ਦਿੱਤੀ ਜਾਂਦੀ ਹੈ। ਇਹ ਅਸਰਕਾਰਕ ਤਰ੍ਹਾ ਦੀ ਹੋਵੇਗੀ। ਜੇਕਰ ਇਸ ਨੂੰ ਚੰਗੀ ਤਰ੍ਹਾਂ ਨਾਲ ਕੀਤਾ ਜਾਵੇ ਅਤੇ ਦਰਸ਼ਕਾਂ ਦੀ ਇਸ ਵਿੱਚ ਦਿਲਚਸਪੀ ਹੋਵੇ ਇਹ community ਜਾਂ group ਵਿੱਚ 10-15 ਮਿੰਟ ਤੋਂ ਲੰਬਾ ਨਹੀਂ ਹੋਣਾ ਚਾਹੀਦਾ। ਇਹ ਢੰਗ ਤਾਂ ਹੋਵੇਗਾ ਜੇਕਰ ਕੁਝ ਦੇਖਣ ਵਾਲੇ ਪ੍ਰਚਾਰ ਸਾਧਨ ਵਰਤੇ ਜਾਣ ਜਾਂ ਗਲਬਾਤ ਦੇ ਨਾਲ discussion ਜਾਰੀ ਰਹੇ।
2. **Group discussion :** ਇਹ ਬਾਲਗਾ ਲਈ ਸਭ ਤੋਂ ਚੰਗਾ ਤਰੀਕਾ ਹੈ ਲੋਕ ਆਪਣੇ ਤਜਰਬੇ ਤੇ ਵਿਚਾਰ ਸਾਂਝੇ ਕਰਕੇ ਇਕ ਦੂਜੇ ਤੋਂ ਸਿੱਖਦੇ ਹਨ। Group ਵੱਡਾ ਵੀ ਨਹੀਂ ਹੋਣਾ ਚਾਹੀਦਾ। ਛੋਟਾ group ਯਕੀਨ ਦੁਆਉਂਦਾ ਹੈ। ਇਸ ਵਿੱਚ ਹਰ ਕੋਈ ਭਾਗ ਲੈ ਸਕਦਾ ਹੈ, ਇਥੇ ਇਕ ਨੇਤਾ ਵੱਡਾ ਹੁੰਦਾ ਹੈ, ਜੋ ਕੋਸ਼ਿਸ਼ ਕਰਦਾ ਹੈ ਕਿ ਹਰ ਵਿਅਕਤੀ discussion ਵਿੱਚ ਭਾਗ ਲਵੇ।
3. **ਭਾਸ਼ਣ** (Debates) **:** ਇਕ statement ਚੁਣੀ ਜਾਂਦੀ ਹੈ ਜਿਸ ਲਈ ਲੋਕਾਂ ਦੇ ਵੱਖਰੇ ਵਿਚਾਰ ਹੁੰਦੇ ਹਨ। ਵਿਸ਼ਾ ਦੋ ਜਾਂ ਤਿੰਨ speaker ਦੁਆਰਾ ਜਾਣੂੰ ਕਰਵਾਇਆ ਜਾਂਦਾ ਹੈ। ਜੇਕਰ ਭਾਸ਼ਣ ਬੋਲਣ ਵਿੱਚ ਕੋਈ ਗਲਤੀ ਹੋਵੇ ਤਾਂ ਸੁਣਨ ਵਾਲੇ ਲੋਕ ਆਪਣੇ ਵਿਚਾਰ ਪੇਸ਼ ਕਰਦੇ ਹਨ।
4. **Field trips :** Community ਵਿੱਚ ਜਾ ਕੇ student ਦੇ ਤਜਰਬਿਆਂ ਨੂੰ ਜਾਣਨ ਦਾ ਮੌਕਾ ਮਿਲਦਾ ਹੈ ਕਿ ਉਹਨਾਂ ਨੇ class room ਵਿੱਚ ਕੀ ਸਿੱਖਿਆ ਹੈ। Instructor trip ਨੂੰ ਦਿਲਚਸਪ ਤੇ ਢੁਕਵਾਂ ਬਣਾਉਣ ਦੀ ਕੋਸ਼ਿਸ਼ ਕਰਦਾ ਹੈ।

5. **Demonstration :** ਇਹ ਛੋਟੇ group ਲਈ ਚੰਗਾ ਤਰੀਕਾ ਹੈ। ਇਸ ਤਰ੍ਹਾਂ ਇਕ ਚੰਗੀ ਤਰ੍ਹਾਂ ਦੇਖ ਸਕਦਾ ਹੈ ਕਿ ਕੀ ਹੋ ਰਿਹਾ ਹੈ ਅਤੇ ਕੁਝ assist ਕਰ ਸਕਦੇ ਹਨ। ਜਿਵੇਂ ਕਿ ਮਾਵਾਂ ਨੂੰ (nutrition) ਖੁਰਾਕ ਬਾਰੇ demonstration ਦੇਣਾ।
6. **Observation :** Student observe ਕਰਕੇ ਜਿਆਦਾ ਸਿਖਣਗੇ ਇਕ ਆਦਮੀ procedure ਕਰਦਾ ਹੈ। ਤਾਂਕਿ ਉਹ ਜਾਣ ਸਕਣ ਕਿ ਉਨਾਂ ਨੇ ਕੀ observe ਕੀਤਾ ਹੈ।
7. **Role play :** Group ਵਿੱਚ ਦੋ ਜਾਂ ਤਿੰਨ ਆਦਮੀਆਂ ਨੂੰ group ਜਾਂ role ਦਿੱਤਾ ਜਾਂਦਾ ਹੈ ਅਤੇ ਉਹ ਇਕ ਸਥਿਤੀ ਬਣਾਉਂਦੇ ਹਨ ਤੇ discussion ਕਰਦੇ ਹਨ।
8. **Puppet show :** ਇਹ ਛੋਟੇ models ਦੀ ਵਰਤੋਂ ਕਰਕੇ ਨਾਟਕ ਦੀ ਤਰ੍ਹਾਂ ਹੀ ਹੈ। ਇਕ ਪੇਂਡੂ ਗਰੁਪ ਨੂੰ ਸਿਖਿਅਕ ਕਰਨ ਲਈ ਕਠਪੁਤਲੀ ਨਾਚ ਦਿਖਾਉਣ ਦਾ ਫੈਸਲਾ ਕੀਤਾ ਜਾਂਦਾ ਹੈ। ਇਸ ਤਰਾਂ ਉਹ ਇਹ ਸਿਹਤ ਨੂੰ discuss ਕਰਦੇ ਹਨ। Simple ਕਠਪੁਤਲੀ ਬਣਾਉਣ ਅਤੇ ਨਾਟਕ ਵਿੱਚ ਕੇਸ ਕਰਨ ਲਈ ਗਰੁਪ ਦੀ ਮਦਦ ਦੀ ਲੋੜ ਹੁੰਦੀ ਹੈ।
9. **Drama :** ਇਹ ਗਰੁਪ ਜਿਵੇਂ ਕਿ ਪਿੰਡ ਦੇ ਜੁਆਨਾਂ ਦੁਆਰਾ ਸਿਹਤ ਨਾਟਕ ਅਤੇ social drama ਕੀਤਾ ਜਾ ਸਕਦਾ ਹੈ। Health worker ਲੋਕਾਂ ਦੀ help ਕਰ ਸਕਦਾ ਹੈ ਜਦੋਂ group ਆਪਣੇ experience ਜਾਂ health problems ਉਪਰ ਕੰਮ ਕਰੇ। ਤੱਦ ਰੋਲ ਚੁਣੇ ਜਾਂਦੇ ਹਨ ਅਤੇ performance ਲਈ ਤਿਆਰੀਆਂ ਕਿਤੀਆਂ ਜਾਂਦੀਆਂ ਹਨ। Actors ਨੂੰ performance ਆਪਣੇ ਸ਼ਬਦਾਂ ਵਿੱਚ ਬੋਲਣ ਲਈ ਉਤਸ਼ਾਹਿਤ ਕੀਤਾ ਜਾਂਦਾ ਹੈ। ਇਸ ਲਈ ਥੋੜੇ ਅਭਿਆਸ ਦੀ ਲੋੜ ਹੈ। ਨਾਟਕ ਸਾਰੇ ਪਿੰਡ ਵਿੱਚ ਪ੍ਰਦਰਸ਼ਿਤ ਕੀਤਾ ਜਾਂਦਾ ਹੈ।
10. **Song dance and music :** ਇਸ ਵਿੱਚ ਡਰਾਮਾ ਕਰਨਾ ਹੋਰ ਵੀ ਅਸਰਦਾਰ ਹੋਵੇਗਾ। Popular music ਵਰਤਿਆ ਜਾਂਦਾ ਹੈ ਅਤੇ ਸ਼ਬਦ change ਕਰ ਸਕਦੇ ਹਾਂ ਜੋ ਸੰਦੇਸ਼ ਵਿੱਚ fit ਬੈਠਦੇ ਹਨ। ਉਨਾਂ ਦੇ talent ਨੂੰ ਉਤਸ਼ਾਹਿਤ ਕੀਤਾ ਜਾਂਦਾ ਹੈ ਅਤੇ ਜੋ ਭਾਗ ਲੈ ਰਹੇ ਹੋਣ ਜੋ ਦਰਸ਼ਕ ਹੋਣ ਖੁਦ ਆਨੰਦ ਮਾਣ ਸਕਦੇ ਤੇ ਉਸ time ਤੇ ਸਿੱਖ ਸਕਣ।
11. **Hearing exercise and drama :** ਇਹ ਬਹੁਤ ਸਾਰੀ ਤਿਆਰਿਆਂ ਮੰਗਦਾ ਹੈ ਪਰ ਉਹ ਅਚਾਨਕ planning ਅਤੇ ਦਿਲਚਸਪ ਤੇ ਆਨੰਦ ਭਰਪੂਰ ਬਣਾ ਸਕਦੀ ਹੈ। ਸਿੱਖਣ ਦੀਆਂ ਕਿਰਿਆਵਾਂ communicaiton skills ਤੇ ਇਨਸਾਨੀ ਸੰਬੰਧਾਂ ਦਾ ਵਿਕਾਸ ਕਰਦੀਆਂ ਹਨ।

11.3 **ਵਿਅਕਤੀ ਪਰਿਵਾਰ ਅਤੇ ਸਮੁਦਾਏ ਦੇ ਪੂਨਰਵਾਸ ਲਈ ਸਿੱਖਿਆ ਦੇਣੀ** (Educate Individual, Family and Community for Rehab)

ਵਿਕਲਾਂਗਤਾ ਜਨਮਦੋਸ਼ ਹੁੰਦਾ ਹੈ। ਵਿਕਲਾਂਗ ਲੋਕਾਂ ਨੂੰ ਇਕ normal ਜੀਵਨ ਜਿਉਣ ਲਈ ਅਨੇਕਾਂ ਔਕੜਾਂ ਦਾ ਸਾਮਣਾ ਕਰਨਾ ਪੈਂਦਾ ਹੈ ਵਿਕਲਾਂਗਤਾ ਦਾ ਸਾਮਣਾ ਵਿਕਲਾਂਗ ਵਿਅਕਤੀ ਨੂੰ ਹਰ ਪੱਧਰ ਤੇ ਕਰਨਾ ਪੈਂਦਾ ਹੈ। ਵਿਕਲਾਂਗਾਂ ਨੂੰ ਪਰਿਵਾਰ ਅਤੇ ਸਮੁਦਾਏ ਵਿੱਚ ਜਗਾ ਦਵਾਉਣ ਲਈ ਵਿਕਲਾਂਗਾ ਨੂੰ ਸਿੱਖਿਆ ਦੇਣੀ ਚਾਹੀਦੀ ਹੈ। ਅਤੇ ਇਹ ਸਿੱਖਿਆ ਹੇਠ ਲਿਖੇ ਪ੍ਰਕਾਰ ਹੈ।

1. ਵਿਕਤੀਗਤ ਪੱਧਰ ਤੇ ਸਿੱਖਿਆ
2. ਪਰਿਵਾਰਕ ਪੱਧਰ ਤੇ ਸਿੱਖਿਆ
3. ਸਮੁਦਾਇਕ ਪੱਧਰ ਤੇ ਸਿੱਖਿਆ

ਵਿਕਲਾਂਗ ਵਿਅਕਤੀ ਦੀ ਵਿਅਕਤੀਗਤ ਪੱਧਰ ਤੇ ਸਿੱਖਿਆ

ਵਿਅਕਤੀਗਤ ਕੰਮਾਂ ਨੂੰ ਪਹਿਲ :

- ਕੰਮ ਨੂੰ ਯੋਜਨਾ ਅਨੁਸਾਰ ਕਰੋ
- ਜਿਆਦਾ ਦੇਰ ਤੱਕ ਕੰਮ ਨਾ ਕਰੋ
- ਕੰਮ ਤੋਂ ਬਾਅਦ ਹਲਕੀ ਕਸਰਤ ਕਰੋ
- ਅਪਣੇ ਕੰਮ ਨੂੰ ਕਰਨ ਦੀ ਪਹਿਲ ਸਿੱਖਣਾ ਅਤੇ ਕੰਮ ਕਰਨਾ।

Adjustment with family

- ਸਿਹਤ ਪ੍ਰਤੀ ਸਤਰਕ ਰਹੋ।
- ਪਰਿਵਾਰ ਵਿੱਚ ਕੁਸ਼ਲਤਾ ਨਾਲ ਰਹੋ।
- ਆਪਣੀ ਸੋਚ ਸਕਾਰਾਤਮਕ ਰਖੋ।
- ਜੀਵਨ ਦੀ ਸਚਾਈ ਦਾ ਸਾਮਣਾ ਕਰਨ ਲਈ ਹੌਂਸਲਾ ਰਖੋ।
- ਆਪਣੇ ਸਮਾਨ ਨੂੰ ਸਹੀ ਥਾਂ ਤੇ ਰਖੋ ਤਾਂ ਕੀ ਜਰੂਰਤ ਪੈਣ ਤੇ ਕੰਮ ਆ ਸਕੇ।
- ਪਰਿਵਾਰ ਦੇ ਸਾਰੇ ਪ੍ਰੋਗਰਾਮ, ਤਿਓਹਾਰ, ਵਿਆਹ ਸ਼ਾਦੀ, ਮੇਲੇ ਆਦਿ ਵਿੱਚ ਭਾਗ ਲੈਣਾ।
- ਪਰਿਵਾਰ ਅਤੇ ਸਮੁਦਾਏ ਨਾਲ ਮਿਲਕੇ ਰਹੋ।
- ਆਪਣੀ ਸਮਰਥਾ ਅਨੁਸਾਰ ਪਰਿਵਾਰ ਦੇ ਕੰਮ ਵਿੱਚ ਸਹਿਯੋਗ ਦਿਓ।

ਪਰਿਵਾਰ ਨੂੰ ਵਿਕਲਾਂਗਾਂ ਨਾਲ ਕਿਵੇਂ ਵਰਤਣਾ ਹੈ ਲਈ ਸਿੱਖਿਆ ਦੇਣਾ (Educate Family Members towards Handicap)

ਵਿਕਲਾਂਗ ਵਿਅਕਤੀ ਨੂੰ ਸਭ ਤੋਂ ਵੱਡਾ ਸਹਿਯੋਗ ਪਹਿਵਾਰ ਤੋਂ ਹੀ ਮਿਲਦਾ ਹੈ। ਪਰਿਵਾਰ ਦੇ ਮੈਂਮਬਰ ਜੇਕਰ ਸਹਿਯੋਗ ਨਾ ਦੇਣ ਤਾਂ ਵਿਕਲਾਂਗ ਵਿਅਕਤੀ ਨੂੰ ਔਕੜਾਂ ਦਾ ਸਾਮਣਾ ਕਰਨਾ ਪੈਂਦਾ ਹੈ। ਇਸ ਲਈ ਵਿਕਲਾਂਗ ਵਿਅਕਤੀ ਲਈ ਪਰਿਵਾਰ ਦਾ ਸਕਾਰਾਤਮਕ ਰੁੱਖ ਹੋਣਾ ਚਾਹੀਦਾ ਹੈ ਇਸ ਨਾਲ ਪਿਆਰ ਉਹਨਾਂ ਨੂੰ ਜੀਵਨ ਵਿੱਚ ਉਤਸਾਹ ਦਿੰਦਾ ਹੈ।

ਮਹਿਲਾ ਸੇਹਤ ਕਰਤਾ ਨੂੰ ਚਾਹੀਦਾ ਹੈ ਕਿ ਉਹ ਵਿਕਲਾਂਗ ਵਿਅਕਤੀ ਦੇ ਪਰਿਵਾਰ ਨੂੰ ਸਿੱਖਿਆ ਦੇਵੇ ਜਿਸ ਨਾਲ ਦੋਵਾਂ ਵਿਚਕਾਰ ਤਾਲਮੇਲ ਬੈਠ ਸਕੇ :

- ਪਰਿਵਾਰ ਦੇ ਲੋਕਾਂ ਨੂੰ ਚਾਹੀਦਾ ਹੈ ਕਿ ਉਹ ਵਿਕਲਾਂਗ ਵਿਅਕਤੀ ਦੇ ਕੰਮ ਵਿੱਚ ਸਹਾਇਤਾ ਕਰਨ।
- ਪਰਿਵਾਰ ਦੇ ਲੋਕਾਂ ਨੂੰ ਘਰ ਦਾ ਵਾਤਾਵਰਣ ਸਿਹਤ ਬਣਾਏ ਰੱਖਣ ਲਈ ਉਤਸਾਹਿਤ ਕਰਨਾ।
- ਪਰਿਵਾਰ ਦੇ ਲੋਕਾਂ ਨੂੰ ਉਨਾਂ ਨਾਲ normal ਵਿਵਹਾਰ ਕਰਨਾ ਚਾਹੀਦਾ ਹੈ।
- ਪਰਿਵਾਰ ਨੂੰ ਚਾਹੀਦਾ ਹੈ ਕਿ ਉਹ ਆਪਣੀ ਸੋਚ ਸਕਾਰਾਤਮਕ ਰੱਖੇ।
- ਪਰਿਵਾਰ ਦੇ ਮੈਂਮਬਰਾਂ ਨੂੰ ਉਹਨਾਂ ਦੀਆਂ ਭਾਵਨਾਵਾਂ ਨੂੰ ਸਮਝਣਾ ਚਾਹੀਦਾ ਹੈ।
- ਜਰੂਰਤ ਹੋਣ ਤੇ ਵਿਕਲਾਂਗ ਵਿਅਕਤੀ ਨੂੰ ਫੀਜਿਓਥੈਰਪਿਸਟ ਕੋਲ ਲੈ ਜਾਣਾ ਤਾਂਜੋ ਵਿਕਲਾਂਗਾਂ ਦੀ ਸਮਸਿਆ ਹੱਲ ਹੋ ਸਕੇ।
- ਵਿਕਲਾਂਗਾਂ ਨੂੰ ਘਰ ਦੇ ਸਾਰੇ ਕੰਮਾਂ ਵਿੱਚ ਹਿੱਸਾ ਦਵਾਉਣਾ ਚਾਹੀਦਾ ਹੈ ਤਾਂ ਜੋ ਉਹਨਾਂ ਦਾ ਮੰਨੋਰੰਜਨ ਹੋ ਸਕੇ।

ਸਮੁਦਾਏ ਨੂੰ ਵਿਕਲਾਂਗਾਂ ਪ੍ਰਤੀ ਸਿੱਖਿਅਤ ਕਰਨਾ (Educate Community towards Handicaps)

ਸਮੁਦਾਏ ਨੂੰ ਵਿਕਲਾਂਗਾਂ ਦੇ ਲਈ ਯੋਗ ਸਾਧਨ ਉਪਲਬੱਧ ਕਰਵਾਉਣੇ ਚਾਹੀਦੇ ਹਨ।

ਵਿਕਲਾਂਗਾਂ ਦੇ ਪ੍ਰਤੀ ਵਿਅਕਤੀ, ਪਰਿਵਾਰ ਦੇ ਨਾਲ-2 ਸਮੁਦਾਏ ਨੂੰ ਸਿੱਖਿਆ ਦੇਣੀ ਚਾਹੀਦੀ ਹੈ ਤਾਂ ਜੋ ਸਮੁਦਾਏ ਦੇ ਲੋਕ ਵੀ ਉਨਾਂ ਸਮਸਿਆਵਾਂ ਦਾ ਨਿਪਟਾਰਾ ਕਰ ਸਕੇ ਇਸੇ ਲਈ ਪੂਨਰਵਾਸ ਲਈ ਸਮੁਦਾਇਕ ਜਾਗਰੂਕਤਾ ਬਣਾਏ ਰੱਖਣੀ ਚਾਹੀਦੀ ਹੈ। ਵਿਕਲਾਂਗ ਵਿਅਕਤੀਆਂ ਨੂੰ ਸਮਾਜ ਵਿੱਚ ਯੋਗ ਪੱਧਰ ਤੇ ਸਨਮਾਨ ਪ੍ਰਦਾਨ ਕਰਕੇ ਉਨ੍ਹਾਂ ਨੂੰ ਉਤਸ਼ਾਹਿਤ ਕਰਨਾ ਚਾਹੀਦਾ ਹੈ।

ਉਨਾਂ ਨੂੰ ਰੋਜਗਾਰ ਅਤੇ ਹੋਰ ਯੋਜਨਾਵਾਂ ਬਾਰੇ ਜਾਣਕਾਰੀ ਦੇਣੀ ਚਾਹੀਂਦੀ ਹੈ।

- ਵਿਕਲਾਂਗ ਕਲਿਆਣ ਕਾਰਜ ਕਰਮਾਂ, ਕੈਂਪ ਅਤੇ ਯੋਜਨਾਵਾਂ ਲਈ ਉਤਸ਼ਾਹਿਤ ਕਰਨਾ ਚਾਹੀਦਾ ਹੈ।
- ਕੇਂਦਰ ਸਰਕਾਰ ਨੇ ਵਿਕਲਾਂਗਾਂ ਦੇ ਲਈ ਸਨ 2006 ਵਿੱਚ ਨੀਤਿ ਐਲਾਨ ਕੀਤੀ ਅਤੇ ਸਮਾਜ ਨੂੰ ਉਸ ਨੀਤਿ ਬਾਰੇ ਦੱਸਿਆ ਗਿਆ। ਸਮੁਦਾਏ ਵਿੱਚ ਸੁਚਨਾ, ਸਿੱਖਿਆ, ਸੰਚਾਰ ਸੇਵਾਵਾਂ ਦੁਆਰਾ ਵੀ ਜਾਣਕਾਰੀ ਉਪਲਬਧ ਕਰਾਉਣਾ ਹੈ।
- ਹਰ ਸਾਲ 3 ਦਸੰਬਰ ਨੂੰ ਵਿਸ਼ਵ ਵਿਕਲਾਂਗ ਦਿਨ ਦੇ ਕਾਰਜ ਕਰਮਾਂ ਵਿੱਚ ਹਰ ਸਮੁਦਾਏ ਨੂੰ ਜਾਗਰੂਕ ਕੀਤਾ ਜਾਂਦਾ ਹੈ।

REVIEW QUESTIONS

Short answer questions:

Q1. ਸਿਹਤ ਸਿੱਖਿਆ ਦੇ ਕਿਹੜੇ ਸਾਧਨ ਹਨ, ਉਨਾਂ ਦੇ ਨਾ ਦੱਸੋ।

Hint: ਵਿਸ਼ਾ 11.2.1 ਵੇਖੋ।

Q2. Rehabilitation ਤੋਂ ਕੀ ਭਾਵ ਹੈ?

Hint: Rehabilitation ਦੀ ਪਰਿਭਾਸ਼ਾ ਲਿਖੋ।

Q3. ਸਿਹਤ ਸਿੱਖਿਆ ਦੀ ਕੀ-ਕੀ ਵਿਸ਼ੇਸ਼ਤਾਵਾਂ ਹਨ।

Hint: ਸਿਹਤ ਸਿੱਖਿਆ ਦੀ ਵਿਸ਼ੇਸ਼ਤਾਵਾਂ ਬਾਰੇ ਦੱਸੋ।

Q4. ਭਾਰਤ ਵਿੱਚ ਪੁਨਰਵਾਸ ਕੇਂਦਰਾ ਬਾਰੇ ਲਿਖੋ।

Hint: ਭਾਰਤ ਵਿੱਚ ਪੁਨਰਵਾਸ ਕੇਂਦਰਾਂ ਬਾਰੇ ਦੱਸੋ।

Q5. ਸਮੁਦਾਏ ਨੂੰ ਵਿਕਲਾਗਾਂ ਪ੍ਰਤੀ ਸਿੱਖਿਅਕ ਕਿਵੇਂ ਕਰੋਗੇ?

Hint: ਵਿਕਲਾਗਾਂ ਪ੍ਰਤੀ ਸਮੁਦਾਏ ਨੂੰ ਦਿੱਤੀ ਜਾਣ ਵਾਲੀ ਸਿੱਖਿਆ ਬਾਰੇ ਲਿਖੋ।

Long answer type questions:

Q1. ਸਿਹਤ ਸਿੱਖਿਆ ਦੇਣ ਲਈ ਵਰਤੇ ਜਾਣ ਵਾਲੇ ਸਾਧਨਾਂ ਬਾਰੇ ਵਿਸਥਾਰ ਨਾਲ ਲਿਖੋ।

Hint: ਵਿਸ਼ਾ 11.2.1 ਵੇਖੋ।

Q2. ਪੁਨਰਵਾਸ ਕੀ ਹੈ? ਇਸਦੇ ਉਦੇਸ਼, ਸਕੋਪ, ਕਿਸਮਾਂ ਅਤੇ ਇਸਦੇ ਟੀਮ ਦੇ ਮੈਂਬਰਾਂ ਬਾਰੇ ਲਿਖੋ।

Hint: ਵਿਸ਼ਾ 11.1 ਵੇਖੋ।

Q3. ਵਿਕਲਾਂਗਤਾ ਅਤੇ ਵਿਕਲਾਂਗ ਲੋਕਾਂ ਦੀਆਂ ਮੁਢਲੀਆ ਲੋੜਾਂ ਬਾਰੇ ਲਿਖੋ।

Hint: ਵਿਸ਼ਾ 11.1.1 ਵੇਖੋ।

Q4. ਵਿਕਲਾਂਗ ਵਿਅਕਤੀ ਦੇ ਲਈ ਉਪਲੱਪਧ ਸਮੁਦਾਇਕ ਸੰਸਾਧਨਾਂ ਬਾਰੇ ਲਿਖੋ।

Hint: ਵਿਸ਼ਾ 11.2 ਵੇਖੋ।

Q5. ਵਿਕਲਾਂਗ ਵਿਅਕਤੀ,ਪਰਿਵਾਰ ਅਤੇ ਸਮੁਦਾਏ ਨੂੰ ਦਿੱਤੀ ਜਾਣ ਵਾਲੀ ਸਿੱਖਿਆ ਬਾਰੇ ਲਿੱਖੋ।

Hint: ਵਿਸ਼ਾ 11.3 ਵੇਖੋ।

Multiple choice questions:

Q1. ਇਨ੍ਹਾਂ ਵਿੱਚੋਂ ਕਿਹੜਾ ਸਿਹਤ ਸਿੱਖਿਆ ਦਾ ਸਾਧਨ ਨਹੀਂ ਹੈ?
- (a) Group discussion
- (b) Negative feedback
- (c) Field trip
- (d) Role play

Q2. Rehabilitation team ਦਾ ਮੈਂਬਰ :
- (a) ਨਰਸ
- (b) ਸਾਫ਼ ਸਫਾਈ ਕਰਮਚਾਰੀ
- (c) Radiologist
- (d) Typist

Q3. ਇੱਕ speech disability :
- (a) ਅਣਵਾਂਸ਼ਕ
- (b) ਮੀਜ਼ਲਜ਼
- (c) ਕੰਨ ਪੇੜੇ
- (d) ਰਿਨਾਈਟਸ

Q4. ਮੈਨੰਨਜਾਈਟਸ ਕੀ ਹੈ?
- (a) ਦਿਮਾਗ ਵਿੱਚ ਤੰਤੂ ਪ੍ਰਣਾਲੀ ਦਾ ਲਾਗ
- (b) ਦਿਮਾਗ ਦੀ ਬਿਮਾਰੀ
- (c) ਦਿਮਾਗ ਦੀ ਤਹਿ ਦਾ ਲਾਗ
- (d) ਗੁਰਦਿਆਂ ਦਾ ਲਾਗ

Q5. ਵਿਕਲਾਂਗਾਂ ਲਈ ਕਦੋਂ ਨੀਤੀ ਬਣਾਈ ਗਈ?
- (a) 2000
- (b) 2006
- (c) 1999
- (d) 1982

ANSWERS (Multiple Choice Questions)

1. (b) 2. (a) 3. (a) 4. (c) 5. (b)